U0188674

"十三五"国家重点图书出版规划项目
ICU 专科医师文库

ICU

临床思维与病例演练

名誉主编·邱海波

主　　编·管向东　杨　毅

执行主编·黄英姿　郭兰骐

副 主 编·黎毅敏　周发春　钱传云　赵鸣雁

上海科学技术出版社

图书在版编目(CIP)数据

ICU临床思维与病例演练 / 管向东,杨毅主编. —上海:
上海科学技术出版社,2020.1(2025.3重印)
(ICU专科医师文库)
ISBN 978 - 7 - 5478 - 4632 - 2

Ⅰ.①I… Ⅱ.①管…②杨… Ⅲ.①险症-诊疗②险
症-病案 Ⅳ.①R459.7

中国版本图书馆CIP数据核字(2019)第233969号

本书出版由上海科技专著出版资金资助

ICU临床思维与病例演练
主编·管向东 杨 毅

上海世纪出版(集团)有限公司
上海科学技术出版社 出版、发行
(上海市闵行区号景路159弄A座9F-10F)
邮政编码201101 www.sstp.cn
浙江新华印刷技术有限公司印刷
开本889×1194 1/16 印张21
字数:580千字
2020年1月第1版 2025年3月第6次印刷
ISBN 978 - 7 - 5478 - 4632 - 2/R·1950
定价:99.00元

_____

本书如有缺页、错装或坏损等严重质量问题,请向工厂联系调换

内容提要

本书为"ICU 专科医师文库"之一。本书选择重症医学常见及典型病例,包括严重脓毒症、重症感染、各种类型休克、急性冠脉综合征、急性呼吸窘迫综合征、肺栓塞、肾损伤、肝功能障碍、消化道出血、脑梗死及脑出血等,以病情及病情发展中的临床问题为主线,通过问题及思考串联临床重症诊疗的各个关键知识点,逐层解析诊疗思路,结合重症医学理论和最新的指南、共识及其他循证依据,提炼成临床诊疗的流程化思维模式。临床工作者可以通过阅读本书,加强临床诊疗思维模式训练,从而提高对常见重症疾病的诊断及治疗能力。

本书读者对象为 ICU 专科医师,同时也可供急诊、内科、外科医师学习参考。

作者名单

名誉主编·邱海波

主　　编·管向东　杨　毅

执行主编·黄英姿　郭兰骐

副 主 编·黎毅敏　周发春　钱传云　赵鸣雁

编 写 者·按姓氏笔画排序

马晓春　中国医科大学附属第一医院

王　黎　中国人民解放军总医院

王洪亮　哈尔滨医科大学附属第二医院

王常松　哈尔滨医科大学附属肿瘤医院

左祥荣　南京医科大学第一附属医院

刘　宁　中山大学附属第一医院

刘　军　苏州市立医院北区

刘　玲　东南大学附属中大医院

刘松桥　东南大学附属中大医院

李　易　四川大学华西医院

李志亮　中国医科大学附属第一医院

杨　毅　东南大学附属中大医院

杨从山　东南大学附属中大医院

杨向红　浙江省人民医院

邱海波　东南大学附属中大医院

邹晓静　华中科技大学同济医学院附属协和医院

张　丹　重庆医科大学附属第一医院

张丽娜　中南大学湘雅医院

张建成　华中科技大学同济医学院附属协和医院

陈　辉　苏州大学附属第一医院

陈敏华　浙江省人民医院

陈敏英　中山大学附属第一医院

尚　游　华中科技大学同济医学院附属协和医院

金晓东　四川大学华西医院

周飞虎　中国人民解放军总医院

周发春　重庆医科大学附属第一医院

郑瑞强　扬州大学附属苏北人民医院

孟　玫　上海交通大学医学院附属瑞金医院北院

赵鸣雁　哈尔滨医科大学附属第一医院

胡　波　武汉大学中南医院

钱传云　昆明医科大学第一附属医院

郭　焱　山西医科大学第一医院

郭　强　苏州大学附属第一医院

郭凤梅　东南大学附属中大医院

郭兰骐　东南大学附属中大医院

黄英姿　东南大学附属中大医院

黄晓波　四川省医学科学院·四川省人民医院

章志丹　中国医科大学附属第一医院

董　亮　山东大学齐鲁医院

董丹江　南京大学医学院附属鼓楼医院

虞文魁　南京大学医学院附属鼓楼医院

管向东　中山大学附属第一医院

翟　茜　山东大学齐鲁医院

黎毅敏　广州医科大学附属第一医院

ICU 专科医师文库

序

　　随着现代医学的发展,重症医学(critical care medicine)作为临床医学的一门新兴学科,逐步发展壮大。重症监护治疗病房(intensive care unit,ICU)作为重症医学专业的临床基地,在医院重症患者救治中,发挥着特殊的医疗功能。ICU已成为医院现代化和重症患者救治水平的标志。

　　重症医学专科医师梯队已经逐步形成,专业规范化培训逐步走上正轨,国内ICU建设正在高速发展,客观形势需要一套规范的教材,指导从事重症医学专业的中青年医师,为他们搭建临床与基础医学之间的桥梁,把临床思维提升到更高的水平。

　　在邱海波、陈德昌(上海瑞金医院)、杨毅等重症医学资深教授带领下,经过临床一线中青年专家共同努力,"ICU专科医师文库"终于问世了。丛书共包括四本:《重症医学病理生理紊乱:诊断与治疗临床思路》《ICU监测与治疗技术》《ICU临床思维与病例演练》和《ICU速查手册》。丛书切合ICU医师临床工作和思维的特点,以及读者的认知过程,循序渐进。丛书内容精炼,理论联系实际,探求知识更新,体现学科发展,旨在培养临床医师的临床思维,提高逻辑推理和独立思考的能力。

　　本套丛书强调临床医师应做好切实的观察,从临床实践中去发现问题。同时,要求临床医师重视基础医学理论的学习,运用病理生理学理论去理解重症疾病的演变过程,从而做出合理的判断和及时有效的治疗。《重症医学病理生理紊乱:诊断与治疗临床思路》根据ICU医师临床工作特点,以重症患者多种病理生理紊乱为主线,介绍相关的基本问题及知识、临床表现、监测及数据解读、处理方法等。《ICU监测与治疗技术》则通过大量的图片和流程图,帮助临床医师方便地学习、掌握重症医学相关技术,不仅介绍ICU常用技术,更重点介绍了重症超声、体外膜肺氧合(ECMO)等临床新技术及新进展。《ICU临床思维与病例演练》选择重症医学典型病案,根据具体病例的临床表现及诊疗的不同阶段中各种监测数据的改变和治疗效应,结合重症医学的理念、最新的指南及循证医学的原则，形成临床诊疗的流程化模式。《ICU 速查手册》以简明的编写方式，为年轻医师提供一本速记和速查的实用工具书。

本套丛书的诸位作者，以邱海波教授为首，30 余年来，专心致志地为我国重症医学的开拓和发展做出了重要的贡献。虽然工作繁忙而紧张，他们仍不遗余力著书立说，以莫大的热忱推进重症医学教学事业。对这种精神我深表钦佩。

我们不能忘记我国重症医学是怎么走过来的。在 21 世纪这个新时代，我们正面临着新的挑战，必须超脱已有的基础，敢于探索知识的新领域，鼓励不同学术见解的辩论和交锋，不迷信，不追风。为争取重症医学的创新，我们大家要坚持不懈地努力工作，不要急功近利。感谢丛书的诸位编著者，我祝他们取得成功！

陈德昌

北京协和医院

2018 年 11 月 7 日

前　言

　　重症医学作为医学领域中富有朝气的年轻学科,正由稚嫩逐渐走向成熟,重症医学相关疾病的诊疗过程亦逐渐规范化,但年轻的重症医学科医师的临床诊疗能力尚需进一步提高。除了具备扎实的理论知识、掌握娴熟的技术技能外,通过病例演练锤炼临床思维,是提高临床实战能力的重要环节。因此,我们组织了一批富有临床经验的重症医学专家,编写了本书,旨在为中青年医师搭建基础与临床之间的桥梁。

　　本书选择重症医学科中的典型病例,还原临床情景,通过提问,引导读者思考,通过解答,揉合相关知识,逐步深入的问题和解答清晰地展现了临床诊疗思路。在编写过程中,我们尽量做到选择典型病例,涵盖重症医学科中遇到的各种疾病状况;展现疾病的动态发展变化过程,体现重症医学科病例病情瞬息万变的特点;问题和解答要点清晰、内容简明,通过抽丝剥茧,展现疾病的诊疗思路,并不断拓展疾病相关知识;注重体现诊疗规范,注重实用性;图文并茂,内容表达简明清晰,便于理解和记忆。希望通过本书,为重症医学科医师提高临床思维能力和实战能力提供切实的帮助,为我国重症医学专业人才建设尽一份绵薄之力。

　　本书的编写得到了著名重症医学专家邱海波教授的鼓励和支持,得到了国内众多重症医学前辈和同道的帮助,在此致以诚挚的谢意! 同时,感谢各位编写者对本书的付出,感谢他们在繁忙的工作之余抽出宝贵的时间完成本书,并无私地分享他们宝贵的临床经验。

　　虽然我们尽力完善本书,但囿于时间和水平,书中一定还有许多不足之处,诚望读者予以批评指正。

管向东　杨　毅

2019 年 11 月

目　录

本书的购买者可以使用微信"扫一扫"，扫描下方二维码，关注"上海科学技术出版社有限公司"，点击"ICU临床思维与病例演练"图文信息，阅读本书彩图。

第 1 章

呼吸系统疾病

病例 1

重症肺炎伴急性呼吸窘迫综合征
危"禽"时刻

病例概要

两年前的秋天，抢救室外两个人架着一个中年男子进来，男子面色暗紫，喘着粗气，结结巴巴地说："我喘不过气来！"护士立即将患者放在抢救床上，患者呼吸极度窘迫，全身大汗，立即给予吸氧、心电监护，监护仪显示呼吸频率36次/分，脉搏血氧饱和度（SpO_2）92%，心率128次/分，血压159/90 mmHg。陪同者说："四天前他就开始发热，躺在床上几天，总是咳嗽，却没什么痰，一直说全身酸痛，以为感冒了，吃了感冒药，但越来越重了。"值班医生迅速查体，发现患者面色发绀，两下肺可闻及少许湿啰音，心律齐，各瓣膜区未闻及病理性杂音，腹部未查见阳性体征，双下肢无水肿。

床旁胸部X线检查，提示两肺斑片状浸润影（图1-1）。

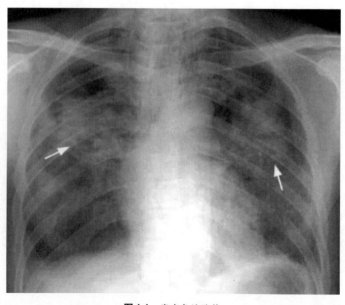

图1-1 患者急诊胸片

急查血常规：白细胞(WBC)计数 $2.6×10^9/L$,血红蛋白(Hb)120 g/L,血小板计数(PLT) $136×10^9/L$,中性粒细胞百分比 79.2%。肌钙蛋白 I(cTNI) 0.03 ng/mL。吸氧 5 L/min 情况下动脉血气分析：pH 7.30,动脉血氧分压(PaO_2) 65 mmHg,动脉血二氧化碳分压($PaCO_2$) 21 mmHg,乳酸(Lac) 5.8 mmol/L。考虑重症肺炎、呼吸衰竭,收住 ICU 抢救治疗。

· 入 ICU 当时 ·

患者烦躁不安,口唇发绀,呼吸急促,呼吸频率38 次/分,面罩吸氧 8 L/min,监测 SpO_2 92%。接诊医生查体发现：口唇发绀,呼吸窘迫,双肺散在干、湿啰音,心率 145 次/分,血压 142/89 mmHg,其余体征阴性。

送检动脉血气：pH 7.31, PaO_2 67 mmHg, $PaCO_2$ 21 mmHg, HCO_3^- 28 mmol/L, Lac 5.6 mmol/L。

问题 1 考虑患者初步诊断是什么？ 诊断依据是什么？

答 根据患者病史、症状、体征及相关检查,考虑诊断重症肺炎(病毒性或细菌性)、急性呼吸窘迫综合征。

急性呼吸窘迫综合征(acute respiratory distress syndrome，ARDS)是各种肺内或肺外原因(如严重感染、创伤、休克及烧伤等)导致肺毛细血管内皮细胞和肺泡上皮细胞损伤,引起弥漫性肺间质及肺泡水肿,以进行性低氧血症、呼吸窘迫为特征的临床综合征。胸片呈斑片状阴影为其影像学特征;肺容积减少、肺顺应性下降和严重的通气/血流(V/Q)比例失调为其病理生理特征。

该患者诊断 ARDS 的依据如下：①急性起病,表现发热、干咳、乏力,迅速进展为呼吸困难;②呼吸急促,双肺可闻及湿啰音;③胸片提示双肺斑片状渗出影;④鼻导管吸氧情况下,SpO_2 低,血气分析提示低氧血症存在;⑤病史和查体可排除心源性因素。

问题 2 如何评价该患者 ARDS 的严重程度？

答 根据 ARDS 柏林诊断标准(表 1-1),结合氧合指数(PaO_2/FiO_2)的情况,并排除其他原因(包括急性心力衰竭、液体过负荷等)导致的肺水肿及呼吸困难,考虑该患者属于中度 ARDS。

表 1-1 ARDS 柏林诊断标准

参数	标 准
起病时间	一周之内急性起病的已知损伤或新发的呼吸系统症状
胸部影像学	双肺透亮度下降,且不能用胸腔积液、肺不张或结节完全解释
肺水肿原因	不能用心力衰竭或液体过负荷完全解释的呼吸衰竭,无危险因素的高静水压性肺水肿,需要客观评价指标(如心脏超声)
低氧血症	
轻度	200 mmHg$<PaO_2/FiO_2≤$300 mmHg,且 $PEEP/CPAP≤$5 cmH_2O
中度	100 mmHg$<PaO_2/FiO_2≤$200 mmHg,且 $PEEP/CPAP≤$5 cmH_2O
重度	$PaO_2/FiO_2≤$100 mmHg,且 $PEEP/CPAP≤$5 cmH_2O

注：胸部影像学包括 X 线片和 CT,如当地海拔超过 1 000 m,氧合指数(PaO_2/FiO_2)需要校正,校正氧合指数＝氧合指数×(760/大气压);FiO_2,吸入氧浓度;CPAP,持续气道内正压;PEEP,呼气末正压。

问题 3　该患者还需要做哪些鉴别诊断?

答　主要需与心源性肺水肿进行鉴别(表 1-2)。

表 1-2　ARDS 与心源性肺水肿的鉴别诊断

鉴别要点	ARDS	心源性肺水肿
发病机制	肺实质细胞损害、肺毛细血管通透性增加	肺毛细血管静水压升高
起病	较缓	急
病史	感染、创伤、休克等	心血管疾病
痰液性状	非泡沫状稀血样痰	粉红色泡沫痰
体位	能平卧	端坐呼吸
胸部听诊	早期可无啰音,后期湿啰音广泛分布,不局限于下肺	湿啰音主要分布于双下肺
X 线		
心脏大小	正常	常增大
叶间裂	少见	多见
支气管血管袖	少见	多见
胸膜渗出	少见	多见
支气管气像	多见	少见
水肿液分布	斑片状,周边区多见	肺门周围多见
治疗		
强心、利尿	无效	有效
提高吸入氧浓度	难以纠正低氧血症	低氧血症可改善

该患者急性起病,无咳痰,可平卧,双肺可闻及湿啰音,胸片提示双肺斑片状渗出表现,且无心脏基础疾病病史,可暂时排除心源性肺水肿。

问题 4　需要基于哪些病理生理改变进行治疗调整?

答　ARDS 的基本病理生理改变是肺泡上皮和肺毛细血管内皮通透性增加致弥漫性肺间质及肺泡水肿,导致肺容积减少、肺顺应性降低和严重的 V/Q 比例失调,特别是肺内分流明显增加。

1. 肺容积减少·ARDS 患者早期就存在肺容积减少,表现为肺总量、肺活量、潮气量和功能残气量(FRC)明显低于正常。

2. 肺顺应性降低·肺顺应性降低是 ARDS 的特征之一,主要与肺泡表面活性物质减少引起的表面张力增高和肺不张、肺水肿导致的肺容积减少有关。

3. V/Q 比例失调·V/Q 比例失调是 ARDS 重要的病理生理特征,与 ARDS 预后相关。分流和无效腔样通气均是 ARDS 中 V/Q 比例失调的表现。

该患者目前主要的病理生理改变应该包括肺容积减少和肺顺应性下降,而 V/Q 比例失调可能存在,但不处于主导地位。

问题 5　该患者目前最需要哪些紧急处理?

答　目前患者为中度 ARDS,应适当镇痛、镇静以缓解呼吸窘迫,可以尝试给予无创机械通气治疗。

对于神志清楚的 ARDS 患者,若血流动力学稳定,可尝试无创机械通气(NIV),尤其是预计病情能够短期缓解或者合并免疫功能低下的早期轻度和中度 ARDS 患者,可首选无创机械通气和高流量氧疗;避免对此类患者行有创机械通气,以减少气管插管和气管切开引起的并发症。治疗期间需关注呼吸及循环状态,如果出现病情恶化,应立即调整治疗方案。

问题 6　除氧疗等对症治疗外,应如何给予该患者针对性病因治疗?

㉑ 多种病因均可导致 ARDS。根据肺损伤的机制,可将 ARDS 的病因分为直接肺损伤(肺内)因素和间接肺损伤(肺外)因素。

1. 直接肺损伤因素·主要包括:①严重肺部感染;②误吸;③肺挫伤;④淹溺;⑤肺栓塞;⑥放射性肺损伤;⑦氧中毒等其他直接损伤因素。

2. 间接肺损伤因素·主要包括:①严重感染及感染性休克;②严重非肺部创伤;③急性重症胰腺炎;④体外循环;⑤大量输血;⑥大面积烧伤;⑦弥散性血管内凝血;⑧神经源性因素。

该患者存在重症肺炎所致的直接肺损伤,考虑病原体为病毒或细菌可能性大。针对该患者,治疗上可给予抗病毒治疗,同时需要覆盖不典型病原体。

● 入 ICU 2 小时 ●

"叮铃铃,叮铃铃……"疾控中心回报病原检查:H7N9!

患者不停地呛咳,护士间断吸出较多淡血性稀薄痰液;监护仪也赫然显示:呼吸频率 35 次/分,SpO_2 88%,心率 147 次/分,血压 149/88 mmHg(未应用血管活性药物)。

再次查体:烦躁明显,发绀无改善,呼吸窘迫,双肺大量湿啰音,心率增快。此时急查动脉血气分析:pH 7.31,PaO_2 56 mmHg,$PaCO_2$ 40 mmHg,PaO_2/FiO_2 93.3 mmHg,Lac 7.2 mmol/L(较前增高);降钙素原(PCT)0.6 ng/mL。

问题 7　最终病原学报告提示 H7N9,应如何处理?

㉑ 2016 年发布的《人感染 H7N9 禽流感医院感染预防与控制技术指南》要求:疑似或确诊患者宜专人诊疗与护理,限制无关医务人员的出入,原则上不探视;有条件的可以安置在负压病房或及时转到有隔离和救治能力的专科医院。

医务人员应当根据导致感染的风险程度采取相应的防护措施,具体如下。

(1)接触患者的血液、体液、分泌物、排泄物、呕吐物及污染物品时应戴清洁手套,脱手套后洗手。

(2)可能受到患者血液、体液、分泌物等物质喷溅时,应戴外科口罩或者医用防护口罩、护目镜,穿隔离衣。

(3)对疑似或确诊患者进行气管插管操作时,应戴医用防护口罩、护目镜,穿隔离衣。

(4)外科口罩、医用防护口罩、护目镜、隔离衣等防护用品被患者血液、体液、分泌物等污染时应当及时更换。

(5)正确穿戴和脱摘防护用品,脱去手套或隔离服后立即洗手或手消毒。

(6)处理所有的锐器时应当防止被刺伤。

(7)每个患者用后的医疗器械、器具应当按照《医疗机构消毒技术规范》的要求进行清洁与消毒。

应加强对患者的管理,措施如下。

(1)应当对疑似或确诊患者及时进行隔离,并按照指定路线由专人引导进入病区。

（2）病情允许时，患者应当戴外科口罩；指导患者咳嗽或者打喷嚏时用卫生纸遮掩口鼻，在接触呼吸道分泌物后应当使用清洁剂洗手或者使用手消毒剂消毒双手。

（3）患者出院、转院后按《医疗机构消毒技术规范》进行终末消毒。

（4）患者死亡后，应当及时对尸体进行处理。处理方法为：用双层布单包裹尸体，装入双层尸体袋中，由专用车辆直接送至指定地点火化；因民族习惯和宗教信仰不能进行火化的，应当经上述处理后，按照规定深埋。

问题 8　该患者接受无创机械通气治疗已经 2 小时，SpO_2 无改善，目前治疗方案应该如何调整？

答　该患者在无创机械通气情况下，病情仍进行性加重，进展为重度 ARDS，无创机械通气治疗失败，应及时改为有创机械通气。

当出现以下情况时，考虑存在无创机械通气的禁忌证：①神志不清；②血流动力学不稳定；③气道分泌物明显增加而且气道自洁能力不足；④因各种原因不能佩戴鼻面罩；⑤上消化道出血、剧烈呕吐、肠梗阻和近期食管及上腹部手术；⑥危及生命的低氧血症。对于无以上情况，无创机械通气治疗 1～2 小时后，若低氧血症和全身情况得到改善，可继续应用无创机械通气；若低氧血症不能改善或全身情况恶化，则需及时改为有创机械通气。

对于部分轻度 ARDS 患者，可考虑应用高流量氧疗，其治疗效果类似于无创机械通气，且气道湿化的效果优于无创机械通气，患者更舒适，但需要监测治疗效果，若无改善，需改为无创机械通气或有创机械通气。而对于重度 ARDS 患者，高流量氧疗并不适用。

该患者病情加重，存在无创机械通气的相对禁忌证，需立即开放气道行有创机械通气，一方面持续 PEEP 利于促进塌陷肺泡开放，另一方面开放气道可促进气道分泌物的引流，有助于原发病的控制。

· 入 ICU 3 小时 ·

ICU 医生给予患者经口气管插管、镇痛、镇静治疗后，呼吸窘迫症状较前改善，但仍存在；经人工气道内吸出大量血性痰液。

初始设置呼吸机模式参数：同步间歇指令通气（SIMV）＋压力支持通气（PSV）模式，潮气量（Vt）420 mL，PEEP 5 cmH_2O，压力支持（PS）10 cmH_2O，FiO_2 60%，呼吸频率（f）18 次/分，SpO_2 88%，监测发现气道峰压（Ppeak）45 cmH_2O、平台压（Pplat）39 cmH_2O。

患者现去甲肾上腺素 8 $\mu g/min$ 静脉泵入，心率 130 次/分，血压 125/70 mmHg。

复查动脉血气分析：pH 7.31，$PaCO_2$ 29 mmHg，PaO_2 69 mmHg，Lac 4.9 mmol/L（较前下降）。

问题 9　该患者有创机械通气时，潮气量如何选择？

答　ARDS 时大量肺泡塌陷，肺容积明显减少，常规或大潮气量通气易导致肺泡过度膨胀和气道平台压（Pplat）过高，加重肺及肺外器官的损伤。因此应选择小潮气量肺保护性通气策略，但可能出现 CO_2 潴留，此时需保持 pH＞7.20～7.25，临床称为"允许性高碳酸血症"。

所谓的小潮气量通气策略，即根据理想体重，采用 6 mL/kg 或以下的潮气量。如该患者身高 174 cm，实际体重 85 kg，根据公式计算理想体重约为 70 kg，因此应设置的潮气量为 6×70＝420 mL，而不是 6×85＝510 mL，即为肺保护性通气。理想体重计算公式：

$$男性理想体重(kg) = 50 + 0.91 \times [身高(cm) - 152.4]$$
$$女性理想体重(kg) = 45.5 + 0.91 \times [身高(cm) - 152.4]$$

设置潮气量的目的是限制平台压,控制平台压在$28 \sim 30\ cmH_2O$以下。若平台压升高,潮气量可进一步降低;反之亦然。

问题10 如何监测平台压?

答 对于所有呼吸功能异常的患者,均建议监测呼吸力学指标,包括气道峰压、平台压、呼吸系统顺应性、气道阻力等。

呼吸力学监测的前提是在无自主呼吸、固定潮气量和恒定吸气流速的情况下,测量相关压力(图1-2)。吸气末屏气(吸气阀和呼气阀均关闭,气流为零)时的气道压力即为气道平台压(Pplat),主要用于克服肺和胸廓的弹性阻力。气道平台压受潮气量、顺应性以及PEEP的影响,计算公式如下:

$$平台压 = 潮气量 / 顺应性 + PEEP$$

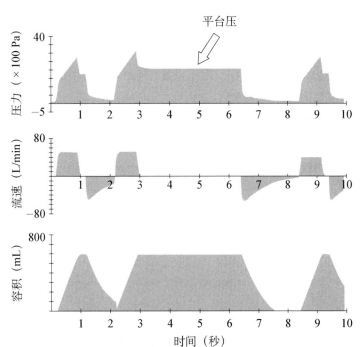

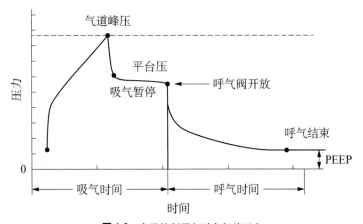

图1-2 容量控制通气时各相关压力

问题 11　该重度 ARDS 患者初始 PEEP 如何设置?

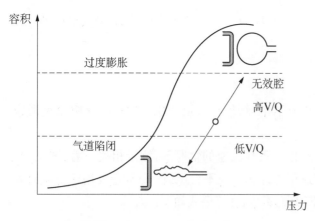

图 1-3　不同 PEEP 对肺容积的影响

⟨答⟩ ARDS 患者接受有创机械通气时充分复张塌陷的肺泡后均需滴定合适的 PEEP 水平,防止呼气末肺泡再次塌陷,从而改善低氧血症,避免剪切力,减轻呼吸机相关肺损伤(图 1-3)。

一般而言,PEEP 水平与 ARDS 的严重程度有关。轻度 ARDS 时 PEEP 预设在 8~15 cmH₂O,而中/重度 ARDS 时 PEEP 预设在 12~20 cmH₂O。

临床常用的 PEEP 滴定方法如下。

1. 最佳氧合法·充分肺复张使 $PaO_2/FiO_2 >$ 400 mmHg 或者两次复张后 PaO_2/FiO_2 变化<5%。肺复张后将 PEEP 直接设置到较高的水平(如 20 cmH₂O),然后每隔一段时间将 PEEP 降低 2 cmH₂O,直至 PaO_2/FiO_2 降低>5%,然后重新肺复张后将 PEEP 水平调至 PaO_2/FiO_2 降低>5% 时的 PEEP+2 cmH₂O,此为最佳 PEEP。

2. 最佳顺应性法·在充分肺复张的基础上,首先设定较高的 PEEP 水平,然后逐步缓慢降低 PEEP 水平,同时测量每次 PEEP 调整后的肺顺应性变化,直到肺顺应性突然下降,然后重新肺复张后调整 PEEP 至肺顺应性下降前的水平。

3. 牵张指数法·取容量控制通气恒流时的压力-时间曲线吸气支,用曲线回归法算得方程 $Y = at^b + c$,此 b 值即为肺牵张指数。具体做法:给予充分肺复张后,采用较高水平 PEEP 进行容量控制通气,逐渐降低 PEEP,同时测算 b,当 b=1,此时的 PEEP 水平即为最佳 PEEP。

4. 低位拐点法·描绘静态 P-V 曲线,P-V 曲线低位拐点压力+2 cmH₂O 即为最佳 PEEP。

5. 跨肺压法·放置食管压力导管监测食管压,并计算出跨肺压,使得呼气末跨肺压在 0~10 cmH₂O,即为最佳 PEEP。

6. EIT 法·通过 EIT 计算肺不均一性指数,肺不均一性指数最小时即为最佳 PEEP(图 1-4)。此外可以通过计算局部顺应性,通过综合局部顺应性的变化,选择最佳 PEEP。

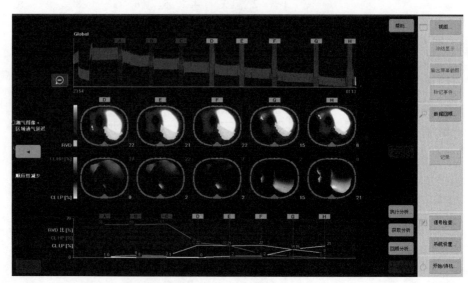

扫描二维码看彩图

图 1-4　EIT 滴定最佳 PEEP

对于该患者而言,目前处于中重度 ARDS 阶段,初步 PEEP 设置在 $12\sim20$ cmH$_2$O,具体可根据滴定的 PEEP 而定。

若无条件进行最佳 PEEP 的滴定,则建议根据 2000 年 ARDSnet 中的 FiO$_2$-PEEP 对照表(表 1-3)进行设置,维持 SpO$_2$ 在 90% 以上即可。

表 1-3 FiO$_2$-PEEP 对照表

FiO$_2$	PEEP(cmH$_2$O)	FiO$_2$	PEEP(cmH$_2$O)
30%	5	70%	$10\sim14$
40%	$5\sim8$	80%	14
50%	$8\sim10$	90%	$14\sim18$
60%	10	100%	$18\sim24$

问题 12 该患者需要设置较高水平 PEEP 吗?

答 选择高水平 PEEP 的前提是肺可复张性高。可复张性是指肺组织具有的可被复张且保持开放的能力。可复张性低的 ARDS 患者无须设置高 PEEP;可复张性高者,肺复张及高 PEEP 可能有益。

CT 法是评价肺可复张性的金标准,但实施困难。临床中较为常用的肺可复张性评估方法即将 PEEP 从 5 cmH$_2$O 增加至 15 cmH$_2$O,监测以下指标:若 PaO$_2$/FiO$_2$ 增加大于 0,或 PaCO$_2$ 下降大于 0,或肺顺应性增加,三项中满足两项则提示肺组织存在可复张性,此时即可行肺复张后选择高水平 PEEP。

可复张性高的 ARDS 患者可积极采用肺复张手法,以复张塌陷肺泡和改善肺内分流及低氧血症。临床常用的方法包括控制性肺膨胀(SI)、压力控制(PCV)法和 PEEP 递增法。具体如下。

1. SI 法·在机械通气时采用持续气道正压的模式,一般设置压力水平 $30\sim45$ cmH$_2$O,持续 $30\sim40$ 秒,然后调整到常规通气模式。

2. PCV 法·将呼吸机调整到压力控制通气模式,同时提高气道高压和 PEEP 水平,一般高压设置 $40\sim45$ cmH$_2$O,PEEP $15\sim20$ cmH$_2$O,维持 $1\sim2$ 分钟,然后调整到常规通气模式。

3. PEEP 递增法·将呼吸机调整到压力控制模式,首先设定气道压力上限($35\sim40$ cmH$_2$O),将 PEEP 每 30 秒递增 5 cmH$_2$O,气道高压也随之上升 5 cmH$_2$O。为保证气道压不大于 35 cmH$_2$O,当高压上升到 35 cmH$_2$O 时,可只每 30 秒递增 PEEP 5 cmH$_2$O,直至 PEEP 增至 35 cmH$_2$O,维持 30 秒。随后每 30 秒递减 PEEP 和气道高压各 5 cmH$_2$O,直到实施肺复张前水平。

该患者进行肺可复张性评估,提示肺可复张性差,故 PEEP 设置在 8 cmH$_2$O。

● 入 ICU 6 小时 ●

经过了 6 小时的努力,患者呼吸窘迫略改善,呼吸频率 30 次/分,但痰液量仍较多。调整呼吸机条件: SIMV+PS 模式,Vt 420 mL(6 mL/kg),FiO$_2$ 70%,f 18 次/分,PEEP 8 cmH$_2$O,SpO$_2$ 90%。患者氧合不理想,监测平台压 36 cmH$_2$O,肺复张一次,无效;将 Vt 降低至 280 mL(4 mL/kg),氧合无变化,监测气道平台压仍为 32 cmH$_2$O。

予去甲肾上腺素 8 μg/min,血压($120\sim140$)/($60\sim75$)mmHg,心率 130 次/分左右。

复查胸片提示两肺弥漫性斑片状浸润影,较前变化不大。

复查血气分析提示 pH 7.30，PaO_2 52 mmHg，$PaCO_2$ 46 mmHg，Lac 2.5 mmol/L，中心静脉血氧饱和度（$ScvO_2$）55%。

问题 13　如何考虑该 ARDS 患者的下一步治疗措施？

答　患者重度 ARDS，且进行性加重，给予充分镇痛、镇静，必要时加用肌松剂，早期不应保留自主呼吸，行俯卧位通气，改善 V/Q 比例。

重度 ARDS 早期由于牵张反射引起过强的自主呼吸，可能导致跨肺压过大而引起肺损伤，因此，早期不应保留自主呼吸，需给予充分镇痛、镇静，如患者仍存在较强的呼吸驱动，可加用肌松剂。而对于轻度 ARDS 患者，保留自主呼吸可改善重力依赖区肺泡通气，从而改善 V/Q，改善氧合。

俯卧位通气是重症 ARDS 肺保护及肺复张的重要手段。俯卧位可减少背侧肺泡的过度膨胀和肺泡反复塌陷-复张、改善局部肺顺应性和肺均一性、改善氧合，同时降低应力和应变，避免或减轻呼吸机相关肺损伤。俯卧位持续时间长短与患者病情的严重程度及导致 ARDS 的原因有关，重症及肺内源性 ARDS 需要俯卧位时间长，一般认为每天持续时间＞16 小时才可能达到较好的疗效。

· 入 ICU 8 小时 ·

ICU 医生和护士共同努力对患者进行了俯卧位治疗，同时予以积极镇痛、镇静、肌松，此时患者呼吸状态好转，不再窘迫。经口气管插管接呼吸机辅助通气，SIMV＋PSV 模式：Vt 280 mL（4 mL/kg），PEEP 8 cmH_2O，PS 10 cmH_2O，FiO_2 60%，f 22 次/分，SpO_2 92%，心率 130 次/分，血压（去甲肾上腺素 15 μg/min 泵入情况下）120/60 mmHg。监测气道峰压 45 cmH_2O，平台压 32 cmH_2O。

复查的动脉血气：pH 7.32，$PaCO_2$ 32 mmHg，PaO_2 63 mmHg，Lac 4.0 mmol/L。这表明患者情况没有改善。

问题 14　该患者目前呼吸机参数设置合理吗？

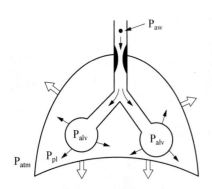

图 1-5　跨肺压图示

注：P_{atm}，大气压；P_{pl}，胸膜腔内压；
P_{alv}，肺泡压；P_{aw}，气道压。

答　判断呼吸机参数设置是否合理，一方面需看治疗期间患者临床改善情况，另一方面还需要观察是否出现并发症，而后者主要与跨肺压（PL）有关。跨肺压是真正作用于肺的驱动压，是扩张肺组织的压力，即静态条件下作用于胸膜腔表面对抗肺组织回缩的力量，数值上等于肺泡压与胸腔内压之差。肺泡压可以通过测定气道平台压（Pplat）代替，食管压（Pes）可以代替胸膜腔压力（图 1-5）。

跨肺压＝肺泡压－胸膜腔内压＝平台压－食管压

跨肺压监测相对困难，驱动压（ΔP）可替代其功能。驱动压主要反映潮气量通气过程中跨呼吸系统静态压力的增加程度，即肺组织功能区域的大小。在无自主呼吸的情况下，驱动压相当于平台压与 PEEP 之间的差值。

驱动压＝平台压－PEEP

一般控制驱动压在 15 cmH_2O 以下为宜。驱动压是预测 ARDS 预后的重要指标，驱动压越大，病死率越高。该患者目前驱动压为 24 cmH_2O，明显高于目标的驱动压，因此需继续减少潮气量，尽量将驱动压控制在目标水平。

入 ICU 12 小时

患者俯卧位,仍然呼吸窘迫,间断地从气道内涌出大量淡血性痰液,有创呼吸机[SIMV+PS 模式,Vt 210 mL (3 mL/kg),FiO$_2$ 90%,f 25 次/分,PEEP 8 cmH$_2$O]辅助下,SpO$_2$ 勉强维持在 85%,心率 150 次/分左右,血压在去甲肾上腺素 38 μg/min 持续静脉泵入的情况下维持在 125/60 mmHg 左右。此时中心静脉压 20 mmHg。

监测平台压 22 cmH$_2$O 左右,驱动压 14 cmH$_2$O。

再次查体:无发热,呼吸急促,偶有呛咳,气道内可见淡血性痰液引出,双肺散在湿啰音,双下肢不肿。

复查动脉血气提示:pH 7.29,PaO$_2$ 59 mmHg,PaCO$_2$ 53 mmHg,Lac 2.0 mmol/L。

复查血常规:白细胞计数 3.6×10^9/L,血红蛋白 110 g/L,血小板计数 126×10^9/L,中性粒细胞百分比 80.5%。C 反应蛋白(CRP)89.4 mg/L,PCT <0.5 ng/mL。cTNI 0.08 ng/mL,N 末端 B 型脑钠肽前体(NT-proBNP)1 539 pg/mL。心电图示窦性心动过速。

问题 15　该 ARDS 患者除进行呼吸治疗以外,还需要考虑哪些治疗?

答　在肺保护性通气治疗基础上,不应该仅仅关注肺部情况,而需要采取综合性治疗。高通透性肺水肿是 ARDS 重要的病理生理特征,故需要做好液体管理。

(1)保证脏器灌注前提下应用利尿剂减轻肺水肿可能改善肺部病理情况,缩短机械通气时间,进而减少呼吸机相关肺炎等并发症的发生。

(2)存在低蛋白血症的 ARDS 患者,可补充白蛋白等胶体溶液和应用利尿剂,有助于实现液体负平衡,并改善氧合。

入 ICU 16 小时

ICU 医生增加镇痛、镇静以及肌松药物剂量,患者不再烦躁,不再呼吸窘迫。此时呼吸机模式参数:SIMV+PS 模式,Vt 280 mL(4 mL/kg),FiO$_2$90%,f 25 次/分,PEEP 14 cmH$_2$O。

查体:深镇静,RASS -5 分,SpO$_2$ 89%,双肺湿啰音较前略减少,心率 130 次/分左右,去甲肾上腺素 80 μg/min 时血压 105/60 mmHg 左右。

床边的呼吸力学监测:平台压 34 cmH$_2$O。

复查动脉血气分析提示:pH 7.30,PaO$_2$ 63 mmHg,PaCO$_2$ 50 mmHg,Lac 5.0 mmol/L。

问题 16　该患者经过严格的液体管理后,氧合仍无好转,需要进行体外膜肺氧合治疗吗?

答　ARDS 患者在肺保护性通气治疗策略下,氧合仍无法改善,甚至有进行性恶化趋势者,需及早考虑转诊行体外膜肺氧合(ECMO)治疗。需明确,ECMO 治疗是重度 ARDS 患者的一线治疗手段,若病因可逆,应早期 ECMO 干预,可能获得较好的预后。

ECMO 是一种呼吸循环支持技术,其原理是经导管将静脉血引到体外,在血泵的驱动下,经过膜氧合器氧合,再输回患者体内。根据不同的治疗目的,ECMO 可分为静脉-静脉 ECMO(VV-ECMO)和静脉-动脉 ECMO(VA-ECMO)两种基本模式。若患者呼吸功能严重障碍,则选择 VV-ECMO 模式;若心功能严重障碍,则可选择 VA-ECMO 模式(图 1-6)。

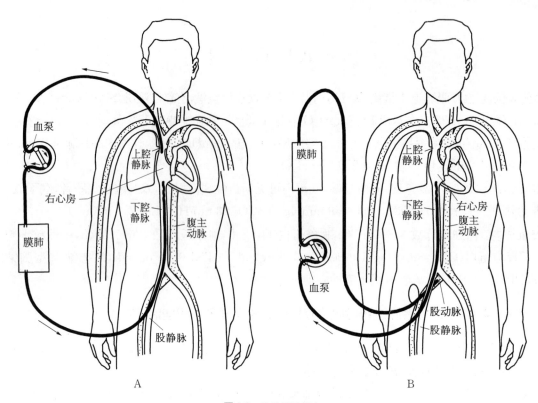

图1-6 体外膜肺氧合

A. 静脉-静脉 ECMO；B. 静脉-动脉 ECMO

ECMO 治疗期间可能出现相关并发症，如出血、感染、导管异位等，需要密切监测。

· 入 ICU 24 小时 ·

ICU 医生总结病情如下：①中年男性，既往体健；②急性起病，呼吸窘迫，小潮气量通气联合俯卧位，氧合无改善，平台压/驱动压明显增高，且出现 CO_2 潴留；③存在感染性休克。

结合患者病情，存在 ECMO 适应证，急行 VV-ECMO 治疗。

目前患者深镇静联合肌松，机械通气模式为 SIMV＋PS，Vt 210 mL（3 mL/kg 理想体重），PEEP 8 cmH_2O，FiO_2 21％，f 20 次/分，监测 SpO_2 97％，Pplat 25 cmH_2O 左右，心率维持在 100 次/分，血压在去甲肾上腺素 35 $\mu g/min$ 持续静脉泵入情况下维持在 130/70 mmHg 左右。尿量每小时 50～100 mL。

复查动脉血气分析提示 pH 7.38，PaO_2 279 mmHg，$PaCO_2$ 39 mmHg，Lac 2.8 mmol/L。病情有所改善，由 120 救护车转运至上级医院继续抢救治疗。

· 要点归纳 ·

(1) 积极治疗原发病至关重要。

(2) 评估 ARDS 严重程度。

(3) 轻度 ARDS 可尝试采用高流量氧疗和无创机械通气。

(4) 小潮气量并限制平台压。

（5）需要评估肺可复张性。

（6）对于肺可复张性高的 ARDS 患者可积极采用肺复张手法，以复张塌陷肺泡、改善肺内分流及低氧血症。

（7）肺复张后使用恰当的 PEEP 以避免去复张。

（8）重度 ARDS 早期不应保留自主呼吸。

（9）俯卧位通气是重度 ARDS 肺保护及肺复张的重要手段。

（10）对于病因可逆的 ARDS 患者，经常规治疗效果不佳时应尽早考虑 ECMO 治疗。

ARDS 救治需要分层治疗，详见图 1-7。

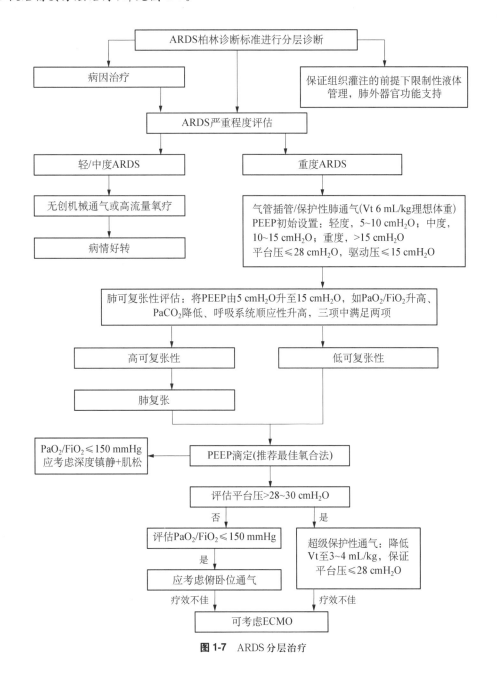

图 1-7 ARDS 分层治疗

（郭兰骐　杨　毅）

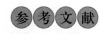

［1］Rubenfeld GD，Caldwell E，Peabody E，et al．Incidence and outcomes of acute lung injury［J］．N Engl J Med，2005，353(16)：1685－1693．

［2］The Acute Respiratory Distress Syndrome Network．Ventilation with lower tidal volumes as compared with traditional tidal volumes for acute lung injury and the acute respiratory distress syndrome［J］．N Engl J Med，2000，342(18)：1301－1308．

［3］Malhotra A．Low-tidal-volume ventilation in the acute respiratory distress syndrome［J］．N Engl J Med，2007，357(11)：1113－1120．

［4］Brower RG，Lanken PN，MacIntyre N，et al．Higher versus lower positive end-expiratory pressures in patients with the acute respiratory distress syndrome［J］．N Engl J Med，2004，351(4)：327－336．

［5］Wiedemann HP，Wheeler AP，Bernard GR，et al．Comparison of two fluid-management strategies in acute lung injury［J］．N Engl J Med，2006，354(24)：2564－2575．

［6］Guérin C，Reignier J，Richard JC，et al．Prone positioning in severe acute respiratory distress syndrome［J］．N Engl J Med，2013，368(23)：2159－2168．

［7］Brodie D，Bacchetta M．Extracorporeal membrane oxygenation for ARDS in adults［J］．N Engl J Med，2011，365(20)：1905－1914．

［8］Diaz JV，Brower R，Calfee CS，et al．Therapeutic strategies for severe acute lung injury［J］．Crit Care Med，2010，38(8)：1644－1650．

［9］杨毅，邱海波.急性呼吸窘迫综合征的救治：需要遵循的十大原则［J］.中华重症医学电子杂志，2015，1(1)：33－38．

病例 2

慢性阻塞性肺疾病急性加重

渴望畅快的呼吸

········· **病例概要** ·········

某年冬天,一位老奶奶扶着一位面色青紫的老爷爷进入急诊室,护士急忙推平车迎上去,将其立即送入急诊抢救室。

据老奶奶叙述,老爷爷常年抽烟,每年冬天都会咳嗽,这两天感冒,喉中有痰咳不出,一下子喘不上气。护士立即将患者放在抢救床上,患者呼吸极度窘迫,立即给予吸氧,心电监护仪显示呼吸 36 次/分,SpO_2 88%,心率 135 次/分,血压 110/70 mmHg。值班医生迅速查体:昏睡,两肺呼吸音低,可闻及哮鸣音;球结膜水肿;心律齐,各瓣膜区未闻及病理性杂音;腹部未查见阳性体征;双下肢无水肿。血气分析:pH 7.30,$PaCO_2$ 85 mmHg,PaO_2 58 mmHg,HCO_3^- 30 mmol/L,PaO_2/FiO_2 175 mmHg。血常规:白细胞 19.8×10^9/L,中性粒细胞百分比 87%。

立即予患者无创机械通气,收入 ICU。

床旁胸片如图 1-8 所示。

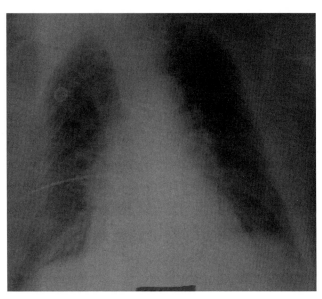

图 1-8 患者床旁胸片

• 入 ICU 当时 •

问题 1 考虑初步诊断是什么？ 诊断依据是什么？

答 根据患者病史、症状、体征及相关检查,考虑诊断慢性阻塞性肺疾病急性加重(AECOPD)、Ⅱ型呼吸衰竭、肺性脑病。

1. 慢性阻塞性肺疾病(COPD)的诊断·①根据吸烟等高危因素史、临床症状和体征等资料,临床可以考虑 COPD。②肺功能检查证实有不完全可逆的气道阻塞和气流受限,这是 COPD 诊断的必备条件。吸入支气管舒张剂后 $FEV_1/FVC<70\%$,可确定为不完全可逆性气流受限;若能同时排除其他已知病因或具有特征病理表现的气道阻塞和气流受限疾病,则可明确诊断为 COPD。

2. AECOPD 的诊断·AECOPD 的定义尚无统一标准,但在大多数研究和指南中,COPD 患者急性发作的定义主要包括以下三个方面:呼吸困难加重,痰液增多,痰液变脓。当患者出现这三种表现中的一种或几种时,即认为是急性发作。

3. Ⅱ型呼吸衰竭的诊断·Ⅱ型呼吸衰竭是各种原因引起的肺通气和(或)换气功能严重障碍,以致不能进行有效的气体交换,导致缺氧伴(或不伴)CO_2 潴留,从而引起一系列生理功能和代谢紊乱的临床综合征。血气分析特点是海平面、标准大气压、静息、吸空气时 $PaO_2<60$ mmHg,同时伴有 $PaCO_2>50$ mmHg。当 FiO_2 增加时采用 $PaO_2/FiO_2\leq300$ mmHg 的标准判断患者是否存在呼吸衰竭。

该患者诊断 AECOPD、Ⅱ型呼吸衰竭的依据如下。①患者有吸烟病史,有反复咳、痰、喘症状,高度怀疑 COPD;需要进一步行肺功能检查,明确证实有不完全可逆的气道阻塞和气流受限。②本次上呼吸道感染后症状加重,出现痰液增多和呼吸困难加重、喘息症状。③血气分析提示 $PaO_2/FiO_2\leq300$ mmHg,且伴有 $PaCO_2>50$ mmHg。

问题 2 如何对 AECOPD 严重程度进行评估？

答 应对 COPD 急性发作患者的严重度进行评估,主要包括患者的病史、症状、体征、肺功能、动脉血气指标、胸片和其他辅助检查(表 1-4)。应特别注意患者本次发病时呼吸困难和咳嗽的频率和严重程度,另外还有痰液的性状和日常生活的受限情况。当患者出现以下情况时提示严重的急性发作:胸腹矛盾运动、辅助呼吸肌参与、意识状态恶化、低血压或出现右心功能不全等。

表 1-4 AECOPD 严重程度评估

分级	特 征
Ⅰ级(轻度)	咳嗽加剧、痰量增加或者发热等症状;吸空气时 PaO_2 基本正常
Ⅱ级(中度)	上述 COPD 急性加重症状;吸空气时 $PaO_2<60$ mmHg 和(或)$PaCO_2>50$ mmHg
Ⅲ级(重度)	上述 COPD 急性加重症状;吸空气时 $PaO_2<60$ mmHg 和(或)$PaCO_2>50$ mmHg;伴其他重要脏器的功能衰竭,如神志障碍、休克、肝肾功能衰竭和上消化道出血等

该患者 AECOPD 严重程度为重度,需要进入 ICU 进一步治疗。

问题 3　该患者发生呼吸衰竭的主要机制是什么?

答　COPD 患者的慢性炎症反应常常累及全肺,各气道出现结构改变,出现气流呼出受限,表现为在呼气时间内肺内气体呼出不完全,形成动态肺过度充气(dynamic pulmonary hyperinflation,DPH),肺动态顺应性降低,吸气负荷增加。

DPH 时呼气末肺泡内残留的气体过多,呼气末肺泡内呈正压,即为内源性呼气末正压(intrinsic positive end-expiratory pressure,PEEPi),患者必须首先产生足够的吸气压力以克服 PEEPi 才可能使肺内压低于大气压而产生吸气气流,增大吸气负荷。肺容积增大造成胸廓过度扩张,并压迫膈肌使其曲率半径增大,收缩效率降低。

AECOPD 时,上述呼吸力学异常进一步恶化,氧耗量和呼吸负荷显著增加,超过呼吸肌自身的代偿能力,从而造成缺氧及 CO_2 潴留,严重者发生呼吸衰竭。

问题 4　目前对该患者呼吸衰竭应采取何种呼吸支持方式?

答　除解痉、平喘等药物治疗外,该患者目前存在 II 型呼吸衰竭,无创机械通气可作为 AECOPD 患者呼吸衰竭的一线治疗手段,可以降低气管插管和有创机械通气的使用,缩短住院天数,降低患者病死率。

1. 无创机械通气的适应证(至少符合其中两项)·①中至重度呼吸困难,伴辅助呼吸肌参与呼吸,并出现胸腹矛盾运动;②中至重度酸中毒和高碳酸血症;③呼吸频率>25 次/分。

2. 无创机械通气的禁忌证(符合下列条件之一)·①误吸危险性高及气道保护能力差;②气道分泌物多且自洁能力不足;③心跳或呼吸停止;④面部、颈部和口咽腔创伤、烧伤、畸形或近期手术;⑤上呼吸道梗阻;⑥血流动力学明显不稳定;⑦危及生命的低氧血症;⑧合并严重的上消化道出血或频繁剧烈呕吐。

3. 无创机械通气临床应用要点·①呼吸机的选择:要求能提供双水平正压通气(BiPAP),提供的吸气相气道正压(IPAP)可达 20~30 cmH_2O,能满足患者吸气需求的高流量气体(>100 L/min)。②通气模式:持续气道正压通气(CPAP)和 BiPAP 是常用的两种通气模式,后者最为常用。③参数调节:IPAP、呼气相气道正压(EPAP)均从较低水平开始,患者耐受后再逐渐上调,直至达到满意的通气和氧合水平。IPAP 10~25 cmH_2O,EPAP 3~5 cmH_2O;吸气时间 0.8~1.2 秒;后备控制通气频率(T 模式)10~20 次/分。④改为有创机械通气的时机:应用无创机械通气(NIV)1~2 小时(短期),动脉血气检查无好转或病情不能改善,应转为有创机械通气。

入 ICU 2 小时

患者无创机械通气模式 S/T,IPAP 20 cmH_2O,EPAP 5 cmH_2O,FiO$_2$ 50%,监测 Vt 250~280 mL。2 小时后血气分析:pH 7.19,$PaCO_2$ 120 mmHg,PaO_2 66 mmHg,HCO_3^- 32 mmol/L。患者意识不清,心率 118 次/分,SpO$_2$ 94%,血压 95/46 mmHg。

问题 5　患者目前是否应考虑转为有创通气?

答　COPD 急性发作患者如出现以下情况应考虑应用有创正压通气(IPPV):①严重呼吸困难,辅助呼吸肌参与呼吸,胸腹矛盾运动;②呼吸抑制或停止;③危及生命的低氧血症(如 PaO_2<40 mmHg);④呼吸频率>35 次/分;⑤嗜睡、神志障碍;⑥严重的呼吸性酸中毒(pH<7.25)及高碳酸血症;⑦其他严重并发症,如肺炎、肺栓塞、气压伤等;⑧无创通气失败或存在无创通气的禁忌证;⑨严重心血管系统并发症。

该患者出现意识障碍、严重的呼吸性酸中毒及高碳酸血症，同时血压下降，符合转为有创机械通气的指征，应尽早行有创机械通气治疗。

问题 6　该患者拟行有创机械通气时，应选用哪类人工气道?

答　AECOPD 患者行 IPPV 治疗时，应首选经口气管插管建立人工气道。与经鼻气管插管相比，经口气管插管能明显降低鼻窦炎和呼吸机相关性肺炎(VAP)的发生。原则上应尽量避免气管切开，降低气管狭窄发生率。而对于需行气管切开的患者，可首选经皮扩张气管切开术。

该患者应选择经口气管插管建立人工气道。

问题 7　该患者有创机械通气模式及初始机械通气参数设置的原则是什么?

答　在有创机械通气早期，可采用控制通气模式，有利于呼吸肌休息，但需尽量减少控制通气的时间，以避免呼吸肌废用性萎缩的发生。当患者的自主呼吸有所恢复，宜采用辅助通气模式，保留自主呼吸，为撤机做好准备。常用的通气模式包括辅助控制(A/C)模式、同步间歇指令通气(SIMV)和压力支持通气(PSV)，也可试用一些新型通气模式，如神经调节辅助通气(NAVA)。

初始机械通气的设置：目标潮气量达到 $6\sim8$ mL/kg 理想体重即可，限制平台压不超过 30 cmH_2O 和(或)气道峰压不超过 $35\sim40$ cmH_2O；呼吸频率与 Vt 配合以保证基本的分钟通气量，一般 $10\sim15$ 次/分即可；吸气流速(Flow)，峰流速 $40\sim60$ L/min 以延长呼气时间；PEEP，一般情况下可设置生理性 PEEP，在存在 PEEPi 的情况下，外源性 PEEP 设置一般不超过 PEEPi 的 80%。

该患者机械通气初期可选用 A/C 模式，Vt 400 mL(按理想体重 70 kg)，f 12 次/分，PEEP 5 cmH_2O，吸气流速 40 L/min，吸气时间 0.8 秒；监测患者的平台压及气道峰压，做适当调整。

● 入 ICU 3 小时 ●

患者在上述呼吸机设置条件下，呼吸机界面显示压力-时间波形如图 1-9。

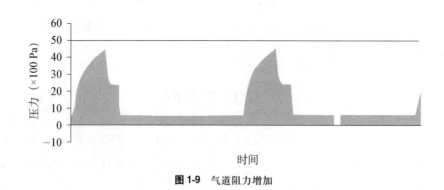

图 1-9　气道阻力增加

问题 8　经有创机械通气后，该患者目前气道阻力是否恢复正常?

答　该患者气道峰压与平台压差值明显升高，提示气道阻力增加。准确测定气道阻力需要在无自主呼吸、固定潮气量和吸气流速的情况下监测平台压。吸气末屏气 3 秒后(吸气阀和呼气阀均关闭，气流为零)的气道压力，即为平台压。气道阻力的计算公式如下：

气道阻力＝(气道峰压－平台压)／吸气流速

该患者的气道峰压为 45 cmH₂O,平台压为 25 cmH₂O,吸气流速为 40 L/min。计算得出该患者的气道阻力＝(45－25)/40＝0.5 cmH₂O/(L·min)＝30 cmH₂O/(L·s)。正常情况下吸气气道阻力为 1~3 cmH₂O/(L·s),呼气气道阻力为 2~5 cmH₂O/(L·s)。因此,该患者气道阻力明显升高。

问题 9　除了针对呼吸衰竭的治疗外,针对 AECOPD 原发病应该采取哪些治疗措施?

答　针对 AECOPD 应积极治疗导致 COPD 急性加重的病因。引起 COPD 急性加重的最常见诱因是气管、支气管感染,其他原因还有气胸、不合理应用镇静安眠药物、脱水、电解质紊乱、高浓度氧气吸入等。治疗包括如下方面。

1. 抗菌药物·根据患者的临床特征判断患者具有应用抗菌药物的指征,结合患者所在地常见病原菌类型以及既往抗菌药物使用情况经验性选用抗菌药物。及时根据痰培养及抗菌药物敏感试验结果调整用药,通常疗程 5~10 天。

2. 支气管舒张药物·有严重喘息症状者可给予较大剂量雾化吸入治疗,主要是短效的 β₂ 受体激动剂或者联合短效的抗胆碱能药物,以缓解症状。

3. 糖皮质激素·COPD 急性加重期患者宜在应用支气管舒张剂基础上口服或静脉使用糖皮质激素,有效后尽快减量。

4. 氨茶碱·目前认为氨茶碱不仅可以解除气道平滑肌痉挛,还有某些抗炎作用。对于 COPD 急性加重期患者酌情静脉使用氨茶碱 500~1 000 mg/d,同时动态监测氨茶碱血清药物浓度,使其保持在 10~15 μg/mL。

5. 充分的气道湿化及引流·AECOPD 患者往往痰液黏稠不易咳出,充分的液体补充及局部气道的湿化有利于痰液稀释及排出。也可以采用震动排痰、体位引流、气道吸引及纤维支气管镜肺泡灌洗等方法促进痰液的排出,有助于控制或避免肺部感染的加重并降低气道阻力。早期的康复锻炼、早期运动以及充分的营养支持对此类患者至关重要。

· 入 ICU 2 日 ·

患者神志清醒,但明显呼吸窘迫,双肺可闻及哮鸣音。心率升至 130 次/分,血压 95/50 mmHg,SpO₂ 88%。呼吸机条件:PSV 模式,PEEP 5 cmH₂O,压力支持(PS) 15 cmH₂O,FiO₂ 35%,吸气触发灵敏度 1 L/min,监测呼出潮气量(VTe) 265 mL,f 30 次/分。呼吸机流速时间波形提示呼气末流速未到 0。

问题 10　PEEPi 产生的原因是什么? 其生理作用有哪些?

答　PEEPi 是临床常见的呼吸病理现象,常见原因如下。

1. 呼气流速受限·呼气阻力异常增加(如气道阻力、气管插管直径和呼吸机管道阻力)。

2. 呼气时间不足·呼吸频率增快,机械通气模式、参数设置不当,如吸气时间过长、呼气时间过短、PSV 模式呼气触发灵敏度(Esense)设置过低、Vt 设置过大,或通气需求过高时,均易产生 PEEPi。

PEEPi 可导致机械通气患者呼吸做功增加。PEEPi 存在时常伴有吸气末肺容积增加,易导致肺泡过度膨胀、肺顺应性下降。更重要的是 PEEPi 使得辅助通气时患者触发呼吸机做功增加,可能出现无效触发。PEEPi 还可以增加肺气压伤的发生率。PEEPi 也可能导致静脉回流减少(肺动态过度充气)和功能残气量增加等。

该患者存在气道痉挛,导致呼气阻力增加,呼气期气流没有到 0 即开始下一次吸气。呼气末仍有部分气体陷闭在肺内,使得呼气末肺泡内压及胸腔内压升高,出现肺动态过度充气及 PEEPi。胸腔内压升高导致的静脉回心血量减少,也可能是导致该患者血压降低、心率增快的主要原因。

问题 11 如何在床旁识别和测定 PEEPi?

⊛ 根据流速-时间波形,如发现呼气流速-时间波形在下一次吸气开始没有到基线,即气流还没有呼完就开始下一次吸气,可判定存在 PEEPi(图 1-10)。

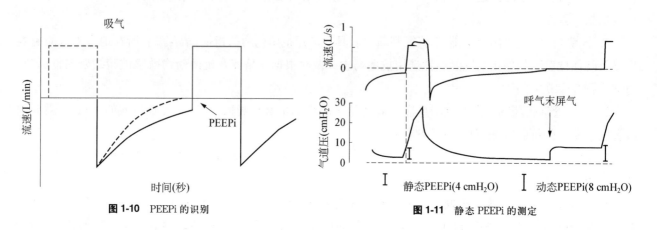

图 1-10 PEEPi 的识别　　　　图 1-11 静态 PEEPi 的测定

测定静态 PEEPi 需要确保患者无自主呼吸,并将外源性 PEEP 设置为 0,然后在呼气末期按呼吸机上的呼气屏气键,此时看到气道内压力的升高值即为 PEEPi(图 1-11)。

问题 12 该患者存在 PEEPi,该如何处理?

⊛ 针对 PEEPi 产生的原因进行相应的处理。

(1)该患者存在明显气道痉挛,呼气阻力高同时呼吸频率快可能是 PEEPi 产生的主要原因。对此,可采用支气管扩张剂甚至糖皮质激素以解除气道痉挛,降低呼气阻力。而自主呼吸频率快,如果不能通过调整呼吸机模式或参数来改善,可考虑适当镇静来降低通气需求及呼吸频率。

(2)缩短吸气时间也是延长呼气时间的重要方法。

(3)有学者认为可以通过设置不超过 PEEPi 80% 的外源性 PEEP 来缓解 PEEPi 增加触发功等不良作用。但是此法并非适用于所有 AECOPD 的患者,可能导致呼气末肺容积进一步增加的风险。

・入 ICU 5 日・

患者无发热,痰量减少,神志清楚,循环稳定;PSV 模式,PEEP 5 cmH$_2$O, PS 8 cmH$_2$O, FiO$_2$ 35%,吸气触发灵敏度 1 L/min,监测 VTe 400 mL, f 18 次/分,pH 7.39, PaCO$_2$ 46 mmHg, PaO$_2$ 86 mmHg。

问题 13 如何把握 AECOPD 患者撤离有创正压通气的时机?

⊛ 当 COPD 患者满足以下条件时,可考虑进行撤机。

(1)撤机的先决条件:引起呼吸衰竭的诱发因素得到有效控制。

(2) 患者神志清楚,可主动配合。

(3) 患者自主呼吸能力有所恢复,具有气道自洁能力。

(4) 通气及氧合功能良好:$PaO_2/FiO_2 > 250\ mmHg$,$PEEP < 5 \sim 8\ cmH_2O$,动脉血 $pH > 7.35$,$PaCO_2$ 达缓解期水平。

(5) 血流动力学稳定:无活动性心肌缺血,未使用升压药治疗或升压药剂量较小。

当患者满足上述条件后,可行自主呼吸试验(spontaneous breathing trial,SBT)以判断患者能否撤机。

问题14 患者撤机后是否需要有创-无创序贯机械通气?

答 AECOPD 患者拔管后往往还存在较明显的呼吸肌疲劳和呼吸功能不全,还需要较长时间的无创机械通气。有创-无创序贯机械通气是指接受间歇正压通气(IPPV)的急性呼吸衰竭患者,在未达到拔管撤机标准之前即撤离 IPPV,继之以无创机械通气序贯,从而减少 IPPV 时间和与 IPPV 相关的并发症。国内外已有多项随机对照研究证实采用有创-无创序贯通气可显著提高急性加重期 COPD 患者的撤机成功率,缩短 IPPV 和住 ICU 的时间,降低院内感染率,并增加患者存活率。

· 要点归纳 ·

(1) COPD 患者在感染、心力衰竭等诱因下容易出现急性加重的情况,表现为呼吸功能进一步恶化。

(2) AECOPD 时,可给予药物治疗,但必要时需给予机械通气辅助,首选无创机械通气或高流量氧疗。

(3) AECOPD 患者一旦进行有创通气,则需监测呼吸力学,尤其是 PEEPi,根据此指标滴定合适的外源性 PEEP 水平。

(4) 当 COPD 有创机械通气后,一旦病情改善,尽早撤机,警惕出现呼吸机依赖。

(刘 玲)

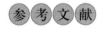

[1] Stolz D, Barandun J, Borer H, et al. Diagnosis, prevention and treatment of stable COPD and acute exacerbations of COPD: the Swiss recommendation 2018 [J]. Respiration, 2018,96(4): 1 - 17.

[2] Shen Y, Huang S, Kang J, et al. Management of airway mucus hypersecretion in chronic airway inflammatory disease: Chinese expert consensus (English edition) [J]. Int J Chron Obstruct Pulmon Dis, 2018(13): 399 - 407.

[3] Cheplygina V, Peña IP, Pedersen JH, et al. Transfer learning for multicenter classification of chronic obstructive pulmonary disease [J]. IEEE J Biomed Health Inform, 2018,22(5): 1486 - 1496.

[4] Akhter N, Rizvi NA. Application of BiPAP through endotracheal tube in comatose patients with COPD exacerbation [J]. Pakistan J Med Sci, 2017;33(6): 1444 - 1448.

[5] Brochard L, Mancebo J, Wysocki M, et al. Noninvasive ventilation for acute exacerbations of chronic obstructive pulmonary disease [J]. N Engl J Med, 1995,333(13): 817 - 822.

[6] Rawat J, Sindhwani G, Biswas D, et al. Role of BiPAP applied through endotracheal tube in unconscious patients suffering from acute exacerbation of COPD: a pilot study [J]. Int J Chron Obstruct Pulmon Dis, 2012,7: 321 - 325.

病例 3

肺栓塞伴梗阻性休克
久卧起身需警惕

· 病例概要 ·

李大伯前天进行了右侧胫骨骨折切开复位内固定术。术后在床上躺了 3 天,今天早上医生查完房告知其可以适当下地活动。

9:00,李大伯起身要去卫生间,刚起身的那一瞬间,李大伯突然晕倒了,头摔在地上,失去意识。家人一边把李大伯抬到床上,一边喊来医生。医生迅速到场,发现患者面色发绀,呼吸急促,几秒后心跳、呼吸逐渐消失,医生立即行心肺复苏,紧急经口气管插管接呼吸囊通气,10 分钟后患者自主呼吸和心律恢复,床旁心电监护提示心率 123 次/分、血压 93/50 mmHg,SpO_2 78%。考虑病情危重,转入 ICU 治疗。

· 入 ICU 当时 ·

11:00,患者由外科病房转入重症医学科。

入科时患者呈浅昏迷状态,双侧瞳孔直径约 4 mm,对光反射迟钝。前额部存在一个创口,已用纱布包扎,存在少量渗血。颈静脉略怒张,经口气管插管接呼吸机辅助通气,模式为压力控制通气(PCV),吸气压力(PI) 20 cmH_2O,PEEP 5 cmH_2O,吸入氧浓度 100%,f 20 次/分,SpO_2 勉强维持在 90%。双肺呼吸音对称,未闻及明显啰音。予去甲肾上腺素 1 μg/(kg·min)泵入,监护仪提示:心率 132 次/分,血压 100/54 mmHg。心律齐,第二心音略增强,各瓣膜听诊区未闻及明显杂音。腹软,触诊无明显异常,听诊肠鸣音未闻及。右下肢较左侧肢体明显肿胀,无皮温、皮色异常,足背动脉搏动良好。

问题 1 该患者目前的初步诊断是什么? 诊断依据是什么?

答 根据患者病史、症状及体征,目前考虑诊断:急性肺动脉栓塞、休克、心跳呼吸骤停、心肺复苏术后、右侧胫骨骨折切开复位内固定术后。

肺栓塞(pulmonary embolism,PE)是以各种栓子阻塞肺动脉或其分支为其发病原因的一组疾病或临床综合征的总称,包括肺血栓栓塞症(pulmonary thromboembolism,PTE)、脂肪栓塞综合征、羊水栓塞、空气栓塞。肺血栓栓塞症为肺栓塞最常见的类型,是来自静脉系统或右心的血栓阻塞肺动脉或其分支所致的以肺循环和呼吸功能障碍为主要临床和病理生理特征的疾病。肺血栓栓塞症的症状多样,缺乏特异性,严重者可发生猝死。

深静脉血栓形成(deep venous thrombosis,DVT)是引起 PTE 的栓子的主要来源,多发于下肢深静脉或盆腔静脉丛,栓子脱落后随血流进入肺动脉及其分支,导致 PTE。

由于 PTE 与 DVT 在发病机制上相互关联,是同一种疾病病程中两个不同阶段的临床表现,因此统称为静脉血栓栓塞症(venous thromboembolism,VTE)。

该患者诊断依据如下。

(1) 高危因素:近期手术,床上制动。

(2) 临床表现:活动后突发呼吸困难,高条件呼吸支持下氧合仍难以维持;双下肢不对称肿胀。

(3) 血气分析提示 Ⅰ 型呼吸衰竭。

(4) 发病后迅速出现呼吸、心跳骤停,紧急复苏后自主心律恢复。

此为临床疑似诊断,需要进一步完善检查明确诊断。

问题 2　该患者存在的 VTE/PTE 的易患因素都有哪些?

答 易患因素包括自身因素(多为永久性因素)与环境因素(多为暂时性因素)。6 周到 3 个月内的暂时性或可逆性危险因素(如外科手术、创伤、制动、妊娠、口服避孕药或激素替代治疗等)均可诱发疾病(表 1-5)。

表 1-5　VTE/PTE 易患因素

强易患因素(OR>10)
下肢骨折
3 个月新发的心房颤动或心房扑动
近期的髋关节或膝关节置换术
严重创伤
3 个月内发生过心肌梗死
既往 VTE 病史者
脊髓损伤
膝关节镜手术
自身免疫性疾病
输血
中心静脉置管
化疗
慢性心力衰竭或呼吸衰竭
应用促红细胞生成素
激素替代治疗
体外受精
感染[尤其是呼吸系统、泌尿系统感染或人类免疫缺陷病毒(HIV)感染]
炎症性肠道疾病
肿瘤
口服避孕药

因卒中而肢体瘫痪
产后
浅静脉血栓
遗传性血栓形成倾向

弱易患因素(OR<2)
卧床时间>3 日
糖尿病
高血压
久坐不动(如长时间乘车或飞机旅行)
高龄
腹腔镜手术(如腹腔镜下胆囊切除术)
肥胖
妊娠
静脉曲张

注：OR,相对危险度。

该患者下肢骨折,卧床时间大于 3 日,具备强易患因素,系 VTE/PTE 的高危人群。

问题3　目前如何评估该患者的休克?

答 按照 FALLS 流程进行超声血流动力学评估(图 1-12)。

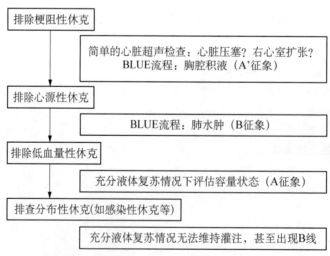

图 1-12　FALLS 流程

问题 4　肺栓塞的病理生理学特点是什么?

答 急性 PE 导致肺动脉管腔阻塞,血流减少或中断,引起不同程度的血流动力学改变和气体交换障碍。轻者几乎无任何症状,重者因肺血管阻力突然增加,肺动脉压升高,导致右心室衰竭,是 PE 患者死亡的主要原因。

1. 血流动力学改变·PTE 可导致肺循环阻力增加,同时血栓素 A_2 等物质释放,可诱发血管收缩,进而导致肺动脉压升高。肺血管床面积减少 25%～30% 时肺动脉平均压轻度升高,肺血管床面积减少 30%～40% 时肺动脉平均压可达 30 mmHg 以上,右心室平均压可升高;肺血管床面积减少 40%～50% 时肺动脉平均压可达 40 mmHg,右心室充盈压升高,心指数下降;肺血管床面积减少 50%～70% 时可出现持续性肺动脉高压;肺血管床面积减少 >85% 可导致猝死。

2. 右心功能不全·肺血管阻力突然增加导致右心室压力和容量增加、右心室扩张,使室壁张力增加、肌纤维拉伸,影响右心室的收缩性;神经体液激活导致变力和变时刺激。上述代偿机制与体循环血管收缩共同增加了肺动脉压力,以增加阻塞肺血管床的血流,由此暂时稳定体循环血压。但当肺动脉压增高超过 40 mmHg 时,则可发生右心功能不全。右心室壁张力增加使右冠状动脉供血相对不足,同时右心室心肌氧耗增多,可导致心肌缺血,进一步加重右心功能不全。

3. 心室间相互作用·右心室收缩时间延长,室间隔在左心室舒张早期突向左侧,引起左心室舒张早期充盈受损,加之右心功能不全导致左心回心血量减少,使心输出量降低,造成血流动力学不稳定。

4. 呼吸功能·PTE 时 V/Q 比例失调,同时由于右心房与左心房之间压差倒转,1/3 的患者超声可以检测到经过卵圆孔的右向左分流,引起严重的低氧血症,并增加反常栓塞和卒中的风险。

问题 5 该患者符合肺栓塞的临床表现吗?

答 PTE 缺乏特异性的临床症状和体征,给诊断带来一定困难,易被漏诊。

1. 症状·症状取决于栓子的大小、数量、栓塞的部位及患者是否存在心、肺等的基础疾病。多数因胸痛、先兆晕厥、晕厥和(或)咯血、呼吸困难而被疑诊 PTE。胸痛是 PTE 常见症状。咯血多在肺梗死后 24 小时内发生,呈鲜红色,或数日内发生可为暗红色。晕厥虽不常见,但有时是急性 PTE 的唯一或首发症状。严重患者可猝死。

2. 体征·主要是呼吸系统和循环系统体征,特别是呼吸频率增加(超过 20 次/分)、心率加快(超过 90 次/分)、血压下降及发绀。低血压和休克少见。颈静脉充盈或异常搏动提示右心负荷增加;若合并右心衰竭时可出现肝脏增大、肝颈静脉反流等体循环淤血表现;双下肢轴径相差超过 1 cm,或下肢静脉曲张,应高度怀疑 VTE。其他体征有肺部听诊湿啰音及哮鸣音、胸腔积液等,肺动脉瓣区可出现第二心音亢进或分裂,三尖瓣区可闻及收缩期杂音。

问题 6 该患者需要完善哪些肺栓塞的辅助检查?

答 1. 动脉血气分析·血气分析的检测指标不具有特异性,可表现为低氧血症、低碳酸血症、肺泡-动脉血氧梯度 $[P_{(A-a)}O_2]$ 增大及呼吸性碱中毒,但多达 40% 的患者动脉血氧饱和度正常,20% 的患者肺泡-动脉血氧梯度正常。

2. 血浆 D-二聚体·急性血栓形成时,凝血和纤溶同时激活,可引起血浆 D-二聚体的水平升高。D-二聚体检测的阴性预测价值很高,正常 D-二聚体水平往往可排除急性 PTE 或 DVT。许多其他情况下也会产生纤维蛋白,如肿瘤、炎症、出血、创伤、外科手术等,所以 D-二聚体水平升高的阳性预测价值很低。因此,血浆 D-二聚体测定的主要价值在于能排除急性 PTE,尤其是低度可疑患者,而对确诊 PTE 无益。

低度可疑的急性 PTE 患者,高敏或中敏方法检测 D-二聚体水平正常可除外 PTE。中度可疑的急性 PTE 患者,D-二聚体阴性仍需进一步检查。高度可疑急性 PTE 的患者不主张进行 D-二聚体检测,因为此类患者,无论采取何种检测方法、血浆 D-二聚体检测结果如何,都不能排除 PTE,均需采用 CT 肺动脉造影等进行评价。

3. 心电图 · 急性 PTE 的心电图表现无特异性。40%患者可表现为窦性心动过速,有时可表现 $S_I Q_{III} T_{III}$(即 I 导联 S 波加深,III 导联出现 Q/q 波及 T 波倒置)特征性改变,或其他非特异性改变,如不完全性或完全性右束支传导阻滞。

4. 超声心动图 · 超声心动图可提供急性 PTE 的直接征象和间接征象。

(1)直接征象:发现肺动脉近端或右心腔血栓,若患者存在 PTE 临床表现可明确诊断,但阳性率低。

(2)间接征象:右心负荷过重的表现,如右心室壁局部运动幅度下降、右心室和(或)右心房扩大、三尖瓣反流速度增快、室间隔左移、肺动脉干增宽等。

5. 胸部 X 线平片 · 缺乏特异性。可出现肺缺血征象,也可出现肺野局部浸润阴影、尖端指向肺门的楔形阴影、盘状肺不张、患侧膈肌抬高、少量胸腔积液、胸膜增厚粘连等。

6. CT 肺动脉造影 · 可直观判断肺动脉栓塞的程度和形态,以及累及的部位及范围。敏感性为 83%,特异性为 78%～100%。

(1)直接征象:肺动脉内低密度充盈缺损,部分或完全包围在不透光的血流之内的"轨道征",或者呈完全充盈缺损,远端血管不显影。

(2)间接征象:肺野楔形条带状的高密度区或盘状肺不张,中心肺动脉扩张及远端血管分布减少或消失等。

7. 放射性核素肺通气灌注扫描 · 典型征象是与通气显像不匹配的肺段分布灌注缺损。其诊断的敏感性为 92%,特异性为 87%,且不受肺动脉直径的影响,尤其在诊断亚段以远端 PTE 中具有特殊意义,但受其他因素影响,如肺部肿瘤、慢性阻塞性肺疾病等。

8. 磁共振肺动脉造影(MRPA) · 在单次屏气 20 秒内完成 MRPA 扫描,可确保肺动脉内较高信号强度,直接显示肺动脉内栓子及 PTE 所致的低灌注区。

9. 肺动脉造影 · 为诊断 PTE 的"金标准",其敏感性为 98%,特异性为 95%～98%。PE 的直接征象有肺动脉内造影剂充盈缺损,伴或不伴"轨道征"的血流阻断;间接征象有肺动脉造影剂流动缓慢,局部低灌注,静脉回流延迟。

10. 下肢深静脉检查 · 90%PTE 患者栓子来源于下肢 DVT,70%PE 患者合并 DVT,故对怀疑 PTE 患者应检测有无下肢 DVT。超声诊断近端血栓的敏感性为 90%,特异性为 95%。

基于该患者存在严重休克,暂无法行其他检查,应急查血气分析、血常规、凝血指标、肝与肾功能等检查项目,同时行床旁的双下肢超声、心脏超声、心电图及胸片检查。

· 入 ICU 0.5 小时 ·

入 ICU 后立即留置中心静脉导管,监测中心静脉压(CVP)18 cmH$_2$O,仍需要血管活性药物维持血压。呼吸窘迫,气管插管接呼吸机辅助通气,吸入纯氧情况下 SpO$_2$ 在 93%左右。气道内可吸出鲜血性痰液,量中等。

血气分析:pH 7.20,PaO$_2$ 75 mmHg,PaCO$_2$ 42 mmHg,Lac 8.6 mmol/L,碱剩余(BE)—11.6 mmol/L,PaO$_2$/FiO$_2$ 75 mmHg。

心脏超声(图 1-13):右心室扩张,呈现"D"字征,提示右心室压力增高,室间隔向左移动,左心受压明显,符合急性右心功能不全、梗阻性休克的表现。

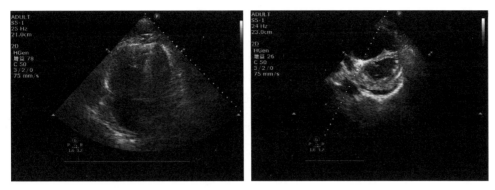

图 1-13 心脏超声

心电图：窦性心律，未见 ST 段抬高表现(图 1-14)。床边胸片(图 1-15)未见气胸、大量胸腔积液、肺不张等表现。

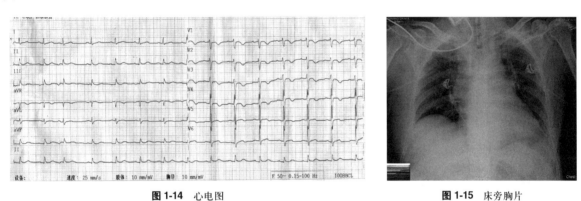

图 1-14 心电图

图 1-15 床旁胸片

问题 7 针对肺栓塞的治疗措施有哪些?

（答） PTE 的治疗方案需根据病情严重程度而定,因此必须迅速、准确地对患者进行危险度分层以制订相应的治疗策略(图 1-16)。

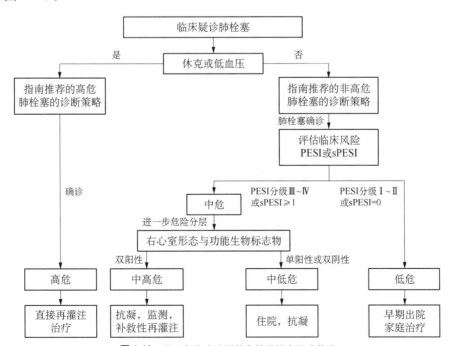

图 1-16 基于危险度分层的急性肺栓塞治疗策略

注：PESI,肺栓塞严重程度指数；sPESI,简化版 PESI。

根据是否出现休克或者持续性低血压对疑诊或确诊PTE进行初始危险度分层,以识别早期死亡高危患者。

(1) 存在休克者,应视为高危患者,立即进入紧急诊断流程,一旦确诊PTE,迅速启动再灌注治疗。

(2) 不伴休克为非高危患者,需应用有效的临床预后风险评分,推荐肺栓塞严重程度指数(pulmonary embolism severity index, PESI)或其简化版本sPESI(表1-6),以区分中危和低危患者。对中危患者需进一步评估风险。超声心动图和(或)CT血管造影(CTA)证实右心室功能障碍同时伴肌钙蛋白升高者为中高危,一旦血流动力学失代偿,立即启动补救性再灌注治疗。右心室功能和(或)心脏标志物正常者为中低危。

表1-6 肺栓塞严重程度指数(PESI)及其简化版本sPESI

指标	原始版本	简化版本
年龄	以年龄为分数	1分(年龄>80岁)
男性	+10分	—
肿瘤	+30分	1分
慢性心力衰竭	+10分	}1分
慢性肺部疾病	+10分	
脉搏≥110次/分	+20分	1分
收缩压<100 mmHg	+30分	1分
呼吸频率>30次/分	+20分	—
体温<36 ℃	+20分	—
精神状态改变	+60分	—
动脉血氧饱和度<90%	+20分	1分

注:PESI分级方法:≤65分为Ⅰ级,66~85分为Ⅱ级,86~105分为Ⅲ级,106~125分为Ⅳ级,>125分为Ⅴ级。

问题8 针对肺栓塞进行病因学治疗,可给予溶栓处理吗?

答 根据2018年国际指南推荐,若PE患者合并休克且无高危出血风险可给予溶栓治疗。急性PTE起病48小时内即开始行溶栓治疗,但对于有症状的急性PTE患者在6~14日内行溶栓治疗仍有一定作用,而出现以下情况时不推荐。

绝对禁忌证:①出血性卒中;②6个月内缺血性卒中;③中枢神经系统损伤或肿瘤;④近3周内重大外伤、手术或者头部损伤;⑤1个月内消化道出血;⑥已知的出血高风险患者。

相对禁忌证:①6个月内短暂性脑缺血发作(transient ischemic attack,TIA);②口服抗凝药应用;③妊娠,或分娩后1周;④不能压迫止血部位的血管穿刺;⑤近期曾行心肺复苏;⑥难以控制的高血压(收缩压>180 mmHg,舒张压>110 mmHg);⑦严重肝、肾功能不全;⑧感染性心内膜炎;⑨活动性溃疡。

值得注意的是,对于危及生命的高危PTE患者,大多数禁忌证应视为相对禁忌证。

我国临床上常用的溶栓药物有尿激酶(UK)和重组组织型纤溶酶原激活剂阿替普酶(rt-PA)两种。

1. 尿激酶 · 2014年欧洲心脏病协会推荐方法为:负荷量4 400 IU/kg,静脉注射10分钟,随后以4 400 IU/(kg·h)持续静脉滴注12~24小时;或者采用2小时溶栓方案,即300万IU持续静脉滴注2小时。我国尿激酶治疗急性PTE的用法为:20 000 IU/(kg·2 h)静脉滴注。

2. rt-PA · 2014年欧洲心脏病协会推荐方法为:100 mg,2小时内静脉给予;或者按0.6 mg/kg给药,静脉注射15分钟。目前我国大多数医院采用的方案是50~100 mg持续静脉滴注,维持2小时。对体重不足 65 kg 的患者药物剂量不超过 1.5 mg/kg。

该患者合并休克,系高危 PE 患者,存在溶栓适应证,无禁忌证,应立即给予溶栓治疗。

问题 9 该患者如何进行抗凝治疗?

答 根据 2018 年国际指南推荐,无休克的 PE 患者可给予抗凝治疗。临床上常用的抗凝剂包括普通肝素、低分子量肝素或磺达肝癸钠。

1. 普通肝素·首先给予负荷剂量 2 000～5 000 IU 或按 80 IU/kg 静脉注射,继之持续静脉滴注。在初始 24 小时内需每 4～6 小时测定活化部分凝血活酶时间(APTT)1 次,并根据 APTT 调整普通肝素的剂量(表1-7),每次调整剂量后 3 小时再复测 APTT,使 APTT 尽快达到并维持于正常值的 1.5～2.5 倍。治疗达到稳定水平后,改为每日测定 APTT 1 次。在使用普通肝素期间必须复查血小板计数,警惕出现肝素相关的血小板减少症。若患者出现血小板计数迅速或持续降低超过 50%,或血小板计数小于 $100 \times 10^9/L$,考虑肝素相关的血小板减少症,则立即停用普通肝素,一般停用 10 日内血小板计数开始逐渐恢复。

表 1-7 根据 APTT 调整普通肝素剂量的方法

APTT	普通肝素调整剂量
<35 秒(<1.2 倍正常对照值)	静脉注射 80 IU/kg,然后静脉滴注剂量增加 4 IU/(kg·h)
35～45 秒(1.2～1.5 倍正常对照值)	静脉注射 40 IU/kg,然后静脉滴注剂量增加 2 IU/(kg·h)
46～70 秒(1.5～2.3 倍正常对照值)	无须调整剂量
71～90 秒(2.3～3.0 倍正常对照值)	静脉滴注剂量减少 2 IU/(kg·h)
>90 秒(>3 倍正常对照值)	停药 1 小时,然后静脉滴注剂量减少 3 IU/(kg·h)

2. 低分子量肝素·所有低分子量肝素均应按照体重给药,通过监测抗 Xa 因子活性评估抗凝效果。抗 Xa 因子活性的峰值应在最近一次注射后 4 小时测定,谷值则应在下一次注射前测定,每日给药 2 次的抗 Xa 因子活性目标范围为 0.6～1.0 IU/mL,每日给药 1 次的目标范围为 1.0～2.0 IU/mL。

3. 磺达肝癸钠·是选择性 Xa 因子抑制剂,2.5 mg 皮下注射,每日 1 次,无须监测,但由于其消除随体重减轻而降低,对体重<50 kg 的患者慎用。中度肾功能不全的患者(肌酐清除率 30～50 mL/min)应剂量减半使用。严重肾功能不全的患者(肌酐清除率<30 mL/min)禁用。

根据 2018 年国际肺栓塞指南推荐,当抗凝完全达标后 5 日,即可开始加用口服抗凝药物治疗,包括华法林、硝苄丙酮香豆素、苯丙香豆素、苯茚二酮等,其中华法林在国内最为常用。

华法林是一种维生素 K 拮抗剂,它通过抑制依赖维生素 K 的凝血因子(Ⅱ、Ⅶ、Ⅸ、Ⅹ)的合成而发挥抗凝作用。初始通常与普通肝素、低分子量肝素或磺达肝癸钠联用。5～7 日后根据国际标准化比值(international normalized ratio, INR)调整每日剂量,当 INR 稳定在 2.0～3.0 时停止使用普通肝素、低分子量肝素或磺达肝癸钠,继续予华法林治疗。

非维生素 K 依赖的新型口服抗凝药包括达比加群、利伐沙班、阿哌沙班和依度沙班。利伐沙班和阿哌沙班可作为单药治疗(不需合用肠外抗凝剂),但急性期治疗的前 3 周(利伐沙班)或前 7 日(阿哌沙班)需增加口服剂量;达比加群和依度沙班必须联合肠外抗凝剂应用。以上 4 种新型口服抗凝药均不能用于严重肾功能损害患者。

问题 10　肺栓塞患者需要接受外科干预吗?

⊜ PE患者在内科药物治疗的情况下,可以选择进行外科干预,但需个体化干预:①介入取栓治疗;②介入下局部溶栓治疗;③血管滤器植入术,不常规应用,但对于存在DVT等血栓性病变患者,随时可能出现血栓脱落时可考虑放置血管滤器;④外科血栓清除术。

● 入 ICU 2 小时 ●

患者持续存在休克,存在溶栓适应证而无禁忌证,立即给予溶栓治疗,rt-PA 100 mg 静滴,维持2小时。患者病情较前逐渐改善,经口气管插管接呼吸机辅助通气,吸入氧浓度逐渐下降至50%,PaO_2/FiO_2上升至176 mmHg。肾上腺素停用,去甲肾上腺素减量。全身未见明显出血表现。

溶栓结束后复查心脏超声提示右心室压力表现较前略下降,左心室整体收缩功能较前好转(图1-17)。复查心电图较前无明显变化(图1-18)。

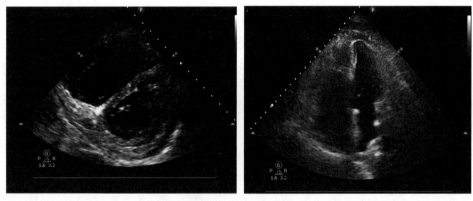

图 1-17　复查心脏超声

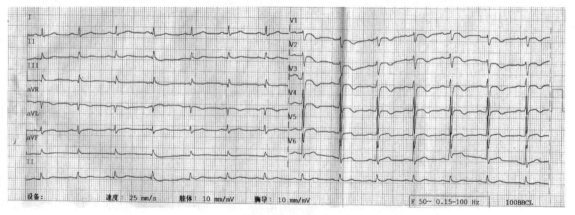

图 1-18　复查心电图

血常规：白细胞计数 $14.43\times10^9/L$，中性粒细胞百分比 88%，血小板计数 $136\times10^9/L$，血红蛋白 $136\ g/L$。

心肌损伤标记物：肌钙蛋白 $3.97\ ng/mL$，肌红蛋白 $1\ 200\ ng/mL$，脑钠肽（BNP）$86\ pg/mL$，肌酐 $99\ \mu mol/L$。

凝血功能：凝血酶原时间（PT）17.2 秒，APTT 57 秒，纤维蛋白原（Fib）$3.02\ g/L$，D-二聚体 $>20\ \mu g/mL$，纤维蛋白降解产物（FDP）$>150\ \mu g/mL$，INR 1.41。

血气分析：pH 7.24，PaO_2 $88\ mmHg$，$PaCO_2$ $40\ mmHg$，Lac $4.6\ mmol/L$，BE $-9.8\ mmol/L$。

问题 11　溶栓治疗过程中有哪些注意事项?

答　溶栓治疗前需做好充分评估，治疗过程中需密切监测凝血功能以及临床出血情况。

（1）溶栓前应行常规检查：血常规、血型、APTT、肝与肾功能、动脉血气、超声心动图、胸片、心电图等，以判断溶栓疗效。

（2）备血，并向家属交待病情，签署知情同意书。

（3）使用尿激酶溶栓期间勿同时使用普通肝素；rt-PA 溶栓时是否停用普通肝素无特殊要求，输注过程中可继续应用。

（4）使用 rt-PA 溶栓时，可在第一小时内泵入 $50\ mg$ 并观察有无不良反应，如无则在第二小时内序贯泵入另外 $50\ mg$。在溶栓开始后每 30 分钟做 1 次心电图，复查动脉血气，严密观察患者的生命体征。

（5）溶栓治疗结束后，应每 $2\sim4$ 小时测定 APTT，当其水平低于基线值的 $1/2$（或 <80 秒）时，开始规范的抗凝治疗。常用抗凝药物包括普通肝素或低分子量肝素。

除了全身溶栓治疗外，还可以通过介入造影查找栓塞部位进行局部溶栓治疗。

• 入 ICU 24 小时 •

经过积极溶栓抗凝治疗后病情明显好转。患者意识状态逐渐改善；心率 90 次/分，小剂量去甲肾上腺素泵入情况下循环较前明显改善；氧合改善，PaO_2/FiO_2 $280\ mmHg$。

监测凝血指标：PT 18.8 秒，APTT 103.6 秒，Fib $3.97\ g/L$，D-二聚体 $12.37\ \mu g/L$，FDP $54.84\ \mu g/L$，INR 1.58。

问题 12　除病因学治疗外，目前还应该给予该患者哪些治疗措施?

答　PE 患者多合并多器官功能不全，需要接受综合性治疗，具体如下。

1. 循环系统支持・急性右心衰竭及其导致的心输出量不足是 PE 患者死亡的首要原因。治疗上需评估容量状态，适当强心，保证组织器官灌注。可选择肾上腺素、多巴酚丁胺、去甲肾上腺素等药物。目前有研究显示，左西孟旦在扩张肺动脉的同时增加右心室收缩力，有助于恢复急性 PTE 患者的右心室-肺动脉耦联。

2. 呼吸系统支持・PTE 患者常伴中等程度的低氧血症和低碳酸血症。低氧血症通常在吸氧后逆转，必要时可给予机械通气治疗。应给予小潮气量（约 $6\ mL/kg$ 理想体重），以保持 Pplat$<30\ cmH_2O$。需要注意的是，机械通气可能影响血流动力学状态，尤其是呼气末正压，因此需谨慎。

3. 神经系统保护・患者经历了心肺复苏过程，脑细胞在不同程度上存在缺血、缺氧的情况，需要做好神经系统保护，若循环功能尚可维持，可给予积极亚低温脑保护治疗，以降低脑代谢。应反复评判脑功能恢复情况，如神经元特异性烯醇化酶（NSE）、S100、脑电图等指标等。

4. 消化系统支持·在无消化系统损伤的情况下尽早进行肠内营养治疗,谨防出现肠源性感染的情况。值得注意的是,在患者经口进食状态下需要进软食,避免坚硬食物损伤消化道后诱发出血。同时对于逐渐过渡到口服华法林治疗的患者,进食富含维生素 K 的食物需要定量,避免降低华法林的抗凝效果。

· 入 ICU 1 周后 ·

经过积极治疗后,患者意识逐渐转清,配合治疗。呼吸及循环功能稳定,拔除气管插管,经口进食良好,1 周后转出 ICU。

· 要点归纳 ·

(1) 肺栓塞发生存在较多危险因素。
(2) 肺栓塞临床表现不典型,需完善相关检查,尽早诊断。
(3) 肺栓塞患者治疗方案的选择取决于患者是否存在休克(图 1-19、图 1-20)。

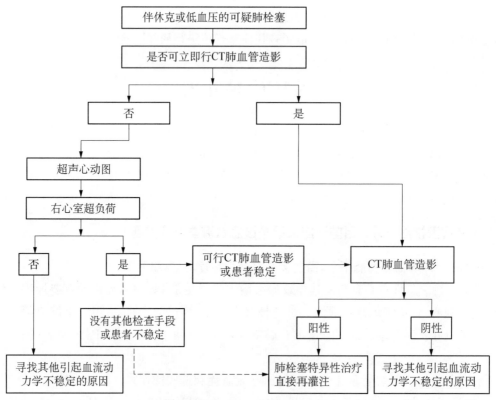

图 1-19 肺栓塞伴有休克的诊断和处理流程

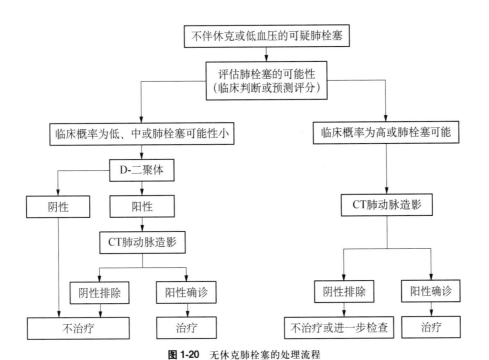

图 1-20 无休克肺栓塞的处理流程

(李志亮　章志丹　马晓春)

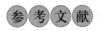

［1］Raja AS，Greenberg JO，Qaseem A，et al. Evaluation of patients with suspected acute pulmonary embolism：best practice advice from the clinical guidelines committee of the American College of Physicians［J］. Ann Intern Med，2015，163(9)：701-711.

［2］Anar C，Okutan O，Altinsoy B，et al. Approaches of physicians for the diagnosis and treatment of pulmonary thromboembolism：a questionnaire study［J］. Eurasian J Pulmonol，2016，18(2)：96-103.

［3］Schulman S. Update in the treatment of venous thromboembolism［J］. Hematologia，2015，19：141-146.

［4］中华医学会心血管病学分会肺血管病学组.急性肺栓塞诊断与治疗中国专家共识(2015)［J].中华心血管病杂志,2016,44(3):197-211.

病例4

重度哮喘、哮喘持续状态
"胎气"动了"真气"

• 病例概要 •

2016年农历正月初一上午,救护车将一名青年女子送到医院,急诊护士赶紧推着抢救车赶到门口,女子手里拿着药,不停用力地吸着,看上去却没什么用,还是气喘得厉害,连话也说不了。家人说该女子患有哮喘,前一天忙完年夜饭后就胸闷、气喘,自行服药后效果不理想,今天早上仍是喘得不行。

急诊护士把患者推进抢救室,立即给予吸氧,心电监护显示呼吸39次/分,SpO₂ 93%,心率117次/分,血压145/90 mmHg。此时家属告知医生患者已怀孕4个月。值班医生嘱立即送检血常规、动脉血气,如果氧合改善尽快查胸部CT;予甲泼尼龙40 mg静脉注射,氨茶碱0.2 g加入5%葡萄糖注射液静脉滴注;并告知家属药物可能对胎儿有影响。

很快,患者病情有所缓解,血气分析结果:pH 7.39, PaO₂ 84 mmHg(氧疗后), PaCO₂ 33 mmHg, Lac 1.2 mmol/L。胸部CT(图1-21)也顺利完成,放射科报告:纵隔、双侧颈肩部及胸壁软组织间隙内多发气肿;双肺内条状气体密度影;右肺中叶小结节影;左下肺局限性炎症。急查血常规回示:白细胞计数14.77×10⁹/L,血红蛋白147 g/L,血小板208×10⁹/L,中性粒细胞百分比92.8%。

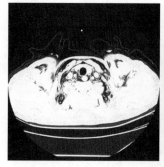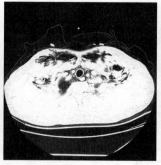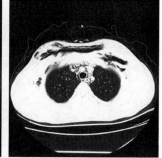

图1-21 入院时胸部CT

抢救室医生又详细了解了病史,患者有哮喘病史16年,平时每日口服泼尼松4片控制,偶有发作时吸入沙丁胺醇,病情相对平稳。怀孕后自行将泼尼松减量,不规则服用,两天前洗澡后自觉受凉,自服阿莫西林。

　　患者经呼吸科医生会诊后收入呼吸科住院治疗。入住呼吸科后不到2小时,患者胸闷、气喘再次加重,呼吸科医生再次给予激素以及加强雾化等处理,同时考虑患者病情危重,请ICU会诊转科抢救治疗。

· 入 ICU 当时 ·

　　患者神志清,全身大汗,呼吸窘迫。面罩吸氧10 L/min,心电监护示心率120次/分、SpO_2 99%、血压150/90 mmHg。两侧颈部广泛皮下气肿,两肺呼吸音粗,可及广泛哮鸣音,左下肺呼吸音偏低。复查血气分析:pH 7.312,PaO_2 116 mmHg(吸氧10 L/min),$PaCO_2$ 59 mmHg,Lac 1.2 mmol/L。

问题1　初步诊断是什么? 诊断依据是什么?

　　答　根据患者现病史、既往史、症状、体征及相关检查,考虑诊断支气管哮喘(重度),纵隔气肿、皮下气肿,左下肺炎,Ⅱ型呼吸衰竭。

　　重度哮喘的定义为"需要大剂量吸入糖皮质激素(简称激素)另加一种控制药物[和(或)全身激素]以防止其变成'未控制'哮喘,或在这种治疗下仍表现为'未控制'哮喘"的哮喘。重度哮喘是支气管哮喘患者死亡的主要原因之一。

　　哮喘严重程度的分级:通常根据达到哮喘控制所采用的长期治疗方案(表1-8)来进行分级。轻度哮喘,指经过第1级、第2级治疗能达到完全控制者;中度哮喘,指经过第3级治疗能达到完全控制者;重度哮喘,指需要第4级或第5级治疗才能达到完全控制,或者即使经过第4级或第5级治疗仍不能达到控制者。

表1-8　哮喘患者长期(阶梯式)治疗方案

治疗方案	第1级	第2级	第3级	第4级	第5级
推荐选择控制药物	不需使用药物	低剂量ICS	低剂量ICS/LABA	中/高剂量ICS/LABA	加其他治疗,如口服激素
其他选择控制药物	低剂量ICS	LTRA 低剂量茶碱	中/高剂量ICS 低剂量ICS/LTRA(或加茶碱)	中/高剂量ICS/LABA 加LAMA 高剂量ICS/LTRA(或加茶碱)	加LAMA IgE单克隆抗体
缓解药物	按需使用SABA	按需使用SABA	按需使用SABA或低剂量布地奈德/福莫特罗或倍氯米松/福莫特罗	按需使用SABA或低剂量布地奈德/福莫特罗或倍氯米松/福莫特罗	按需使用SABA或低剂量布地奈德/福莫特罗或倍氯米松/福莫特罗

注:ICS,吸入性糖皮质激素;LTRA,白三烯受体拮抗剂;SABA,短效 β_2 受体激动剂;LAMA,长效抗胆碱能药物。

问题2　该患者还需要做哪些鉴别诊断?

　　答　主要需要与心源性哮喘及喘息性支气管炎进行鉴别。

　　1. 心源性哮喘·常有冠心病、高血压性心脏病、风湿性心脏病等基础疾病病史,可表现出阵发性咳嗽、咳痰、胸闷、气喘等,常咳出粉红色泡沫样痰,两肺可闻及广泛的湿啰音和哮鸣音,左心界扩大,心率增快,心尖部可闻及奔马律。胸部X线检查可见心脏增大、肺淤血征,有助于鉴别。若一时难以鉴别,可雾化吸入 β_2 肾上腺素受体激动剂或静脉注射氨茶碱,若症状缓解后需进一步检查。

2. 喘息型慢性支气管炎·此病的实质是慢性支气管炎合并哮喘,多见于中老年人,有慢性咳嗽史,喘息长年存在,有加重期。多在感染、心力衰竭等诱因下发作,影像学检查可见肺气肿体征。

问题 3　该患者存在哪些病理生理改变?

🅐 哮喘是一种病理生理学极为复杂的气道炎症性疾病,其主要病理生理学特征表现在 3 个方面:气道炎症反应、气道高反应性、气道的可逆性通气障碍。

1. 气道炎症反应·气道炎症是哮喘病理生理学各阶段中最主要的特征性改变。表现为多种炎症细胞特别是肥大细胞、嗜酸性粒细胞和 T 淋巴细胞等在气道的浸润和聚集。炎症细胞相互作用分泌出多种炎症介质和细胞因子,增高气道反应性,使气道收缩,黏液分泌增加,血管渗出增多。

2. 气道高反应性·气道高反应性表现为气道对各种刺激因子出现过强或过早的收缩反应,是哮喘发生和发展的另外一个重要因素。目前普遍认为气道炎症是导致气道高反应性的重要机制之一,气道受到变应原或其他刺激后,由于多种炎症细胞、炎症介质和细胞因子的参与,气道上皮和上皮内神经损害,导致气道高反应性。

3. 气道可逆性通气障碍·哮喘是以气道可逆性阻塞性增加为特征,以呼气相更为明显。吸入 β_2 受体激动剂等支气管扩张剂可逆转这种通气障碍,肺通气指标显著改善以至恢复正常。中、重度哮喘患者气道狭窄部位往往可累及大、中、小各级支气管,气道阻力也均可增加。而轻度哮喘患者或者哮喘缓解期,气道阻塞主要在部分周围小气道,主要表现为小气道通气功能障碍。

问题 4　该患者目前最需要哪些紧急处理?

🅐 目前患者为重度哮喘,除氧疗外,可以给予适当镇静,以缓解呼吸窘迫。尽快减轻气道炎症反应,降低气道高反应性,应重复使用速效 β_2 受体激动药,可通过压力定量气雾剂的储雾器给药,也可通过射流雾化装置给药。推荐在初始治疗时连续雾化给药,随后根据需要间断给药(q4 h)。

重症哮喘急性发作应尽早使用全身激素,特别是对速效 β_2 受体激动药初始治疗反应不完全或疗效不能维持,以及在口服激素基础上仍然出现急性发作的患者。可采用静脉注射或滴注,如甲泼尼龙 80~160 mg,或氢化可的松 400~1 000 mg 分次给药。同时可静脉联合使用白三烯调节剂和其他支气管舒张剂如抗胆碱药物、茶碱类药物。

重度和危重哮喘发作经过上述药物治疗,临床症状和肺功能无改善甚至继续恶化者,应及时给予机械通气治疗,密切关注呼吸以及循环状态,如果出现病情恶化,应立即调整治疗方案。

问题 5　除氧疗等对症治疗以外,该如何给予该患者针对性病因治疗?

🅐 患者本次哮喘发作之前有"咳嗽、发热"等前驱症状,胸部 CT 提示左下肺炎,PCT 1.1 ng/mL。考虑患者社区获得性肺炎可能性较大,但长期口服大剂量激素治疗,处于免疫抑制状态,需警惕真菌感染诱发重度哮喘。针对该患者,治疗上给予覆盖革兰阳性菌、不典型病原体的抗感染治疗并联合抗真菌治疗,但患者为孕妇,有氟喹诺酮类药物的相对禁忌证,予阿奇霉素联合伏立康唑抗感染。

问题 6　患者本次哮喘发作、加重时处于妊娠期,妊娠期呼吸系统的生理特点在本次发作中可能起到什么作用?　对于胎儿我们要关注什么?

🅐 妊娠期胸廓改变主要表现为肋膈角增宽、肋骨向外扩展,胸廓横径及前后径加宽而使周径加大。此时肺功能表现为:①肺活量无明显改变;②分钟通气量增加约 40%,潮气量增加约 39%;③残气量减少约

20%；④肺泡换气量增加约65%；⑤上呼吸道（鼻、咽、气管）黏膜增厚、充血、水肿，易发生上呼吸道感染。

妊娠中期，孕妇对于氧的需求、CO_2排出量均明显增加，耗氧量增加10%～20%，肺通气量增加约40%，有过度通气现象，以便通气和交换。因此治疗基础疾病此时尤为重要。而该孕妇为了减少对胎儿可能造成的不良影响，孕妇自行调整用药方案导致哮喘发作，可能危及母体及胎儿生命安全。

· 入 ICU 2 小时 ·

患者入ICU后给予无创机械通气，BiPAP模式：IPAP 25 cmH_2O，EPAP 12 cmH_2O，FiO_2 60%。同时予甲泼尼龙80 mg静脉注射，间断雾化扩气道药物。患者呼吸窘迫无缓解，SpO_2 90%，呼吸50次/分，心电监测提示心率140次/分、血压157/90 mmHg，听诊双肺仍可闻及广泛哮鸣音。

此时急查的血气分析：pH 7.19，PaO_2 98.3 mmHg，$PaCO_2$ 71.4 mmHg，PaO_2/FiO_2 196.6 mmHg，Lac 1.4 mmol/L。

问题 7　该患者接受无创机械通气治疗已经2小时，临床症状及氧合均无改善，基于以上血气分析结果，目前治疗方案应该如何调整？

答 该患者在无创机械通气情况下，病情仍进行性加重，提示无创机械通气治疗失败，应及时改为有创机械通气。当出现以下情况时，考虑存在无创机械通气的禁忌证：①神志不清；②血流动力学不稳定；③气道分泌物明显增加而且气道自洁能力不足；④因脸部畸形、创伤或手术等不能佩戴鼻面罩；⑤上消化道出血、剧烈呕吐、肠梗阻和近期食管及上腹部手术；⑥危及生命的低氧血症。

该患者病情加重，氧合及临床症状无改善，血气分析提示明显酸中毒，需开放气道行有创机械通气，有如下好处：①有创机械通气更能保证氧供，维持氧合；②通过气管插管有创机械通气，可以测定患者内源性呼气末正压（PEEPi），设置合理的机械通气参数，减少大气道-小气道-肺泡的压力阶梯差，从而降低气流呼出肺泡的阻力，改善二氧化碳潴留，纠正呼吸性酸中毒；③开放气道可促进气道分泌物的引流，有助于肺炎的控制；④气管插管后更容易获取合格的痰液标本、肺泡灌洗液标本送检，能尽可能早地明确病原体，以便予以目标性治疗；⑤气管插管有创机械通气后，能给予充分镇痛、镇静，甚至肌松，减轻患者氧耗。

立即予以气管插管，有创呼吸机通气，充分镇痛、镇静。初始设置呼吸参数：SIMV＋PSV模式，Vt 420 mL，PEEP 5 cmH_2O，PS 10 cmH_2O，FiO_2 50%，f 18次/分。

问题 8　该患者有创机械通气时，潮气量怎么选择？

答 尽管该患者的呼吸衰竭与经典的ARDS患者的病理生理特征有区别，但该患者已出现高跨肺压造成的肺损伤，明显纵隔气肿及皮下气肿，同样需要考虑实施肺保护性通气策略。因此应限制气道压力，除了尽快用药物改善气道痉挛、减轻气道高反应性，此时也不得不将潮气量降低，允许$PaCO_2$高于正常，即所谓的"允许性高碳酸血症"，血pH＞7.25即可。

问题 9　什么是PEEPi？　如何测定该患者的PEEPi？　PEEP水平如何设置？

答 正常肺自主呼吸或机械通气时，吸气期气道扩张，阻力减小，产生气流，肺泡扩张；呼气末肺组织恢复至正常功能残气量（FRC）时，肺的弹性回缩力和胸廓弹性扩张力处于平衡状态，呼气流量降为0，肺泡内压力与大气压力相等，故FRC位称为弹性平衡位，其容积大小称为弹性平衡容积。若不能恢复至弹性平衡容积，肺组织的弹性回缩力将大于胸廓的弹性扩张力，呼气末仍可能存在呼出气流，肺泡内压大于0，这与机械通气时施加的 PEEP 导致的肺泡内压升高不同,称为 PEEPi。

1. PEEPi 的发生机制及原因(图 1-22)

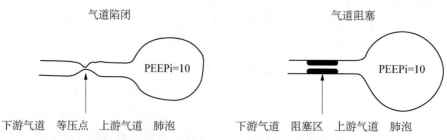

图 1-22 PEEPi 产生的主要机制是气道陷闭和气道阻塞

(1) 气道阻塞:气道阻塞使呼气阻力增加,呼气末气体不能充分呼出,形成 PEEPi,主要见于支气管哮喘和 COPD 患者。轻度阻塞或进展缓慢的中度阻塞时,患者采取深慢呼吸,气体可充分排出,FRC 保持不变。阻塞进一步加重,单纯改变呼吸形式已不能代偿,此时肺泡代偿性扩张,FRC 增大;肺容量增大致气道扩张、阻力减小,气体仍能充分呼出。严重气道阻塞时,上述代偿方式不能保证呼气充分而形成 PEEPi,此时肺组织的弹性回缩力大于胸廓的弹性扩张力,两者之差为 PEEPi。支气管哮喘急性发作的患者,短时间内可出现严重的气道黏膜充血及水肿、平滑肌痉挛和黏液栓等情况,可出现较高水平的 PEEPi。

(2) 气道陷闭:呼气时,肺组织回缩,压迫气道,当肺组织回缩力大于气道内压时,理论上会造成气道陷闭。但当气道软骨支撑作用遭到破坏,吸气时胸腔负压和肺间质负压增大,气道扩张,气体可充分吸入;呼气时气道失去有效支撑而在等压点位置陷闭,气体不能呼出,形成 PEEPi。

(3) 呼气时间缩短:正常人自然呼气时,潮气量适当,呼气时间明显长于吸气时间,气体可充分呼出,不会产生 PEEPi。但当呼气时间明显缩短时,呼气不充分,可形成 PEEPi。见于各种呼吸系统疾病或与呼吸系统有关的疾病,如 ARDS、肺水肿患者,呼吸频率加快,吸呼比缩短,容易导致 PEEPi 的形成。

不同疾病产生的 PEEPi 机制不同,如哮喘以阻塞为主,COPD 以陷闭为主,ARDS 以呼吸增快为主,但多数情况下,上述因素可同时存在,且相互影响,如严重阻塞的小气道在用力呼气时可发生陷闭。

2. PEEPi 的临床意义

(1) 增加气压伤的发生机会:严重肺组织过度充气是导致气压伤的重要原因,也是决定机械通气策略的主要因素。PEEPi 升高平台压,导致人机对抗,使气压伤的机会增加。由于病变的不均匀和重力的影响,PEEPi 在肺内分布多存在较大的差异,PEEPi 高的肺泡,肺泡容积大,容易发生扩张性肺损伤;PEEPi 差异大的肺区扩张和回缩的速度不同,相互之间容易产生高切变力和发生切变力损伤。

(2) 增加呼吸功,导致人机不同步:正常自主呼吸时,吸气时吸气肌收缩,胸腔压力迅速下降,肺组织随之扩张,肺泡压力迅速下降至零以下,导致外界与肺泡之间的顺向压力差,产生吸气气流,吸气动作与吸气气流产生之间表现为良好的同步性。当存在 PEEPi 时,吸气初期要克服这一额外压力后,才能使肺泡内压力降至零以下,导致吸气动作和吸气气流之间有较长的时间差。在该段时间内,只有呼吸动作,没有气流产生,相当于"窒息样呼吸",患者表现为严重的呼吸窘迫和呼吸功增加,辅助呼吸肌活动,大汗,心率增快,胸腔负压显著增大导致三凹征出现。

(3) 影响血流动力学:正常 FRC 时,PEEPi 为零,肺循环阻力最小。PEEPi 存在时,肺泡周围毛细血管受压,PVR 增加;肺组织过度充气,胸内压升高,中心静脉压(CVP)也相应升高;若患者呼吸代偿不足,将导致回心血量和心输出量下降,可发生低血压。另外,PEEPi 的增加可导致自主呼吸代偿性加强,吸气时胸腔负压显著增大,CVP 下降,促进体循环静脉回心血量增加;肺间质负压增大,降低肺泡外毛细血管及肺静脉阻力,因此除非是 PEEPi 非常高的患者,循环功能多能维持稳定。该类患者机械通气后,若给予较强的通气辅助或应用较大剂量的镇静、肌松剂,自主呼吸的代偿性作用显著减弱或抑制,则容易发生低血压。

临床使用镇静-肌松剂完全抑制患者自主呼吸来测定 PEEPi,新型呼吸机具备测定 PEEPi 的功能,也可以通过"呼气屏气"手动测定(图 1-23)。

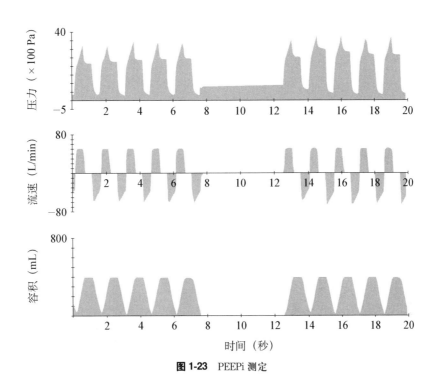

图 1-23 PEEPi 测定

针对 PEEPi,应结合具体疾病和 PEEPi 的发生机制进行处理。

在支气管哮喘患者中,PEEPi 主要是气道痉挛、气道阻塞引起的气流受限所致,而呼气用力可导致气流受限加重,甚至气道陷闭。因此除积极控制气道炎症、解痉治疗外,机械通气时应降低 Vt,减慢呼吸频率,延长呼气时间,适当应用镇静、肌松剂抑制过强的呼吸。

哮喘患者通常应选择低水平 PEEP。气道陷闭所占比例可达 PEEPi 的 50%～85%,因此 PEEP 一般控制在 PEEPi 的 50%～85%。临床上 PEEP 通常按 80% 的 PEEPi 设定即可。

对于该患者而言,根据测定的 PEEPi 9.2 cmH$_2$O,通常我们会将 PEEP 设置在 7 cmH$_2$O 水平,但考虑患者已出现肺泡损害,偏高的 PEEP 可能造成气胸,因此将 PEEP 设定为 5 cmH$_2$O 水平。

• 入 ICU 9 小时 •

患者已行气管插管接呼吸机辅助通气,深镇痛、镇静状态,RASS 评分—4 分,CPOT 评分 0 分,呼吸机模式 SIMV(PEEP 5 cmH$_2$O、Vt 420 ml、f 18 次/分、FiO$_2$ 45%),SpO$_2$ 95%。患者呼吸窘迫有所好转,查体胸部触诊可及广泛皮下捻发感,听诊两肺呼吸音低,两肺呼吸音对称,仍可闻及哮鸣音。心率 126 次/分,律齐。

床边 B 超可探及单胎成活胎儿,胎心约 150 次/分。

复查血气分析:pH 7.261,PaCO$_2$ 61.2 mmHg,PaO$_2$ 73.7 mmHg,Na$^+$ 140.7 mmol/L,K$^+$ 3.97 mmol/L,葡

萄糖(Glu) 7.5 mmol/L, Lac 1.3 mmol/L, HCO$_3^-$ 27.8 mmol/L, SaO$_2$ 94.6%。

• 入 ICU 48 小时 •

患者仍有发作性呼吸窘迫,体温最高 38.5 ℃,经口气管插管,通气模式 SIMV(Vt 420 mL、PEEP 6 cmH$_2$O、PS 11 cmH$_2$O、f 18 次/分、FiO$_2$ 45%),SpO$_2$ 98%。皮下气肿较前减轻,听诊两肺呼吸音低,哮鸣音较前好转。心律尚齐,各瓣膜听诊区未及病理性杂音。床边 B 超可探及单胎成活胎儿。肺泡灌洗液查半乳甘露聚糖(GM试验)0.94 ng/mL,灌洗液涂片示革兰阳性球菌,抗感染方案调整为利奈唑胺联合伏立康唑。

• 入 ICU 72 小时 •

患者浅镇静,RASS 评分−1～0 分,时有低热,经口气管插管、呼吸机辅助呼吸,模式 SIMV(Vt 420 mL、PEEP 6 cmH$_2$O、PS 11 cmH$_2$O、f 18 次/分、FiO$_2$ 45%)。血气分析:pH 7.352, PaCO$_2$ 53.1 mmHg, PaO$_2$ 89.6 mmHg, Lac 1.0 mmol/L, HCO$_3^-$ 25.1 mmol/L, SO$_2$ 98.3%。全胸片:纵隔气肿,两侧颈部皮下气肿,较前片吸收好转(图 1-24)。

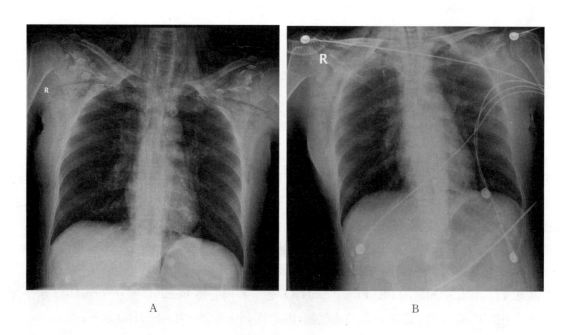

A   B

图 1-24 胸片

A.入院时胸片;B.治疗 72 小时后胸片

• 入 ICU 第 5 天 •

患者神志清楚,仍有低热,成功脱机拔管,鼻导管吸氧,无明显呼吸窘迫。查体:听诊两肺呼吸音粗,可闻及少许痰鸣音。肺泡灌洗液真菌培养示:烟曲霉。床边 B 超可探及单胎成活胎儿。

问题 10　患者病情逐步稳定，后续治疗要注意什么？　需要终止妊娠吗？

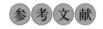 患者微生物学结果证实为烟曲霉感染，继续抗真菌治疗，考虑到伏立康唑口服生物利用度接近 100%，将静脉滴注改为口服，其余控制哮喘发作的药物逐步减量至本次发作前的维持水平。

患者及家属考虑各种药物及 X 线可能造成胎儿畸形，要求终止妊娠。经产科会诊后终止妊娠。

· 入 ICU 第 8 天 ·

患者病情稳定转入呼吸内科继续治疗。

育龄妇女孕育新生命的心情可以理解，但一定要在医生指导下慎重考虑，避免"胎气"动"真气"。

· 要点归纳 ·

（1）重症哮喘患者多有诱因所致。
（2）重症哮喘患者需尽早给予解痉药物处理，如糖皮质激素等，必要时可给予肌松剂。
（3）重症哮喘初期可采用无创机械通气维持通气，但需密切监测，必要时需开放气道行有创机械通气。
（4）重症哮喘患者行机械通气时建议监测 PEEPi，指导 PEEP 的调整。

（郑瑞强）

参考文献

［1］ Harkness LM, Ashton AW, Burgess JK. Asthma is not only an airway disease, but also a vascular disease［J］. Pharmacol Ther, 2015,148：17-33.
［2］ Krishnan JA, Lemanske RF. Jr, Canino GJ, et al. Asthma outcomes: asthma symptoms［J］. J Allergy Clin Immunol, 2012,129(30)：S124-S135.
［3］ Bateman ED, Hurd SS, Barnes PJ, et al. Global strategy for asthma management and prevention: GINA executive summary［J］. Eur Respir J, 2008,31(1)：143-178.
［4］ Anderson DE, Kew KM, Boyter AC. Long-acting muscarinic antagonists (LAMA) added to inhaled corticosteroids (ICS) versus the same dose of ICS alone for adults with asthma［J］. Cochrane Database Syst Rev, 2015,24(8)：CD011397.
［5］ Leatherman James. Mechanical ventilation for severe asthma［J］. Chest, 2015,147(6)：1671-1680.
［6］ Beasley R, Semprini A, Mitchell EA. Risk factors for asthma: is prevention possible?［J］. Lancet, 2015,386(9998)：1075-1085.
［7］ Bruijnzeel PL, Uddin M, Koenderman L. Targeting neutrophilic inflammation in severe neutrophilic asthma: can we target the disease-relevant neutrophil phenotype?［J］. J Leukoc Biol, 2015,9(4)：549-556.
［8］ Jia CE, Zhang HP, Lv Y, et al. The asthma control test and asthma control questionnaire for assessing asthma control: systematic review and meta-analysis［J］. J Allergy Clin Immunol, 2013,131(3)：695-703.
［9］ 刘又宁. 呼吸内科学高级教程［M］. 北京：人民军医出版社,2013：223-238.
［10］ Chung KF, Wenzel SE, Brozek JL, et al. International ERS/ATS guidelines on definition, evaluation and treatment of severe asthma［J］. Eur Respir J, 2014,43：343-373.
［11］ 中华医学会呼吸病学分会哮喘学组. 支气管哮喘防治指南(2016 版)［J］. 中华结核和呼吸杂志,2016,39(9)：675-697.

病例 5

支气管扩张咯血伴窒息

咯血无小事

········· • **病例概要** • ·········

　　一名三十来岁、面色苍白的男性患者被家属搀扶来到诊室,呼吸急促,话语中带着紧张:"医生,我一直在吐血。"医生立即敏感地意识到这不是一个普通病患,一边打量着患者,一边安慰道:"别急,慢慢说,从什么时候开始的? 吐了多少?"患者边喘息边断断续续道出病情:"3 天前开始的,先是咳嗽,咳黄痰,当天中午吐过一口血,没在意,当时也没去看病。昨天中午又吐了,鲜血,有血块,就到家附近医院看病,验了血、拍了CT、挂了水。但是还没好,今天还在吐血,加起来有一碗了。"医生接着问:"吐血时有没有伴随咳嗽? 有没有混着食物残渣? 有没有恶心、腹部不适? 以前有相同情况发生过吗? 有胃病或肝病吗?"患者回答:"吐血时想咳嗽,咳嗽之后就吐出血来,没看到食物残渣,没有恶心、腹部不适,以前从没发生过这种情况,也没有胃病、肝病。"医生又问:"最近一段时间总有咳嗽及咳痰吗? 有发热吗?"患者想了想说:"是的,最近有一年多经常咳嗽,痰多也黄,没有发热,以为是吸烟多的原因,自己没当回事。"

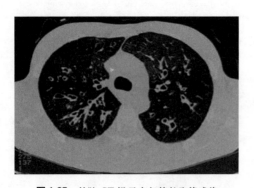

图 1-25　外院 CT 提示支气管扩张伴感染

　　医生翻开之前医院的就诊记录:心率 90 次/分,血压 137/80 mmHg,SpO₂95%,血常规示"白细胞 $9.61×10^9$/L,中性粒细胞 63%,血红蛋白 123 g/L",肾功能、凝血功能及 D-二聚体未见明显异常,胸部 CT 示"两肺支气管扩张伴感染,两肺多发肺泡渗出"(图 1-25),曾予以美洛西林舒巴坦抗感染,垂体后叶素、酚磺乙胺、氨甲环酸、蛇毒血凝酶等治疗。

　　医生有了大致的判断:这是一名支气管扩张伴咯血的患者,24 小时咯血 200～300 mL,有大咯血的可能! 再仔细观察患者,呼吸急促,动则加重,于是嘱护士检查心电、血压、脉搏血氧饱和度。听诊双下肺可及湿啰音。监护仪显示:心率 120 次/分,血压

145/86 mmHg,SpO₂ 92%。医生立即做出了处理意见:吸氧,做血气分析、血常规、心电图,并电话通知呼吸科、重症医学科急会诊。很快检查结果回报了,血常规:白细胞 $10.3×10^9$/L,中性粒细胞 84%,血红蛋白115 g/L。吸氧 2 L/min 下血气分析:pH 7.41,PaO₂ 65 mmHg,PaCO₂ 29 mmHg,BE －4 mmol/L,Lac 1.4 mmol/L。

10分钟后,呼吸科和重症医学科医生来到急诊室,见患者紧张不安,蜷坐在推床上,全身出汗,呼吸短促,便迅速与急诊医生沟通了患者的发病情况,阅读了外院的胸部CT。呼吸科医生建议CTA检查,以进一步明确出血位置,并排查肺部其他疾病。重症医学科医生看了血气分析,认为患者已出现低氧血症,且为持续咯血状态,有大咯血窒息的可能,建议收住ICU。与家属充分沟通了病情,决定行肺部CTA后收住ICU。

• 入 ICU 时 •

入ICU时,患者端坐位,烦躁不安,呼吸急促,口唇发绀,鼻导管吸氧5 L/min,SpO_2 92%,双肺散在湿啰音,心率120次/分,血压145/87 mmHg,四肢末梢湿冷。

动脉血气分析:pH 7.43,PaO_2 89 mmHg,$PaCO_2$ 28 mmHg,Lac 2.8 mmol/L。

问题1 该患者是咯血吗?

🅐 咯血是指喉及喉以下呼吸道或肺组织出血经口咯出的一种临床症状。它不仅是呼吸系统疾病的常见表现,也可由循环系统疾病或全身性疾病引起。

咯血需与呕血相鉴别(表1-9)。

表1-9 呕血和咯血的鉴别

鉴别要点	咯血	呕血
病因	肺结核、支气管扩张、肺癌、肺炎、肺脓肿、心脏病等	消化道溃疡、肝硬化、急性胃黏膜出血、胃癌等
出血前症状	喉部痒感、胸闷、咳嗽等	上腹部不适、恶心、呕吐等
出血方式	咯出	呕出,可为喷射状
血的颜色	鲜红色	暗红色、棕色,有时为鲜红色
血中混有物	痰、泡沫	食物残渣、胃液
酸碱反应	碱性	酸性
黑便	无,若咽下血液量较多时可有	有,可为柏油样便,呕血停止后仍可持续
出血后痰的性状	常有血痰数日	无痰

该患者口中吐血时伴有咳嗽,随即出现咳血,色鲜红、混有血凝块,无食物残渣,无上腹部不适,不伴恶心,既往无胃病、肝病史,胸部CT提示支气管扩张,故考虑为咯血。

问题2 该患者咯血严重程度如何评估?

🅐 常根据患者咯血量的多少,将其分为少量咯血、中量咯血和大量咯血,但国内外尚无统一的界定标准,通常认为24小时咯血量少于100 mL者为少量咯血,24小时咯血量100~500 mL者为中量咯血,24小时咯血量大于500 mL或一次咯血量大于200 mL者为大量咯血。发生大咯血时可导致窒息,未控制的大咯血患者病死率超过50%。

CTA可提供帮助,病变范围与出血量及临床严重程度有关。通常累及超过3个肺叶,在24~48小时可发生200 mL以上的出血,即使患者没有咳出大量血液也需要干预治疗。

该患者24小时咯血量约200 mL,虽属中等量咯血,但患者持续咯血未有改善,并已出现氧合障碍,应警惕大咯血、窒息的发生。

问题3　咯血病因如何鉴别?

答　咯血一旦被确定,须进一步探究病因以便及时给予相应治疗。咯血的原因可通过伴随症状进行初步鉴别(表1-10)。

表1-10　咯血及伴随症状与疾病的鉴别诊断

咯血及伴随症状	提示疾病
咯血伴高热	大叶性肺炎、肺脓肿、支气管扩张继发感染、肺出血型钩端螺旋体病
咯血伴低热、盗汗、食欲不振	肺结核
咯血之前或同时咯多量脓痰	支气管扩张、化脓性肺炎、肺脓肿
咯血伴刺激性呛咳	支气管肺癌、细支气管癌、支原体肺炎、支气管内膜结核
咯血伴胸痛	肺梗死、大叶性肺炎、肺癌侵犯胸膜、胸膜间皮瘤、肺结核
咯血伴发绀,有心肺病史和体征	风湿性心脏病二尖瓣狭窄、肺淤血、某些右向左分流先天性心脏病
咯血伴黄疸	大叶性肺炎、肺梗死、钩端螺旋体病
咯血伴皮肤、黏膜或其他部位出血等全身出血因素者	血液病、流行性出血热、钩端螺旋体病、风湿性疾病
咯血伴贫血、肾功能衰竭	Goodpasture综合征(肺出血肾炎综合征)
咯血伴贫血、发作性呼吸困难	特发性肺含铁血黄素沉着症
咯血伴毒血症状	急性肺部感染、肺鼠疫、肺炭疽
咯血反复多年	支气管扩张、肺结核
咯血持续,小量或痰中带血丝,年龄>40岁,长期吸烟男性	支气管肺癌
咯血前2～3年内有妊娠或葡萄胎病史	肺绒毛膜癌
咯血骤发,伴胸痛、休克,原有房颤、下肢静脉血栓或静脉炎	肺栓塞
咯血伴寒战、高热、头痛、肌肉酸痛,以及皮肤、黏膜、内脏出血	钩端螺旋体病、流行性出血热(结合流行病史)
咯血伴鼻旁窦炎和内脏转位	Kartagener综合征(鼻旁窦-支气管扩张-内脏转位综合征)
咯血伴排出树枝样管型或坚硬小块	纤维素性支气管炎、支气管结石
咯血伴咯出粉皮样物	肺包虫病
咯血发生于成年女性月经期	子宫内膜异位症

某些特殊病原体感染还可以通过仔细观察咯血的颜色及性状进行鉴别。如支气管扩张、肺结核、肺脓肿、支气管内膜结核、出血性疾病咯血颜色鲜红;肺炎球菌肺炎咳铁锈色痰,肺炎克雷伯杆菌肺炎咳砖红色胶冻状痰;烂桃样血痰为肺卫氏并殖吸虫最典型的特征;肺阿米巴病可见棕褐色脓血样痰。

该患者反复咳嗽、咳黏痰,加重3日,伴咯鲜红色血液,量较多并混有血凝块,符合支气管扩张伴咯血表现。同时CT排除了肺癌、肺结核、肺脓肿、肺栓塞、血管夹层等其他疾病。进一步可行心电图、心肌酶、BNP等检查以排除急性左心衰竭等循环系统疾病。

问题4　支气管扩张的诊断依据是什么?

答　支气管扩张是指各种原因导致的支气管树永久异常扩张,通常表现为柱状、囊状、静脉曲张等。其特点是由于气道防御机制受损而反复发生的细菌感染和气道慢性炎症。临床常见症状是持续或反复咳嗽、咳痰,咳黏液脓性或脓性痰,有时伴有咯血。大咯血是支气管扩张症致命的并发症。

　　诊断主要依据既往病史、临床表现、实验室检查及影像学检查：①幼年有诱发支气管扩张的呼吸道感染史，如麻疹、百日咳、流行性感冒后肺炎病史或肺结核病史等；②出现长期慢性咳嗽、咳脓痰或反复咯血症状；③体检肺部听诊有固定性、持久不变的湿啰音，杵状指（趾）；④X线检查示肺纹理增多、增粗，排列紊乱，其中可见到卷发状阴影，并发感染时出现小液平；CT典型表现为"轨道征""戒指征"或"葡萄征"。

　　确诊有赖于胸部HRCT。主要表现为支气管内径与其伴行动脉直径比例的变化。直接征象有：支气管管径扩大，印戒征，双轨征，支气管不变细，周围支气管征。典型支气管扩张症CT影像见图1-26。此外还可见间接征象：支气管管壁增厚，黏液充盈支气管，马赛克灌注征，空气潴留，支气管动脉扩张。

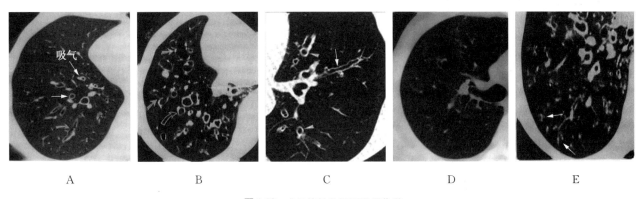

图1-26　支气管扩张HRCT影像学

注：支气管扩张的HRCT影像学直接征象包括以下五种表现，支气管管径扩大（A）、印戒征（垂直方向支气管，B）、双轨征（水平方向支气管，C）、支气管不变细（D）以及可见周围性气道（E）。

　　该患者支气管扩张诊断依据：①反复咳嗽、咳黄脓痰一年余，加重伴咯血3日。②双下肺可及湿啰音。③胸部CT提示左侧舌段支气管扩张表现。

问题5　咯血时需要明确出血部位吗？　需要进行哪些实验室及辅助检查？

　　答　咯血的精确定位对治疗至关重要。当大咯血引起窒息时，呼吸道的简单选择性保护只能在知道出血的一侧时进行。只要病情允许，不管出血部位是否明确，都应争取胸部CTA检查（图1-27），以便了解原发病灶与出血部位的关系，发现肺部病变〔如肺结核、肺炎、肺脓肿、肺部肿瘤、慢性支气管炎、肺尘埃沉着病

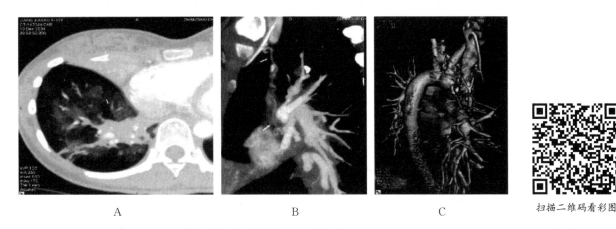

扫描二维码看彩图

图1-27　支气管扩张CTA影像学

A.横断层显示肺出血灶；B.显示供血支气管动脉起内乳动脉，扩张迂曲呈蚓状；C.CTA三维重建显示肺内畸形血管

（又称尘肺）等］，且其对心脏及肺门血管重叠的病灶及局部微小病灶具有独特的优势。

支气管镜检查可用于咯血原因不明或经内科保守治疗止血效果不佳者，旨在明确出血部位，并直接于局部止血治疗，必要时经支气管镜施行活组织检查、分泌物吸取、防污染毛刷采样、支气管肺泡灌洗等，以便经病原学、细胞学、组织学和免疫学分析而明确病因。

问题 6 该患者目前需要哪些紧急治疗？

答 患者目前需紧急处理的情况为咯血，虽为中等量咯血，但持续咯血未有改善，且已出现氧合障碍，应警惕大咯血及窒息发生，故应按大咯血治疗。

1. 一般治疗

（1）绝对卧床，避免不必要的搬动。

（2）心电、血压、SpO_2 监测。

（3）保证气道通畅，应取左侧卧位，呼吸困难时也可取半卧位，鼓励患者将血咳出。禁用吗啡等中枢性镇咳药。

（4）氧疗，改善氧合状态。

（5）安抚患者，缓解其紧张情绪，必要时给予浅镇静治疗。

（6）做好窒息抢救的准备工作。

2. 药物治疗

（1）垂体后叶素：为治疗大咯血的首选药物。具有收缩肺小动脉的作用，减少肺血流量，降低肺循环压力。一般静脉注射 3～5 分钟起效，维持 20～30 分钟。用法：垂体后叶素 5～10 U 加入 5％葡萄糖注射液 20 mL 中 10 分钟缓慢注射，继之以 10～20 U 加入生理盐水或 5％葡萄糖注射液 250 mL 后以 0.02～0.04 U/min 速度静脉滴注。用药期间观察患者有无头痛、面色苍白、出汗、心悸、胸闷、腹痛、血压升高等不良反应。对患有冠心病、高血压、肺心病者及妊娠妇女忌用。

（2）酚妥拉明：为 α 受体阻滞剂，直接舒张血管平滑肌，通过扩张肺血管，降低肺动脉压及肺毛细血管楔压；同时体循环血管阻力下降，回心血量减少，造成肺动脉和支气管动脉压力降低，达到止血目的。通常以 10～20 mg 加入 5％葡萄糖注射液 500 mL 中以 0.1～1.5 mg/min 速度静脉滴注。注意观察血压、心率等变化。

（3）凝血功能障碍或肝功能不全者：鱼精蛋白注射液 50～100 mg 加入生理盐水 40 mL 中静脉滴注。可酌情选用抗纤溶蛋白溶解药，如氨基己酸或氨甲环酸，或增加毛细血管抵抗力和血小板功能的药物如酚磺乙胺，还可给予凝血酶等。

（4）其他药物：维生素 K_3、云南白药、阿托品、山莨菪碱（654-2）、生长抑素、普鲁卡因、卡巴克络（安络血）等。

3. 观察咯血有无缓解·若无缓解可考虑请介入科会诊，评估有无血管介入手术适应证。

· 入 ICU 2 小时 ·

患者明显烦躁不安，欲从床上爬坐起来。心电监护显示：心率 125 次/分，血压 150/90 mmHg，呼吸 30 次/分，鼻塞吸氧 5 L/min，SpO_2 90％～95％。床旁护士发现患者神志恍惚，全身大汗淋漓，赶紧呼叫值班医生。患者面色青紫，SpO_2 进行性下降，92％、88％、85％……急查血气分析：pH 7.32，PaO_2 58 mmHg，$PaCO_2$ 38 mmHg，BE −6 mmol/L，Lac 2.1 mmol/L。立刻予气管插管，经插管吸出较多血性分泌物，伴血凝块。机械通气后,患者血氧饱和度逐步上升至95%。

问题7　如何判断咯血患者是否出现窒息?　考虑存在窒息时如何紧急处理?

答 窒息是导致支气管扩张大咯血患者死亡的最主要原因。在大咯血的救治过程中,应时刻警惕窒息发生。一旦发现患者有明显胸闷、躁动、原先的咯血突然减少或停止、一侧或双侧呼吸音消失、出现喉鸣音、大汗淋漓甚至神志不清等临床表现时,需要考虑存在窒息,应紧急处理。

(1) 保持气道通畅:采取头低足高45°的俯卧位,尽快用手清除口咽部血块,拍击背部以促进气管内的血液排出。可用大管径吸痰管经鼻腔插至咽喉部吸引血块,并刺激咽喉部促使患者咳出血块。

(2) 以上措施均无效者行气管插管,通过吸引和冲洗恢复呼吸道通畅,并给予通气给氧。

该患者已经出现神志恍惚、大汗淋漓、氧合进行性下降,应考虑气管插管。插管后经气管导管进行持续吸引,必要时给予纤维支气管镜下吸引,以明确出血、堵塞部位。

问题8　针对患者持续咯血有何进一步措施?

答 除了药物治疗外,需考虑介入治疗。

1. 支气管动脉栓塞术·为大咯血的一线治疗方法。适应证:24小时内出血量达200 mL或内科止血效果不佳者。

2. 经支气管镜止血·其优点为能清除气道积血,防止窒息、肺不张和吸入性肺炎等并发症;便于明确出血部位,有助于诊断;可直视下于出血部位行局部药物或其他方法止血。出血部位不明确者可经气管镜确定出血部位,从而为选择性支气管动脉造影和支气管动脉栓塞术创造条件。

3. 手术·对反复大咯血用上述方法仍难以止血,咯血量大、直接威胁生命的患者,应考虑外科手术治疗。手术适应证:24小时咯血量超过1 500 mL或1次咯血量达500 mL,经内科治疗无效;反复大咯血,有引起窒息先兆;一叶肺或一侧肺有明确的慢性不可逆性支气管扩张病变;对侧肺无活动性病变且肺功能储备尚佳又无禁忌证的情况下考虑肺叶切除术。适合肺段切除的人数极少,绝大部分患者要行肺叶切除。

该患者严重咯血致窒息,常规药物治疗并未改善,进一步首选支气管动脉栓塞术。予以气管插管、维持气道通畅,改善通气与氧合,请介入科急会诊,评估手术适应证及禁忌证。

问题9　支气管镜在大咯血治疗中如何应用?

答 对于持续咯血、诊断及出血部位不明确者,常规治疗无效或有窒息先兆者,可考虑在咯血相对缓解的间歇期行此项检查,其目的:一是明确出血部位;二是清除气道内的积血;三是配合血管收缩剂、凝血酶、气囊填塞等方法有效地止血。

出血较多时,一般先采用硬质支气管镜清除积血,然后通过纤维支气管镜找到出血部位进行止血。目前借助支气管镜采用的常用止血措施如下。

1. 支气管灌洗·采用4 ℃冷生理盐水50 mL,通过纤维支气管镜注入出血的肺段,留置1分钟后吸出,连续数次。一般每名患者所需的灌洗液总量以500 mL为宜。冷盐水灌洗使得局部血管收缩,血流减慢,从而促进凝血。

2. 局部用药·通过纤维支气管镜将肾上腺素溶液(1∶20 000)1～2 mL,或凝血酶溶液(40 U/mL)5～10 mL滴注到出血部位,可起到收缩血管和促进凝血的作用。

3. 气囊填塞·经纤维支气管镜将Fogarty气囊导管送至出血部位的肺段或亚段支气管后,通过导管向气囊内充气或充水,填塞出血的支气管,达到止血的目的。同时还可防止因出血过多导致的血液溢入健侧肺,从而有效地保护了健侧肺的气体交换功能。一般气囊留置 24~48 小时以后,放松气囊,观察几小时后未见进一步出血即可拔管。

• 入 ICU 3 小时 •

患者浅镇静,RASS 评分−1 分。经气管插管、气道吸引大量血性分泌物后,氧合逐渐改善。机械通气,容量辅助控制(A/C)模式,参数:Vt 450 mL, f 18 次/分,FiO_2 60%。监测 SpO_2 96%。心电监护:心率 118 次/分,血压 120/68 mmHg。

复查动脉血气分析:pH 7.41, PaO_2 82 mmHg, $PaCO_2$ 31 mmHg, BE −5 mmol/L, Lac 1.8 mmol/L。

介入科医生会诊,患者严重咯血、窒息,常规药物治疗并未改善,有支气管动脉栓塞术的适应证。征得家属同意后完善术前准备,即刻于 DSA 下行支气管动脉栓塞术。

• 入 ICU 6 小时 •

患者 3 小时前于 DSA 下行选择性支气管动脉栓塞术,手术顺利。术后回 ICU 继续予以机械通气、加强气道引流、抗感染、止血等治疗。心电监护:心率 92 次/分,血压 110/62 mmHg。血气分析:pH 7.43,PaO_2 105 mmHg, $PaCO_2$ 32 mmHg, BE −3 mmol/L, Lac 1.3 mmol/L。PaO_2/FiO_2 210 mmHg。气道血性分泌物较前明显减少。

问题 10　基于患者基础病"支气管扩张",如何评估危险因素及疾病危重度? 需要进一步行哪些检查?

答　过去 10 年的研究已经明确了与支气管扩张不良预后和疾病进展相关的因素。其中包括年龄较大、肺功能差、铜绿假单胞菌定植。最近一项包含 3 683 名受试者的 21 项观察性队列研究的荟萃分析证实,铜绿假单胞菌定植与病死率、发病率、住院率增加相关。而在许多患者中,该疾病被认为是特发性或感染后出现,与 COPD、结缔组织疾病和免疫缺陷有关。

文献报道 COPD 相关的支气管扩张与疾病严重度有关,类风湿性关节炎相关的支气管扩张也是如此。最近报道,哮喘也是发生支气管扩张的独立危险因素。

对于有持续排痰性咳嗽,且症状持续多年、反复急性加重伴咯血、下呼吸道感染不易恢复、COPD 治疗效果不好的患者,需做肺功能检查[第一秒用力呼气量(FEV_1)、用力肺活量(FVC)、肺容量和扩散容量]和痰液细菌培养,可能有助于评估疾病严重程度。研究发现,64%~79%的患者中即使临床症状稳定,也存在持续气道细菌感染的证据。随着细菌负荷的增加,炎症持续存在,导致气道感染、肺组织破坏和疾病进展的恶性循环。某些病原菌的慢性感染已被证实与临床特征相关,如铜绿假单胞菌的定植与频繁发作、肺功能下降(FEV_1 降低)速度的增加和健康生活质量较差有关。

目前两个被验证的严重性评分已应用于临床:FACED 评分(表 1-11)[该评分系统包括 5 个变量,分别是 FEV_1 占预计值百分比(F)、年龄(A)、铜绿假单胞菌定植(C)、影像学表现(E)及改良英国 MRC 呼吸困难指数(D)]和支气管扩张症严重程度指数(BSI)(表 1-12)(在线评分网址:http://www.bronchiectasisseverity.com/15-2/)。FACED 评分可预测 5 年死亡风险,变量包括预测 FEV_1%、年龄、慢性假单胞菌定植、支气管扩张的程度(受累叶数)和医学研究委员会呼吸困难量表评分;BSI 预测变量包括年龄、体质指数(BMI)、预

测的 $FEV_1\%$、医学研究委员会呼吸困难量表评分以及慢性细菌感染的证据。它最初被证实可以预测住院风险和 4 年死亡率,最近被发现也可用于预测其他临床结果,如病情恶化、生活质量、肺功能下降和运动能力。

表 1-11　FACED 评分系统

项目	分值
铜绿假单胞菌感染导致的慢性结肠炎	
无	0
有	1
改良英国 MRC 呼吸困难指数	
0～Ⅱ	0
Ⅲ～Ⅳ	1
$FEV_1\%$预计值	
≥50%	0
<50%	2
年龄	
<70 岁	0
≥70 岁	2
影像学检查提示受累范围	
1～2	0
>2	1

注:(1)最高分 7 分。(2)FEV_1,第一秒用力呼气量。(3)FACED 评分:轻度:0～2 分,5 年病死率 4.3%;中度:3～4 分,5 年病死率 24.7%;重度:5～7 分,5 年病死率 55.9%。

表 1-12　支气管扩张症严重程度指数(BSI)

项目	0分	1分	2分	3分	4分	5分	6分
$FEV_1\%$预计值	>80%	50%～80%	30%～49%	<30%	—	—	—
年龄(岁)	<50	—	50～69		70～79	—	>80
结肠炎	无	任何原因导致的慢性结肠炎	—	铜绿假单胞菌感染			
影像学检查受累区域	<3 个区域	>3 个区域或弥漫性改变	—		—	—	—
MRC 呼吸困难指数	Ⅰ～Ⅲ	—	Ⅳ	Ⅴ			
BMI (kg/m²)	≥18.5	—	<18.5	—			
近一年发作次数	0～2	—	≥3				
近两年是否住院	无	—	—	—	—	有	—

注:BSI 评分:①轻度:0～4 分;一年病死率 0～2.8%,再入院率 0～3.4%;4 年病死率 0～5.3%,再入院率 0～9.2%。②中度:5～8 分;一年病死率 0.9%～4.8%,再入院率 1%～7.2%;4 年病死率 4%～11.3%,再入院率 9.9%～19.4%。③重度:9 分以上;一年病死率 7.6%～10.5%,再入院率 16.7%～52.6%;4 年病死率 9.9%～29.2%,再入院率 41.2%～80.4%。

问题 11 针对支气管扩张的治疗有哪些?

(答) 1. 非药物治疗・①气道清洁技术:包括依据病变位置行体位引流(表 1-13)、主动呼吸周期训练、呼气正压装置、气道振荡装置和高频胸壁振荡等,定期实施,对改善临床症状、生活质量、肺功能和痰液清除具有不同程度的作用,可减少支气管扩张加重的风险。②加强健康教育:监督门诊患者肺康复计划(包括运动和教育)。

表 1-13 支气管扩张的病变部位与引流体位的关系

病变部位		引流体位
肺叶	肺段	
右上	1	坐位
	2	左侧俯卧位,右前胸距床面 45°
	3	仰卧,右侧后背垫高 30°
左上	1+2	坐位,上身略向前,向右倾斜
	3	仰卧,左侧后背垫高 30°
	4、5	仰卧,左侧后背垫高 45°,臀部垫高或将床脚抬高
右中	4、5	仰卧,右侧后背垫高 45°,臀部垫高或将床脚抬高
双肺	6	俯卧,腹部垫高,或将床脚抬高,也可取膝胸卧位
	8	仰卧,臀部垫高,或将床脚抬高
下叶	9	健侧卧位,健侧腰部垫高,或将床脚抬高
	10	俯卧,下腹垫高,或将床脚抬高,也可取膝胸卧位
	7(右)	斜仰卧位,左背距床面 30°,抬高床脚

2. 药物治疗・①大环内酯类,预防性使用大环内酯类抗生素,通过其抗菌作用和抗炎免疫调节途径来预防支气管扩张恶化。②吸入抗菌药物,主要包括氨基糖苷类、黏菌素、环丙沙星及氨曲南等,目的是降低气道内细菌负荷载量,但其临床有效性有待进一步证实。③吸入黏液溶解剂,有小规模的研究显示雾化吸入溴己新和厄多司坦改善了痰液清除率,并改善肺功能,但也需要更大规模人群的研究来证实。

・入 ICU 24 小时・

患者镇痛、镇静状态,RASS 评分−1 分。心电监护示心率 82 次/分,血压 115/65 mmHg。仍机械通气,气道内少量淡血性分泌物,双肺呼吸音粗,可闻及少量湿啰音。血气分析:pH 7.45,PaO_2 124 mmHg,$PaCO_2$ 33 mmHg,BE −2 mmol/L,PaO_2/FiO_2 300 mmHg。撤离镇静后患者神志清楚,四肢肌力良好,通过自主呼吸睡眠试验(SBT)后拔除气管导管,鼻导管吸氧 2 L/min。

・要点归纳・

咯血伴窒息的抢救流程如图 1-28 所示。

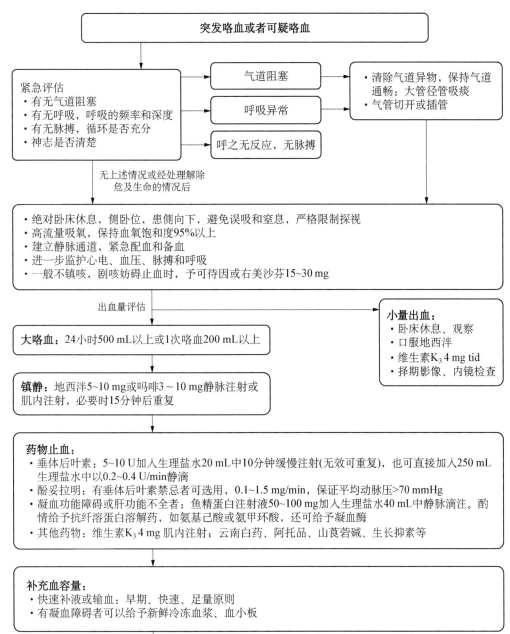

图 1-28 咯血伴窒息的抢救流程图

（董丹江）

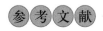

［1］Khoo JK, Venning V, Wong C, et al. Bronchiectasis in the last five years: new developments［J］. J Clin Med, 2016,5(12): 115.

［2］Smith MP. Diagnosis and management of bronchiectasis［J］. CMAJ, 2017,189(24): E828 - E835.

［3］Panda A, Bhalla AS, Goyal A. Bronchial artery embolization in hemoptysis: a systematic review［J］. Diagn Interv Radiol, 2017,23(4): 307 - 317.

［4］Khalil A, Fedida B, Parrot A, et al. Severe hemoptysis: from diagnosis to embolization［J］. Diagn Interv Imaging, 2015,96(7 - 8): 775 - 788.

［5］成人支气管扩张症诊治专家共识编写组.成人支气管扩张症诊治专家共识［J］.中华结核与呼吸杂志,2012,35(7): 485 - 492.

病例 6

侵袭性肺曲霉病
致命孢子

• 病例概要 •

李大爷今年 70 岁,一人独居,生活规律,不嗜烟酒。5 天前,李大爷打扫完入夏后 2 个月没收拾过的储藏室后,觉得有点累,但没在意。休息了一夜,李大爷的乏力症状并未缓解。到了第三天,李大爷出现了咳嗽,咳白色黏痰,没有胸痛、喘憋,体温也不高,李大爷觉得是感冒了,自己吃了点感冒冲剂但症状愈演愈烈,体温 37.9 ℃,咳嗽也加重了,咳黄白黏痰,喘气也有些费力,晚上睡眠中竟憋醒了,呼吸起来像是含了个小哨子。这是怎么了? 心里没底的李大爷迅速到医院挂了急诊。

• 入急诊时 •

到了医院,护士迅速让患者平躺在病床上,接上监护仪,吸氧。接诊医生询问了患者此次发病的经过,并详细了解了既往史,得知李大爷平素体健,没有高血压、糖尿病、冠心病、血液病及肿瘤病史,近期无宠物饲养史、无禽类接触史。体格检查显示:体温 38.3 ℃,脉搏 138 次/分,呼吸 31 次/分,血压 144/76 mmHg。急性病容,被动体位,中度喘憋貌,口唇轻度发绀,呼吸浅快,锁骨上窝及胸骨上窝可见凹陷。双肺呼吸音粗,可闻及明显干、湿啰音。心律齐,未及病理性杂音。腹平软,肝、脾未及。双下肢无水肿。

接诊医生告诉患者其所患疾病为社区获得性肺炎(community acquired pneumonia, CAP),建议通知家属、告知病情。床旁护士迅速采血送检。

检查结果回报:白细胞 $12.8×10^9$/L,中性粒细胞 92%,血红蛋白 112 g/L,血小板 $231×10^9$/L; pH 7.43, PaO_2 54 mmHg, $PaCO_2$ 23 mmHg, BE −1 mmol/L, Lac 1.4 mmol/L。PCT 0.86 ng/mL。

问题 1　社区获得性肺炎可能的致病病原体是什么?

答　社区获得性肺炎常见的致病病原体为:①病毒;②细菌,以肺炎链球菌、流感嗜血杆菌、卡他莫拉菌等多见;③非典型病原体,可以有支原体、军团菌、结核分枝杆菌等。

结合该患者发病季节、症状、体征及辅助检查结果,考虑该患者细菌感染或不典型病原体感染可能性大。医生迅速向护士传达了医嘱,给予莫西沙星抗感染治疗,加强呼吸道管理,强化排痰、解痉平喘措施,密切监测病情变化,联系病房准备收住院。

是夜,患者病情并不稳定,喘憋未见明显缓解,体温回落后再次回升至 38.9 ℃。第二天,医生向赶来的患者家属解释了病情,包括目前考虑的初步诊断以及初始经验性抗感染治疗,以及还存在其他感染可能,需要尽快完善相应检查。同时,患者呼吸困难还在加重,呼吸像拉风箱一样,咳不出痰,说话困难。急查血气分析显示:pH 7.25, PaO_2 46 mmHg, $PaCO_2$ 66 mmHg, BE 7.00 mmol/L。医生告知家属为患者进行口腔气管插管、机械通气的必要性及风险,家属同意治疗并签字。

护士推注完丙泊酚,经口气管插管正在进行时,ICU 住院总医生带着转运呼吸机、氧气瓶赶到。调试好机器,气管插管很快成功。插入吸痰管下去,一管黄白色豆腐渣样的痰液被吸出。半小时后,观察到呼吸机参数并不高,立刻接了转运呼吸机,由 ICU 住院总医生护送去 ICU 病房,并在入院中途完成胸部 CT 检查(图 1-29)。

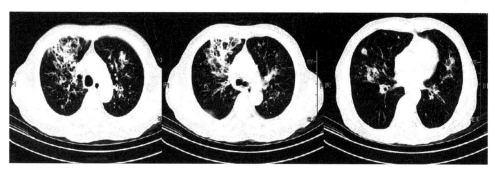

图 1-29 胸部 CT

· 入 ICU 时 ·

患者持续处于镇痛、镇静状态,经口气管插管接有创呼吸机辅助通气,呼吸状况逐渐改善,指标也有好转。ICU 医生为患者做了床旁纤维支气管镜检查,结果显示气道黏膜充血、水肿、糜烂,白色膜样物覆盖,大量黄白黏痰,不易吸出,部分气道开口明显狭窄。分别留取了痰液、肺泡灌洗液标本送检。

问题 2 考虑患者入院的初步诊断是什么? 诊断依据如何?

答 患者入院诊断考虑为:重症肺炎、呼吸衰竭(Ⅱ型)。

重症肺炎的诊断标准如下。

1. 主要标准·①需要有创机械通气。②感染性休克需要血管收缩剂治疗。

2. 次要标准·①呼吸频率≥30 次/分。②氧合指数(PaO_2/FiO_2)≤250 mmHg。③多肺叶浸润。④意识障碍/定向障碍。⑤氮质血症[血尿素氮(BUN)≥7.14 mmol/L]。⑥白细胞减少(白细胞<4.0×10⁹/L)。⑦血小板减少(血小板<10.0×10⁹/L)。⑧低体温(<36 ℃)。⑨低血压,需要积极的液体复苏。

符合 1 项主要标准或 3 项次要标准以上者可诊断为重症肺炎,考虑收入 ICU 治疗。

该患者需要机械通气,符合一条主要标准,可以诊断重症肺炎。血气分析中 pH 7.25, PaO_2 46 mmHg, $PaCO_2$ 66 mmHg, BE 7.00 mmol/L,可以诊断Ⅱ型呼吸衰竭。

· 入 ICU 2 小时 ·

看到这些结果,考虑患者极有可能是曲霉感染。

值班医生再次核实了患者入院的血肌酐水平为 56 μmol/L,计算内生肌酐清除率>50 mL/min,静脉给予伏立康唑 400 mg q12 h,第二天起维持 200 mg q12 h。

问题3 侵袭性肺曲霉病的高危因素有哪些?

答 曲霉广泛分布于环境中,在发霉的食物、饮品、土壤、空气、动物皮毛、衣服鞋帽和家具中,也可从正常人的皮肤、黏膜上分离出。暴露的风险取决于季节和地理位置,以及降水的强度、湿度、温度和通风情况。吸入真菌孢子是曲霉进入人体的常见途径,鼻腔、肺部疾病是临床中最常见的表现。真菌暴露同样也可以发生在使用或吸入包含真菌孢子物之后。侵袭性肺曲霉病的宿主危险因素是免疫缺陷或抑制,包括白血病、恶性肿瘤放化疗、器官移植、长期大量应用激素及免疫抑制剂等情况。在既往体健、免疫功能正常的人群中,如果有确切的接触、吸入大量霉菌孢子病史,比如溺水,也可以发病。曲霉菌丝片段和孢子被吸入气道后,致少量细胞因子甚至抑制细胞因子产生,使炎症细胞不能足量向局部趋化而导致病原体得以逃避吞噬,并长期存活、芽生、释放大量过敏原,增加治疗难度。

本例患者既往健康,5 日前打扫许久不用的储藏室,而储藏室通风不良,可能存在真菌孢子滋生,因此考虑气道吸入大量霉菌孢子导致肺曲霉感染。老年患者起病急、病程进展快,应立即送检标本,包括痰标本、支气管肺泡灌洗液等。快速、准确的微生物学证据可以帮助诊断,指导临床用药,进而降低病死率。

问题4 对可疑侵袭性肺曲霉感染的患者如何抗感染治疗?

答 对侵袭性肺曲霉感染的患者推荐使用伏立康唑作为主要治疗用药,建议结合患者免疫抑制程度及感染持续时间、病灶部位和病情改善的证据持续治疗至少 6~12 周;有条件的医院可以进行药物浓度监测,以提高治疗的成功率。对于强烈怀疑侵袭性肺曲霉病的患者,有必要在进行诊断性评估的同时,尽早开始抗真菌治疗。当患者无法接受伏立康唑治疗时,两性霉素 B 和它的脂质体衍生物是曲霉感染起始治疗和补救治疗的恰当选择。不建议使用棘白菌素作为主要治疗用药,当有唑类和多烯类抗真菌药禁忌证时,可使用棘白菌素(米卡芬净或卡泊芬净)治疗。在应用伏立康唑时,负荷剂量(第 1 个 24 小时)每 12 小时给药 1 次,每次 6 mg/kg(适用于第 1 个 24 小时),维持剂量(开始用药 24 小时后)每日给药 2 次,每次 4 mg/kg。此外,还要注意患者内生肌酐清除率,中度到重度肾功能减退(肌酐清除率<50 mL/min)的患者静脉应用伏立康唑时,可发生赋形剂 β 环糊精钠蓄积,此时宜口服给药。

• 入 ICU 6 小时 •

病原学检测结果报告:痰液、肺泡灌洗液真菌涂片见真菌菌丝(图 1-30),菌丝呈 45°折角;血清 1,3-β-D

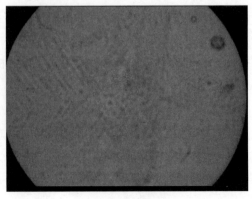

扫描二维码看彩图

图 1-30 真菌图片

葡聚糖（1,3-β-D-glucan）试验（G 试验）177.20 pg/mL；血清半乳甘露聚糖（galactomannan）试验（GM 试验）0.18；肺泡灌洗液 GM 试验 6.70；再次复查的 PCT 升至 1.53 ng/mL。

问题 5　如何解读上述微生物学检测结果？

答　真菌的检验应将直接涂片、真菌培养、血清学和影像学相结合。从正常无菌部位检测到真菌，对明确诊断真菌感染具有重要意义，例如心脏赘生物、脑、肺组织检出曲霉对曲霉病的诊断有提示意义。涂片见到菌丝，且折角为 45°，是曲霉特异性的表现，其不同于毛霉的 90°折角。曲霉感染早期快速诊断的方法，即血液标本中真菌细胞壁成分曲霉半乳甘露聚糖抗原和 1,3-β-D 葡聚糖抗原的检测，其敏感性和特异性均达 80% 以上，可以作为侵袭性真菌感染的诊断依据之一。粒细胞缺乏患者血清 GM 试验阳性较多见，非粒细胞缺乏患者侵袭性肺曲霉病血清 GM 试验阴性较常见，此时应行支气管肺泡灌洗液的 GM 试验以早期诊断。肺侵袭性曲霉病确诊依赖组织病理学检查。

问题 6　同是侵袭性肺曲霉病患者，为什么在粒细胞缺乏和非粒细胞缺乏的患者中 GM 试验的结果不同？

答　血清 GM 试验结果受患者免疫状态影响。曲霉等丝状真菌，患者最初从无生命的贮存宿主获得，通常是通过吸入空气中散播的孢子而致病。当健康成人大量接触真菌孢子时，也会导致侵袭性曲霉菌病的发生。曲霉在 37 ℃生长最好，小的芽孢（2~3 μm）很容易被吸入并且深入沉积在肺内。此外，曲霉存在嗜血管特性，肺泡毛细血管的解剖结构，有助曲霉（烟曲霉孢子直径仅 2~3 μm）穿透肺毛细血管壁，直接侵犯血管（肺间质 0.1~1.5 μm）和血行播散，这也是曲霉感染非常不利的一点。对非粒细胞缺乏的患者而言，肺部感染局部可有大量中性粒细胞浸润，这些患者的曲霉感染往往不会累及血管壁，因此血清中的 GM 试验阳性率低，肺泡灌洗液中 GM 试验阳性率高。但粒细胞缺乏患者肺感染局部无有效中性粒细胞聚集，曲霉极易侵犯血管，因此这部分患者会有较高的血清 GM 试验阳性率。所以，对怀疑侵袭性肺曲霉病的非粒细胞缺乏患者必须重视支气管镜检查，并进行标准化的支气管肺泡灌洗液的采集，对支气管肺泡灌洗液标本在给予非培养方法检测的同时进行常规的培养和细胞学检测。此外，支气管肺泡灌洗对于外周结节病灶的穿透率较低，对于此类病灶考虑给予经皮或经支气管的肺活检。

问题 7　如何诊断侵袭性肺曲霉病？

答　侵袭性肺曲霉病的诊断需要宿主、临床表现、微生物学结果、组织学病理检测四项条件，符合的条件数目越多，达到的诊断级别越高。

1. 侵袭性曲霉菌病高危患者·包括长时间中性粒细胞缺乏患者、异基因造血干细胞移植患者、实体器官移植者、接受糖皮质激素治疗患者、进展期 AIDS 患者、慢性肉芽肿性疾病患者。其他具有曲霉感染危险因素的患者，包括 COPD 和肝衰竭等患者。某些重症患者在其他常见感染（如流感病毒感染）后也可发生侵袭性曲霉病。免疫力正常的健康人如果有短时间大量霉菌孢子吸入，也可能发病。

2. 侵袭性肺曲霉病的临床标准·主要特征：①侵袭性肺曲霉病感染的胸部 X 线片和 CT 影像学特征为：早期出现胸膜下密度增高的结节实变影，数天后病灶周围可出现晕轮征，10~15 日后肺实变区液化、坏死，出现空腔阴影或新月征；②肺孢子菌肺炎的胸部 CT 影像学特征为：两肺出现毛玻璃样肺间质病变征象，伴有低氧血症。因此，当临床怀疑侵袭性肺曲霉病时应创造条件进行 CT 扫描，无论胸片检查结果如何。次要特征：①肺部感染的症状和体征；②影像学出现新的肺部浸润影；③持续发热 96 小时，经积极的抗菌治疗无效。

3. 侵袭性肺曲霉病的微生物学标准·合格痰液经直接镜检发现菌丝,真菌培养 2 次阳性(包括曲霉属、镰刀霉属、接合菌);支气管肺泡灌洗液经直接镜检发现菌丝,真菌培养阳性;合格痰液或支气管肺泡灌洗液直接镜检或培养新生隐球菌阳性;支气管肺泡灌洗液或痰液中发现肺孢子菌包囊、滋养体或囊内小体;血浆、血清、支气管肺泡灌洗液检测半乳甘露聚糖抗原 2 次阳性;血液标本真菌细胞壁成分 1,3-β-D 葡聚糖(G 试验)连续 2 次阳性;血液、胸液标本隐球菌抗原阳性。血液标本各种真菌 PCR 测定方法,包括二步法、巢式和实时 PCR 技术,虽然灵敏度高,但容易污染,其临床诊断价值有待进一步研究。

4. 侵袭性肺曲霉病的组织病理学标准·肺组织标本用组织化学或细胞化学方法检出菌丝或球形体(非酵母菌的丝状真菌),并发现伴有相应的肺组织损害。肺组织标本、胸液或血液霉菌培养阳性,但血液中的曲霉菌属和青霉属(除外马尼菲青霉)真菌培养阳性时需结合临床,要排除标本污染。

至少符合 1 项宿主因素、肺部感染的 1 项主要或 2 项次要临床特征,属于拟诊患者;至少符合 1 项宿主因素、肺部感染的 1 项主要或 2 项次要临床特征、1 项微生物学检查依据,属于临床诊断患者;至少符合 1 项宿主因素、肺部感染的 1 项主要或 2 项次要临床特征及 1 项微生物学或组织病理学依据,属于确诊患者,达到最高诊断级别。相应的治疗策略如表 1-14 所示。

表 1-14　侵袭性真菌病的诊断分层标准和临床抗真菌治疗策略

项目	发热感染	粒缺伴发热	未确定			拟诊	临床诊断	确诊
临床、影像学特征	无	-粒缺伴发热、广谱抗生素无效 -其他阴性	无	非特征性临床或影像学表现		特征性影像学(胸部CT:致密、边界清楚病灶,空气新月征和空洞形成)		
实验室检查	无	阴性	G/GM/或镜检或培养阳性	阴性	G/GM/或镜检或培养阳性	阴性	G/GM/或镜检或培养阳性	组织活检或无菌部位真菌培养阳性
治疗策略	预防治疗	经验性治疗	先发治疗				目标治疗	

入 ICU 次日

医生立刻安排了床旁纤维支气管镜检查和肺活检。追加丙泊酚 10 mg 静脉推注,吸氧浓度调至 100%。床旁纤维支气管镜检查显示:经气管插管进镜,可见气道开口通畅,隆突锐利,各主支气管开口通畅,右肺中叶及下叶可见多量黄褐色痰液,充分吸出。再次送检肺泡灌洗液涂片、培养、GM 试验,病变部位钳夹组织 4 块,送病理学检查。术毕,观察气道内吸取物见少量血痰,将吸氧浓度调回 40%。观察半小时后,医生嘱降低镇静药物输注速度,密切观察患者反应,争取启动自主呼吸试验。

下午,患者已经可以用眼神和简单手势和家属交流。第一次自主呼吸试验(SBT)开始大约 20 分钟后,患者出现了气促、大汗表现,重新上机。夜间,继续镇痛、镇静。

入 ICU 第 3 天

支气管灌洗液真菌培养、痰培养均培养出烟曲霉。二次送检的肺泡灌洗液 GM 4.73,再次报阳性。病理科发回了病理结果(图 1-31):支气管黏膜组织急慢性炎,伴显著坏死,其内查见真菌,分隔菌丝,菌丝 45°折角,支持曲霉感染。组织学特染:抗酸(一),PAS(+)。确诊肺曲霉病。

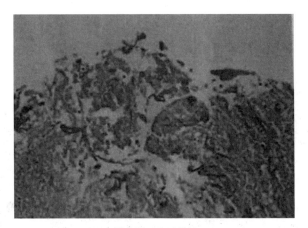

图 1-31 病理结果

扫描二维码看彩图

继续静脉应用伏立康唑,并在取得家属知情同意后开始两性霉素 B 雾化吸入。下午再次进行 SBT,持续时间可以达到 1 小时。主管医生鼓励患者自主咳痰,促进呼吸道廓清,争取脱机拔管。

入 ICU 第 5 天

患者病情已完全稳定,不仅脱呼吸机成功,而且顺利拔除了经口气管插管。复查胸部 CT(图 1-32),CT 显示影像学改善不明显,肺部出现空洞。

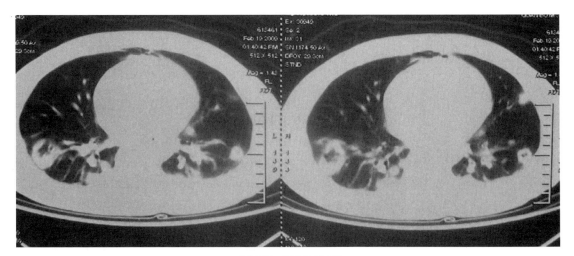

图 1-32 复查胸部 CT

问题 8 侵袭性肺曲霉病的患者肺里为什么容易出现空洞?

答 曲霉存在嗜血管的特性,多种形式的不同类型结节是侵袭性肺曲霉病患者初次 CT 检查时的常见表现形式,结节病变分为大结节或团块影(最大径>3 cm)、小结节(1~3 cm)和微小结节(<1 cm),病理基础为真菌菌丝浸润和阻塞中、小肺动脉,导致肺组织梗死。病变常多发,且常为不同类型的结节混合存在,实变

代表着肺叶、肺段或亚段范围的梗死。在病变的早期即最初的 CT 图像上，结节或实变周围常伴晕征，且出现的概率较高，病理基础为出血性梗死周围肺泡内出血。经过病理对照发现晕征不仅可作为早期诊断霉菌感染的提示征象，也是活性霉菌存在的标志。新月征和空洞形成是霉菌释放蛋白酶使白细胞恢复导致病灶周围坏死组织重吸收的结果。

行增强 CT 检查，结果如图 1-33 所示。

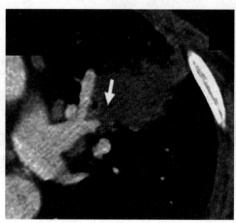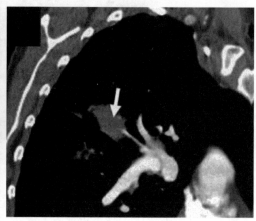

图 1-33　胸部增强 CT

肺部感染患者肺部影像学表现常常滞后于临床表现，有时甚至达 7～10 日。当肺部影像学和临床表现不一致时，应以临床表现为准。即使是在有效的抗真菌治疗下，症状缓解，影像学表现也有加重的可能。

• 转出 ICU •

第 7 天，患者病情继续好转，转出 ICU，转入呼吸内科。转科后，停用雾化吸入两性霉素 B，继续静脉应用伏立康唑。3 天后，呼吸科医生告知患者可以出院，并且强调还需要伏立康唑口服序贯，切勿随意减量或停用，至少要再口服 6 周左右，然后复查胸部 CT，待肺部所有病变均完全吸收方可停药。

• 要点归纳 •

（1）侵袭性肺曲霉病患者临床表现无特异性，可见 G 试验、GM 试验等检查异常，影像学检查可见空洞、结节样改变等。

（2）侵袭性肺曲霉病推荐伏立康唑作为主要治疗用药。

（翟　茜）

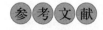

［1］Meersseman W, Lagrou K, Maertens J, et al. Galactomannan in bronchoalveolar lavage fluid: a tool for diagnosing aspergillosis in intensive care unit patients ［J］. Am J Respir Crit Care Med, 2008,177(1): 27 – 34.
［2］Prattes J, Flick H, Prüller F, et al. Novel tests for diagnosis of invasive aspergillosis in patients with underlying respiratory diseases ［J］. Am J Respir Crit Care Med, 2014,190(8): 922 – 929.
［3］Meersseman W, Lagrou K, Maertens J, et al. Invasive aspergillosis in the intensive care unit ［J］. Clin Infect Dis, 2007,45(2): 205 – 216.

［4］ Dagenais TR T，Keller NP. Pathogenesis of aspergillus fumigatus in invasive aspergillosis ［J］. Clin Microbiol Rev, 2009,22(3)：447 - 465.

［5］ Stanzani M，Battista G，Sassi C，et al. Computed tomographic pulmonary angiography for diagnosis of invasive mold diseases in patients with hematological malignancies ［J］. Clin Infect Dis, 2012,54(5)：610 - 616.

［6］ Petraitiene R，Petraitis V，Bacher JD, et al. Effects of host response and antifungal therapy on serum and BAL levels of galactomannan and (1→3)-β-D-glucan in experimental invasive pulmonary aspergillosis ［J］. Med Mycol, 2015,53(6)：558 - 568.

［7］ Patterson TF，Thompson GR 3rd，Denning DW，et al. Practice guidelines for the diagnosis and management of aspergillosis：2016 update by the Infectious Diseases Society of America ［J］. Clin Infect Dis, 2016,63(4)：e1 - e60.

［8］ 翁心华,朱利平. 侵袭性真菌病的共识与展望[J]. 中华内科杂志,2013,52(08)：634 - 635.

［9］ 李雪,谢海涛,黎庶. 肺曲霉菌病的临床分类和影像学表现[J]. 中国医学计算机成像杂志,2010,16(5)：384 - 388.

［10］ Tunniciliffe G，Schomberg L，Walsh S，et al. Airway and parenchymal manifestations of pulmonary aspergillosis ［J］. Respir Med，2013,107(8)：1113 - 1123.

第 2 章

循环系统疾病

病例 7

急性心肌梗死伴心源性休克
胸痛——心脏的呼救信号

● 病例概要 ●

众所周知，心脏跳动能将血液送到全身各器官，心脏本身也需要血液供应。如果心脏的供血血管——冠状动脉发生长时间堵塞，就会导致冠状动脉血流中断，心肌细胞发生缺血坏死，即急性心肌梗死。

一年前冬季某天，门诊护士长带着几个人推着一个轮椅到急诊抢救室："快，这个病人在等心内科专家门诊，情况不好！"护士迅速将患者放在急诊抢救室床上，立即给予吸氧，迅速连上心电监护仪。监护仪显示心率 108 次/分，呼吸 25 次/分，右侧上肢血压 88/50 mmHg，SpO_2 94%（鼻导管吸氧 5 L/min）。值班医生看看监护仪：ST 段抬高；又看看病人：老年男性，大约 70 岁，表情痛苦，右手放在胸前。一旁跟随的家属紧张地说："他有高血压，最高 180/90 mmHg，可吃了药平时血压还可以。今天上午约了几个人打麻将，才打半小时就觉得不舒服，胸口闷痛，紧得很，含了速效救心丸 5 粒，个把小时了都没什么效果，就赶紧过来了。路上觉得他反应不好，大声喊他才点点头。"值班医生拿着听诊器迅速查体：嗜睡状；双肺呼吸音粗，两下肺野可闻及少许湿啰音；心律齐，心音略低钝，未闻及奔马律及杂音；腹软，无压痛；双下肢不肿，四肢皮肤湿冷。嘱护士查心电图，抽血化验。

心电图示：窦性心律，I、aVL、$V_1 \sim V_5$ 导联 ST-T 呈弓背样抬高（图 2-1）。急诊化验结果显示：肌红

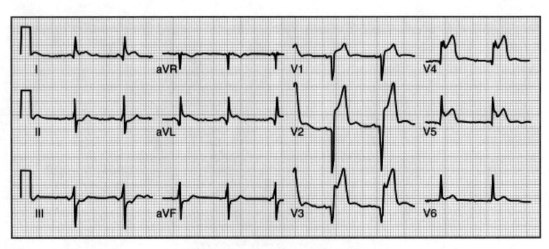

图 2-1 患者入急诊科就诊时心电图

蛋白>500 μg/L(正常 0~105 μg/L),TNI 0.2 μg/L(正常 0~0.4 μg/L),肌酸激酶同工酶(CK-MB)2.2 μg/L(正常 0~4 μg/L);BNP 258 pg/mL;血常规白细胞计数 11.6×10⁹/L,中性粒细胞百分比 80.2%;手指血测血糖 6.6 mmol/L。急查血气分析显示:pH 7.358,PaO_2 62.4 mmHg(氧流量 5 L/min),$PaCO_2$ 28.1 mmHg,Lac 3.8 mmol/L。

急诊医生考虑急性冠脉综合征,立即予阿司匹林和替格瑞洛嚼服,并通知心内科和ICU医生会诊。

问题1 该患者初步诊断是什么? 诊断依据是什么?

答 根据患者病史、症状、体征及相关检查,初步诊断:冠心病、急性心肌梗死、心源性休克、高血压病3级(极高危)。

诊断依据如下。

(1) 主要症状为突发胸痛,持续,硝酸甘油无法缓解,无伴随症状如呼吸困难、心悸、晕厥、腹痛、腰背痛、大汗、发热等。

(2) 查体发现血压低,伴有意识改变。

(3) 心电图见对应导联的ST段抬高,心肌损伤指标升高。

问题2 患者胸痛还需要与哪些疾病鉴别?

答 胸痛常见原因如下。

1. 心血管疾病·如急性冠脉综合征(acute coronary syndrome,ACS)、主动脉夹层、心脏瓣膜病、心包炎等。

2. 呼吸系统疾病·如肺栓塞、气胸、血胸、胸膜炎、肺癌等。

3. 纵隔及食管疾病·纵隔炎、纵隔气肿、纵隔肿瘤、食管炎、食管破裂、食管癌等。

4. 胸壁疾病·如皮下蜂窝织炎、肋软骨炎、肋骨骨折、带状疱疹等。

急危重症患者临床诊断思维应遵循降阶梯思维和疑病从重原则,首先考虑最致命的疾病。如胸痛首先考虑急性冠脉综合征[包括急性心肌梗死(acute myocardial infarction,AMI)、不稳定型心绞痛(unstable angina,UA)]、急性肺栓塞、主动脉夹层、气胸、心脏压塞、食管破裂等危及生命的急性胸痛。排除这些危重情况后再考虑一般性疾病,如胸膜炎、肋软骨炎、带状疱疹等。

AMI在病理上被定义为由于长时间缺血导致的急性心肌细胞死亡。AMI患者胸痛部位多在胸骨后;性质多呈压榨、压迫、压缩、沉重或闷痛感;强度轻重不一,多数程度严重;持续时间多在半小时以上。传统AMI的诊断标准是至少具备下列三条标准中的两条:①缺血性胸痛的临床病史;②心电图的动态演变;③心肌坏死的血清心肌标记物浓度的动态改变。

本例患者问诊提示胸痛性质符合心绞痛、心肌梗死性质,持续时间两小时,首先考虑严重心脏疾患。查体发现低血压、肺部少许湿啰音及心音略低钝,对确定诊断不能提供明确支持,但低血压、动脉血乳酸升高提示患者血流动力学不稳定,病情极危重。心电图检查发现胸前导联等呈广泛ST段弓背向上抬高改变,对诊断具有确定意义。虽然心电图有显著变化,但cTNI仍正常,结合肌红蛋白升高,考虑可能由于发病时间较短所致,故一次cTNI检测正常不能排除AMI,应间隔1~2小时再次复查心肌损伤标记物和心电图,观察动态演变。

问题3 如何评估该患者心肌梗死部位及面积?

答 心肌梗死部位可根据临床症状、心电图、超声心动图、核素心肌灌注显像等判断。急诊心电图在判断心肌梗死部位的各种方法中简单易行且较准确。超声心动图可根据室壁运动异常对心肌缺血区域做出判断。核素心肌灌注显像可发现灌注缺损部位,而核素心腔造影可显示室壁局部运动异常和测量射血分数。冠状动脉造影可以直接诊断冠状动脉狭窄或阻塞部位,但不能直接判断心肌梗死部位和范围。

冠状动脉粥样硬化病变多发生于左前降支,其次为右冠状动脉、左旋支和左主干。左前降支闭塞可引起左心室前壁、心尖部、前间隔和前内乳头肌梗死;左旋支闭塞可引起左心室高侧壁、膈面及左心房梗死,并可累及房室结;右冠状动脉闭塞可引起左心室膈面、后间隔及右心室梗死,并可累及窦房结和房室结,右心室及左、右心房梗死较少见。左主干闭塞则引起左心室广泛梗死。

心肌梗死面积对于 AMI 预后具有决定性意义。临床上可通过临床表现、心肌损伤标记物水平、心电图特征性改变的导联数、超声心动图、核素心肌灌注显像等判断梗死心肌面积。心肌损伤标记物水平与心肌损害范围呈正相关。心电图上出现坏死性 Q 波改变的导联数越多,提示心肌梗死面积越大。超声心动图根据所见的室壁运动异常范围也可对心肌缺血区域范围做出判断。AMI 患者左心室心肌有 25% 以上坏死时,常出现左心功能衰竭;40% 以上左室心肌坏死,就出现心源性休克。

该患者根据典型胸痛症状,心电图示前壁 $V_1 \sim V_5$、I、aVL 导联 ST-T 呈弓背向上样抬高,肌红蛋白(+),结合存在老年男性、高血压病等冠心病危险因素,首先考虑诊断:冠心病、急性 ST 段抬高型前壁心肌梗死。患者心电图显示前壁导联广泛 ST 段抬高,提示左前降支近端或左主干病变导致广泛前壁心肌缺血,病情凶险。

问题 4　患者是否符合心源性休克(cardiogenic shock, CS)的临床诊断?

答　休克的早期诊断至关重要。临床上遇到严重创伤、大量出血、重症感染、过敏或有心功能不全病史者,均应警惕并发休克的可能。凡发现此类患者有兴奋、出汗、心率加快、脉压差小或尿少等,均应考虑存在休克。若患者已出现神志淡漠、反应迟钝、皮肤苍白、呼吸浅快、收缩压低于 90 mmHg 或原来高血压病患者收缩压较基础血压降低 40 mmHg 以上,持续 30 分钟以上,以及少尿或无尿等表现,提示已进入休克失代偿期。

休克按照血流动力学可以分为以下 4 类。①低血容量性休克:多由大量失血、失液等致血容量锐减所致。②分布性休克:最常见为感染性休克,常伴有明确感染灶和全身性炎症反应。过敏性休克常因对药物、食物或生物制品等过敏所致;神经源性休克则往往由高度紧张、剧痛、脊髓损伤、颅内高压、脑疝等所致。③心源性休克:心脏泵功能低下(见于 AMI、心肌炎、心肌病等)或严重心律失常所致。④梗阻性休克:由心脏压塞、肺栓塞或瓣膜狭窄等所致。

心源性休克是由于心脏泵功能衰竭,导致心输出量(cardiac output, CO)降低、微循环障碍而出现的休克(图 2-2),须排除其他原因引起的低血压,如低血容量、药物导致的低血压、心脏压塞等。AMI 是致心源性休克最常见的原因,心肌炎、心肌病、主动脉瓣或二尖瓣狭窄、感染性休克合并严重心肌抑制、心律失常等也可致心源性休克。

心源性休克临床诊断标准如下。

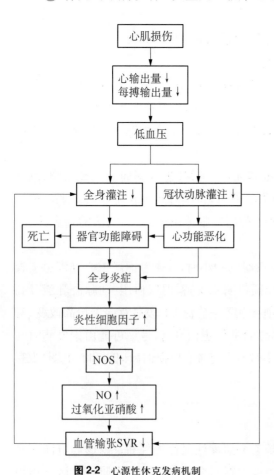

图 2-2　心源性休克发病机制

（1）存在引起心源性休克的病因。

（2）全身低灌注表现，如皮肤湿冷、尿量<0.5 mL/(kg·h)、神志改变和血乳酸升高等。

（3）血流动力学表现：①持续性（超过 30 分钟）低血压（如收缩压<90 mmHg 或者低于基线水平 40 mmHg，或者需要药物或机械支持使血压维持在 90 mmHg 左右）。②心输出量显著下降，心指数（cardiac index, CI）严重降低[<2.2 L/(m^2·min)]。③心室充盈压升高（肺动脉楔压>18 mmHg 或右心室舒张末压>10~15 mmHg）。

本例患者体检发现低血压。结合患者神志改变、尿量减少及血乳酸升高，休克诊断明确。本例患者有急性缺血性胸痛表现，心电图高度提示 ST 段抬高型心肌梗死（STEMI），提示左心室前壁广泛缺血，无严重心律失常及机械并发症证据，故心源性休克诊断基本明确，考虑大面积心肌缺血损伤可能性大。通常认为出现严重泵衰竭而引发心源性休克的 STEMI 患者，左室心肌受损可能在 40% 以上，因此若能早期开通冠状动脉，再灌注治疗获益可能性大。

问题5 AMI 需要做哪些鉴别诊断?

⊛ 临床上需要与 AMI 鉴别的疾病如下。

1. 心绞痛·胸痛部位与 AMI 类似，但持续时间通常较短，一般不超过 30 分钟；休息或含服硝酸甘油常在 1~2 分钟内缓解。发作期间心电图可出现一过性 ST-T 改变，而无心肌损伤标志物升高。

2. 主动脉夹层·出现向背部放射的严重撕裂样疼痛伴有呼吸困难或晕厥，但无典型的 STEMI 心电图变化者，应警惕主动脉夹层。

3. 急性肺栓塞·常表现为呼吸困难、胸痛、血压降低、低氧血症。CTA 为明确肺栓塞的一线检查方法。

4. 急腹症·急性胰腺炎、消化性溃疡穿孔、急性胆囊炎、胆石症等均可出现上腹部疼痛，伴恶心、呕吐及休克等。详细询问病史、体格检查、心电图和心肌损伤标记物等有助于诊断。

5. 心包炎·常表现发热；胸膜刺激性疼痛，向肩部放射，前倾坐位时减轻；部分患者可闻及心包摩擦音；心电图表现 PR 段压低、ST 段呈弓背向下型抬高，无镜像改变。

6. 气胸·可以表现为急性呼吸困难、胸痛和患侧呼吸音减弱。胸片和 CT 等可明确诊断。

上述这些疾病通常不出现 STEMI 的典型心电图特点和演变过程，亦不伴心肌损伤标记物动态变化。

问题6 心电图在急性冠脉综合征早期病情评估和临床决策中有什么价值?

⊛ 心电图是胸痛患者急诊首选检查，对疑诊 AMI 的患者应争取在 10 分钟内完成临床检查，描记标准 12 导联心电图，必要时 18 导联心电图，并动态访视。心电图检查对于判断有无心肌缺血、损伤及坏死，以及其部位、范围，冠脉是否再通，有无心律失常及类型至关重要。有条件者建议急诊就诊时立即开始心电监护，以尽早发现恶性心律失常。

根据心电图改变可将急性冠脉综合征分为 ST 段抬高型急性冠脉综合征（STE-ACS）和非 ST 段抬高型急性冠脉综合征（NSTE-ACS）（图 2-3），并可以及早确定恰当的治疗。前者应该尽早实施再灌注治疗，即溶栓治疗、经皮冠状动脉介入治疗（PCI）或冠状动脉旁路移植术（CABG）；NSTE-ACS 患者不宜溶栓治疗，应在给予充分抗凝和改善灌注治疗基础上，进一步按照危险分层确定干预措施。

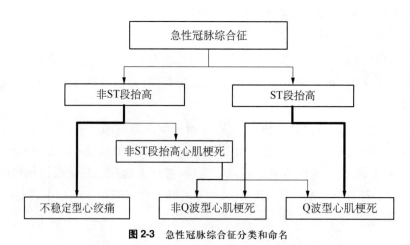

图 2-3 急性冠脉综合征分类和命名

注：箭头粗细代表发展的可能性大小。

问题 7　AMI 心肌损伤标记物检测的临床意义是什么？

答 心肌梗死三项（肌红蛋白、cTNT 或 TNI、CK-MB）是确定有无心肌损伤的标志物，其中 cTn 是诊断心肌坏死最特异和敏感的心肌损伤标志物，应动态监测。通常 cTn 在 AMI 症状发生后 2～4 小时开始升高，10～24 小时达到峰值，并可持续升高 7～14 日。如果没有条件检测 cTn，CK-MB 质量检测可作为最佳替代指标。

该患者入急诊科时查 TNI 正常，但肌红蛋白升高，结合心电图变化，考虑可能由于 AMI 发病时间较短所致，建议间隔 1～2 小时再次复查。

问题 8　该患者如何进行预后风险评估？

答 AMI 危险分层是一个连续的过程，需根据临床情况不断更新最初的评估。高龄、女性、Killip 分级 Ⅱ～Ⅳ级、既往心肌梗死史、房颤、前壁心肌梗死、肺部啰音、收缩压＜100 mmHg、心率＞100 次/分、糖尿病、cTn 明显升高等是 STEMI 患者死亡风险增加的独立危险因素。溶栓治疗失败、伴有右心室梗死和血流动力学异常的下壁 STEMI 患者病死率增高。冠状动脉造影可为 STEMI 风险分层提供重要信息。

本例患者考虑存在左前降支近端或左主干病变导致广泛前壁心肌缺血，且合并心源性休克，而心源性休克患者病死率高达 50% 以上，故为极高危患者。

问题 9　该患者目前最需要哪些紧急处理？

答 AMI 急诊处理需要首先遵循 ABC（airway, breath, circulation）原则，评估患者是否存在危及生命的紧急情况，尽快完善临床检查以及早明确诊断。

治疗原则是保护和维持心脏功能，挽救濒死的心肌，防止梗死面积的扩大，缩小心肌缺血范围，及时处理严重心律失常、泵衰竭和各种并发症，防止猝死。其中，积极循环支持和早期、快速和完全开通梗死相关动脉是改善 STEMI 伴心源性休克患者预后的关键。

1. 一般治疗

（1）卧床休息。

（2）吸氧：鼻导管或面罩吸氧，维持 SpO_2 98%～100%。

（3）立即给予持续心电监护：尽快行 12 或 18 导联心电图检查，同时注意观察神志、出入量和末梢循环。

（4）建立静脉通路，同时送检心肌标记物、肝肾功能、血电解质、血糖、凝血功能、动脉血气分析等。

（5）吗啡镇痛：吗啡是 AMI 镇痛和治疗急性左心衰、肺水肿非常有效的药物。给予吗啡 2～5 mg 静脉注射，必要时 5～15 分钟可重复。注意吗啡可引起低血压和呼吸抑制等。

（6）硝酸酯类：硝酸甘油舌下含服或静脉泵入可增加冠状动脉血流量、降低心脏前负荷，适合多数 AMI 患者。收缩压<90 mmHg 或较基础血压降低>30%、严重心动过缓（<50 次/分）或心动过速（>100 次/分）、拟诊右心室梗死的 AMI 患者慎用或忌用硝酸酯类药物。

（7）抗血小板治疗：无禁忌证的所有 AMI 患者应立即口服拜阿司匹林、氯吡格雷或替格瑞洛，并长期维持。

（8）循环支持：对无肺水肿表现的患者，适当输注晶体液，注意控制补液速度。补液治疗后血压改善，可给予多巴胺或去甲肾上腺素，必要时可应用多巴酚丁胺。

2. 建议请心脏专科医生会诊·STEMI 伴心源性休克患者首选直接 PCI 治疗。若有直接 PCI 条件，应尽快进行；若无此治疗条件，应尽快进行必要的处理后转运。

3. 建议收入 ICU 或冠心病监护治疗病房（coronary care unit，CCU）·加强监护和治疗。

该患者考虑 STEMI，无明显禁忌证，遂立即予阿司匹林 300 mg 嚼服及替格瑞洛 180 mg 口服，同时予低分子肝素、小剂量吗啡、他汀应用。

问题 10　哪些患者需要考虑转院？　基层医院能做什么处理？

答　AMI 相关指南推荐，社区医院、二级医院应与附近可行急诊 PCI 治疗的医院建立流畅、规范的转诊和联诊制度，将患者快速转至可行直接 PCI 的中心。

基层医院完全可以充分利用已有条件，尽可能优化 AMI 患者诊断和治疗。如无 cTn 检测，可应用 CK-MB；对有适应证的 STEMI 患者，静脉内溶栓仍是好的选择。在急诊时若高度怀疑急性冠脉综合征，排除禁忌证后积极应用 MONA（吗啡、氧疗、硝酸甘油、阿司匹林）。此外，急性冠脉综合征患者在转运至上级医院途中存在较大风险，如突发心律失常，甚至猝死，应与家属沟通，争取家属的理解。

该患者为 STEMI 合并心源性休克，再灌注治疗首选直接 PCI，但目前所在医院直接 PCI 开展不久，开展 PCI 经验尚不充分，故电话联系上级医院专家，预计约在 1 小时内到达。遂积极术前准备，包括主动脉内球囊反搏（IABP），并拟请上级医院协助指导进行直接 PCI，准备处理所有主要血管的严重病变。

入 ICU 当时

患者入 ICU 时仍感胸痛、胸闷，伴面色苍白、大汗。监护仪显示：心率 111 次/分，血压 106/62 mmHg（去甲肾上腺素 6 μg/min），呼吸频率 22 次/分，SpO_2 93%（吸入氧流量 5 L/min）。

ICU 主治医生指示：复查心肌梗死三项、凝血功能、动脉血气分析，同时嘱住院医生准备主动脉内球囊反搏（IABP）。化验室回报：肌红蛋白仍>500 ng/mL，TNI 升至 5.32 ng/mL。

问题 11　该患者存在哪些病理生理改变，以便指导治疗方案的制订？

答　急性冠脉综合征是以冠状动脉粥样硬化斑块糜烂或破裂，继发闭塞或非闭塞性血栓形成为病理基础，以胸痛为主要表现的一组临床综合征。临床上包括 UA 和 AMI。

1. 易损斑块和稳定性斑块·冠状动脉粥样硬化斑块破裂和糜烂是急性冠脉综合征最常见的病理生理基础。根据斑块的稳定性不同,分为稳定性斑块和易损斑块(vulnerable plaque)。冠状动脉易损斑块糜烂或破裂,导致冠状动脉完全或不完全堵塞,是急性冠脉综合征主要的病理基础。STEMI常在冠脉易损斑块破裂基础上,并发红色血栓形成,造成冠脉完全闭塞。与STEMI不同,冠状动脉不完全堵塞,是非ST段抬高型急性冠脉综合征(NSTE-ACS)主要的病理基础。NSTE-ACS患者常有一过性或短暂ST段压低或T波倒置、低平或"伪正常化",也可无心电图改变。

2. 白色血栓与红色血栓·AMI患者冠状动脉内血栓通常在易损斑块上或邻近部位形成,由血小板、纤维蛋白、红细胞和白细胞等组成。临床上STEMI患者冠状动脉内的血栓多为闭塞性的"红血栓"。白色血栓临床上多表现为NSTE-ACS。

该患者为广泛前壁STEMI,推测在左前降支或左主干易损斑块破裂基础上继发红色血栓形成而引起冠脉完全闭塞,应积极早期再灌注治疗。

问题12 AMI病理演变与再灌注治疗时间窗有关吗?

(答) 心肌梗死在病理上被定义为由于长时间缺血导致的心肌细胞死亡。

1. 心肌缺血性坏死的"波阵"(wave front)概念·冠状动脉闭塞后,AMI在数小时期间呈动态演变过程(图2-4)。AMI发生后,心肌坏死分为3个阶段:起始阶段是冠状动脉完全闭塞后20分钟内,尽管严重心肌缺血,但几乎没有心肌坏死;第2阶段大约在冠状动脉完全闭塞后20分钟至6小时,心肌坏死量明显增加,呈凝固性坏死,在该阶段争取时间抢救,可以挽救大量的心肌;第3阶段为冠状动脉完全闭塞6小时后,心肌坏死量不再明显增加。

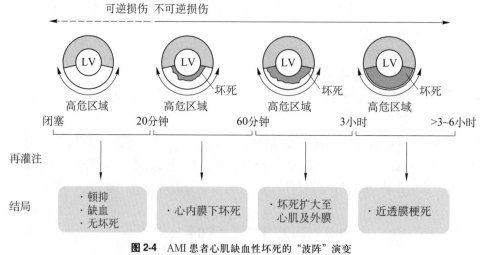

图2-4 AMI患者心肌缺血性坏死的"波阵"演变

2. 再灌注治疗时间窗·冠状动脉完全闭塞后,心内膜下心肌缺血最先出现,且缺血最严重。冠状动脉阻断20分钟即开始心内膜下心肌梗死,随后坏死的波阵面逐步向心外膜进展,从心内膜下逐渐累及整个心室壁(图2-5)。鉴于此,确诊STEMI后最重要的是使阻塞的冠状动脉尽早开通。

本例患者发病两小时余,仍存在胸痛,心电图示ST段仍抬高,复查TNI升至5.32 ng/mL,提示应争分夺秒早期进行再灌注治疗,这样才能最有效地抢救濒临坏死的心肌。

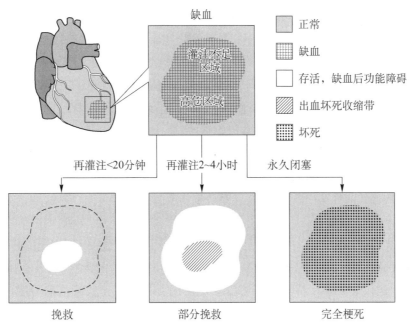

图2-5 AMI患者早期再灌注治疗时间与心肌坏死范围灌洗

问题13 STEMI再灌注治疗策略如何选择?

(答) 对于心源性休克的STEMI患者,要求更早实施血运重建。再灌注治疗包括溶栓治疗、经皮冠状动脉介入治疗(PCI)和冠状动脉旁路移植术(CABG)治疗,其中PCI作为有效再灌注的手段,其地位在不断提高。

1. PCI·目前PCI已被公认为首选的、最安全有效的恢复心肌再灌注的治疗手段,尤其适用于有溶栓治疗禁忌证者。包括直接PCI、补救性PCI(溶栓治疗后闭塞动脉未再通,PCI作为补救措施)等(图2-6)。

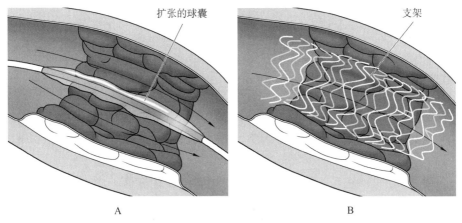

图2-6 经皮冠脉球囊扩张(A)和支架植入(B)示意图

直接PCI适应证:①胸痛发病12小时内伴持续ST段抬高或新发生的左束支完全阻滞患者,行直接PCI;②发病>12小时仍有胸痛或不适和持续ST段抬高或新发生的左束支完全阻滞,或合并心力衰竭、血流动力学不稳定的患者,直接PCI是合理的;③发病12~24小时已无明显症状但有持续ST段抬高或新发生的左束支完全阻滞或高危患者,可考虑行直接PCI。

值得注意的是,STEMI伴心源性休克患者不论发病时间,也不论是否曾行溶栓治疗,均应紧急冠状动脉造影,若病变适宜,立即直接 PCI,建议处理所有主要血管的严重病变,达到完全血管重建。

2. 溶栓治疗·溶栓治疗是通过溶解动脉中的新鲜血栓使血管再通,从而部分或完全恢复冠状动脉血流灌注。对发病 3 小时内的患者,溶栓治疗的即刻疗效与直接 PCI 基本相似。

(1)溶栓治疗适应证:发病 12 小时以内,预期从医院医务人员接诊至 PCI 时间延迟大于 120 分钟,无溶栓禁忌证;发病 12～24 小时仍有进行性缺血性胸痛和至少 2 个胸前导联或肢体导联 ST 段抬高＞0.1 mV,或血流动力学不稳定的患者,若无直接 PCI 条件,溶栓治疗是合理的。STEMI 发病超过 12 小时,症状已缓解或消失的患者不应给予溶栓治疗。

(2)溶栓治疗禁忌证:包括绝对禁忌证和相对禁忌证。溶栓治疗的绝对禁忌证:①出血性卒中或原因不明的卒中;②6 个月内的缺血性卒中;③中枢神经系统创伤或肿瘤;④近期(3 周内)的严重创伤、手术、头部损伤;⑤近期(1 个月)胃肠道出血;⑥主动脉夹层;⑦出血性疾病;⑧难以压迫的穿刺(内脏活检、腔室穿刺)。

溶栓治疗的相对禁忌证:①6 个月内的短暂性脑缺血发作;②口服抗凝药物;③血压控制不良(收缩压≥180 mmHg 或者舒张压≥110 mmHg);④感染性心内膜炎;⑤活动性肝肾疾病;⑥心肺复苏无效。

(3)溶栓剂选择:建议优先采用特异性纤溶酶原激活剂。其他特异性纤溶酶原激活剂还有兰替普酶、瑞替普酶和替奈普酶等。非特异性纤溶酶原激活剂包括尿激酶、链激酶等。

(4)溶栓治疗效果评估:溶栓开始后 60～180 分钟内应密切监测临床症状、心电图 ST 段变化及心律失常。血管再通的间接判定指标包括:①60～90 分钟内心电图抬高的 ST 段至少回落 50%;②cTn 峰值提前至发病 12 小时内,CK-MB 酶峰提前到 14 小时内;③2 小时内胸痛症状明显缓解;④2～3 小时内出现再灌注心律失常,如加速性室性自主心律、房室传导阻滞、束支传导阻滞突然改善或消失,或下壁心肌梗死患者出现一过性窦性心动过缓、窦房传导阻滞,伴或不伴低血压。

(5)出血并发症:溶栓治疗的主要风险是出血,尤其是颅内出血(0.9%～1.0%)。

3. CABG·当 STEMI 患者出现持续或反复缺血、心源性休克、严重心力衰竭,而冠状动脉解剖特点不适合行 PCI 或出现心肌梗死机械并发症需外科手术修复时,可选择急诊 CABG。

本例患者诊断为冠心病、STEMI、心源性休克,考虑左前降支或左主干病变可能性大。患者 STEMI 时间约 2 小时余,目前出现心源性休克,存在血流动力学障碍,具有直接 PCI 指征。该患者血流动力学不稳定,准备置入 IABP。

问题 14　如何评估 AMI 患者心功能?

答 AMI 常合并心力衰竭,心功能评估较为重要。评估方法包括无创性和有创性方法。前者包括临床表现、超声心动图、核素心腔造影检查等血流动力学监测;后者包括 Swan-Ganz、脉搏指示持续心输出量监测(PiCCO)等。

临床上一般采用 Killip 分级法和(或)Forrester 心泵功能分级法评估心功能(表 2-1、表 2-2)。

表 2-1　急性心肌梗死 Killip 心功能分级法

级别	分 级 依 据
Ⅰ级	无明显的心力衰竭
Ⅱ级	有左心衰竭,肺部啰音<50%肺野,奔马律,窦性心动过速或其他心律失常,静脉压升高,有肺淤血的 X 线表现
Ⅲ级	肺部啰音>50%肺野,可出现急性肺水肿
Ⅳ级	心源性休克,有不同阶段和程度的血流动力学障碍

表 2-2 急性心肌梗死 Forrester 心泵功能分级法

分类	分类依据
Ⅰ类	无肺淤血,亦无周围灌注不足;肺动脉楔压(PAWP)和心指数正常
Ⅱ类	单有肺淤血;肺动脉楔压增高(PAWP>18 mmHg),心指数(CI)正常[CI>2·2 L/(m² · min)]
Ⅲ类	单有周围灌注不足;肺动脉楔压正常(PAWP<18 mmHg),心指数降低[CI<2·2 L/(m² · min)]。这类主要与血容量不足心动过缓有关,可见于右心室梗死
Ⅳ类	合并有肺淤血和周围灌注不足;肺动脉楔压增加(PAWP>18 mmHg),心指数降低[CI<2·2 L/(m² · min)]

尽管本例患者未放置 Swan-Ganz 导管监测血流动力学,但患者心源性休克诊断明确,且多次查体均可闻及双下肺中小水泡音,符合 Killip 心泵功能分级法和 Forrester 心泵功能分级Ⅳ级。AMI 患者心功能分级与患者预后密切相关,一般认为 AMI 伴心源性休克患者病死率高达 50%～80%。

问题 15 该患者除常规药物治疗以外,还需要哪些针对心功能的支持治疗?

⊛ 首先是保证充分的氧供,并仔细评估左心室的充盈压。

当心源性休克积极地用内科治疗如应用正性肌力药物效果不明显或无效时,应考虑使用心脏辅助循环装置,如 IABP、体外肺膜氧合(ECMO)、心室辅助泵、全人工心脏等。其中,心源性休克患者,当心指数<2 L/(m² · min)、中心静脉压>15 mmHg、左心房压>20 mmHg,应考虑放置 IABP。血运重建治疗术前置入 IABP 有助于稳定血流动力学状态,但对远期死亡率的作用尚有争论。

问题 16 临床上如何合理应用 IABP?

⊛ IABP 是一种通过主动脉内球囊,提高主动脉内舒张压,增加冠状动脉供血和改善心脏功能的机械性辅助循环方法,通过对血流动力学的影响而对心功能障碍起到辅助性治疗作用。

IABP 是将一个带有球囊的导管置入患者主动脉内,球囊位于降主动脉的近心端,导管尖端位于左锁骨下动脉开口以下。根据患者自主心律或动脉压力,触发 IABP 的驱动装置(图 2-7),使球囊在心室舒张期充盈,心室收缩开始前快速排空。球囊在心脏舒张期充盈,把主动脉内的部分血液推向主动脉根部,从而使冠状动脉的灌注压明显升高,脑的舒张期灌注压也明显升高。与此同时,球囊把一部分血液推向主动脉远端,增加了内脏器官的舒张期血流灌注,尤其是肾脏的血流灌注。在心脏收缩前球囊突然排空,使主动脉内的压力骤然下降,左心室的射血阻力明显降低,导致心肌做功降低,氧耗量明显减少。

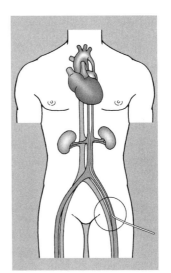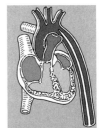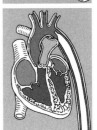

图 2-7 主动脉内球囊反搏工作示意图

当出现以下情况时,可考虑撤离 IABP:①生命体征逐渐平稳;②血管活性药用量减少,多巴胺<5 μg/(kg · min);③心指数>2.5 L/(m² · min),心肌缺血改善;④平均动脉压>80 mmHg,尿量>1 mL/(kg · h),末梢循环良好;⑤意识清楚;⑥撤离呼吸机后血气分析指标正常;⑦减少反搏频率或强度,或停止反搏 30～60 分钟,上述指标稳定。

与患者家属积极沟通后,患者家属签署知情同意书,予即刻置入 IABP 治疗,选择心电图触发,反搏频率为 1∶1。

• 入 ICU 后 2 小时 •

患者置入 IABP 后直接送至导管室,立即行冠脉造影。冠脉造影显示左前降支近开口处 99% 狭窄,左旋支近端 70% 狭窄,右冠状动脉中段 50% 狭窄。心内科医生在上级医院心内科专家协助指导下,随后对左前降支和左旋支两处冠脉病变进行球囊扩张和置入支架。复查冠脉造影示 TIMI 3 级。术后转入 ICU 加强监护和治疗。

患者感胸痛明显好转,仍感头晕、胸闷、气短。监护示:体温 37.5 ℃,心率 110 次/分,呼吸 22 次/分,右上肢血压 110/72 mmHg[去甲肾上腺素 0.2 μg/(kg·min),多巴酚丁胺 5 μg/(kg·min)],SpO_2 97%。查体:神志清楚,稍烦躁;颈静脉无怒张;双下肺可闻及中小水泡音;心律齐,心音略低钝,未闻及杂音;腹软,无压痛;四肢皮肤温度基本正常。

主治医生嘱再查心电图、心肌损伤标记物、血气分析。动脉血气分析回报:pH 7.450,PaO_2 89.4 mmHg(氧流量 5 L/min),$PaCO_2$ 34.9 mmHg,乳酸 3.2 mmol/L。心肌损伤标记物(PCI 术后 1.5 小时):肌红蛋白>500 ng/mL,TNI 14.20 ng/mL。BNP 354 pg/mL。凝血功能检查示:PT 16 秒,APTT 55 秒,INR 1.3,D-二聚体 1 235 μg/L。心电图如图 2-8 所示。

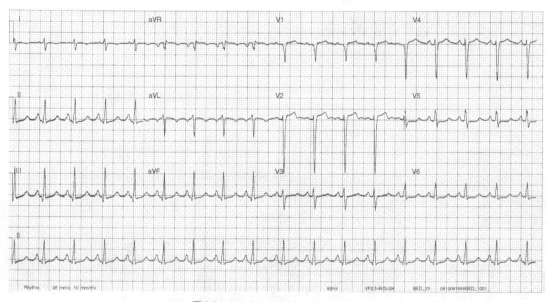

图 2-8 PCI 术后 1 小时复查的心电图

问题 17 AMI 患者液体管理策略需要注意哪些?

答 AMI 患者合并心源性休克在进行液体管理时需谨慎。血流动力学监测下仔细评估前负荷。初始治疗无反应的心源性休克考虑置入肺动脉漂浮导管或 PiCCO。如果无血流动力学监测条件,可根据心率、血压及肺部啰音调整补液。

有明显液体丧失、肺动脉楔压显著降低者,可输生理盐水或血浆蛋白、低分子右旋糖酐等。低蛋白血症

(<30 g/L)患者需补充白蛋白,但需注意输注速度。

问题 18 如何合理应用正性肌力药及血管活性药物治疗?

答 正性肌力药及血管活性药可增加心肌收缩力、心率或者外周血管阻力,但也增加心肌氧耗,增加心肌做功,也可能使心肌缺血恶化、器官严重缺血。故使用该类药物应综合考虑,而不是仅仅关注血压。为避免血压降低,一般较少使用血管扩张剂。

多巴酚丁胺主要通过兴奋 β_1 受体和 β_2 受体产生剂量依赖性正性肌力和变时作用,并反射性降低交感神经兴奋性,从而降低血管阻力,是首选的正性肌力药物。

多巴胺在低剂量时主要刺激多巴胺受体,扩张动脉床;中剂量激动 β 受体,增加心率和心肌收缩力;高剂量则主要激动 α 受体,外周血管收缩。多巴胺增加心输出量,收缩外周血管,但可能诱发心律失常,因此临床使用需要谨慎。

肾上腺素对 β_1、β_2 和 α 受体均有较高的亲和力,可以提高血压和心指数,但作为二线升压药使用。

地高辛起效缓慢,增加心肌收缩力作用相对较弱,在心源性休克中作用不大,AMI 后 24 小时内禁用。

血管活性药物的应用会增加患者短期和长期的死亡率,因此应尽早应用且在组织灌流恢复时及时撤药。大部分血管活性药物都可以增加房性和室性心律失常的发生,因此需要持续心电监测。

问题 19 该患者已接受直接 PCI 治疗,后续还需要哪些处理?

答 治疗原则是缩小心肌缺血范围,防止梗死面积扩大,保护和维持心脏功能,及时处理泵衰竭、心律失常和各种并发症,防止猝死。

1. 抗心肌缺血药物治疗

(1) β 受体阻滞剂:β 受体阻滞剂有利于缩小心肌梗死面积,减少复发性心肌缺血、再梗死、心室颤动及其他恶性心律失常,对降低急性期病死率有肯定的疗效。无禁忌证的 STEMI 患者应在发病后 24 小时内常规口服 β 受体阻滞剂。

(2) 硝酸酯类:静脉滴注硝酸酯类药物用于缓解缺血性胸痛、控制高血压或减轻肺水肿。

(3) 钙拮抗剂:不推荐 STEMI 患者使用短效二氢吡啶类钙拮抗剂。对无左心室收缩功能不全或房室传导阻滞的患者,为缓解心肌缺血、控制房颤或心房扑动的快速心室率,如果 β 受体阻滞剂无效或禁忌使用(如支气管哮喘),则可应用非二氢吡啶类钙拮抗剂。

2. 抗栓治疗·STEMI 的主要原因是冠状动脉内易损斑块破裂诱发血栓性阻塞,需要给予抗栓治疗,如阿司匹林、二磷酸腺苷(ADP)受体拮抗剂及血小板糖蛋白(glycoprotein, GP)Ⅱb/Ⅲa 受体拮抗剂和(或)普通肝素等治疗。

3. 肾素-血管紧张素系统(RAS)阻断剂·RAS 阻断剂主要通过影响心肌重构、减轻心室过度扩张而减少慢性心力衰竭的发生,降低死亡率。所有无禁忌证的 STEMI 患者均应给予血管紧张素转化酶抑制剂(ACEI)长期治疗,但剂量和时限应视病情而定。建议优先考虑短效 ACEI,注意监测血压情况下,从低剂量开始,逐渐加量。

ACEI 的禁忌证包括:STEMI 急性期收缩压<90 mmHg、严重肾功能衰竭(血肌酐>265 μmol/L)、双侧肾动脉狭窄、移植肾或孤立肾伴肾功能不全、对 ACEI 过敏或 ACEI 导致严重咳嗽者、妊娠及哺乳期妇女等。

4. 他汀类药物·他汀类药物除调脂作用外,还具有抗炎、改善内皮功能、抑制血小板聚集等多种作用。

所有无禁忌证的 STEMI 患者入院后应尽早开始他汀类药物治疗。

· 入 ICU 10 小时 ·

经过了数小时的努力,患者感胸闷明显改善,无明显胸痛。心电监护示生命体征比较稳定。

患者转入 ICU 后 10 小时突感心悸、胸闷,位于胸前区,稍感气促。心电监护示脉搏 155 次/分,呼吸 24 次/分,血压 108/66 mmHg,SpO_2 96%(鼻导管吸氧 4 L/min)。查心电图、肌钙蛋白、血液生化、凝血功能及血气。心电图示宽 QRS 心动过速(图 2-9)。

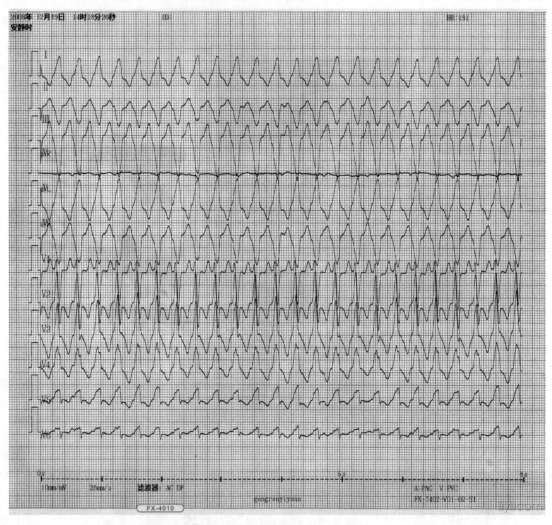

图 2-9 患者入 ICU 10 小时心电图变化

心肌损伤标记物:肌红蛋白 246 μg/L, TNI 6.46 ng/mL, CK-MB 42.5 ng/mL, BNP 478 pg/mL, D-二聚体 857 μg/L。动脉血气分析:pH 7.433, PaO_2 111.4 mmHg, $PaCO_2$ 36.8 mmHg,乳酸 2.2 mmol/L。

心肌损伤标记物和 BNP 较前下降,结合肺部听诊,暂不考虑急性左心衰竭发作;首先考虑宽 QRS 心动过速发作。

问题 20　该患者心律失常发作的类型是什么?

答 AMI 患者易继发任何心律失常,因此需反复多次监测心律改变。需要判断是快速性心律失常还是缓慢性心律失常;快速性心律失常患者需要判断是窄 QRS 心动过速还是宽 QRS 心动过速。

窄 QRS 心动过速一般系室上性心动过速(窦性、房性、房室交接性),而宽 QRS 波心动过速以室性心动过速最为常见,也可见于快速室上性心律失常伴有束支或室内传导阻滞、房室旁路前传。宽 QRS 心动过速需区别持续时间是非持续性(不超过 30 秒)还是持续性(超过 30 秒)。宽 QRS 心动过速 QRS 波形需要明确是单形性还是多形性室速(尖端扭转型室速等)。

通常 QT 间期正常的多形性室性心动过速较 QT 间期延长的多形性室性心动过速多见,常见于器质性心脏病。合并心肌缺血、心力衰竭、低氧血症及其他诱发因素的患者出现短阵多形性室性心动过速,常是出现严重心律失常的征兆。持续性多形性室性心动过速可变为心室扑动或心室颤动,而心室颤动或无脉性室性心动过速是心脏骤停的常见形式。

持续性室速易诱发明显血流动力学障碍和心肌缺血,如低血压、晕厥、心绞痛、心力衰竭、休克等,甚至室颤。对血流动力学不稳定者考虑直接同步电复律。

结合上述分析,本例患者考虑为冠心病、AMI 基础上并发持续性单形性室性心动过速,需要立即判断血流动力学状态。患者目前神志清楚,但血压趋于下降,心律失常需要紧急处理。

问题 21　AMI 患者心肌梗死部位与心律失常有什么关系?

答 AMI 患者心肌梗死部位与心律失常存在一定关系。左心室前壁心肌梗死易发生室性心律失常。左心室下壁(膈面)心肌梗死易发生房室传导阻滞,其阻滞部位多在房室束以上处,预后较好。前壁心肌梗死而发生房室传导阻滞时,往往是多个束支同时发生传导阻滞的结果,其阻滞部位在房室束以下处,且常伴有休克或心力衰竭,预后较差。

问题 22　该患者目前室性心动过速需要哪些紧急处理?

答 对于 AMI 合并心律失常处理的紧急程度,取决于血流动力学状况。血流动力学相对稳定者,根据临床症状,心律失常性质,选用适当治疗策略,必要时可观察。严重血流动力学障碍者,需立即纠正心律失常。对快速心律失常应采用电复律,见效快又安全。电复律不能纠正或纠正后复发,需兼用胺碘酮、利多卡因或 β 受体阻滞剂治疗。

问题 23　对于心室颤动/无脉性室性心动过速如何处理?

答 (1) 立即进行规范的心肺复苏(CPR)。

(2) 尽早电复律。一旦取得除颤器,立即予以最大能量(双相波 200 J,单相波 360 J)非同步直流电复律。电复律后立即重新恢复 CPR,直至 5 个周期的按压与通气(30:2)后再判断循环是否恢复,确定是否需再次电复律。

(3) 心脏骤停治疗中,CPR 和电复律是首要任务,第二位才是用药。在 CPR 和电复律后,可考虑药物治疗。

当患者 24 小时内自发 2 次或以上室颤或快速室性心动过速时,可诊断交感风暴。静脉注射 β 受体阻滞剂是治疗多形性室性心动过速的有效药物,也可静脉注射胺碘酮或两药合用。

问题 24 AMI 患者还常见其他哪些心律失常？ 如何处理？

答 AMI 患者经常出现各种类型快速或缓慢性心律失常。

1. 室性期前收缩·对无症状的室性期前收缩、非持续性室性心动过速（持续时间＜30 秒）和加速性室性自主心律不需要预防性使用抗心律失常药物。

2. 加速室性自主心律·加速性室性自主心律的心室率大多为 60～80 次/分，很少超过 100 次/分。常见于 AMI 再灌注治疗时，也可见于洋地黄过量、心肌炎、高血钾、外科手术、完全性房室传导阻滞应用异丙肾上腺素后。少数患者无器质性心脏病。

加速性室性自主心律发作短暂，极少发展成心室颤动，血流动力学稳定，心律失常本身是良性的，一般不需特殊治疗。如心室率超过 100 次/分，且伴有血流动力学障碍，可按照室性心动过速处理，同时治疗基础疾病。

3. 房颤·STEMI 出现房颤应尽快控制心室率或恢复窦性心律。但禁用 I c 类抗心律失常药物转复房颤。房颤的转复和心室率控制过程中应充分重视抗凝治疗。

4. 房室传导阻滞·房室传导阻滞是常发生的缓慢性心律失常。对于心动过缓者，需使用提高心率的药物或置入人工临时起搏器治疗。

· 入 ICU 48 小时 ·

经过了 48 小时的努力，患者病情明显改善。监护示血压、心率等情况基本稳定，开始减少升压药及多巴酚丁胺剂量，逐步下调 IABP 辅助治疗条件。第 3 天停用血管活性药及正性肌力药，并加用小剂量卡托普利和美托洛尔治疗，PiCCO 示心指数恢复至 3.5 L/(min·m²)左右，于是拔出 IABP，患者无胸闷、胸痛、气短，患者血流动力学基本稳定，遂转心内科继续专科治疗。

· 要点归纳 ·

（1）急性冠脉综合征是指冠状动脉内不稳定的粥样斑块破裂或糜烂引起血栓形成所导致的心脏急性缺血综合征，包括 ST 段抬高型心肌梗死、非 ST 段抬高型心肌梗死（NSTEMI）和不稳定性心绞痛。

（2）急性冠脉综合征首次医疗时，应首先评估患者是否存在危及生命的紧急情况，遵循 ABC（airway，breath，circulation）原则，并力争在 10～20 分钟内完成病史重点询问、临床检查和心电图检查，以尽早明确诊断。

（3）心电图是胸痛患者急诊首选检查。STEMI 应该尽早实施再灌注治疗，即溶栓治疗、PCI 或 CABG。NSTE-ACS 患者应在住院观察和充分抗栓和抗心肌缺血治疗基础上，进一步按照危险分层确定干预措施，可根据病情行 PCI 或 CABG 治疗，但不宜予溶栓治疗。

（4）心肌梗死面积对于 AMI 预后具有决定性意义。一般认为，AMI 患者左心室心肌有 25％以上坏死时，常出现左心功能衰竭；有 40％以上左心室心肌坏死，就出现心源性休克。

（5）心源性休克是由于心脏泵功能衰竭，导致心输出量降低、微循环障碍而出现的休克。

（6）右心室心肌梗死可导致低血压、休克，其处理原则如液体管理策略不同于严重左心室功能障碍引起的心源性休克，需要适当补液维持有效的右心室前负荷，使右心室舒张末压维持于 10～15 mmHg，避免使用利尿剂和血管扩张剂（例如阿片类、硝酸酯类、β受体阻滞剂和 ACEI/ARB）。

（7）AMI 可出现各种类型心律失常。左心室前壁心肌梗死易发生室性心律失常。左心室下壁（膈面）心肌梗死易发生房室传导阻滞，其阻滞部位多在房室束以上，预后较好。前壁心肌梗死而发生房室传导阻滞时，往往是多个束支同时发生传导阻滞的结果，其阻滞部位在房室束以下，且常伴有休克或心力衰竭，预后较差。

急性冠脉综合征诊疗流程如图 2-10 所示。

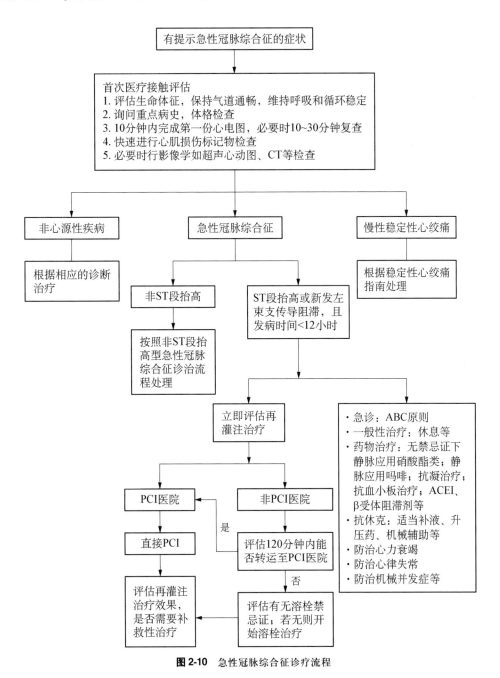

图 2-10　急性冠脉综合征诊疗流程

（刘　军）

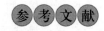 参 考 文 献

[1] Anderson JL, Morrow DA. Acute myocardial infarction [J]. N Engl J Med, 2017,376(21): 2053 - 2064.

[2] Reed GW, Rossi JE, Cannon CP. Acute myocardial infarction [J]. Lancet, 2017,389(10065): 197 - 210.

[3] Mebazaa A, Tolppanen H, Mueller C, et al. Acute heart failure and cardiogenic shock: a multidisciplinary practical guidance [J]. Intensive Care Med, 2016,42(2): 147 - 163.

[4] Reyentovich A, Barghash MH, Hochman JS. Management of refractory cardiogenic shock [J]. Nat Rev Cardiol, 2016,13(8): 481 - 492.

[5] van Diepen S, Katz JN, Albert NM, et al. Contemporary management of cardiogenic shock: a scientific statement from the American Heart Association [J]. Circulation, 2017,136(16): e232 - e268.

[6] Windecker S, Bax JJ, Myat A, et al. Future treatment strategies in ST-segment elevation myocardial infarction [J]. Lancet, 2013,382(9892): 644 - 657.

[7] Levine GN, Bates ER, Blankenship JC, et al. 2015 ACC/AHA/SCAI focused update on primary percutaneous coronary intervention for patients with ST-elevation myocardial infarction: an update of the 2011 ACCF/AHA/SCAI Guideline for percutaneous coronary intervention and the 2013 ACCF/AHA Guideline for the management of ST-elevation myocardial infarction: a report of the American College of Cardiology/American Heart Association Task Force on Clinical Practice Guidelines and the Society for Cardiovascular Angiography and Interventions [J]. Circulation, 2015, 133(11): 1135 - 1147.

[8] Thiele H, Ohman EM, Desch S, et al. Management of cardiogenic shock [J]. Eur Heart J, 2015,36(20): 1223 - 1230.

[9] Werdan K, Gielen S, Ebelt H, et al. Mechanical circulatory support in cardiogenic shock [J]. Eur Heart J, 2014,35(3): 156 - 167.

[10] 中华医学会心血管病学分会,中华心血管病杂志编辑委员会.急性 ST 段抬高型心肌梗死诊断和治疗指南[J].中华心血管病杂志,2015,43(5): 380 - 393.

[11] 中华医学会心血管病学分会,中华心血管病杂志编辑委员会.非 ST 段抬高急性冠状动脉综合征诊断和治疗指南.中华心血管病杂志.2012, 40(5): 353 - 367.

病例 8

急性重症心肌炎伴心源性休克
我的心很"乱"

· 病例概要 ·

初春的一天,小王着凉后夜间出现咽痛,开始有发热、干咳,没有太在意。5 天后早晨起来心慌、胸闷伴有四肢无力,排了两次黄稀便。家人把小王送到当地医院就诊,查血常规白细胞 $2.6 \times 10^9/L$,血红蛋白 120 g/L,血小板 $236 \times 10^9/L$,中性粒细胞 79.2%。ECG:窦性心动过速,$V_1 \sim V_3$ 导联 ST 段抬高伴右束支传导阻滞。当地医院医生嘱小王赶紧到上级医院。家人立即开车送小王来到急诊。

小王精神委靡,气喘明显,急诊医生接上心电监护示:心率 123 次/分,无创血压 80/60 mmHg,鼻导管吸氧下 SpO_2 90%。查体示双肺闻及明显湿啰音,四肢湿冷。立即抽血送心肌酶谱、动脉血气分析和肝肾功能等检查,并联系心内科会诊。很快急诊 cTnI 回报结果:危急值——9.03 ng/mL;动脉血气分析提示 pH 7.31,PaO_2 58 mmHg,$PaCO_2$ 30 mmHg,PaO_2/FiO_2 150 mmHg,Lac 5.2 mmol/L。心内科医生会诊后考虑"心悸待查:急性心肌炎? 心肌缺血? 急性呼吸衰竭",收入院。

· 入院当时 ·

患者到心脏内科一区病房,查体温 37.8 ℃,无明显畏寒、寒战,但精神委靡,呼吸明显增快,刺激性咳嗽,咳粉红色泡沫痰。心电监护提示:呼吸 32 次/分,SpO_2 88%,心率 138 次/分,无创血压 74/60 mmHg。进行相关检查,向家属交代病情:病情十分危重,需要进一步检查和紧急处理。

问题 1　该患者初步诊断是什么?　诊断依据是什么?

答　根据患者病史、症状、体征及相关检查,考虑诊断急性重症心肌炎、心源性休克、心源性肺水肿。

诊断依据如下。①诱因:患者发病前有受凉病史。②症状:初期咽痛、发热,干咳病史,逐渐出现心悸、乏力,入院后开始咳出粉红色泡沫痰,查体血压下降,双肺可闻及湿啰音。③检查:心肌酶谱明显增高,伴有各种类型心律失常。

一般将急性重症心肌炎(急性暴发性心肌炎)定义为急骤发作且伴有严重血流动力学障碍的心肌炎症性疾病,因此急性重症心肌炎更多是一个临床诊断而非组织学或病理学诊断,因而诊断需要结合临床表现、实验室检查等分析。当出现急性起病、进展迅速、有明显病毒感染前驱症状尤其是全身乏力、迅速出现循环功能恶化甚至严重的血流动力学障碍、心肌严重受损、超声心动图可见弥漫性室壁运动减弱时，即可临床诊断急性重症心肌炎。该患者出现心率增快、血压下降、皮肤湿冷、乳酸升高等休克表现，考虑心源性休克。

问题 2 　急性重症心肌炎的临床表现特点是什么？

（答）心肌炎的临床表现差异很大，从轻度的胸闷、胸痛、心悸、心电图改变，到威胁生命的心源性休克、恶性心律失常甚至猝死。

急性重症心肌炎是心肌炎的一种严重临床类型，以起病急骤、进展迅速为特点，很快出现严重循环衰竭以及各种恶性心律失常，并可伴有呼吸衰竭和肝肾功能障碍。急性重症心肌炎虽然主要见于年轻人，但各年龄段均可发病，冬春季发病较多，无明显性别差异。

急性重症心肌炎患者往往有如下临床表现。

1. 病毒感染前驱症状·发热、乏力、鼻塞、流涕、咽痛、咳嗽、腹泻等为首发症状，临床表现个体差异较大，但是许多患者早期仅有低热、明显乏力、不思饮食或伴有轻度腹泻，这些症状可持续 3～5 日或更长，多被患者忽视，也不是其就诊的主要原因，却是诊断心肌炎的重要线索，因此详细询问病史至关重要。

2. 心肌受损表现·病毒感染前驱症状后的数日或 1～3 周，出现气短、呼吸困难、胸闷或胸痛、心悸、头昏、极度乏力、食欲明显下降等症状，为患者就诊的主要原因。约 90% 的急性重症心肌炎患者因心悸、呼吸困难就诊或转诊，10% 的患者因晕厥或心跳骤停后就诊或转诊。

3. 血流动力学障碍·为急性重症心肌炎的重要特点，部分患者迅速发生急性左心衰竭或心源性休克，出现严重的呼吸困难、端坐呼吸、咯粉红色泡沫痰、焦虑不安、大汗、少尿或无尿等，可出现皮肤湿冷、皮肤花斑样改变甚至意识障碍等，少数发生晕厥或猝死。

4. 其他组织器官受累表现·急性重症心肌炎可引起多器官功能损害或衰竭，包括肝功能异常、急性肾损伤、凝血功能异常以及呼吸衰竭。

5. 体征·血压、呼吸、心率等指标异常提示血流动力学不稳定，是急性重症心肌炎最为显著的表现，也是病情严重的指征。心肌受累，心肌收缩力减弱导致心尖搏动减弱或消失，听诊心音明显低钝，常可闻及第 3 心音及第 3 心音奔马律。休克时可出现全身湿冷、末梢循环差及皮肤花斑样表现等。脑灌注不足和脑损伤时可出现烦躁、意识障碍，甚至昏迷。

问题 3 　急性重症心肌炎患者实验室检查的意义是什么？

（答）1. 心肌损伤指标·肌钙蛋白、心肌酶以及肌红蛋白等升高，其中以肌钙蛋白最为敏感和特异，心肌酶谱改变与心肌梗死差别在于其无明显酶峰，提示病变为渐进性改变，持续性增高说明心肌持续进行性损伤和加重，提示预后不良。BNP 或 NT-proBNP 是诊断心功能不全及其严重性、判断病情发展及转归的重要指标。

2. 心电图·对心肌炎诊断敏感度较高，但特异度低，应多次重复检查，比较其变化。窦性心动过速最为常见；频发房性期前收缩或室性期前收缩是心肌炎患者住院的原因之一，监测时可发现短阵室性心动过速；出现束支阻滞或房室传导阻滞提示预后不良；肢体导联特别是胸前导联低电压提示心肌受损广泛且严重；ST-T 改变常见，代表心肌复极异常；心室颤动较为少见，为猝死的原因。

3. 超声心动图·对于急性重症心肌炎的诊断和随访意义重大。常表现为：①弥漫性室壁运动减低，表现为蠕动样搏动，心肌收缩力显著下降；②心脏收缩功能异常，左心室射血分数显著降低，甚至低至 10%；③室间隔或心室壁可稍增厚，系心肌炎性水肿所致。心脏超声可帮助及时排除心脏瓣膜疾病、肥厚型或限制型心肌病、心肌梗死等。

4. 胸部X线和CT·大部分患者心影不大或稍增大。因左心功能不全而有肺淤血或肺水肿征象,如肺门血管影增强、上肺血管影增多、肺野模糊等。急性肺泡性肺水肿时肺门呈蝴蝶状,肺野可见大片融合的阴影。合并有病毒性肺炎可出现严重弥漫性病变或整个肺部炎症浸润(图2-11)。

5. 有创血流动力学监测·可行漂浮导管监测、PiCCO监测或有创动脉压监测,以判断病情及治疗反应。

6. 心内膜心肌活检(EMB)·心肌的组织学检查是诊断心肌炎的金标准,但考虑到急性重症心肌炎患者的风险/获益比,当患者病情严重不能改善或怀疑巨细胞或嗜酸细胞性心肌炎(即存在严重的室性心律失常或高度心脏传导阻滞)时,才应考虑EMB。急性重症心肌炎的病理学改变(图2-12)主要为心肌细胞水肿、凋亡和坏死、炎症细胞浸润。

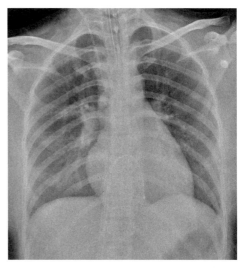

图2-11 胸部X线表现

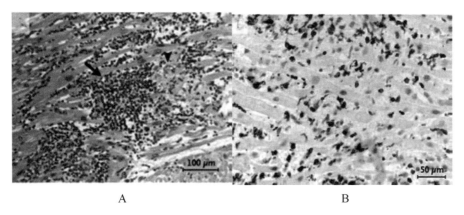

扫描二维码看彩图

图2-12 心肌炎患者心肌病理可见大量淋巴细胞浸润

A. HE染色见大量淋巴细胞浸润伴心肌细胞损害(箭头所示);B. CD3免疫组化染色见T淋巴细胞浸润

7. 心脏磁共振成像(MRI)·MRI能够对心脏结构进行扫描,判定心脏功能,还能够直接观察心肌组织的病理改变,提供包括心肌水肿、充血、坏死及纤维化等多种病理图像证据,为一种无创性检查方法,其在心肌炎诊断中的价值近年来受到重视。

8. 病原学检测·病毒性心肌炎常由呼吸道或肠道病毒感染所致,常见的为柯萨奇B组RNA病毒,其IgM抗体检测有助于早期诊断。采用宏基因组及目标基因测序技术对明确病原体有帮助。

9. 冠状动脉造影·与心肌梗死难以鉴别者应尽早进行冠状动脉造影检查,因为两种疾病的治疗方案不同。

问题4 该患者需要与哪些疾病进行鉴别诊断?

答 急性重症性心肌炎发病进展迅速,可累及多器官和系统,临床表现严重且具有多样性,病情进展迅速。需要与心血管系统疾病和其他可以引起相应临床表现的疾病进行鉴别。

1. 冠心病·急性大面积心肌梗死可出现肺水肿、循环衰竭、休克,心肌标记物可显著升高。可通过冠状动脉造影进行鉴别,冠心病者彩色超声心动图可见明显心肌局限性运动异常,而急性重症心肌炎患者往往存在弥漫性室壁运动减弱。

2. 病毒性肺炎 · 重症肺炎合并呼吸衰竭以及感染性休克时也可出现心肌标志物轻度的一过性升高,但随感染性休克及呼吸衰竭的纠正而显著改善。

3. 脓毒症性心肌炎 · 严重细菌感染性休克时毒性损害也可致心肌损伤而加重休克,并可出现明显心脏抑制性表现。早期出现的感染灶和血白细胞早期即显著升高以及其他全身表现有助于鉴别。

4. 应激性心肌病(Takotsubo 综合征) · 又称心尖球形综合征,好发于绝经后女性,有胸痛、心电图 ST-T 改变以及心肌损伤标记物升高。常有强烈精神刺激诱因。最常见的是心尖部室壁运动异常,呈特征性章鱼篓样改变,左心室造影可见节段性室壁运动异常,超过单一冠状动脉供血范围。冠状动脉造影结果阴性或轻度冠状动脉粥样硬化。左心室功能恢复快,常仅需支持治疗。

5. 风湿性心脏病 · 有链球菌感染史、发热、多发性游走性大关节炎、环形红斑及皮下小结等风湿活动表现,有瓣膜病变时出现二尖瓣区收缩期和(或)舒张期杂音。实验室检查可见红细胞沉降率增快、C 反应蛋白阳性、抗链球菌溶血素"O"阳性、咽拭子培养阳性等链球菌感染的证据。

6. 非病毒性急性重症心肌炎 · 包括自身免疫性疾病、药物毒性和药物过敏等所致的急性重症心肌炎,临床上通常没有病毒感染的前期表现,而有自身免疫性疾病史、使用毒性药物尤其是抗肿瘤药物或致过敏药物史,疾病发生同样迅速凶险。

问题 5　急性重症心肌炎的病理改变是什么?

(答) 心肌炎是一种以炎症细胞浸润心肌及非缺血性心肌坏死为特征的疾病。其典型的组织学表现为淋巴细胞浸润,但也存在嗜酸性粒细胞或巨细胞炎症。导致心肌炎的病因常为感染性因素,其中最常见的是病毒感染,还有免疫介导的损伤(由病毒感染、外源性因素如吸毒或自身免疫性疾病等触发)以及毒素等。

急性重症心肌炎的心肌损伤机制包括以下几个方面。

1. 直接损伤 · 病毒侵蚀心肌细胞及其他组织细胞并在细胞内复制,引起心肌变性、坏死和功能失常;细胞裂解释放出的病毒继续感染其他心肌细胞及组织,并导致炎症损害。

2. 免疫损伤 · 由于病毒侵蚀组织损伤而释放的细胞因子和趋化因子,引起细胞免疫反应和体液免疫反应,导致细胞毒性反应、抗原抗体反应,且炎性因子对心肌造成损伤。异常的免疫系统激活、过度的巨噬细胞活化和在组织器官中聚集所致的间接损伤是导致患者病情急剧恶化的重要病理生理机制。

· 心内科治疗 ·

心内科主治医生立即给予无创通气,吗啡 5 mg 皮下注射,建立静脉通路,多巴胺 5 μg/(kg·min)持续静脉泵入。患者呼吸困难稍缓解,但血压上升不明显,70/55 mmHg。立即增加多巴胺至 20 μg/(kg·min)持续静脉泵入,血压仍维持在 80/60 mmHg 左右,超声提示各心室壁弥漫性收缩功能障碍。考虑存在急性重症心肌炎、心源性休克,联系 ICU 会诊,转入 ICU 抢救治疗。

问题 6　急性重症心肌炎患者下一步检查和监测重点是什么?

(答) 急性重症心肌炎患者需要立即被收入或转至有呼吸循环监护和支持治疗条件医院的 ICU,进行加强治疗。

(1) 重症监护,持续监测生命体征,监测心率、血压和 SpO_2、呼吸以及意识改变。

（2）心脏超声检查，评估心脏功能以及容量状态，最好进行有创血流动力学监测，包括有创动脉血压及 CVP、肺毛细血管楔压或 PiCCO 监测等。

（3）动态监测心电图、肝肾功能、凝血功能等指标变化。

问题 7　急性重症心肌炎治疗原则是什么？

答　因急性重症心肌炎发病急骤，病情进展迅速，早期病死率高，而患者一旦度过危险期，长期预后好，因此对于急性重症心肌炎的治疗，应高度重视，采用各种可能手段，尽力挽救患者生命。

急性重症心肌炎患者需要密切进行呼吸循环监护，必要时进行生命支持治疗，维持呼吸和循环以及器官组织灌注，等待心脏功能恢复，可获得较好的预后。除一般治疗（严格卧床休息、营养支持等）和药物治疗（营养心肌、减轻心脏负荷、保护胃黏膜等）外，治疗还包括抗感染、抗病毒、糖皮质激素、丙种球蛋白、临时起搏器植入、机械辅助措施（IABP、ECMO、Impella 心室辅助系统）、呼吸支持、肾脏支持、营养支持等，必要时可行心脏移植。

问题 8　急性重症心肌炎常规治疗包括哪些？

答　所有急性重症心肌炎患者均应给予对症治疗。

一般性治疗：绝对卧床休息；液体补充，应量出为入，匀速补充，切忌液体快进快出；使用质子泵抑制剂防止应激性溃疡和消化道出血。

急性重症心肌炎常规药物治疗方面包括如下几个方面。

1. 心肌营养药物·改善心肌能量代谢（可给予磷酸肌酸、辅酶 Q10 等），曲美他嗪有助于改善心脏功能。补充水溶性和脂溶性维生素。

2. 抗病毒治疗·所有病毒性急性重症心肌炎患者均应尽早期给予联合抗病毒治疗。病毒感染是引发病毒性心肌炎病理过程的始动因素，早期使用抗病毒治疗能降低病死率，改善预后的效果好。

奥司他韦、帕拉米韦等药物可抑制流感病毒的神经氨酸酶，从而抑制新合成病毒颗粒从感染细胞中释放及病毒在人体内复制播散，对 A 型和 B 型流感病毒有作用。磷酸奥司他韦胶囊推荐在需要时使用（75 mg 口服，2 次/日，重症患者剂量加倍）。帕拉米韦为静脉给药的神经氨酸酶抑制剂，推荐 300～600 mg 静脉滴注，1 次/日，连续使用 3～5 日。鸟苷酸类似物可干扰病毒 DNA 合成，常用的阿昔洛韦对 EB 病毒等 DNA 病毒有效，而更昔洛韦（0.5～0.6 g/d 静脉滴注）则对巨细胞病毒有效。由于病原学早期检测困难，早期可联合用药。

3. 免疫调节治疗·急性重症心肌炎患者根据情况可给予丙种球蛋白和糖皮质激素进行免疫调节治疗。理论上有阻断发病环节、减轻炎症、缓解临床症状、挽救濒死心肌、改善患者预后的作用，但缺乏大规模多中心的临床研究结果支持。

建议每天静脉注射免疫球蛋白（IVIg）0.4 g/kg，使用 5～7 日，值得注意的是 IVIg 治疗宜尽早足量应用。糖皮质激素剂量尚无统一推荐，酌情使用。

4. 休克和心律失常药物总体治疗原则

（1）快速识别并纠正血流动力学不稳定，根据血流动力学监测使用和调整血管活性药物治疗，尽快进行生命支持治疗。

（2）纠正和处理电解质紊乱、酸碱失衡等。

（3）快速心律失常时可考虑胺碘酮静脉泵入，但不宜快速静脉推注；快心室率心房颤动患者可给予洋地黄类药物控制心室率。

（4）心动过缓者首先考虑植入临时起搏器，无条件时可暂时使用提高心率的药物如异丙肾上腺素或阿托品。急性期不建议植入永久起搏器。

窦性心动过缓、QRS波增宽、超声心动图显示左心室功能恶化、心肌肌钙蛋白水平持续升高或波动，持续低灌注或出现非持续性室性心动过速，常预示恶性心律失常的发生。因心律失常导致严重血流动力学障碍者立即纠正心律失常，电复律不能纠正或纠正后复发，在兼顾血压时使用胺碘酮静脉注射。

· 转入 ICU 治疗 ·

患者在心内科医生和护士的护送下，携带移动监护仪，在微量泵多巴胺 20 μg/(kg·min)持续静脉泵入，移动无创呼吸机辅助下转入 ICU。

心电监护：心率 130 次/分，无创血压 85/62 mmHg，无创呼吸机纯氧支持下 SpO$_2$ 93％。过床后患者出现一过性意识丧失，心电监护显示室性心律失常，后自行恢复为室上性心动过速，心率 150 次/分，测血压 75/55 mmHg。立即给予肾上腺素 0.02 μg/(kg·min)持续静脉泵入，查血常规等相关检查，继续无创通气，SpO$_2$ 维持在 90％，放置左颈内静脉置管和右侧桡动脉置管，监测中心静脉压 22 mmHg，有创动脉血压 78/58 mmHg，放置尿管，引出约 30 mL 尿液。

动脉血气分析：pH 7.21，PaO$_2$ 76 mmHg，PaCO$_2$ 30 mmHg，PaO$_2$/FiO$_2$ 76 mmHg，Lac 5.2 mmol/L。

床边心脏超声显示 LV 5.2 cm，LA 4.1 cm，左心室室间隔和心尖部收缩明显，基底部明显减弱，左室射血分数(LVEF) 15％。

ECG 提示患者心电转为交界性逸搏心律。

ICU 医生调整肾上腺素由 0.04 μg/(kg·min)迅速增加至 0.2 μg/(kg·min)持续静脉泵入，给予胺碘酮静脉推注后 1 mg/min 持续泵入，无创通气维持 SpO$_2$ 90％以上。但患者心律仍为交界性逸搏心律，频发室性期前收缩，血压 70/50 mmHg。静脉推注呋塞米 100 mg，1 小时尿量仅仅 5 mL。急查 TNI 结果 17.46 ng/mL，BNP 4 700 pg/mL。经过处理后患者没有明显好转，咳出血性痰，意识模糊，手脚冰冷，伴冷汗。

问题 9　急性重症心肌炎循环评估可以做哪些？

答 急性重症心肌炎患者除常规心电监护等之外，均需要建立有创监测，如有创动脉置管进行有创动脉压连续监测，中心静脉置管进行中心静脉压监测，PiCCO 导管或 Swan-Ganz 导管进行血流动力学监测，超声或其他无创或有创血流动力学监测手段进行循环评估。

（1）有创血压监测：有创血压监测是将动脉导管置入动脉内直接测量动脉内血压的方法。常用的是经桡动脉或股动脉置管。常见并发症为出血、渗血、感染。

（2）中心静脉压监测：CVP 是通过中心静脉置管测得的胸腔内大血管或右心房内的压力，是反映有效循环血容量的指标。当患者无三尖瓣病变时，CVP 可以反映右心室舒张末压力，间接评价心脏前负荷。

（3）肺动脉漂浮导管(Swan-Ganz 导管)：临床上常用的有创性血流动力学监测手段之一。适用于对血流动力学指标、肺和机体组织氧合功能的监测。任何原因引起的血流动力学不稳定及氧合功能改变，或存在可能引起这些改变的危险因素，均为其适应证。肺动脉楔压则反映左心室的舒张末压，都是反映前负荷的压力指标。

（4）PiCCO：同 Swan-Ganz 肺动脉漂浮导管一样，利用热稀释法监测心输出量，且具有连续性监测的优势，对于肺水增加的患者，PiCCO 存在优势。

（5）通过容量负荷试验观察 CVP 的改变，可判断患者的容量情况，对治疗具有重要价值。容量负荷试验的具体步骤包括：①测定并记录 CVP 和 PAWP 基础水平。②根据患者情况，10 分钟内快速静脉滴注生理盐水 50～200 mL。③观察患者症状、体征的改变。④观察 CVP 和 PAWP 改变的幅度（2～5 cmH$_2$O 原则和 3～7 mmHg 原则）。

（6）混合静脉血氧饱和度（SvO$_2$）反映组织器官摄取氧的状态。当全身氧输送降低或全身氧需求超过氧输送时，SvO$_2$ 降低，提示机体氧供需失衡。

问题 10　该患者经过常规处理后，循环仍未有好转，还有哪些措施？

⊛ 所有急性重症心肌炎合并心源性休克患者均应尽早给予生命支持治疗，如 IABP 或 ECMO。如果必要，在使用 ECMO 的前提下转院。

问题 11　如何进行急性重症心肌炎机械循环辅助支持？

⊛ 机械辅助支持手段较多（图 2-13），如 IABP、ECMO、Impella、左心室辅助等，而临床上常用的有 IABP 和 ECMO。

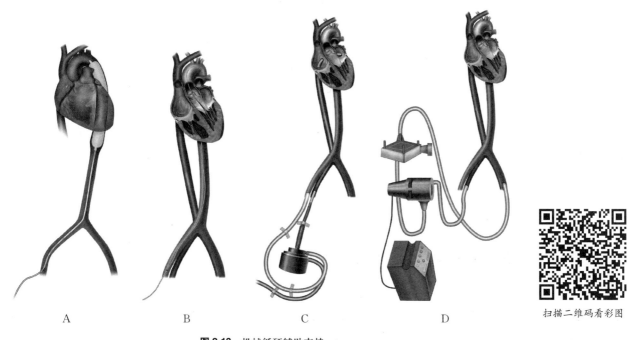

扫描二维码看彩图

A　　　　　B　　　　　C　　　　　D

图 2-13　机械循环辅助支持

A. IABP；B. Impella；C. 左心辅助装置；D. VA ECMO

1. IABP・对于血流动力学不稳定的急性重症心肌炎患者推荐尽早使用 IABP 进行治疗。IABP 在心脏舒张期球囊充气和收缩期前放气，达到辅助心脏、减轻心脏负担的作用。在心脏舒张期球囊充气时，球囊占据主动脉内空间，可升高舒张压力，增加心脑等重要脏器的循环灌注。

2. ECMO・ECMO 是一种体外机械循环辅助装置，在使用 IABP 仍然不能纠正或不足以改善循环时应立即启用 ECMO 或直接启用 ECMO 治疗。心指数＜2.0 L/(m^2・min)、血乳酸＞2 mmol/L 的患者，更能从 ECMO 治疗中获益，所以对于此类患者应更积极地尽早启用 ECMO 治疗，临床证明其可挽救危重患者生命。ECMO 对急性重症心肌炎的救治作用已得到大量临床数据支持，报道中位 ECMO 治疗时间为 5～9

日,治愈出院率为 55%～66%。

问题 12 如何进行急性重症心肌炎患者呼吸功能的支持?

(答) 急性重症心肌炎患者呼吸机辅助通气可改善肺功能,同时可降低心脏前负荷,降低患者心脏做功。

呼吸困难或呼吸频率>20 次/分、能配合呼吸机通气的患者,可给予无创通气或高流量通气;如果效果欠佳和不能适应,应改为气管插管有创机械通气。对于有呼吸急促、血氧饱和度在有创辅助通气下仍不能维持者应积极使用 ECMO。

问题 13 对急性重症心肌炎患者何时进行肾脏支持?

(答) 急性重症心肌炎患者常常合并急性肾损伤,若出现无尿或容量管理困难时可考虑进行肾脏替代治疗。

肾脏替代治疗传统适应证为急性肾损伤导致的少尿、无尿等容量治疗受限,高钾血症、严重代谢性酸中毒等电解质紊乱、酸碱失衡和氮质血症,对于急性重症心肌炎特别是伴有急性左心功能不全导致心源性休克的患者,应尽早进行肾脏支持。

· 病情再次评估和处理 ·

患者仍有呼吸困难,气喘,咳出淡血性痰,手脚湿冷。患者在肾上腺素 $0.2\ \mu g/(kg \cdot min)$ 和去甲肾上腺素 $30\ \mu g/min$ 持续静脉泵入情况下有创血压 75/52 mmHg,无创机械通气辅助吸入氧浓度 80% 下 SpO_2 仍在 92% 左右。交代病情获得知情同意后立即床边放置 IABP,放置 40 mL 主动脉内球囊导管顺利,胸片确定导管位置在左锁骨下动脉开口远端 2 cm,IABP 联合肾上腺素 $0.2\ \mu g/(kg \cdot min)$ 和去甲肾上腺素 $35\ \mu g/min$ 持续静脉泵入,有创血压在 80/55 mmHg 左右,无创机械通气辅助吸入氧浓度 80% 下 SpO_2 在 92% 左右。复查动脉血气分析显示 pH 7.20,PaO_2 65 mmHg,$PaCO_2$ 32 mmHg,Lac 9.5 mmol/L,HCO_3^- 16 mmol/L。中心静脉血气分析提示 pH 7.18,PaO_2 50 mmHg,$PaCO_2$ 46 mmHg,Lac 10.5 mmol/L,$ScvO_2$ 55%。心脏超声提示左室射血分数仍低,收缩广泛减弱。考虑患者在大剂量血管活性药和 IABP 辅助下循环未有明显改善,立即准备进行 ECMO 辅助支持治疗。

问题 14 VA-EMCO 的适应证包括哪些? 禁忌证是什么?

(答) VA-EMCO 的适应证包括:心脏术后心源性休克;急性心肌梗死合并心源性休克;心脏骤停后 ECPR;终末期心脏病,等待移植供体或进行过渡期辅助;暴发性心肌炎,等待心脏功能恢复或移植过渡;慢性心功能衰竭失代偿,等待好转或移植过渡;围生期心肌病,感染性休克合并心功能抑制,为感染控制争取时间、等待器官功能好转;复杂危重 PCI 和手术患者,在围手术期预防性使用,进行围手术期支持。

ECMO 无绝对禁忌证,相对禁忌证包括:脑不可逆损伤、严重的免疫抑制状态、晚期肿瘤患者、抗凝禁忌等。

问题 15 该患者病情是否需要进行 ECMO 支持? 急性重症心肌炎 ECMO 的上机指征和时机是什么?

(答) 急性重症心肌炎,病情进展迅速,出现急性循环功能障碍,伴恶性心律失常,经积极药物和常规治疗病情未有明显好转,休克进行性进展,出现肾损伤等器官功能衰竭,需要进行 ECMO 进行机械循环辅助支持。

ECMO 循环支持的指征如下。

（1）各种原因引起的进行性进展的心源性休克（急性暴发性心肌炎、急性心肌梗死、心脏术后低心输出量、心脏手术不能脱离体外循环、心肺复苏后循环不稳定等）。

（2）收缩压低于 90 mmHg，需要使用两种以上正性肌力药物［如多巴酚丁胺或多巴胺 10 $\mu g/(kg \cdot min)$，或肾上腺素 0.1 $\mu g/(kg \cdot min)$ 以上］。

（3）PCWP 高于 18 mmHg。

（4）心指数低于 2.1 $L/(min \cdot m^2)$，存在器官灌注不足表现。

（5）经过容量调整，正性肌力药物和血管活性药物及 IABP 下仍存在休克进展。

急性重症心肌炎病因明确，可逆性急性循环功能衰竭是 ECMO 的指征，及时有效的支持下心功能恢复，可获得良好的临床预后。当患者出现显著血流动力学恶化，经过容量调整至最佳状态，正性肌力药物和血管活性药物及 IABP 下仍存在休克进展，即为 ECMO 上机的时机，切勿因等待而导致患者出现心跳呼吸骤停。

问题 16　如何选择 ECMO 模式?

答　ECMO 常用的模式为静脉-静脉 ECMO(VV-ECMO)、静脉-动脉 ECMO(VA-ECMO)、静脉-动脉-静脉 ECMO(VAV-ECMO)。VV-ECMO 是从静脉引血，经过氧合器氧合后再回到静脉至右心房，主要增加回到右心的氧含量，进行肺功能的支持。VA-ECMO 是从静脉系统引血，经氧合器泵入主动脉，进行心肺功能支持。VAV-ECMO 是从静脉引血，经过氧合器氧合后一部分氧合血泵入动脉，另外一部分氧合血经过静脉回到右心房，增加经过肺和左心的静脉血的氧含量，主要适用于急性心源性休克伴有严重呼吸衰竭的患者，可给予心肺支持。

该患者心功能严重障碍，因此应以 VA-ECMO 为宜。

问题 17　如何进行 VA-ECMO 上机?

答　ECMO 上机包括建立血管通路和预充 ECMO 套包两部分，建立血管通路预充后连接，即可进行 ECMO 的运行。

血管通路建立目前多采用外周血管穿刺置管的方法，避免了手术切开导致的损伤和出血。如为心脏手术体外循环患者可直接中心置管，如血管条件不好的患者可以考虑手术置管。VA-ECMO 外周置管常选择股静脉引血、股动脉回血的置管方式。导管选择根据患者体重以及血管条件进行选择，一般来说成人多选择 21～23 F 的静脉引流管，17～19 F 的动脉管。超声确认血管直径后选择合适的导管直径，一般动脉置管要求在动脉直径的 2/3 左右，以免造成下肢缺血，对有高危下肢缺血风险者应安置远端灌注管。在超声引导下穿刺，减少组织血管损伤，导管位置可以通过超声和 X 线进行确认。

在建立血管通路同时，连接水箱气源等，配置肝素生理盐水进行 ECMO 套包的预充备用。待血管通路建立，无菌下连接血管通路和 ECMO 套包，连接气源设置相应参数进行 ECMO 运行。

问题 18　VA-ECMO 患者的管理要点是什么?

答　VA-ECMO 成为迅速稳定循环与灌注、避免造成脏器损伤的重要措施。建立 ECMO 支持后，需要尽快在循环改善的基础上纠正心源性休克导致的代谢紊乱，改善组织灌注，避免器官损伤。在保障脏器灌注和氧供的前提下，平衡患者心脏和 ECMO 做功，使心脏得以休息和功能恢复。

ECMO 一般血流速 3～4 L/min，血流速根据全身和局部的灌注指标进行判断，调整并维持合适的灌注压。气流速度和吸入氧浓度根据血气结果进行调整。

VA-ECMO 左心后负荷增加可通过减少 ECMO 流量、适量的血管活性药物,维持左室适度自身搏动;必要时采用 IABP 及 Impella 等其他心室辅助设备,或考虑左心减压。

VA-ECMO 患者可能出现半身综合征(Harlequin syndrome)。由于 VA-ECMO 采用外周插管方式时,患者心脏射血和股动脉供血形成压力平衡界面,导致主动脉根部和头臂干由患者心肺的血液供应,如患者肺水肿等原因导致肺气体交换功能下降,则主动脉根部和头臂干血液氧合下降,形成右颈总动脉供应区和右上肢血液含量下降,称为半身综合征,可通过改善肺气体交换功能或采用颈内静脉插管的 VAV 模式改善。

在 EMCO 运行过程中,需要采用各种预防措施和操作流程以最大限度减少并发症,如感染、出血、血栓的患者并发症和 ECMO 相关机械并发症等。

• ICU 第 8 天 •

患者 8 日后 ECMO 血流速度逐步减到 2.5 L/min,气体流速 1 L/min,肾上腺素 0.01 μg/(kg·min)和去甲肾上腺素 6 μg/min 持续静脉泵入下,有创动脉血压(IBP)维持在(100~110)/(65~73)mmHg,鼻导管吸氧 4 L/min, SpO$_2$ 100%, Lac 1.1 mmol/L,中心静脉血气 SvO$_2$ 在 75% 左右。心脏超声:射血分数 0.42,左室收缩稍弱,未见明显节段性运动异常。降低血流速度到 1.0 L/min 维持 1 小时,循环和超声下各心房室大小未有明显改变。监测凝血功能提示:PT 13.1 秒,Fib 3.0 g/L, APTT 48 秒。今日复查血小板 102×10^9/L。

问题 19　如何进行 VA-ECMO 的撤离?

(答) VA-ECMO 的撤离流程分三个步骤进行:VA-ECMO 撤离筛查、进行自主循环试验(spontaneous circulation trial,SCT)、撤除 ECMO。

VA-ECMO 患者在血流动力学改善、代谢紊乱纠正后应每日进行筛查,如达到筛查标准,进行 ECMO 自主循环试验。VA-ECMO 筛查标准为:①原发病得到控制;②无容量过负荷表现;③心指数>2.4 L/(min·m^2);④左室射血分数>30%;⑤平均动脉压(MAP)>65 mmHg(使用小剂量儿茶酚胺类药物情况下),恢复搏动性血流超过至少 24 小时;⑥肺动脉楔压和(或)CVP<18 mmHg。

如患者达到筛查标准,自主循环试验常用以下几种方式进行。①ECMO 血流量减低(以原来血流速度的 30%),直至降至 1~1.5 L/min。观察数小时,如果患者循环稳定(使用小剂量儿茶酚胺类药物情况下),灌注良好,可考虑撤除 ECMO。②建立 ECMO 动静脉桥,阻断动静脉插管通路,开放 ECMO 桥,动静脉导管封管,观察数小时,若循环稳定、灌注良好、则可考虑撤离 ECMO 心脏辅助。

ECMO 撤除的流程:①准备撤离 ECMO 时,联系血管外科医生或胸心外科医生,准备手术用品。②动脉导管:手术切开缝合动脉拔管。③股静脉导管:手术修补或直接拔除导管局部按压止血。④将 ECMO 内的血液弃去,不需要进行回血,拔管后局部需要按压 1 小时以上。

主治医生经过评估,进行了自主循环试验,降低 ECMO 血流速到 1 L/min,6 小时后患者心率 82 次/分,血压在去甲肾上腺素 5 μg/min 持续静脉泵入下,IBP 维持在 100/60 mmHg 左右。心脏超声显示左心室直径 4.12 cm,右心室直径 3.10 cm。复查乳酸不高。在胸外科医生的协助下手术拔除 ECMO 动脉导管和静脉导管,手术后患者心率、血压均无明显波动,心率 85 次/分左右,血压在去甲肾上腺素 2~5 μg/min 持续静脉泵入下,IBP 维持在 100/60 mmHg 左右,夜间睡眠好。适当康复锻炼,联系心内科后准备转到心脏内科进行治疗。

要点归纳

（1）急性心肌炎临床表现无特异性，容易被误诊。

（2）急性重症心肌炎多合并心源性休克、心律失常等情况。

（3）急性重症心肌炎患者，除接受常规治疗外，必要时需要考虑机械辅助，如 IABP、ECMO、Impella 等。

（刘松桥）

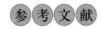

[1] Cooper LT Jr. Myocarditis [J]. N Engl J Med, 2009,360(15)：1526 - 1538.
[2] Sagar S, Liu PP, Cooper LT Jr. Myocarditis [J]. Lancet, 2012,379(9817)：738 - 747.
[3] Gheorghiade M, Pang PS. Acute heart failure syndromes [J]. J Am Coll Cardiol, 2009,53(7)：557 - 573.
[4] McMurray JJ. Clinical practice. Systolic heart failure [J]. N Engl J Med, 2010,362(3)：228 - 238.
[5] 中华医学会心血管病学分会精准医学学组,中华心血管病杂志编辑委员会,成人暴发性心肌炎工作组. 成人暴发性心肌炎诊断与治疗中国专家共识[J]. 中华心血管病杂志. 2017. 45(9)：742 - 752.
[6] Cecconi M, De Backer D, Antonelli M, et al. Consensus on circulatory shock and hemodynamic monitoring. Task force of the European Society of Intensive Care Medicine [J]. Intensive Care Med, 2014,40(12)：1795 - 1815.
[7] 中华医学会心血管病学分会,中华心血管病杂志编辑委员会. 中国心力衰竭诊断和治疗指南 2014[J]. 中华心血管病杂志,2014,42(2)：98 - 122.
[8] Fuernau G, Thiele H. Intra-Aortic Balloon Pump (IABP) in cardiogenic shock [J]. Curr Opin Crit Care, 2013,19(5)：404 - 409.
[9] van Diepen S, Katz JN, Albert NM, et al. Contemporary management of cardiogenic shock：a scientific statement from the American Heart Association [J]. Circulation, 2017,136(16)：e232 - e268.
[10] Reyentovich A, Barghash MH, Hochman JS. Management of refractory cardiogenic shock [J]. Nat Rev Cardiol, 2016,13(8)：481 - 492.
[11] Lawler PR, Silver DA, Scirica BM, et al. Extracorporeal membrane oxygenation in adults with cardiogenic shock [J]. Circulation, 2015,131(7)：676 - 680.
[12] Werdan K, Gielen S, Ebelt H, et al. Mechanical circulatory support in cardiogenic shock [J]. Eur Heart J, 2014,35(3)：156 - 167.

病例 9

主动脉夹层

"蜘蛛人"妈妈

· 病例概要 ·

　　某日心外科门诊来了一位年轻女性患者,患者手里揣着某市医院 1 日前的彩超报告,结果显示"升主动脉瘤样扩张,主动脉瓣轻度关闭不全",再细看升主动脉直径 80 mm。仔细询问病史并检查患者:23 岁,孕 22$^+$ 周,手长脚长似蜘蛛,垂腕征阳性,主动脉瓣听诊区可闻及舒张期杂音Ⅲ级。难道是马方综合征?

　　心外科医生开出心脏超声检查单,很快心脏超声回报提示"升主动脉瘤伴夹层形成,主动脉瓣重度关闭不全",考虑最坏的情况是,A 型夹层。收住入院,完善相关检查,CT 如图 2-14 所示。

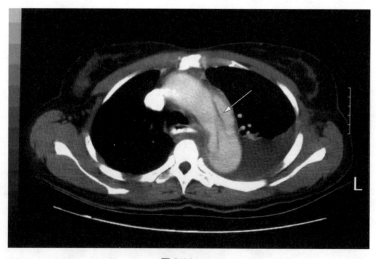

图 2-14　CT

注:箭头处表示夹层。

问题 1　什么是主动脉夹层?

　　答　主动脉夹层指主动脉腔内血液通过内膜破口进入主动脉壁中层,并撕裂主动脉壁中层形成假腔。不过,主动脉夹层也可在无内膜破口的情况下发生。主动脉夹层的命名较混乱,如主动脉夹层、主动脉夹层形成、主动脉夹层剥离(分离)和夹层动脉瘤等。近年国外学者越来越多地应用主动脉夹层(aortic dissection)这一名词,也得到了国内很多学者的认可。

临床表现各异,多以突发的撕裂性胸痛为初始表现,且因剧痛而呈休克貌,焦虑不安、大汗淋漓、面色苍白、心率加速,但血压常不低甚至增高。夹层血肿累及主动脉瓣瓣环或影响瓣叶的支撑时可发生主动脉瓣关闭不全,可突然在主动脉瓣区出现舒张期吹风样杂音,脉压增宽,急性主动脉瓣反流可引起心力衰竭。脉压改变,一般见于颈、肱或股动脉,一侧脉搏减弱或消失,原因为主动脉的分支受压迫或内膜裂片堵塞其起源。可有心包摩擦音、胸腔积液。夹层累及内脏动脉、肢体动脉及脊髓供血时可出现相应脏器组织缺血表现,肾脏缺血、下肢缺血或截瘫等神经症状。

该患者影像学诊断明确,为 A 型主动脉夹层。

问题 2　主动脉夹层有哪些高危因素?

⊜ 主动脉夹层形成有较多的高危因素,如下。

(1) 结缔组织疾病:马方综合征、Ehlers-Danlos 综合征(又称先天性结缔组织发育不全综合征)。

(2) 强效可卡因的使用。

(3) 高血压。

(4) 医源性因素:如心脏导管室手术、心脏外科手术、主动脉内球囊反搏术等。

(5) 妊娠。

(6) 结构缺陷:主动脉瓣二叶畸形、主动脉缩窄、主动脉瓣瓣环扩张。

(7) 梅毒。

(8) 外伤。

(9) 血管炎:巨细胞动脉压、大动脉炎。

(10) 其他遗传性疾病:成人多囊肾病、成骨不全、高胱氨酸尿症、家族性高胆固醇血症、特纳综合征。

该患者存在的危险因素是马方综合征。

问题 3　什么是马方综合征?

⊜ 马方综合征为先天性中胚叶发育不良性疾病,为一种遗传性结缔组织病,系常染色体显性遗传性疾病,个别呈常染色体隐性遗传。具体发病原因不明,被认为与先天性蛋白质代谢异常有关。本综合征临床表现不一,主要累及骨骼、心血管系统和眼等器官组织。

本综合征临床上表现为四肢奇长且细,尤以指(趾)为著。躯干可因侧弯后凸而短缩,使四肢显得更长,宛如蜘蛛足,故名蜘蛛指(图 2-15)。皮纹增宽或有萎缩性皮纹,这些皮肤异常表现可见于身体的许多部位,尤以胸部、肩部三角肌区和大腿部为显著。30%～40%的患者有心血管系统并发症,最常见的心血管异常为主动脉特发性扩张、主动脉夹层动脉瘤和二尖瓣异常等。有时可同时发生主动脉病变和二尖瓣病变。伴有收缩晚期杂音的收缩期喀喇音是其最常见的体征。此外,外伤、高血压和妊娠可以诱发急性主动脉破裂和夹层动脉瘤形成。

该患者手长脚长似蜘蛛,垂腕征阳性,主动脉瓣区听诊舒张期杂音Ⅲ级,此次妊娠导致主动脉血管病变恶化,而出现主动脉夹层。

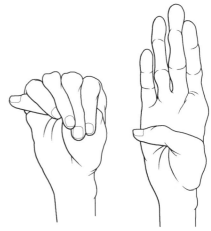

图 2-15　蜘蛛指

问题 4　主动脉夹层有哪些病理改变?

答 主动脉血管壁分为三层:内膜、中膜和外膜(图 2-16),内含不同数量的胶原蛋白、弹性蛋白和平滑肌细胞。各种原因导致内膜损伤,出现小裂缝,血液经裂缝进入血管壁,逐渐形成血管内膜下血肿。这导致在主动脉内存在真腔和假腔,在这种情况下通常称为双管主动脉(图 2-17)。两个管腔占据的总横截面面积不变,因此随着假腔增长,通过真腔血流逐渐减少。如果累及心包腔,则可能会发生心脏压塞。

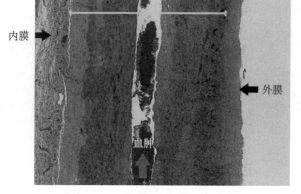

内膜　　　　　　　　外膜

血肿

扫描二维码看彩图　　　　　**图 2-16**　动脉血管壁

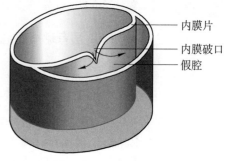

内膜片
内膜破口
假腔

图 2-17　主动脉夹层示意图

问题 5　主动脉夹层如何诊断?

答 主动脉夹层的诊断需要依据病史、临床症状以及相关检查。

1. 病史·既往有高血压等其他病史,部分患者有家族史。必须认真询问病史和上述危险因素。

2. 临床表现·典型表现是突发严重的撕裂性胸痛。常见的症状和体征包括前胸痛、下颚疼痛、肩胛间撕裂痛、晕厥、精神状态改变、非特异性神经症状、呼吸困难、吞咽困难、端坐呼吸和咯血。体格检查包括高血压或低血压、四肢之间的血压差异、神经功能缺陷、新的心脏杂音、左侧呼吸音降低以及心脏压塞症状。

3. 相关检查·行胸部 X 线片、CTA、血管造影、心电图、血管超声等检查。所有怀疑有主动脉夹层的患者都应该行心电图检查,因为这些症状与心肌梗死有重叠。主动脉夹层最常见的心电图改变是 ST 段压低(图 2-18 箭头处)。

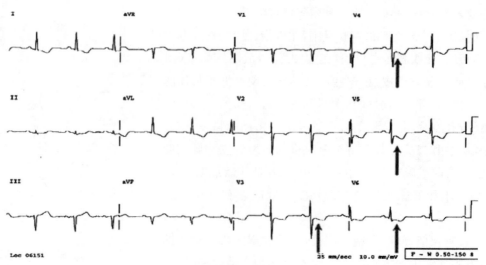

图 2-18　主动脉夹层心电图

　　胸部 X 线常常是最先使用的影像诊断方式,它并不敏感也没有特异性,但可以用来排除其他胸痛原因,如气胸。最常见的征象是纵隔增宽(图 2-19),尤其是升主动脉夹层患者。其他征象包括双主动脉瘤标志、主动脉壁钙化向内移位、气管右移、心包积液、心脏扩大、主动脉轮廓不规则及胸腔积液。纵隔增宽的其他因素还应考虑淋巴瘤、肿瘤、甲状腺肿大等。

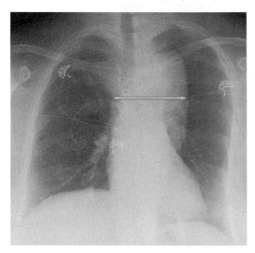 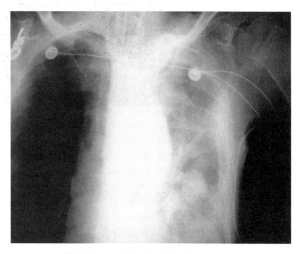

图 2-19　主动脉夹层胸部 X 线表现　　　　　　　　图 2-20　主动脉夹层破裂导致血胸形成

　　如果主动脉夹层破裂,会引起血胸(图 2-20),通常表明预后极差。
　　超声多普勒(图 2-21)可根据血流的有无来区分真腔和假腔。超声检查还可以对心脏应变功能进行评估,并确定内膜撕裂部位、撕裂部位有无扩大、心包积液和主动脉功能不全,尤其是上行性撕裂的患者。经胸超声也可以协助制订手术计划及协助评估高危并发症。

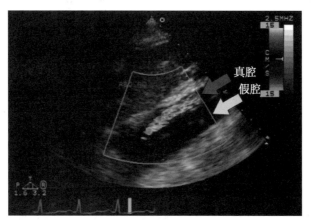

图 2-21　血管超声

扫描二维码看彩图

　　CT 检查是另一种快速诊断夹层的方式,敏感性和特异性均大于 90%。CTA(图 2-22)可以确定撕裂的范围,确定破口位置,还可进行三维重建,协助制订手术计划。连续检查可以用于观察术后情况及术后并发症。
　　还有很多其他的方式,如 MRI、血管造影等方法可以用以诊断主动脉夹层,但 MRI 时间较长,患者较难配合;血管造影高度依赖操作者的技术,且操作过程可能会导致夹层恶化,所以目前使用逐渐减少。

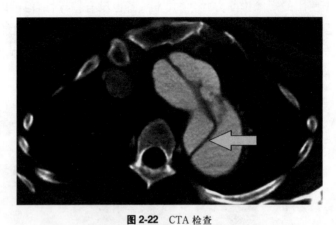

图 2-22 CTA 检查

注：箭头示意血管破口。

问题 6 主动脉夹层如何分型?

答 目前国际通用的主动脉夹层分型法有两种(图 2-23)。

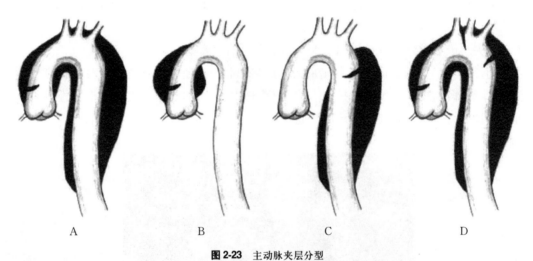

A   B   C   D

图 2-23 主动脉夹层分型

A. Stanford A 或 DeBakey Ⅰ; B. Stanford A 或 DeBakey Ⅱ; C. Stanford B 或 DeBakey Ⅲ;
D. Stanford A 或 DeBakey Ⅰ,在降主动脉中有额外的入口撕裂

1. DeBakey 分型·①DeBakey Ⅰ 型,主动脉夹层从升主动脉(或主动脉根部)开始,累及大部分或全部主动脉。②DeBakey Ⅱ 型,主动脉夹层仅累及升主动脉。③DeBakey Ⅲ 型,主动脉夹层仅累及降主动脉(Ⅲa,仅累及胸降主动脉;Ⅲb,累及胸、腹主动脉)。

2. Stanford 分型·20 世纪 70 年代由戴利(Daily)等提出,分 2 型:①Stanford A 型,主动脉夹层累及升主动脉(含主动脉根部);②Stanford B 型,主动脉夹层累及降主动脉。

· 收住 ICU 时 ·

全程绿色通道,患者直接住进外科 ICU。

入 ICU 时,患者神志清晰,精神委靡,神色焦虑。患者自述不觉得疼痛,但有胸闷、心慌。此时床头的心电监护仪显示心率 132 次/分,血压 154/98 mmHg,SpO$_2$ 98%。

接诊医生立即下医嘱:艾司洛尔 0.1 mg/(kg·min)泵入,地尔硫革 50 mg 静推并继续泵入,控制血压和心率。

鉴于主动脉 CTA 检查证实夹层直接从主动脉根部撕裂到髂动脉分叉,需急诊手术治疗。因为情况特殊(主动脉夹层手术同期终止妊娠),立即向医务部报备,并安排心脏外科、妇产科、麻醉科、手术室、ICU 行全院大会诊,共同商讨手术方案,决定急诊行 Bentall+Sun's 手术,同期做剖宫取胎术。

问题 7　患者在等待手术的过程中,需要哪些治疗?

答　主动脉夹层的治疗最重要的是积极镇痛镇静,降低兴奋度,同时积极控制血压及心率,以减少心肌收缩产生的剪切力,从而避免进行性内膜撕裂加重。

1. 镇痛镇静·阿片类药物是控制疼痛的首选药物,因为它能减少肾上腺素的刺激。

2. 血压控制·硝普钠、拉贝洛尔、地尔硫革、尼卡地平等都是治疗高血压的常用药。原则上血压应该控制在维持组织灌注的最低水平即可,因此需监测尿量、Lac 等灌注指标。

3. 控制心室率·β受体阻滞剂是主动脉夹层患者控制心室率的首选药物,一般将心室率控制在 60 次/分左右。禁止使用强心剂。

· ICU 后 2 小时 ·

手术历时 5 个多小时,顺利完成。术后患者回到 ICU。

术后患者氧合差,呼吸机吸氧浓度为 90% 的情况下氧饱和度只有 85% 左右。

问题 8　该患者目前为何出现氧合下降?　如何判断?

答　主动脉夹层手术后患者出现氧合下降,可能的原因较多。

1. 肺部病变·肺水增加最为多见,其次为肺不张、肺实变、气道分泌物增多导致通气功能障碍等。胸片、CT 和超声可协助诊断。

2. 心脏病变·新发急性冠脉综合征、心力衰竭等。需要行心肌酶学检查,必要时可床旁行超声检查,判断心脏功能以及是否存在节段性功能障碍表现。

3. 胸腔积液·查体可发现病变侧肺组织呼吸音减低等情况,胸片、CT 和超声等检查可协助诊断。

4. 气胸·查体可见患侧肺组织呼吸减低或消失,胸片、CT 和超声检查等可协助诊断。

以上情况均可能导致氧合下降,而由于患者无法行胸片或 CT 检查,因此建议行超声检查,协助诊断、指导治疗。

问题 9　该患者如何行肺部超声检查?

答　改良的 BLUE 方案是目前床旁快速发现肺部及胸腔病变的重要流程之一。

改良 BLUE 方案检查如图 2-24 所示。

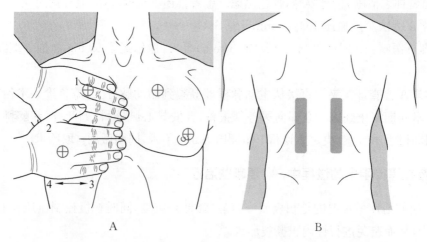

图 2-24 改良 BLUE 方案

A. 1,左手第三、四掌指关节处;2,右手掌中心;3,膈肌线,膈肌线与腋中线间的交点;
4, PLAPS 点,下蓝点垂直向后与同侧腋后线间的交点;B. 阴影区代表后蓝点

· ICU 术后 4 小时 ·

患者经口气管插管接呼吸机辅助通气,吸入纯氧情况下 SpO_2 勉强维持在 89% 左右,心率 112 次/分,血压 137/89 mmHg,气道内吸出大量水样痰液,双肺听诊可闻及湿啰音,双下肺呼吸音低。

复查血气分析提示 pH 7.34 mmHg, PaO_2 67 mmHg, $PaCO_2$ 43 mmHg, Lac 4.5 mmol/L。

经检查发现患者左下肺少量胸腔积液,可见肺实变组织样征,右肺下叶大面积不张,尤其是下叶背段、后外侧基底段,通过改良的 BLUE 方案发现肩胛线和脊柱区域也存在肺不张,且双上肺存在较多 B 线。现在明确患者目前低氧血症主要是由于肺水增多及肺不张。

问题 10 为什么主动脉夹层术后患者会发生肺水增多和肺不张?

答 肺水增多及肺不张是主动脉夹层患者术后较常见的并发症,其发生的机制与主动脉夹层以及其手术干预有关。

(1) 主动脉夹层患者夹层撕裂,导致血管壁中层组织中大量细胞外基质广泛暴露于血液中,中性粒细胞系统激活,释放一系列炎症因子,直接和间接引起肺毛细血管床破坏,肺间质水肿。

(2) 主动脉夹层手术过程中体外循环干预,刺激大量炎症因子释放,导致肺血管通透性增加,同时术中液体控制困难可进一步加重肺部渗出,导致肺水肿增多。

(3) 手术时间较长,可能影响到心功能的状态,多见于老年患者。

此类患者治疗上需要抑制炎症反应,同时严格液体管理,以利于心肺功能改善。

问题 11 针对这一现象如何改善患者低氧血症?

答 低氧血症的发生与肺水增多、肺不张有关,因此在做好液体管理的情况下积极肺复张似乎是目前较理想的一个选择。目前临床常用的肺复张方法有 SI、PCV 以及 PEEP 递增法(详见第 1 章病例 1)。

俯卧位通气是重症 ARDS 肺保护及肺复张的重要手段,是经典肺复张手法的延伸和补充,也可明显改善肺部的分泌物引流。俯卧位通过体位改变改善肺组织压力梯度,明显减少背侧肺泡的过度膨胀和肺泡反复塌陷-复张、改善局部肺顺应性和肺均一性、改善氧合,并可能减少肺复张的压力和 PEEP 水平,降低应力和应变,避免或减轻呼吸机相关肺损伤。俯卧位持续时间长短与患者病情的严重程度及导致 ARDS 的原因有关,重症及肺内原因的 ARDS 需要俯卧位时间长。一般认为每天持续时间＞16 小时才可能达到较好的疗效。对于 ARDS 患者,早期长时间俯卧位治疗显著降低病死率。需要注意的是,俯卧位通气需要由有经验的团队实施,以期减少并发症,改善预后。

俯卧位通气的实施:充分吸净气道及口鼻腔分泌物,在适当予以肌松及镇静(咪达唑仑、芬太尼、维库溴铵)前提下,由 5 名医护人员协作,将患者置于俯卧位,1 人站在床头负责头面部并注意保护气管导管,床两侧各站 2 人,先将患者移到床的一侧,然后将患者转为侧卧位,进而俯卧于气垫床上;两旁人员给予足够支持,同时要注意理顺各管道,防止管道或仪器脱落;使患者头偏向一侧,双肩下垫软枕,骨盆下两边各垫一软枕,避免腹部受压而影响静脉回流;心电图电极及导线安置于背部。

终止俯卧位通气的标准:心跳骤停,人工气道脱落,收缩压下降超过 30 mmHg,心率减慢＜40 次/分或突然出现恶性心律失常。

· ICU 术后第 2 天 ·

经过努力,在加强脱水利尿,同时积极肺复张的情况下,患者氧合改善,FiO_2 降低至 45%,PEEP 10 cmH$_2$O,此时心电监护显示心率 87 次/分,血压 113/67 mmHg,SpO_2 97%,双肺啰音明显减少。复查血气:pH 7.43,$PaCO_2$ 39 mmHg,PaO_2 89 mmHg,Lac 2.3 mmol/L。

患者术前的 CTA 提示一侧肾动脉假腔供血,但尿量可;术后尿量逐渐减少,如果出现急性肾功能衰竭,不管是从病情危重度还是从治疗难度、医疗费用上来说无疑都是雪上加霜。

问题 12 主动脉夹层患者为什么会出现急性肾功能衰竭?

答 主动脉夹层血管撕裂,累及血管较多,可以导致各脏器灌注不良(图 2-25)。

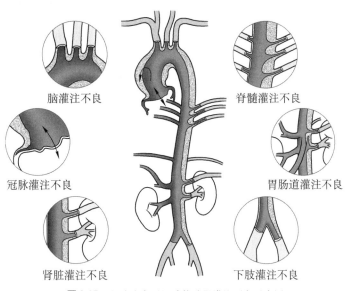

脑灌注不良　　脊髓灌注不良

冠脉灌注不良　　胃肠道灌注不良

肾脏灌注不良　　下肢灌注不良

图 2-25 主动脉夹层导致的脏器灌注不良示意图

急性肾功能衰竭是主动脉夹层患者开胸手术后常见的危重并发症之一,直接影响患者预后。主要原因可归结为以下几点。

(1) 部分患者基础肾功能较差。发生主动脉夹层病变的患者多伴有不同程度的高血压病,治疗依从性差,不规律服药,部分患者还合并胰岛素抵抗、2 型糖尿病,所以导致基础肾功能或肾功能储备低于正常人。

(2) 长时间体外循环过程可能导致肾脏不良,使得肾脏处于相对缺血、缺氧状态,易发生急性肾小管坏死。

(3) 体外循环过程中破坏的红细胞释放肌红蛋白,堵塞肾小管易造成肾功能不全。

(4) 体外循环过程中,血液相对稀释,稀释的血液携氧能力下降,肾脏氧供不足。

(5) 心脏大血管术后有些患者发生低心排血量综合征,造成肾前性的肾功能不全。

(6) 围手术期大剂量血管活性药物可能会造成肾动脉痉挛。

这些因素均可能造成尿量减少、水负荷加重、心肺负荷加重,从而导致病情恶化。这种情况应尽早进行血液净化治疗。

• 术后第一天下午 •

为方便容量管理和体内毒物清除、内环境维护,床旁行连续性肾脏替代治疗(CRRT)。鉴于循环稳定,在保证灌注的前提下加强脱水治疗,72 小时共脱水 15 300 mL。患者病情好转,无血管活性药物干预的情况下,心率 60～79 次/分,血压(100～120)/(60～75)mmHg,多次监测 Lac 2.0 mmol/L 左右。

拟撤离呼吸机,拔除气管插管,因此停用一切镇静剂。但停用镇静剂近 10 小时后患者意识仍未恢复,不能遵嘱,烦躁不安,需强行约束。

问题 13　如何解释患者的意识状态?

答　主动脉夹层患者手术后容易出现意识状态改变,可表现出昏迷、谵妄等不同状态,主要原因如下。

(1) 主动脉夹层累及颅内供血血管,导致脑供血不足。

(2) 长时间深低温体外循环干预,脑部供血不足。

(3) 内环境紊乱亦会导致脑细胞内外环境紊乱,出现意识障碍。

(4) 主动脉夹层累及肝脏,同时术中低灌注状态,可能导致术后肝脏功能减退,对于药物代谢能力下降,可能导致镇静类药物药效持续时间延长。

该患者以上因素都可能存在,需要在保证脑灌注的基础上调整内环境状态,必要时可加用促醒药物。

• 术后第 4 天 •

给予保证脑灌注、调整内环境等处理,第 4 天患者意识恢复,成功脱机拔管。但患者双下肢不能动,出现"截瘫"。

问题 14　为什么会出现截瘫症状?

答　脊髓的供血动脉主要为脊髓根动脉、脊髓前动脉和脊髓后动脉,源于椎动脉、肋间动脉、腰动脉、髂动脉分支,椎动脉来源于锁骨下动脉,而锁骨下动脉、肋间动脉、腰动脉和髂动脉为主动脉分支。

当主动脉夹层时,易累积以上分支血管,进而影响脊髓的血供,导致脊髓损伤,从而导致运动或感觉障碍。DeBakey Ⅰ型夹层由于病变累及范围广,常选择升主动脉置换、改良主动脉弓置换和降主动脉人工支架置入术,需在低温和体外循环下进行,且手术时间长,术后极易出现脊髓损伤。此外,病变本身的累及程度、支架的长度等均可能影响脊髓的损伤程度。

· 术后第 10 天 ·

给予患者改善微循环、营养神经等治疗后,患者双下肢活动基本恢复。

· 要点归纳 ·

主动脉夹层救治原则如下。

1. 初步治疗 · 有效镇痛、控制心率和血压,减轻主动脉剪切力,降低主动脉破裂的风险。

2. 术后常见并发症及其预防和处理

(1) 急性呼吸功能不全:术前的血气或肺功能检查有助于判断术后可能发生的呼吸系统并发症。术中尽可能缩短体外循环时间、避免过度输血、适当肺复张、清除分泌物等,术后尽早采取肺保护性通气策略,维持良好的循环,并做好医院感染控制。

(2) 神经系统并发症:包括脑病并发症和脊髓损伤。①脑部并发症:术中严格采取脑保护措施,术后常规用甘露醇脱水(125~250 mL/次,q6 h)、激素、脑神经营养药等以帮助康复。②脊髓损伤:术后应让患者尽早苏醒,观察下肢运动情况,出现异常早期干预。术后出现截瘫后应提高组织灌注,尽早行脑脊液穿刺引流,脑脊液压力控制在 10 mmHg 以下有助于改善预后。

(3) 肾衰竭:术后维持有效灌注压,避免使用肾毒性药物,减少血制品应用。一旦出现急性肾衰竭,尽早干预。CRRT 是有效的治疗措施。

(4) 术后感染:严格做好医院感染防控工作,合理选择抗生素。

主动脉夹层诊断流程如图 2-26 所示。

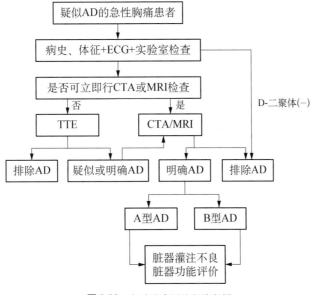

图 2-26 主动脉夹层诊断流程图

(黄晓波)

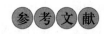

［1］ Clouse WD, Hallett JW Jr, Schaff HV, et al. Acute aortic dissection: population-based incidence compared with degenerative aortic aneurysm rupture ［J］. Mayo Clin Proc, 2004,79(2): 176 - 180.

［2］ Melvinsdottir IH, Lund SH, Agnarsson BA, et al. The incidence and mortality of acute thoracic aortic dissection: results from a whole nation study ［J］. Eur J Cardiothorac Surg, 2016,50(6): 1111 - 1117.

［3］ Savi C, Villa L, Civardi L, et al. Two consecutive cases of type A aortic dissection after delivery ［J］. Minerva Anestesiol, 2007,73(6): 381 - 383.

［4］ Erdheim J. Medionecrosis aortae idiopathica (cystica) ［J］. Archiv für pathologische Anatomie und Physiologie und für klinische Medizin, 1929, 273: 454 - 479.

［5］ Bossone E, Suzuki T, Eagle KA, et al. Diagnosis of acute aortic syndromes: imaging and beyond ［J］. Herz, 2013,38(3): 269 - 276.

［6］ Braverman AC. Aortic dissection: prompt diagnosis and emergency treatment are critical ［J］. Cleve Clin J Med, 2011,78(10): 685 - 696.

［7］ Lempel JK, Frazier AA, Jeudy J, et al. Aortic arch dissection: a controversy of classification ［J］. Radiology, 2014,271(3): 848 - 855.

［8］ Pape LA, Awais M, Woznicki EM, et al. Presentation, diagnosis, and outcomes of acute aortic dissection: 17-year trends from the International Registry of Acute Aortic Dissection ［J］. J Am Coll Cardiol, 2015,66(4): 350 - 358.

［9］ Kosuge M, Uchida K, Imoto K, et al. Frequency and implication of ST-T abnormalities on hospital admission electrocardiograms in patients with type A acute aortic dissection ［J］. Am J Cardiol, 2013,112(3): 424 - 429.

［10］ Sobczyk D, Nycz K. Feasibility and accuracy of bedside transthoracic echocardiography in diagnosis of acute proximal aortic dissection ［J］. Cardiovasc Ultrasound, 2015,13: 15.

［11］ Chiu KW, Lakshminarayan R, Ettles DF. Acute aortic syndrome: CT findings ［J］. Clin Radiol, 2013,68(7): 741 - 748.

［12］ Callaghan FM, Kozor R, Sherrah AG, et al. Use of multi-velocity encoding 4D flow MRI to improve quantification of flow patterns in the aorta ［J］. J Magn Reson Imaging, 2016,43(2): 352 - 363.

［13］ Ulug P, McCaslin JE, Stansby G, et al. Endovascular versus conventional medical treatment for uncomplicated chronic type B aortic dissection ［J］. Cochrane Database Syst Rev, 2012,11: CD006512.

［14］ Peng W, Peng Z, Chai X, et al. Potential biomarkers for early diagnosis of acute aortic dissection ［J］. Heart Lung, 2015,44(3): 205 - 208.

［15］ Trimarchi S, Nienaber CA, Rampoldi V, et al. Contemporary results of surgery in acute type A aortic dissection: the international registry of acute aortic dissection experience ［J］. Thorac Cardiovasc Surg, 2005,129(1): 112 - 122.

［16］ Guérin C, Reignier J, Richard JC, et al. Prone positioning in severe acute respiratory distress syndrome ［J］. N Engl J Med, 2013,368(23): 2159 - 2168.

［17］ Chiesa R, Melissano G, Marrocco-Trischitta MM, et al. Spinal cord ischemia after elective stent-graft repair of the thoracic aorta ［J］. Journal of Vascular Surgery, 2005,42(1): 11 - 17.

［18］ 孙立忠,朱俊明,刘永民,等. 主动脉夹层诊断与治疗规范中国专家共识［J］. 中国胸心血管外科杂志,2017,11(11): 641 - 654.

第 3 章

消 化 系 统

病例 10

上消化道出血致失血性休克
止痛不当险酿大祸

● 病例概要 ●

　　深秋的夜晚,急诊室走廊里传来哭喊声:"医生啊! 快来救人啊!"一个老年妇女闯进来,身后一个年轻人背着一个老人跟跟跄跄地冲过来。老人面色惨白,出冷汗,衣领和口角还有没擦干净的血迹。值班医生和护士急忙一起把老人放在急救床上,侧卧平躺,吸氧,监测生命体征:血压 80/50 mmHg,心率 122 次/分,呼吸 22 次/分,SpO₂ 96％。护士立即建立了一路静脉通道,并留取了血常规、肝肾功能、电解质、凝血功能、血型、病毒八项、配血血型等标本,静脉滴注 500 mL 生理盐水。值班医生检查了一下患者的睑结膜,非常苍白,连忙打电话给血库,要求快速配红细胞悬液 4 U。

　　据家属说,老爷子平时胃口还不错,吃东西也挺香的,前年体检做胃镜也没有发现问题。一个多月前,他总是觉得腰酸、关节痛,去医院看过一次,没有发现什么问题,贴了膏药也不管用。去药店买复方对乙酰氨基酚(散利痛),一片不行就吃两片,还是不行就再多吃了一片。吃下去感觉挺有效的,只是有时候觉得胃部有些发胀不适,以为是年纪大了,消化功能减退了,没有放在心上。今天晚上,多喝了几杯酒,觉得肚子不舒服,就躺下来。谁知道不一会儿恶心、作呕,竟然吐出好几大口血。来不及等 120 急救车,家人就急忙自己开车过来,患者一路上还吐了不少血,估计有半盆。

　　值班医生心里一惊,老人怕是滥用止痛药导致的应激性溃疡大出血。他连忙打电话给消化科、普外科请会诊。立即予奥美拉唑、生长抑素治疗,并插上胃管,胃管引流出鲜红色血性液体约 500 mL。血压 86/55 mmHg,值班医生吩咐护士再建立一条静脉通路,并用去甲肾上腺素泵入升压,8％去甲肾上腺素冰生理盐水保留洗胃。20 分钟急诊化验室报血红蛋白危急值:77 g/L。老人又解出 800 mL 血便,血压一度掉到 68/42 mmHg。值班医生连忙联系重症医学科,转入 ICU 继续抢救。

问题 1　该患者目前诊断是什么?

答　患者目前存在呕血、血便,伴有血压下降。考虑诊断:上消化道出血、失血性休克。

问题 2　如何诊断上消化道出血?

答　上消化道出血可根据以下条件诊断。

(1) 呕吐咖啡样或鲜血,解柏油样黑便。

(2) 血容量不足的临床表现:头晕、眼花、出冷汗、心悸、气促、昏厥等。

(3) 实验室证据:呕吐物或粪便潜血强阳性,红细胞计数和血红蛋白浓度下降。

(4) 消化内镜:内镜是目前上消化道出血进行病因诊断和判断出血部位的首选方法。除明确出血部位和病因诊断外,还可通过内镜进行止血治疗。

问题 3   急性上消化道出血严重程度如何分级?

答 根据出血量和出血的速度,急性上消化道出血可以分为隐性和显性出血。隐性出血主要表现为进行性加重的贫血,胃内容物和大便隐血阳性有助于诊断。显性出血主要表现为呕血、黑便或血便,严重者可出现失血性休克的表现。失血性休克是消化道大出血最严重的临床表现之一。

根据出血量多少,可分为轻度、中度和重度(表3-1)。出血量大、出血速度快时,由于循环血容量迅速降低,导致心输出量明显减少,血压下降,同时出现组织器官灌注不足的表现,如全身乏力、头晕、黑矇、心慌、出汗、口渴、尿量减少等。当出血速度较慢时,由于机体代偿反应,导致交感神经-肾上腺髓质兴奋,大量儿茶酚胺释放,收缩外周血管,同时内脏、皮肤和骨骼肌血管收缩,引起血流重新分布。一方面代偿性维持血压正常或高于正常,保证脑、心灌注,患者神志清楚或略烦躁,心率略增快;另一方面导致皮肤温度降低、苍白,甚至出现花斑,尿量明显减少或无尿。如出血进行性加重,且未能得到有效治疗,则有效循环血容量进一步下降,失代偿,则心输出量降低,血压下降,出现心、脑缺血缺氧的表现。

表 3-1   上消化道出血病情严重程度分级

分级	年龄(岁)	伴发病	失血量(mL)	血压(mmHg)	脉搏(次/分)	血红蛋白(g/L)	症状
轻度	<60	无	<500	基本正常	正常	无变化	头昏
中度	<60	无	500~1 000	下降	>100	70~100	晕厥、口渴、少尿
重度	>60	有	>1 500	收缩压<80	>120	<70	肢冷、少尿、意识模糊

问题 4   如何紧急处理上消化道出血?

答 消化道大出血的紧急处理如下。

(1) 立即开放一条以上的静脉通路,最好是大静脉或中心静脉置管。

(2) 快速输入晶体液进行液体复苏,以维持血压(MAP>65 mmHg)。

(3) 输注红细胞悬液,维持血容量。

(4) 尽早留置鼻胃管,负压吸引,能够防止大量呕吐和误吸,同时也便于观察出血量和性状。

(5) 对于食管静脉曲张破裂大出血的患者,可放置三腔二囊管压迫止血,压迫 12~24 小时后如胃管冲洗不见活动出血,可松掉牵拉,观察 24 小时如未再出血即可放气拔管。同时应用血管加压素+硝酸甘油、垂体后叶素或生长抑素及其类似物降低门静脉压力。

(6) 应用质子泵抑制剂如奥美拉唑、泮托拉唑、兰索拉唑、雷贝拉唑等迅速提高胃内 pH 至 6.0 以上,创造胃内止血的条件。

(7) 对合并凝血功能障碍的患者,可输注新鲜冰冻血浆、血小板悬液、冷沉淀、纤维蛋白原、凝血酶原复合物以及其他促凝血药物以改善凝血功能紊乱。

(8) 对药物不能控制病情者,应立即行紧急内镜检查,以便明确诊断,并可在内镜下做止血治疗,如胃镜下喷洒凝血酶、去甲肾上腺素液,以及进行局部止血、弹夹、激光治疗胃底静脉曲张(GV)破裂出血、注射硬化剂治疗等方法。不推荐常规行二次内镜检查,除非再次出血。

(9)若出血部位不明确,应先行上消化道内镜检查;若阴性,则行结肠镜检查;若仍为阴性,则行小肠镜检查。若内镜结果均为阴性,行 DSA 检查明确出血部位后,予以动脉血管栓塞治疗。若经内镜及介入检查不能明确出血部位或有效止血,则应行急诊手术,术中可行内镜或血管造影检查,以明确出血部位,并行相应治疗。

(10)对于出血严重、合并休克和呼吸困难者,可以早期预防性气管插管。

问题 5 常见上消化道出血的病因有哪些?

(答) 抢救上消化道大出血,首先必须明确病因及出血部位。

(1)十二指肠及胃溃疡是引起消化道大出血最常见的原因。

(2)食管、胃底静脉曲张所致出血:有酗酒或肝病史。

(3)恶性肿瘤出血:主要由上消化道肿瘤局部缺血坏死或侵犯大血管导致。

(4)合并凝血功能障碍出血:包括服用抗凝药物如抗血小板药物,血液病如血友病、白血病、血小板减少性紫癜、弥散性血管内凝血(DIC)等,以及其他导致凝血功能障碍的疾病如肝衰竭、流行性出血热等。

(5)其他疾病:如食管贲门黏膜撕裂综合征、胆道出血。

问题 6 如何判断消化道出血是否是活动性出血?

(答) 对于消化道出血患者,应严密动态观察,有下列临床表现,应认为有活动性出血。

(1)反复呕血,甚至呕鲜红色血;黑便次数增多,粪便稀薄,呈暗红色;肠鸣音活跃甚至亢进。

(2)外周循环衰竭的表现经积极补液、输血后未见明显改善,或虽有好转而又恶化;经快速补液输血,CVP 仍有波动,或稍有稳定后再下降。

(3)红细胞计数、血红蛋白测定与血细胞比容持续下降,网织红细胞计数持续增高。

(4)补液与尿量足够的情况下,血尿素氮持续或再次升高。

(5)经胃管或三腔二囊管监测出血情况,引流出较多新鲜血液;或用冰水冲洗以后,引流液仍呈鲜红色或颜色变浅后又呈鲜红色,则提示出血尚未停止。

问题 7 临床上如何估计消化道出血量?

(答) 对于消化道出血的估计主要根据血容量减少所致外周循环衰竭的临床表现,特别是心率、血压的动态变化,以及血红细胞计数、血红蛋白及血细胞比容、休克指数(心率/收缩压)来估计失血程度(表 3-2)。

表 3-2 上消化道出血量的估计

估计失血量	全身症状	血压	心率	休克指数	血红蛋白
<500 mL	无症状,或出现头晕	基本正常	正常	0.5 左右	无明显变化
500~1 000 mL	晕厥、口渴、少尿	下降	>100 次/分	1.0	70~100 g/L
>1 500 mL	意识模糊、气短、肢冷、少尿	收缩压<80 mmHg	>120 次/分	>1.5	<70 g/L

问题 8 消化道出血的输血指征是什么?

(答) 欧洲胃肠道内镜协会(European Society of Gastrointestinal Endoscopy,ESGE)推荐限制性红细胞

输注策略,目标血红蛋白值为 70~90 g/L。对有严重伴随疾病患者(如缺血性心血管病)可考虑提高目标血红蛋白值(强烈推荐,中等证据级别)。

中国医师协会急诊医师分会于 2015 年制定的《急性上消化道出血急诊诊治流程专家共识》也指出输血过多与输血不足同样有害。推荐的输血指征:收缩压<90 mmHg 或较基础收缩压下降>30 mmHg;血红蛋白<70 g/L;血细胞比容<25%;心率>120 次/分。

问题9　评估消化道出血的严重程度有哪些评分系统?

答　消化道出血病情急、变化快,严重者危及生命,应采取积极措施进行抗休克、迅速补充血容量。故应当对患者进行病情评估,并根据评估结果对患者实施不同的治疗。目前临床常用 Rockall 和 Blatchford 评分系统。

1. Rockall 评分系统(表 3-3)·0~7 分是目前临床广泛使用的评分依据,又称为临床评分,用于预测住院患者的再出血风险和死亡风险。该系统依据患者年龄、休克状况、伴发病、内镜诊断和内镜下出血征象 5 项指标将患者分为高危、中危或低危人群,积分≥5 分者为高危,3~4 分为中危,0~2 分为低危。

表 3-3　Rockall 评估系统

变量	0分	1分	2分	3分
年龄(岁)	<60	60~79	≥80	—
休克	无	心动过速	低血压	
伴发病	无	—	心力衰竭、缺血性心脏病和其他伴发病	肝衰竭、肾衰和肿瘤播散
内镜诊断	无病变,Mallory-Weis综合征	溃疡等其他病变	上消化道恶性疾病	—
内镜下出血征象	无或有黑斑	—	上消化道血液潴留、黏附血凝块、血管显露或喷血	—

2. Blatchford 评分系统分级(表 3-4)·包含了临床数据和实验室检查信息,用于判定需要干预的方式(输血、内镜或外科手术治疗)及死亡风险。当 Blatchford 评分为 0 时,患者不需要入院行输血、内镜或手术治疗。评分≥6 分为中高危,<6 分为低危。

表 3-4　Blatchford 评分系统

项目	检查结果	评分
收缩压(mmHg)	100~109	1
	90~99	2
	<90	3
血尿素氮(mmol/L)	6.5~7.9	2
	8.0~9.9	3
	10.0~24.9	4
	≥25.0	6
血红蛋白(g/L)		
男性	120~129	1
	100~119	3
	<100	6

续表

项目	检查结果	评分
女性	100～119	1
	＜100	6
其他表现	脉搏≥100 次/分	1
	黑便	1
	晕厥	2
	肝脏疾病	2
	心力衰竭	2

问题 10　消化道大出血合并失血性休克如何进行容量复苏?

🅐 早期复苏至关重要,可以明显减少出血和休克导致的并发症,因而复苏的目标是要尽快恢复血管内容量,改善患者的全身情况。

对于出血未控制的失血性休克,主张控制性容量复苏(延迟复苏),即在活动性出血控制前应给予小容量液体复苏,在短期允许的低血压范围内维持重要脏器的灌注和氧供,避免早期积极液体复苏带来的诸如稀释性凝血功能障碍、肺水肿、再出血等副作用,尤其是老年人合并基础心肺疾病的患者需注意。中华医学会重症医学分会制定的《低血容量休克复苏指南》建议:对于出血未控制的失血性休克患者,早期采用控制性复苏,使收缩压维持在 80～90 mmHg,以保证重要器官的基本灌注,并尽快止血,出血控制后再进行积极容量复苏。

·入 ICU 当时·

老人转到 ICU,神志淡漠,面色苍白,呼吸急促,呼吸 25～30 次/分,面罩吸氧流量 10 L/min,SpO₂ 98%,脉搏细弱,心率 130 次/分,BP 在去甲肾上腺素 30 μg/min 维持下在 90/56 mmHg。四肢末梢凉,有些花斑样改变,尿量少,仅 50 mL,颜色深。

医生一边嘱咐护士加快补液的速度,一边快速地留置锁骨下静脉导管以及桡动脉测压管。

监测 CVP 2～3 mmHg。动脉血气分析:pH 7.33, PO₂ 78 mmHg, PCO₂ 32 mmHg, HCO₃⁻ 20 mmol/L, Lac 3.0 mmol/L。急诊入院时查的肝肾功能、电解质结果:ALT 78 U/L, AST 56 U/L, Cr 101 μmol/L, BUN 14.35 mmol/L, K⁺ 3.8 mmol/L, Na⁺ 136 mmol/L, Ca²⁺ 2.00 mmol/L, Mg⁺ 0.71 mmol/L。凝血功能:PT 17.8 秒,APTT 45.6 秒,INR 1.67,凝血酶时间(TT)16.2 秒,Fib 1.86 g/L。

医生要求加快输血速度,同时行气管插管接呼吸机辅助呼吸。主治医生给患者再次用 8% 去甲肾上腺素冰生理盐水洗胃,冲洗后胃管引流液颜色变浅后又变鲜红色。

复查血常规:血红蛋白 69 g/L,血小板 110×10⁹/L。凝血功能:PT 22 秒,APTT 54 秒,INR 1.93,TT 20.2 秒,Fib 1.52 g/L。血栓弹力图提示:患者低凝状态,凝血因子活性偏低,纤维蛋白原活性偏低,血小板活性正常,纤溶正常。

床边胃镜检查发现十二指肠球部后壁溃疡,有活动性出血,无法进行局部止血。立即请普外科、介入科会诊,决定行急诊介入手术。术中造影发现胃十二指肠动脉出血,予以栓塞止血。术中继续输注血制品,去甲肾上腺素逐渐减量。

• 入 ICU 24 小时 •

第2天晚上患者突然出现血压下降,同时从胃管内引流大量鲜血性液体。普外科会诊,与家属沟通后行手术治疗,术中见十二指肠球部后壁溃疡,胃十二指肠动脉活动性出血,遂结扎出血动脉,行十二指肠溃疡旷置术。术后返 ICU。

入 ICU 时体温 36 ℃,心率 120 次/分,血压 92/56 mmHg(去甲肾上腺素 24 μg/min),SpO$_2$ 98%。球结膜水肿,双肺呼吸音清,未及干湿啰音,腹软,腹部切口干燥,引流管2根,引出血性液体,胃管有少量血性液体,四肢末梢凉。

术后继续予输血补液、调整容量状态、保证灌注等治疗,患者病情逐渐好转。第4天,复查血红蛋白96 g/L,血小板 88×10^9/L,PT 17.3 秒,APTT 43.2 秒,INR 1.53,TT 18.1 秒,Fib 1.8 g/L,D-二聚体 1.75 mg/L,FDP 28 mg/L。出血停止,腹腔引流液为淡血性,胃管有少量褐色液体。一周后,顺利撤除呼吸机,拔除气管插管,转出 ICU 至普通病房。

问题 11　消化道大出血患者可能发生哪种凝血功能障碍?

答　消化道大出血患者可能存在凝血功能障碍,其类型复杂。

(1)对大出血单纯给予大量输注红细胞或非血液制品,而忽视补充血浆、血小板及其他凝血因子,导致稀释性凝血病。

(2)大量失血、休克、复苏输注大量低温液体等导致的低温和酸中毒引起功能性凝血病。

(3)在大出血、休克、感染等各种致病因素的作用下,凝血因子和血小板被激活,大量促凝物质入血,使凝血酶增加,进而微循环中形成广泛的微血栓。大量微血栓的形成消耗了大量凝血因子和血小板,同时引起继发性纤维蛋白溶解功能增强,导致患者出现明显的出血、休克、器官功能障碍和溶血性贫血等临床表现,故又称为弥散性血管内凝血(DIC)。

消化道大出血患者早期可能发生稀释性凝血病和功能性凝血病,而中后期可能发生消耗性凝血病即DIC。因此,对消化道大出血患者要密切监测凝血功能,早期进行充分液体复苏并注意复温,补充凝血因子,预防各种凝血病。

问题 12　如何评估消化道大出血患者的凝血功能?

答　凝血功能检查相当复杂,从凝血启动、凝血因子激活、凝血酶作用、凝血因子减少,到抗凝物质变化、纤溶酶作用、纤溶成分等,涉及多项试验,详见表 3-5。

表 3-5　凝血功能评估

凝血指标	参考值	意义	临床意义
血小板计数	(100～300)×10^9/L	正常的初期止血需要外周血的血小板数量(>100×10^9/L)和功能正常	血小板<50×10^9/L 时,即存在皮肤、黏膜出血的危险性;<20×10^9/L 时,有自发性出血的高度危险性;<10×10^9/L 时则有极高度危险性

续表

凝血指标	参考值	意义	临床意义
凝血酶原时间 (PT)	11~14 秒	测定暴露于组织因子时血浆凝固所需要的时间,反映外源性凝血途径	• PT 延长:凝血因子 I、II、V、VII、X 缺乏;维生素 K 缺乏、严重肝病;纤溶亢进(如 DIC 后期);循环中抗凝物质增加 • PT 缩短:高凝状态
国际标准化比值 (INR)	0.82~1.15	患者的 PT 与对照者 PT 的比值	同 PT
激活的部分凝血活酶时间(APTT)	32~43 秒	测定血浆暴露于可激活的物质发生凝固所需要的时间,反映内源性凝血途径	• 延长:凝血因子减少或抗凝物质增加导致 APTT 延长:凝血因子 VIII、IX、XI 缺乏;血友病 A、B;维生素 K 缺乏、严重肝病、DIC;循环中抗凝物质增加 • 缩短:可见于高凝早期
凝血酶时间 (TT)	16~18 秒	凝血酶将纤维蛋白原转化为纤维蛋白的时间	• 纤维蛋白原质与量异常:FDP 增多如纤溶亢进;循环中抗凝物质增多如肝素样物质、AT-III;异常球蛋白增多如多发性骨髓瘤 • 肝脏疾病
纤维蛋白原 (Fib)	2~4 g/L	纤维蛋白原是纤维蛋白的前体,是纤维蛋白血凝块的重要成分	• 减少:先天性纤维蛋白缺乏;消耗过多(如 DIC),见于严重肝病 • 增高:高凝状态,生理性如妊娠晚期
D-二聚体(D-dimer)	<400 μg/L	D-二聚体只来自纤维蛋白降解产物	• 升高:高凝,创伤、肿瘤、感染、DIC • 下降:提示消耗增加
全血活化凝血时间(ACT)	1.14~2.05 分钟	测定暴露于活化接触因子的物质后全血凝固所需的时间,反映内源性凝血途径和共同凝血途径	• 延长:见于凝血因子减少及抗凝物质(如肝素、双香豆素或纤溶产物)增加 • 缩短:可见于高凝早期

问题 13　血栓弹力图（thrombelastography, TEG）在监测消化道大出血患者中有何意义？

答　TEG(图 3-1)作为一种监测凝血全貌的床旁快速检测技术,在体外模拟体内的凝血过程,通过血凝

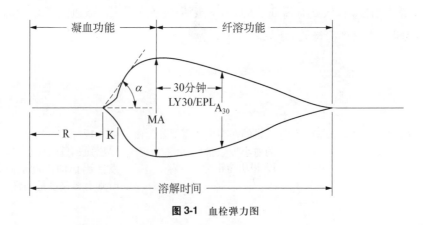

图 3-1　血栓弹力图

块形成速度、强度和血凝块的稳定性来评价患者即时凝血功能,可以准确反映出血时刻体内凝血因子、纤维蛋白、血小板以及纤维蛋白原等凝血组分的数量和功能状态,以及这些因素的互相影响作用,自动提供凝血状态分析结果,有助于指导临床快速监测凝血、指导血制品选择等(表3-6)。

表3-6　血栓弹力图各指标意义

指标	R	K	Angle	MA	LY30	EPL
意义	凝血因子功能(min)	纤维蛋白原功能(min)	纤维蛋白原功能(deg)	血小板聚集功能(mm)	纤维蛋白溶解功能(%)	纤维蛋白溶解功能(%)
正常范围	5~10	1~3	53~72	50~70	0~8	0~15
低于正常值	凝血因子功能亢进	纤维蛋白原功能亢进	纤维蛋白原功能不足	血小板聚集功能不足		
高于正常值	凝血因子功能不足	纤维蛋白原功能不足	纤维蛋白原功能亢进	血小板聚集功能亢进	纤溶亢进	纤溶亢进

问题 14　消化道大出血合并失血性休克患者如何早期诊断 DIC?

答　在 DIC 诊断中,基础疾病和临床表现是两个很重要的部分,不可或缺,同时还需要结合实验室指标来综合评估,任何单一的常规实验诊断指标用于诊断 DIC 的价值十分有限。2012 年国内制定《弥散性血管内凝血诊断与治疗中国专家共识(2012 年版)》推进了 DIC 临床诊治水平的提高,但仍存在不能精确定量等缺陷。2017 年中华医学会血液学分会血栓与止血学组制定了《弥散性血管内凝血诊断中国专家共识(2017版)》,推荐应用中国弥散性血管内凝血诊断积分系统(Chinese DIC Scoring System,CDSS)(表 3-7)来诊断DIC,该系统突出了基础疾病和临床表现的重要性,强化动态监测原则,简单易行,易于推广。

表3-7　中国弥散性血管内凝血诊断积分系统

积分项	分数
存在导致 DIC 的原发病	2
临床表现	
不能用原发病解释的严重或多发出血倾向	1
不能用原发病解释的微循环障碍或休克	1
广泛性皮肤、黏膜栓塞,灶性缺血性坏死、脱落及溃疡形成,不明原因的肺、肾、脑等脏器功能衰竭	1
实验室指标	
血小板计数	
非恶性血液病	
≥100×10⁹/L	0
80~<100×10⁹/L	1
<80×10⁹/L	2
24 小时内下降≥50%	1
恶性血液病	
<50×10⁹/L	1
24 小时内下降≥50%	1

续表

积分项	分数
D-二聚体	
<5 mg/L	0
5~<9 mg/L	2
≥9 mg/L	3
PT 及 APTT 延长	
PT 延长<3 秒且 APTT 延长<10 秒	0
PT 延长≥3 秒或 APTT 延长≥10 秒	1
PT 延长≥6 秒	2
纤维蛋白原	
≥1.0 g/L	0
<1.0 g/L	1

注：非恶性血液病，每日计分 1 次，≥7 分时可诊断为 DIC；恶性血液病，临床表现第一项不参与评分，每日计分 1 次，≥6 分时可诊断为 DIC。PT，凝血酶原时间；APTT，部分激活的凝血活酶时间。

问题 15　如何处理消化道大出血合并 DIC？

🗨 DIC 的主要治疗措施如下。

（1）去除产生 DIC 的基础疾病的诱因：原发病的治疗是终止 DIC 病理过程的最为关键和根本的治疗措施。感染、休克、酸中毒及缺氧状态等是导致或促发 DIC 的重要因素，积极消除这些诱发因素可以预防或阻止 DIC 发生、发展。

（2）抗凝治疗：抗凝的目的在于阻止凝血过度的活化。抗凝应在处理基础疾病的前提下，与凝血因子补充同步进行。抗凝治疗适用于 DIC 早期（高凝期）或血小板及凝血因子进行性下降、微血管栓塞表现（如器官功能衰竭）明显者；消耗性低凝期但病因短期内不能去除者，在补充凝血因子情况下使用；除去原发病因素顽固性休克不能纠正者。临床常用的有普通肝素，一般不超过 12 500 U/d，每 6 小时用量不超过 2 500 U，一般联用 3~5 日。低分子肝素 3 000~5 000 U/d，皮下注射，一般连用 3~5 日。

（3）替代治疗：目的在于恢复正常血小板和血浆凝血因子水平。输注新鲜冰冻血浆等血制品，每次 10~15 mL/kg；也可以输注冷沉淀，纤维蛋白原低时可以输注纤维蛋白原，使血浆纤维蛋白原升至 1.0 g/L 以上。对于未出血的患者血小板<20×10⁹/L，或者存在活动性出血且血小板<50×10⁹/L 的 DIC 患者，需要紧急输注血小板悬液。

（4）对症和支持治疗：对于 DIC 基础病因及诱发因素已经去除或得到控制，并有明显纤溶亢进的临床或实验室证据，继发性纤溶亢进成为迟发性出血主要或唯一原因时，可使用纤溶抑制药物治疗。

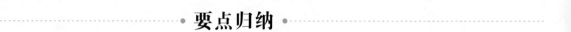

要点归纳

急性上消化道出血诊疗流程如图 3-2 所示。

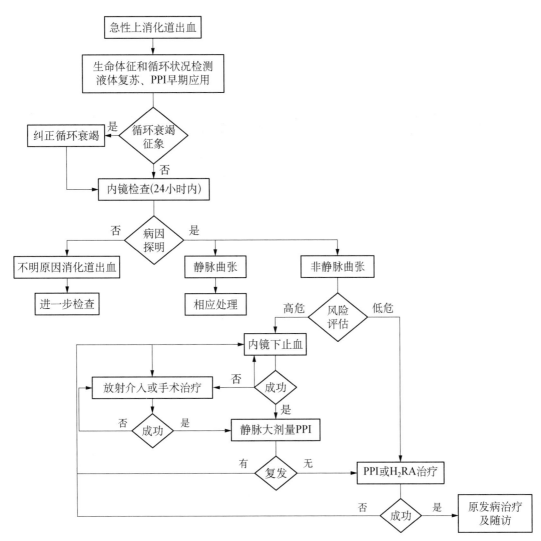

图 3-2 急性上消化道出血诊疗流程

注：PPI，质子泵抑制剂；H_2RA，H_2 受体抑制剂。

（左祥荣）

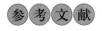

［1］中国医师协会急诊医师分会.急性上消化道出血急诊诊治流程专家共识［J］.中国急救医学,2015,35(10)：865 - 873.
［2］胡佳辰,郭树彬.危险性上消化道出血的急诊临床诊治与临床思维［J］.中国急救医学,2017,37(5)：467 - 471.
［3］中华医学会消化内镜学分会.急性非静脉曲张性上消化道出血诊治指南(2015 年,南昌)［J］.中华医学杂志,2016,96(4)：254 - 259.
［4］Gralnek I M, Dumonceau J M, Kuipers E J, et al. Diagnosis and management of nonvariceal upper gastrointestinal hemorrhage: European Society of Gastrointestinal Endoscopy (ESGE) Guideline ［J］. Endoscopy, 2015,47(10)：a1 - 46.
［5］罗晓凤,董碧蓉.非静脉曲张性上消化道出血诊治进展［J］.现代临床医学,2012,38(5)：387 - 389.
［6］中华医学会血液学分会血栓与止血学组.弥散性血管内凝血诊断与治疗中国专家共识(2012 年版)［J］.中华血液学杂志,2012,33(11)：978 - 979.
［7］中华医学会血液学分会血栓与止血学组.弥散性血管内凝血诊断中国专家共识(2017 年版)［J］.中华血液学杂志,2017,38(5)：361 - 363.

病例 11

急性肠梗阻、穿孔合并弥漫性腹膜炎
差点要了命的"花花肠子"

· 病例概要 ·

　　秋天的一个周末，急诊外科诊室门口推进来一辆车，两位中年女子一脸慌张跟在旁边，一看到医生就喊："医生医生，快救救我爸爸!"当值的急诊外科医生立即来到患者身边，看到老年男性患者满头大汗，眉头紧皱，双手捂着肚子，双腿屈起。120 急救人员快速向医生汇报："65 岁男性，腹痛 3 天，意识模糊半小时，心率 148 次/分，血压 79/32 mmHg，SpO₂ 88%，初步诊断腹腔感染。"

　　住院医生快速进行体格检查并向上级汇报：痛苦面容；腹明显膨隆，腹肌明显紧张，叩诊鼓音，移动性浊音（＋），听不到肠鸣音。护士迅速建立静脉通道，遵医嘱开始补液。此时医生再详细了解发病的经过：约半个月来反复有腹痛、腹胀，也去社区诊所开过助消化的药物来吃，最近三天腹胀、腹痛明显加重，早上呕吐一次。今天晚上家属过去看望时发现老人倒在床下，马上叫了救护车送过来医院。5 年前因外伤做过肠修补手术（具体不详）。

　　住院总思考：腹痛的鉴别诊断包括腹腔内疾病和非腹腔内疾病，能引起这么严重的休克，非腹腔内疾病暂不考虑；腹腔内疾病要考虑肠穿孔、肠梗阻、胰腺炎、胆管炎、结石等。患者既往有手术史，有呕吐，这几天还没大便，肠梗阻可能性大。完善腹部平片，抽血查血常规、PCT、血气、生化指标、肝酶指标、胰酶以及凝血功能。

　　床边腹部平片：肠管明显扩张，可见多个气液平面，考虑低位性肠梗阻（图 3-3）。血常规白细胞计数 19.1×10¹²/L，中性粒细胞百分比 90.4%，PCT 12.4 ng/mL。血气分析及电介质：pH 7.26，PaO₂ 87 mmHg，PaCO₂ 30 mmHg，Lac 4.5 mmol/L，Na⁺ 130 mmol/L，K⁺ 3.3 mmol/L。腹腔压力 14 mmHg。

　　普外科医生会诊后认为暂时没有手术指征，建议保守治疗。考虑患者存在腹腔来源的感染合并感染性休

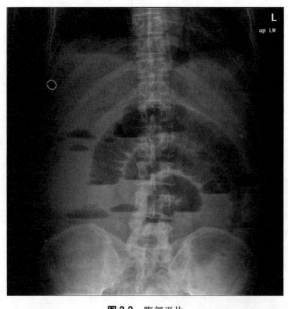

图 3-3　腹部平片

克,收住 ICU 抢救治疗。

问题 1　考虑患者初步诊断是什么？　诊断依据是什么？

（答）根据患者病史、症状体征及相关检查,考虑诊断如下。

1. 急性肠梗阻·依据如下。

（1）腹痛、腹胀半月余,加重 3 日。

（2）腹部平片显示：肠管扩张明显,可见多个气液平面。

2. 急性弥漫性腹膜炎·依据如下。

（1）腹痛 3 日。

（2）查体：腹肌紧张,压痛及反跳痛阳性。

（3）实验室检查：白细胞计数 $19.1\times10^{12}/L$,中性粒细胞百分比 90.4%,PCT 12.4 ng/mL。

（4）影像学表现：肠管明显扩张,可见多个气液平面。

3. 脓毒症、感染性休克·依据如下。

（1）患者有明确的感染证据：存在腹膜炎症状与体征,感染指标高（白细胞计数 $19.1\times10^{12}/L$,中性粒细胞百分比 90.4%,PCT 12.4 ng/mL）。

（2）器官功能障碍（SOFA 评分≥2 分）：心率快、血压低、意识改变。

（3）在恰当的液体复苏后,仍存在以下 2 项：需要血管活性药物才能维持 MAP≥65 mmHg,Lac≥2 mmol/L。

问题 2　该患者主要还需要做哪些鉴别诊断?

（答）该患者应针对腹痛进行鉴别诊断。腹痛包括腹部疾病相关性腹痛及非腹部疾病相关性腹痛。

1. 胃、十二指肠溃疡穿孔·症状表现为突发上腹部剧烈疼痛,如刀割样,持续性,并在短期内迅速扩散至全腹,可有恶心、呕吐、发热。伴有出血时可有呕血或黑便。全腹压痛,腹肌紧张呈"木板样强直",有反跳痛,肠鸣音消失,可出现气腹征和移动性浊音,肝浊音消失。

2. 腹腔脏器破裂·常为腹部外伤致脾破裂、肝破裂、肾破裂、胰腺断裂等,肝癌病灶可因外力作用破裂或发生自发性破裂。发病突然,持续性腹痛常涉及全腹,常伴休克。全腹膨隆,有压痛、肌紧张和反跳痛。腹腔穿刺抽出不凝固血液即可证实为腹腔脏器破裂出血。

3. 急性胃肠炎·发病前常有不洁饮食史,或共餐者也有类似症状。腹痛以上腹部和脐周围为主,常呈持续性痛伴阵发性加剧。常伴恶心、呕吐、腹泻,亦可有发热。可有上腹部或脐周围压痛,多无肌紧张,更无反跳痛,肠鸣音稍亢进。大便常规检查可有异常发现。

4. 急性阑尾炎·典型症状为转移性右下腹疼痛,呈持续性隐痛,伴阵发性加剧。可伴恶心、呕吐或腹泻。重者可有发热、乏力、精神差。右下腹固定压痛点是诊断急性阑尾炎的最重要体征,典型的是麦氏点（Mc Bunery 点）压痛或伴有肌紧张、反跳痛;结肠充气试验、腰大肌试验或闭孔内肌试验阳性不仅有助于诊断,还有助于术前阑尾定位。直肠指检及妇女盆腔检查对鉴别诊断很有必要。实验室检查：血白细胞计数升高,中性粒细胞升高。B 超检查：可发现阑尾肿胀或阑尾周围液性暗区。稀钡灌肠造影：对反复发作右下腹部疼痛,疑为慢性阑尾炎者有助于诊断。若在右下腹扪及边缘模糊的肿块,则提示已形成阑尾包块,如伴有畏寒、发热,B 超提示右下腹有液性暗区,则应考虑阑尾脓肿形成。

5. 急性胆囊炎·急性胆囊炎多伴有胆囊结石,常在脂肪餐后发作,右上腹持续性疼痛,向右肩部放射,多伴有发热、恶心、呕吐,但一般无黄疸。当结石嵌顿于胆囊管或排入胆总管后可引起右上腹阵发性绞痛,向右肩背部放射,并可有黄疸。右上腹有明显压痛、反跳痛和肌紧张,Murphy 征阳性是急性胆囊炎的特征。有时可触及肿大胆囊,伴有胆道梗阻者可有黄疸。实验室检查:血白细胞计数升高,中性粒细胞升高。B 超是首选检查方法,可发现胆囊肿大,囊壁肿胀,壁厚或周围有渗出。

6. 急性胰腺炎·常在暴饮暴食或酗酒后突然发作,上腹部持续性疼痛,向腰背部放射,可有恶心、呕吐;重症患者腹痛迅速扩散至全腹,常有发热,并早期出现休克或多脏器功能障碍综合征。上腹压痛或伴有肌紧张、反跳痛,可有黄疸、移动性浊音阳性,脐周围或侧腹壁皮肤可出现紫红色淤斑。实验室检查:血白细胞计数升高,中性粒细胞升高。血、尿淀粉酶可明显升高,X 线腹部平片可见胃与小肠明显扩张,或伴横结肠扩张。CT 检查可见胰腺肿大、胰腺周围脂肪层消失、胰周或腹腔积液。CT 增强扫描可判断有无胰腺坏死,是诊断重症急性胰腺炎最可靠的方法。

7. 胆管结石、胆管炎·常有右上腹痛反复发作病史。典型者常有 Charcot 三联征:腹痛、寒战高热和黄疸。可伴有恶心、呕吐。急性梗阻性化脓性胆管炎常表现为 Reynolds 五联征:腹痛,寒战高热,黄疸,中毒性休克和意识障碍。皮肤巩膜黄染,右上腹肌紧张、压痛,或有反跳痛。实验室检查:血白细胞计数升高,中性粒细胞升高,可出现中毒性颗粒。肝功能检查有异常变化。B 超、CT、MRCP 等均有助于诊断。

8. 其他非腹部疾病·包括主动脉相关性疾病及泌尿系统疾病,如患者为女性还需要考虑急性盆腔炎、宫外孕破裂等。

问题 3 　该患者存在哪些病理生理改变?

答 急性肠梗阻的病理生理改变包括局部和全身两方面。

1. 局部病理生理改变

(1) 肠腔积气、积液:在小肠梗阻的早期(<12 小时),由于吸收功能降低,水与电解质积存在肠腔内,24 小时后不仅有吸收减少,同时有分泌增加。

(2) 肠蠕动变化:正常时肠管蠕动受到自主神经系统、肠管本身的肌电活动和多肽类激素的控制。在发生肠梗阻时,各种刺激增强而使肠管活动增加。高位肠梗阻时频率较快,每 3～5 分钟即可有 1 次;低位肠梗阻间隔时间较长,可 10～15 分钟 1 次。如梗阻长时间不解除,肠蠕动又可逐渐变弱甚至消失,出现肠麻痹。

(3) 肠壁充血水肿、通透性增加:正常小肠腔内压力为 2～4 mmHg,发生完全性肠梗阻时,梗阻近端压力可增至 10～14 mmHg,强烈蠕动时可达 30 mmHg 以上。在肠内压增加时,肠壁静脉回流受阻,毛细血管及淋巴管淤积,引起肠壁充血水肿、液体外渗。同时由于缺氧,细胞能量代谢障碍,致使肠壁通透性增加,液体可自肠腔渗透至腹腔。在闭襻型肠梗阻中,肠内压可进一步增高,使小动脉血流受阻,引起点状坏死和穿孔。

2. 全身病理生理改变

(1) 水、电解质紊乱和酸碱失衡:肠梗阻时,吸收功能发生障碍,胃肠道分泌的液体不能被吸收回流到全身循环系统而积存在肠腔内;同时,肠壁继续有液体向肠腔内渗出,导致了体液在第三间隙的丢失。如为高位小肠梗阻,患者易出现大量呕吐,更易出现脱水。

胆汁及肠液均为碱性,伴随体液损失的 Na^+、K^+ 较 Cl^- 多,同时组织灌注不良导致酸性代谢产物增多,因此,肠梗阻的患者易并发低钠血症、低钾血症以及代谢性酸中毒。但在高位小肠梗阻时,胃液的丧失多于小肠液,则有可能出现代谢性碱中毒。K^+ 的丢失可引起肠壁肌张力减退,引起肠腔膨胀。

(2) 休克:肠梗阻如未得到及时适当的治疗,大量失水、失电解质可引起低血容量休克。肠梗阻引起了肠黏膜屏障功能障碍,肠道内细菌、内毒素移至门静脉和淋巴系统,继发腹腔内感染或全身性感染,也可因肠壁坏死、穿孔引起腹膜炎与感染性休克。在绞窄性肠梗阻时,静脉回流障碍先于动脉阻断,导致动脉血仍不断流向肠壁、肠腔,因存在血流障碍而迅速发生肠坏死,出现感染和低血容量休克。

(3) 脓毒症:肠梗阻时,肠内容物淤积,细菌繁殖,因而产生大量毒素,可直接透过肠壁进入腹腔,致使肠内细菌移位引起腹腔内感染与脓毒症,在低位肠梗阻或结肠肠梗阻时更明显。由于肠腔内有较多的细菌,在梗阻未解除时,因静脉反流有障碍,肠内毒素被吸收较少,但一旦梗阻被解除,血液循环恢复,毒素会被大量吸收而出现感染性休克。

(4) 呼吸和心脏功能障碍:肠腔膨胀时腹压增高,膈肌上升,腹式呼吸减弱,可影响肺内气体交换。同时,血容量不足、下腔静脉受压而下肢静脉血回流量减少,均可使心输出量减少。腹腔内压力>20 mmHg时,可产生系列腹腔间室综合征(abdominal compartment syndrome),累及心、肺、肾与循环系统。

该患者存在肠梗阻、腹腔感染、感染性休克,几乎涵盖了所有肠梗阻的病理生理学变化。

问题4　该患者需要立即启动的抗休克治疗措施是什么?

答 目前患者为脓毒症合并感染性休克,最重要的处理为抗休克治疗,2018年拯救脓毒症运动(SSC)指南中更新的原则如下。

(1) 监测血Lac水平,如初始Lac>2 mmol/L重复检测。
(2) 给药前获取血培养。
(3) 给予广谱抗菌药物。
(4) 当低血压或Lac≥4 mmol/L时,快速给予30 mL/kg晶体液进行液体复苏。
(5) 如患者在液体复苏时或液体复苏后仍存在低血压,给予血管升压药以维持MAP≥65 mmHg。

问题5　如何针对该患者进行容量评估?

1. 一般临床监测 · 包括意识状态、肢体温度和色泽、血压、心率、尿量。休克患者表现为血压正常或降低,心率快,肢端湿冷,严重可见皮肤花斑样改变,尿少,神志淡漠或者烦躁。传统指标在休克的诊断和治疗中有一定的指导意义,但是仅仅依靠这些指标指导治疗还远远不够,这些指标往往不能敏感地反映早期的休克、不能鉴别休克的类型。

2. 有创血流动力学监测 · 包括:有创血压、中心静脉压、心输出量、体循环阻力(SVR)、肺动脉压(PAP)、肺动脉楔压以及全心舒张末期容积(GEDV)、胸腔内血容量(ITBV)。

3. 功能性血流动力学监测 · 每搏量变异度(SVV)、脉搏压变异度(PPV)、被动抬腿试验(PLRT)均是功能性血流动力学指标,可以评估液体复苏过程中对容量的反应性。通常,SVV或PPV≥10%提示容量反应性好,继续扩容能够增加心输出量和血压。PLRT抬高下肢45°可起到类似自体输血150~300 mL的作用,若SV或心输出量增加15%表示容量反应性好。SVV或PPV的测量受自主呼吸和心律失常的影响,而PLRT则不受自主呼吸和心律失常的影响。

4. 组织灌注的监测 · 全身灌注指标[血乳酸、乳酸清除率、BE、静动脉血二氧化碳分压差值($Pcv\text{-}aCO_2$)]以及局部组织灌注指标(胃黏膜pH、胃肠黏膜PCO_2)均可以反映组织灌注情况,可以提示休克的程度,指导液体复苏。

5. 氧代谢监测 · 包括氧输送(DO_2)、氧消耗(VO_2)、$SvO_2/ScvO_2$。$SvO_2/ScvO_2$反映DO_2和VO_2的平衡,是评估全身氧代谢状况的较好指标。当DO_2不能满足组织氧需要时,SvO_2下降。

6. 超声监测 · 对休克患者,超声检查可准确迅速判断低血压的原因,确定治疗方向。常用指标包括测量下腔静脉内径及变异度、左室舒张末面积大小等判断是否存在低血容量休克;通过评价右室功能、左室收缩舒张功能判断是否存在心源性休克;通过评价股静脉血栓、右心室大小、室间隔运动、肺动脉压及心包积液等判断是否存在梗阻性休克。

根据以上原则,该患者的 CVP 测量结果为 5 mmHg,进行 PLRT,结果显示阳性。超声监测下腔静脉(IVC)直径 0.7 cm,变异度 55%(图 3-4),均提示容量严重不足。可给予乳酸钠林格液 30 mL/(kg·h)进行液体治疗。

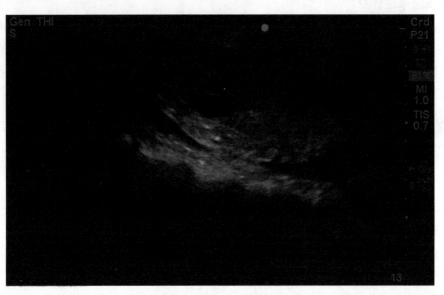

图 3-4　超声监测 IVC 直径

进一步放置微截流血流动力学监测结果显示:SV 40 mL,心输出量 5.4 L/min,CVP 8 mmHg,SVRI 614 dyn·m²·s/cm⁵。2 小时后患者心率 132 次/分,血压 82/46 mmHg,CVP 10 mmHg,Lac 2.9 mmol/L。

问题 6　应该使用血管活性药吗?

答 根据 2018 年拯救脓毒症运动指南,感染性休克常用的血管活性药物包括去甲肾上腺素与多巴胺、肾上腺素、血管加压素和多巴酚丁胺。

(1)推荐去甲肾上腺素为首选的血管活性药物。

(2)目标 MAP 值为 65 mmHg,还可加用血管加压素(最大剂量 0.03 U/min)或者肾上腺素以降低去甲肾上腺素剂量。

(3)对某些低危快速型心律失常、绝对或者相对心动过缓的患者,多巴胺可替代去甲肾上腺素。

(4)不推荐低剂量多巴胺用于肾脏保护。

(5)经充分液体负荷及升压药物后,仍然存在持续低灌注的患者,建议使用多巴酚丁胺。

该患者液体复苏后仍存在组织低灌注状态,且外周血管阻力指数低,因此给予去甲肾上腺素 30 μg/min,血压可升至 98/56 mmHg。

问题 7　如何制订该患者的抗感染方案?

答 2017 年美国外科协会(Surgical Infection Society,SIS)《腹腔内感染的管理》指南中针对腹腔感染的抗感染治疗流程如下。

1. 对患者进行风险评估

（1）利用表型因素和生理因素评估腹腔感染者治疗失败和死亡的风险，包括：脓毒症或感染性休克的体征、年龄和患者合并疾病；腹部感染的范围与初始感染源得到控制的程度；是否存在耐药性或机会性病原体以及感染持续的时间。

（2）根据以上评估将患者分为治疗失败或死亡的较低风险者或较高风险者，并归类为社区获得性腹腔内感染（community-acquired IAI，CA-IAI）或包括术后感染在内的医疗机构相关性腹腔内感染（healthcare or hospital-associated IAI，HA-IAI），用以制订感染控制策略和给予经验性抗菌药物治疗。

（3）高危患者：达到脓毒症诊断标准的 IAI 患者，APACHE Ⅱ≥10 分患者，存在至少两项预示不良结局的生理/表型风险因素者、具有弥漫性腹膜炎者、感染源控制延迟或不足者，应将其视作高危患者。

（4）识别耐药菌感染潜在风险者：既往 90 日内至少住院治疗 48 小时者；既往 30 日内在护理机构或长期看护机构内居住者；既往 30 日内接受过静脉给药治疗、伤口处理或肾脏移植者；既往 90 日内已接受数日的广谱抗菌药物治疗者；发生术后感染者；已知存在耐药病原体定植或感染者。

2. 抗感染方案推荐

（1）对于 CA-IAI 低危成人患者经验性抗菌治疗选择推荐如下。

1）首选方案：厄他培南、头孢噻肟＋甲硝唑、头孢曲松＋甲硝唑。

2）替代方案：头孢呋辛＋甲硝唑或者头孢哌酮/舒巴坦。

3）对 β-内酰胺药物严重过敏者：环丙沙星＋甲硝唑，莫西沙星。

4）如只能使用喹诺酮，且无其他喹诺酮可及，可选择左氧氟沙星＋甲硝唑。

（2）对于 CA-IAI 高危成人患者经验性抗菌治疗选择推荐如下。

1）经验性使用广谱抗菌药，确保覆盖较不常见的革兰阴性病原体。

2）使用哌拉西林-他唑巴坦、多尼培南、亚胺培南、美罗培南或头孢吡肟＋甲硝唑作为较高危患者的初始经验治疗首选药。头孢他啶＋甲硝唑作为这类患者的替代方案。氨曲南＋甲硝唑＋万古霉素作为对 β-内酰胺药有严重反应的高危患者用药。对于较高危患者，不要在 β-内酰胺药方案中辅助添加氨基糖苷或氟喹诺酮用作经验治疗。

3）对于较高危患者，若没有正在接受哌拉西林-他唑巴坦或亚胺培南-西司他丁治疗，考虑添加万古霉素用于抗肠球菌经验治疗。

4）较高危患者不常规使用抗真菌药经验治疗。对于上消化道感染源的危重症患者，考虑使用抗真菌药经验治疗。

（3）HA-IAI 经验性抗感染治疗方案。

1）首选方案：哌拉西林他唑巴坦、多尼培南、亚胺培南、美罗培南、头孢吡肟＋甲硝唑。

2）替代方案：头孢他啶＋甲硝唑、氨曲南＋万古霉素＋甲硝唑（β-内酰胺类过敏）。

该患者存在弥漫性腹膜炎，符合脓毒症、感染性休克诊断标准，因此应评估为高危 CA-IAI 患者。经验性选择哌拉西林/他唑巴坦抗感染治疗。

· 入 ICU 3 小时 ·

液体治疗 3 小时后，患者心率 113 次/分，血压 103/45 mmHg，去甲肾上腺素剂量较前有所降低，18 μg/min。看起来病情似乎稳定了，但 2 小时后患者心率逐渐升高到 157 次/分，血压下降，予积极补液治疗，去甲肾上腺素加到 48 μg/min，尿量减少至 15 mL/h。肠梗阻合并腹腔感染，经过液体复苏、抗休克、抗感染、纠正内环境紊乱，循环应该好转，怎么会越来越严重了呢？病情有变化，需要再找原因。再次对患者进行了详细的查体：板状腹，压痛及反跳痛比刚入 ICU 时明显加重。测量腹腔压力 18 mmHg。

马上复查血气分析结果显示：pH 7.21，Lac 5.3 mmol/L。

问题 8　经过积极的抗休克、抗感染治疗，患者病情仍进行性加重，此时应考虑哪些问题，如何调整治疗方案？

答　再次评估患者，继续抗休克治疗，纠正内环境紊乱。同时再次筛查病因，排查休克加重的原因，针对原发病进行治疗。

• 入 ICU 4 小时 •

值班医生嘱立即查腹部 CT，提示消化道穿孔(图 3-5)。

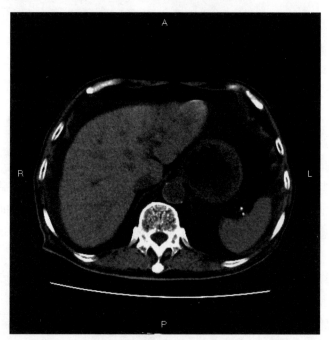

图 3-5　腹部 CT 提示消化道穿孔

• 入 ICU 8 小时 •

手术指征明确，将患者送到手术室进行急诊手术。

手术进行了近 6 小时。术后，手术医生向 ICU 值班医生进行了术中情况交班："乙状结肠粘连扭转后缺血坏死、穿孔，术中可见粪水污染腹腔，做了横结肠造瘘，腹腔冲洗、引流。"麻醉医生交班："手术过程顺利，术中输液 2 000 mL，出血 100 mL，血压还需用去甲肾上腺素维持，术中尿量 180 mL。"ICU 值班医生再次对患者进行了详细的查体：心率 113 次/分，血压 123/58 mmHg；麻醉未醒状态；双肺呼吸音粗，肺底少量湿啰音；腹肌略紧张。

问题 9　如何做患者的微生物学评估？

答　根据 2016 年 SIS 指南对微生物学评估的建议如下。

（1）对于 CA-IAI 较低危患者，不推荐常规进行腹水培养指导抗微生物治疗。

（2）对 CA-IAI 和 HA-IAI 较高危患者，应对腹水或感染组织进行培养，以发现可能的耐药或机会性病原体。

（3）对于所有 IAI 患者，如果感染源控制足够，出于流行病学目的可考虑进行培养，以指导经验性抗微生物治疗。

此患者病灶为下消化道穿孔，且术中见腹腔污染严重，评估为 CA-IAI 高危风险患者，因此应留取腹腔引流液培养。手术解除肠梗阻、清除腹腔污染物，感染源已得到控制。术前已使用哌拉西林/他唑巴坦抗感染，可继续使用。

· 入 ICU 16 小时 ·

值班医生再次来到患者床边检查：暂停镇静剂后呼唤患者可见其睁眼点头，心率 105 次/分，MAP 70 mmHg，去甲肾上腺素已减至 12 μg/min；呼吸机辅助呼吸，FiO_2 40%，SpO_2 98%；双肺呼吸音粗，下肺未闻及湿啰音；腹肌略紧张，全腹轻压痛，无反跳痛，肠鸣音未闻及。腹腔压力 12 mmHg。手术后尿量：50～100 mL/h。

早上复查的检验结果：白细胞计数 10.7×10^{12}/L，中性粒细胞百分比 88.4%，PCT 4.7 ng/mL；pH 7.37，PaO_2 134 mmHg，$PaCO_2$ 38 mmHg，Lac 2.1 mmol/L。

问题 10　患者是否应该开始给予营养？　营养方式应如何选择？

答　营养方式分为肠内营养、肠外营养两种类型。只要胃肠道解剖与功能允许，并能安全使用，应积极采用肠内营养支持。任何原因导致胃肠道不能使用或应用不足，应考虑肠外营养，或联合应用肠内营养。

《2017 ESICM 临床实践指南：危重患者早期肠内营养》将早期肠内营养（early enteral nutrition，EEN）定义为患者住院后 48 小时内启动的肠内营养。

（1）在成人危重症患者中，建议使用 EEN，而不是早期肠外营养或者延迟肠内营养。

（2）以下疾病均应考虑 EEN：急性重症胰腺炎、消化道手术术后、外伤性脑损伤、腹部创伤、脊髓损伤、卒中（缺血性或出血性）、腹主动脉瘤术后、腹腔开放性外伤、急性肝衰竭、无肠鸣音（启用 EEN 无须存在肠鸣音，除非怀疑肠缺血或肠梗阻）、腹泻、腹腔高压（无腹腔间隔室综合征的腹腔高压患者使用 EEN，但是如果腹腔内压随着肠内营养的使用而继续上升，则考虑暂时减少喂养剂量或暂停肠内营养）、神经肌肉阻滞剂治疗、低温治疗（对于接受低温治疗的患者启动低剂量 EEN，复温后逐渐增加肠内营养剂量）、俯卧位通气治疗、ECMO 治疗。

（3）以下情况可考虑延迟肠内营养（delay enteral nutrition，DEN）。

1）若为控制休克且血流动力学和组织灌流目标未达到，推荐使用 DEN，但是一旦休克得到控制，就开始使用低剂量肠内营养。

2）未控制的低氧血症与酸中毒：建议对未控制的威胁生命的低氧血症、高碳酸血症和酸中毒患者延迟开始肠内营养，但是对不威胁生命的低氧血症、代偿性或允许性高碳酸血症和酸中毒患者建议使用 EEN。

3）活动性上消化道出血：建议对活动性上消化道出血患者使用 DEN，当出血已经停止且无再出血征象时开始肠内营养。

4）胃残留量（GRV）>500 mL/6 h：建议对 GRV>500 mL/6 h 的患者延迟喂养。

5）肠缺血与肠梗阻：建议对明显肠缺血与肠梗阻的患者延迟喂养。

6）腹腔间隔室综合征：建议对腹腔间隔室综合征患者使用 DEN。

7）无远端喂养通道的高流量肠瘘：建议对无法获得可靠的瘘口远端喂养途径的高流量肠瘘患者使用 DEN。

该患者为消化道术后，尽管没有肠鸣音，但是已经解除消化道梗阻；休克通过输液和血管活性药物治疗得到控制；没有未控制的低氧血症与酸中毒；无腹腔间隔室综合征，因此可以开始 EEN。

问题 11　如何进行肠内营养的实施及监测？

答　肠内营养实施过程中要注意速度，确定能量目标，治疗过程中监测需到位。

1. 肠内营养的速度

（1）开始 EN 时应放慢肠内营养速度（10～20 mL/h），同时仔细监测腹部和胃肠道症状。

（2）一旦腹部和胃肠道症状缓解并且无新发症状，应缓慢增加肠内营养。

（3）不耐受喂养或有新发症状（如腹痛、腹胀或腹内压升高）者不应增加肠内营养，而应依据症状轻重以及是否存在凶险的病理过程（如肠缺血）决定是继续慢速进行肠内营养还是终止肠内营养。

2. EEN 期间的能量目标设定

（1）不能要求 EEN 能够满足患者的全能量需求。

（2）在危重病早期阶段，最适合的能量和蛋白质目标并不清楚。超过实际能量消耗的 EEN 是有害的，应该避免，低热量 EEN 可能是安全的。

3. EEN 期间胃肠道功能障碍的监测和管理预案

（1）出现无其他新发腹部症状的胃潴留时，按照预案给予胃肠动力药和（或）幽门后喂养。

（2）对于严重腹部疾病、低灌注或液体过负荷的正在进行肠内营养的患者，在肠内营养初期和增加肠内营养速度期间，动态测量腹腔内压有利于发现腹腔内压对胃肠动力的负面影响。

该患者起始肠内营养按照 10 mL/h，观察是否存在胃潴留、腹内压增加的情况，12 小时后没有出现腹胀、腹内压增高，加量至 20 mL/h。

·⋯⋯⋯⋯⋯⋯⋯· 入 ICU 36 小时 ·⋯⋯⋯⋯⋯⋯⋯·

"医生你快来看看，大叔凌晨 5 点开始发脾气，非要回家，说待在咱们这儿总有人打他。现在正发脾气要扯掉自己的胃管呢。"护士急匆匆地跑来医生办公室找到管床医生，"这是怎么回事？刚才不是好好的吗？昨天家属看望时他很高兴，答应家里人好好养病，尽快转出 ICU 呢。"

管床医生匆匆走至床边，只见大叔怒气冲冲地朝着一个新来的小护士发脾气："你们为什么要把我捆起来？现在全国都在通缉我，他们冤枉我偷了东西，我没偷。你们冤枉我，你们不要把我关起来！我儿子呢？我儿子是不是也被你们关起来了？"大叔更加愤怒。

问题 12　如何评估患者是否存在谵妄？

答　谵妄的诊断主要依据临床检查及病史。目前推荐使用"ICU 谵妄诊断的意识状态评估法"（the confusion assessment method for the diagnosis of delirium in the ICU，CAM-ICU）。CAM-ICU（表 3-8）主

表 3-8 ICU 谵妄诊断的意识状态评估法(CAM-ICU)

临床特征	评 价 指 标
1. 精神状态突然改变或起伏不定	患者是否出现精神状态的突然改变? 过去 24 小时是否有行为异常,如时有时无或者时而加重时而减轻? 过去 24 小时镇静评分(SAS 或 MAAS)或昏迷评分(GCS)是否有波动?
2. 注意力散漫	患者是否有注意力集中困难? 患者是否有保持或转移注意力的能力下降? 患者注意力筛查(ASE)得分多少?(ASE 的视觉测试是对 10 个画面的回忆准确度;ASE 的听觉测试的方法是患者对一连串随机字母读音中出现"A"时点头或捏手示意)
3. 思维无序	若患者已经脱机拔管,需要判断其是否存在思维无序或不连贯,常表现为对话散漫离题、思维逻辑不清或主题变化无常 若患者在带呼吸机状态下,检查其能否正确回答以下问题: (1) 石头会浮在水面上吗? (2) 海里有鱼吗? (3) 一磅比两磅重吗? (4) 你能用锤子砸烂一颗钉子吗? 在整个评估过程中,患者能否回答以下问题和执行以下指令: (1) 你是否有一些不太清楚的想法? (2) 举这几个手指头(检查者在患者面前举两个手指头) (3) 现在换只手做同样的动作(检查者不用再重复动作)
4. 意识程度变化(指清醒以外的任何意识状态,如警醒、嗜睡、木僵或昏迷)	清醒:正常、自主的感知周围环境,反应适度 警醒:过于兴奋 嗜睡:瞌睡但易于唤醒,对某些事物没有意识,不能自主、适当地交谈,给予轻微刺激就能完全觉醒并应答适当 昏睡:难以唤醒,对外界部分或完全无感知,对交谈无自主、适当的应答。当予强烈刺激时,有不完全清醒和不适当的应答;强刺激一旦停止,又重新进入无反应状态 昏迷:不可唤醒,对外界完全无意识,给予强烈刺激也无法进行交流

注:若患者有特征 1 和 2,或者特征 3,或者特征 4,就可诊断为谵妄。SAS,镇静镇痛评分;MAAS,肌肉运动评分;GCS, Glasgow 昏迷评分。

要包含以下几个方面:患者出现突然的意识状态改变或波动,注意力不集中,思维紊乱和意识清晰度下降。

该患者存在精神状态的改变(躁动),同时存在思维无序,因此可诊断为谵妄。

问题 13 如何预防和治疗谵妄?

答 ICU 患者谵妄发生与疾病及治疗等因素均相关,必须重视谵妄的预防,国内外指南均推荐采用非药物性措施,如改善睡眠、减少物理约束、早期活动等。

伴有躁动或有其他精神症状的患者则必须给予药物以控制症状,防止意外发生。常用治疗谵妄的药物如下。

1. 非典型抗精神病药·奥氮平、阿立哌唑、利他林,可缩短谵妄的发作时间。

2. 右美托咪定·有研究证实右美托咪定可以减少 ICU 谵妄的发生率。

3. 苯二氮䓬药物·酒精戒断或苯二氮䓬药物撤药的患者可使用。

4. 氟哌啶醇·临床使用氟哌啶醇的方式通常是间断静脉注射。氟哌啶醇半衰期长,对急性发作谵妄的患者需给予负荷剂量,可以快速起效。副作用为锥体外系症状(EPS),还可引起剂量相关的 QT 间期延长,增加室性心律失常的风险。应用过程中须监测 ECG。既往有心脏病史的患者更易出现此类副作用。

· 入 ICU 48 小时 ·

　　主管医生开医嘱予右美托咪啶静脉泵注,随着药物缓缓输入,患者慢慢地安静下来。这时医生让护士打开可视对讲机,让患者和家属对话,患者情绪逐渐稳定,配合护士进行床上活动。

　　患者病情逐渐稳定,呼吸平顺,血压稳定,停用去甲肾上腺素,Lac 降至正常,感染指标也稳步下降。经过专科医生查房,转至胃肠外科继续专科治疗。

· 要点归纳 ·

　　(1) 急性肠梗阻并发症较多,如肠穿孔、肠坏死,可能继发腹膜炎、感染性休克。

　　(2) 感染性休克一旦确诊,需立即启动感染性休克集束化治疗。

　　(3) 肠梗阻患者一旦出现腹腔感染,首选外科引流,并留取引流物进行培养,指导抗生素方案的调整。

　　(4) 评估胃肠道功能,若病情允许,尽早行肠内营养支持。

（刘　宁　陈敏英）

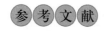

[1] Pinsky MR. Functional haemodynamic monitoring [J]. Curr Opin Crit Care, 2014,20(3): 288 - 293.

[2] Mazuski JE, Tessier JM, May AK, et al. The Surgical Infection Society Revised Guidelines on the management of intra-abdominal infection [J]. Surg Infect (Larchmt), 2017,18(1): 1 - 76.

[3] Blaser AR, Starkopf J, Alhazzani W, et al. Early enteral nutrition in critically ill patients: ESICM Clinical Practice Guidelines [J]. Intensive Care Med, 2017,43(3): 380 - 398.

[4] Barr J, Fraser GL, Puntillo K, et al. Clinical practice guidelines for the management of pain, agitation, and delirium in adult patients in the intensive care unit [J]. Crit Care Med, 2013,41(1): 263 - 306.

[5] 中华医学会重症医学分会. 中国成人 ICU 镇痛和镇静治疗指南[J]. 中华重症医学电子杂志,2018,4(2): 90 - 109.

病例 12

急性梗阻性化脓性胆管炎伴感染性休克
不可小觑的腹痛

腹痛是我们常见的症状,很多时候大家就以为是普通的肠胃炎,并没有引起特别的重视,但是有的原因引起的腹痛,如果不能及时鉴别和处理,就可能导致严重后果。这里,我们给大家讲一个关于腹痛的病例。

· 病例概要 ·

天刚刚亮,消化内科的王医生已经来到医院,刚换好衣服,就看见护士匆匆忙忙朝他跑过来:"王医生!王医生!快来看看你的患者!后半夜开始发热,当时人还好好的,这会儿人叫不答应了,刚刚测体温40℃。"听了护士的叙述,他三步并作两步向床旁冲去,一边让护士立刻给患者准备心电监护,一边回想着患者的基本情况。

这名患者是因为"反复右上腹疼痛5年余,再发加重3日"就诊,前一天下午门诊以"胆总管结石"收入院。入院时患者体温36.5℃,神志清楚,心率80次/分,呼吸20次/分,血压103/62 mmHg。皮肤黄染,腹部很饱满,当时全腹触诊稍韧,右上腹压痛明显,没有明显反跳痛,墨菲征(+),没有其他阳性体征。患者5年前曾经因上腹痛伴背部放射痛诊断为胆总管结石并胆总管扩张,做过经内镜道行性胰胆管造影术(ERCP)取石术,术后半年情况尚可。但手术半年后又开始出现同样的症状,又做过一次ERCP取石术,术后好转出院。2个月前查肝胆磁共振及磁共振胰胆管成像(MRCP)示胆总管下段结石合并梗阻性胆管扩张,胆囊增大。患者没有特别重视,直到3日前又出现腹痛症状,持续加重不缓解,这才来医院就诊。

王医生来到床旁,见患者状态果然很差,已经陷入昏睡,全身看起来似乎比昨天更黄一些。身体摸着很烫,体温显示40℃,寒战,呼吸急促,呼吸频率40次/分,SpO₂ 86%,心率150次/分,血压75/50 mmHg。患者病情危重!王医生立刻通知医疗组长,并同时打电话请ICU医生床旁会诊。

问题1　目前主要考虑哪些可能诊断?　应采取哪些紧急处理?

🈶 患者高热、寒战,有感染的相关征象,2个月前胆总管下段结石合并梗阻性胆管扩张,此次病情加重,首先要考虑急性梗阻性化脓性胆管炎(AOSC)合并感染性休克,紧急处理措施需要围绕此两种首要诊断,分为对症及对因治疗两方面。对症治疗需要快速纠正休克,维持生命体征平稳;对因治疗需要判断是否为急性梗阻性化脓性胆管炎,需要尽快解除梗阻。

· 紧急床旁会诊 ·

经过简单讨论,大家一致认为患者急性梗阻性化脓性胆管炎并感染性休克可能性大。立刻建立静脉通路快速补液,气管插管,用 20 μg/min 去甲肾上腺素静脉持续泵注维持血压。送血培养等检查。立即给予头孢哌酮/舒巴坦、奥硝唑和左氧氟沙星抗感染治疗,并联系肝胆外科评估手术指征。此时化验检查结果出来,示:总胆红素 135 μmol/L,间接胆红素 60.0 μmol/L,C 反应蛋白(CRP) 157.82 mg/L。

急诊 CT 示:胆总管和胆囊多发结石,肝内外胆管扩张(图 3-6)。

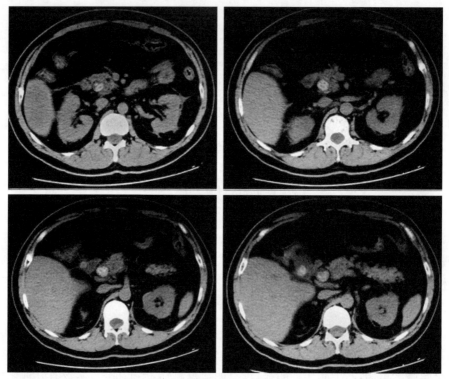

图 3-6 急诊 CT

问题 2 急性梗阻性化脓性胆管炎的手术时机如何确定?

答 AOSC 最根本的治疗原则是尽早进行有效的胆道减压引流,阻止脓毒性胆汁向血内播散,减少严重并发症的发生。如果出现感染性休克,应紧急手术解除胆道梗阻,通畅引流,及早有效地降低胆管内压力。

要求:紧急手术,边抗休克边手术,解除梗阻、胆道减压、引流胆道。老年人、手术难度大、存在未纠正的休克等都不是手术的禁忌证,应放宽适应证,尽早手术。只有解除梗阻才有可能控制感染。

该患者 AOSC 合并感染性休克,符合紧急手术指征,应边抗休克边手术,快速解除梗阻。胆道压力减轻、胆道得以通畅引流,才能去除休克病因,纠正休克。

· 急诊手术 ·

经过紧急的初步处理及准备,急诊全麻下行"剖腹探查＋胆囊切除＋胆道探查＋T 管引流＋微波热凝术",手术时间4小时。术中见腹腔胀气,胆囊壁增厚水肿,呈缺血坏死趋势,可触及内有结石,其中一枚嵌顿于胆囊颈部;肝外胆管显著扩张,壁增厚、水肿;胆道探查可见胆道内褐色脓性液体,内有结石数枚,大小约1.5 cm×1.0 cm,胆管壁严重充血水肿;肝脏呈急性炎症改变。手术过程中持续予去甲肾上腺素30~50 μg/min静脉泵入维持血压,输注晶体液3 500 mL。术中尿量10 mL/h,已出现多器官功能不全,术后直接转入综合ICU。

问题3 急性梗阻性化脓性胆管炎有哪些手术方式?

答 手术方式如下。①胆总管切开探查加T管引流术(图3-7)。②胆囊切除:发病在72小时内,胆囊炎症不重,胆囊粘连较轻,行胆囊切除术。③胆囊造瘘:胆囊炎症较重,与周围组织粘连较重,行胆囊造瘘术。其他手术方式还有肝总管切开取石术、Y管左右肝管引流术、Oddi括约肌切开取石术及胆道空肠Roux-en-Y吻合术等。对于壶腹部肿瘤合并AOSC患者,首先解除胆道梗阻,等病情稳定后再制订下一步治疗方案。

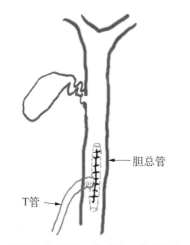

图 3-7 胆总管切开探查加T管引流术

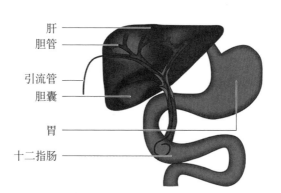

图 3-8 经皮肝穿刺胆管引流

当然,除了手术治疗外,一部分患者可通过非手术胆道减压治疗。非手术胆道减压已在临床得到了一定程度的应用,并获得了一定的效果。①经皮肝穿刺胆管引流(PTCD)(图3-8)是近一二十年来被多数普外科医生接受的在急诊情况下可改善肝功能、降低死亡率和并发症的一种治疗手段。AOSC的老年患者、病情危重而不能耐受手术的患者或恶性梗阻无手术条件的情况下可将PTCD作为首选,其对高位梗阻或非结石性阻塞效果好。PTCD的主要并发症有胆瘘、胆道出血、脓毒血症等,凝血功能严重障碍和肝功能严重不全为其禁忌证。②经内镜鼻胆管引流术(ENBD)比较适用于胆总管下段阻塞,对高位梗阻效果不好,对于胆管多发性结石者也不宜应用。ENBD的并发症主要有出血、穿孔、急性胰腺炎和急性胆管炎,不宜用于有食管胃底静脉曲张者和危险期患者。如经PTCD或ENBD治疗,病情无改善者,应及时改行手术治疗。

·入 ICU 时·

患者全麻未醒,心率127次/分,去甲肾上腺素54 μg/min持续静脉泵入,血压113/65 mmHg,Lac 6.8 mmol/L。有创呼吸机辅助通气,呼吸机A/C模式下PEEP设定为12 cmH$_2$O,PaO$_2$/FiO$_2$ 128 mmHg。查血结果提示24小时内肌酐上升163 μmol/L。入ICU前12小时尿量仅为90 mL左右。谷丙转氨酶

（ALT）322 U/L,谷草转氨酶（AST）639 U/L,结合胆红素 92.0 μmol/L，APTT 69.5 秒,PT 21.7 秒。心肌酶示：TNI 0.03 ng/L，BNP 1 652 ng/L。患者入 ICU 时 SOFA 评分 18 分。

问题4　入 ICU 时诊断是什么？　诊断依据是什么？

　　答　根据患者病史、症状体征、相关检查和急诊手术中探查所见,确诊为：急性梗阻性化脓性胆管炎、感染性休克、多器官功能不全。多器官功能不全包括：脓毒症相关性脑病、急性呼吸窘迫综合征（ARDS）、急性肾损伤、肝功能不全、凝血功能障碍、脓毒症心肌损伤等。

　　1. 急性梗阻性化脓性胆管炎

　　（1）定义：是指各种原因导致胆管急性梗阻后,胆管内压力升高和细菌感染引起的急性化脓性炎症;临床表现为右上腹部疼痛、发热、黄疸,严重者可以出现意识障碍、肝损害、脓毒症、感染性休克、肾功能衰竭、呼吸衰竭等多器官衰竭的临床情况。急性胆管炎和 AOSC 为同一疾病的不同发展阶段,AOSC 为急性重症型胆管炎（ACST）。梗阻的最常见原因为胆道结石,其次为胆道蛔虫和胆管狭窄,胆管、壶腹部肿瘤,原发性硬化性胆管炎,胆肠吻合术后,经 T 管造影或 PTCD 术后。

　　（2）AOSC 分级标准。①Ⅰ级：单纯 AOSC,病变多局限于胆管范围内,以毒血症为主要表现。②Ⅱ级：AOSC 伴感染性休克,胆管炎加重,胆管周围化脓性肝炎发展,胆管、毛细胆管及肝窦屏障进一步受损,败血症及脓毒败血症发生率增多。③Ⅲ级：AOSC 伴胆源性肝脓肿。④Ⅳ级：AOSC 伴多器官功能衰竭,是严重感染的后期表现。

　　（3）临床表现。①病史和症状：起病急骤,病情进展快,典型表现为腹痛、寒战高热、黄疸——Charcot 三联征（基本表现和早期症状）;病情加剧则出现神志改变、感染性休克——Reynolds 五联征。神经系统症状主要为神情淡漠、嗜睡、神志不清甚至昏迷;合并感染性休克时也可表现为躁动、谵妄等。②体格检查：体温常持续升高至 39～40 ℃或更高。脉搏快而弱,血压下降,呈急性重病容,可出现皮肤瘀斑或全身发绀。

　　（4）梗阻可分为肝内胆管梗阻和肝外胆管梗阻。①肝内胆管梗阻合并感染：腹痛轻,一般无黄疸,寒战、高热为主要临床表现,可出现感染性休克。肝不对称肿大,肝区压痛和叩痛,胆囊无肿大。②肝外胆管梗阻合并感染：具有典型的 Charcot 三联征或 Reynolds 五联征。右上腹或剑突下压痛、肌紧张,肝对称性肿大、肝区叩痛,可有胆囊肿大。

　　该患者出现 Reynolds 五联征：右上腹部疼痛、发热、黄疸、意识障碍和感染性休克,同时手术过程中发现胆囊和胆管内多发结石,胆道内可见褐色脓性液体,且发现肝脏呈急性炎症改变。因此,急性梗阻性化脓性胆管炎诊断明确,为肝外胆管梗阻并感染,分级为Ⅳ级。

　　2. 感染性休克 · Sepsis3.0 关于脓毒症和感染性休克诊断标准：AOSC 时 SOFA 评分＞2 分,虽经充分的液体复苏,仍需要血管活性药物维持 MAP＞65 mmHg,且血 Lac＞2 mmol/L。该患者入 ICU 时 SOFA 评分 18 分,Lac 6.8 mmol/L,大量输注晶体液（11 000 mL）后仍使用去甲肾上腺素方能维持 MAP＞65 mmHg。

　　3. 脓毒症相关性脑病（SAE）· 是脓毒症患者严重的中枢神经系统并发症,指大脑在没有直接感染的临床或实验室证据前提下,因全身感染引起的弥漫性或多灶性脑功能障碍。SAE 病情从谵妄到深昏迷,以行为、认知、觉醒和意识改变为特征,且相当比例的患者存在长期认知功能障碍等,大部分是可逆的。SAE 是一个排他性诊断。

　　4. ARDS · 是各种肺内或肺外原因如严重感染、创伤、休克及烧伤等导致肺毛细血管内皮细胞和肺泡上皮细胞损伤引起弥漫性肺间质及肺泡水肿,以进行性低氧血症、呼吸窘迫为特征的临床综合征,胸片呈现斑片状阴影为其影像学特征;肺容积减少、肺顺应性下降和严重的通气/血流比例失调为其病理生理特征。

该患者明确诊断为 AOSC,呼吸机 A/C 模式下 PEEP 设定为 12 cmH_2O,PaO_2/FiO_2 128 mmHg;患者感染性休克,容量相对不足,排除了心源性因素引起的肺水增加;床旁 B 超示:双侧背侧肺局灶性不张,可见 B 线,双侧前胸壁 A 线,因此该患者可诊断为中度 ARDS。给予小潮气量(6 mL/kg)、高 PEEP(10～12 cmH_2O)肺保护性通气策略。

5. 急性肾损伤(AKI)· 符合下列情形之一者即可定义为急性肾损伤(未分级):①在 48 小时内血清肌酐(SCr)上升超过 26.5 μmol/L;②已知或假定肾功能损害发生在 7 日之内,SCr 上升至大于基础值的 1.5 倍;③尿量<0.5 mL/(kg·h),持续 6 小时。根据 2012 年改善全球肾脏病预后组织(KDIGO)指南将急性肾损伤进行分级,见表 3-9。

表 3-9   KDIGO 2012 年临床实践指南 AKI 分级标准

分级	血 肌 酐	尿量
1	基线水平的 1.5～1.9 倍;或血肌酐升高≥0.3 mg/dL(≥ 26.5 μmol/L)	连续 6～12 小时尿量<0.5 mL/(kg·h)
2	基线水平的 2.0～2.9 倍	连续 12 小时以上尿量<0.5 mL/(kg·h)
3	基线水平的 3.0 倍;或血肌酐≥4.0 mg/dL(≥353.6 μmol/L);或开始肾脏替代治疗;或年龄<18 岁,eGFR<35 mL/(1.73 m^2·min)	连续 24 小时以上尿量<0.3 mL/(kg·h);或连续 12 小时以上无尿

该患者 24 小时内血肌酐上升 163 μmol/L,入 ICU 前 12 小时尿量仅为 90 mL 左右,并且需要肾脏替代治疗。因此,该患者急性肾损伤诊断明确,分级为 3 级。

6. 肝功能不全· 肝脏是人体最重要的器官,也是在炎症中最容易受损的器官,在脓毒症发病初期肝功能即出现异常,主要表现为转氨酶、血清胆红素升高,PT 延长。胆汁分泌受损是导致脓毒症患者肝功能障碍的主要原因之一,胆汁酸和血清胆红素是脓毒症患者肝功能障碍的敏感性指标。

该患者入 ICU 抽血检查肝功能示:ALT 322 U/L, AST 639 U/L,结合胆红素 92.0 μmol/L, APTT 69.5 秒,PT 21.7 秒,且术中发现肝脏呈急性炎症改变。

7. 凝血功能障碍· 脓毒症性凝血病的发病机制是致凝机制上调,同时天然的抗凝机制下调。该患者入 ICU 血常规和凝血功能示:PLT 36×10^9/L, APTT 69.5 秒,PT 21.7 秒,Fib 2.86 g/L。

8. 脓毒症心肌损伤· 众多研究表明,cTnI 浓度增高,不仅可反映缺血性心脏疾病,而且可反映脓毒症等非心源性疾病所致的心肌功能障碍。有研究报道,在内毒素感染后 1 小时就可出现 TNI 升高的现象,提示脓毒症早期就可存在心肌损伤。该患者入 ICU 抽血检查心肌酶示 cTnI 0.03 ng/L,提示心肌损害明显。

有研究证实,脑钠肽在严重脓毒症和脓毒症休克患者中普遍升高,并且脑钠肽(BNP)水平升高与脓毒症心肌病的发生密切相关。该患者入 ICU 抽血检查 BNP 为 1 652 ng/L。

问题 5   AOSC 病理生理机制是什么?

答 AOSC 以胆道的梗阻和感染为病理基础。在原有结石等阻塞性疾病的基础上发生胆管感染,胆管黏膜充血、水肿,加重胆管的梗阻,胆汁逐渐变成脓性,胆管内的压力不断增高,梗阻近侧的胆管逐渐扩大。急性胆管阻塞还可通过内脏神经反射导致 Oddi 括约肌收缩痉挛,导致胆汁排泄更加不畅,形成恶性循环。在含有脓性胆汁的胆管高压的作用下,肝脏可肿大,肝内小胆管及周围的肝实质细胞亦可发生炎性改变,肝细胞产生大片坏死,可形成肝内多发性小脓肿。胆管也可因感染化脓造成溃疡和胆道出血。由于胆管内高压造成肝内毛细胆管的肝细胞屏障破坏,肝内毛细胆管破溃,脓性胆汁甚至胆栓即由此经肝内血窦进入肝血流,进一步引起高胆红素血症、内毒素血症、败血症及感染性休克。

一些细菌产生的内毒素具有抗原性,它与抗体作用所形成的免疫复合物沉积在各脏器的内皮细胞上,可发生强烈免疫反应,引起细胞发生坏死,加重多器官损害。

问题6 该患者入 ICU 急需采取哪些治疗措施?

答 患者为感染性休克并多器官功能不全,应采取以下治疗措施。

1. 一般治疗·心电监护,镇痛镇静,禁食、禁水及持续胃肠减压,呼吸机辅助通气;患者高热(39~40 ℃),应行冰毯降温。

2. 抗感染治疗·急性胆道感染致病菌多来自肠道,通常为革兰阴性杆菌(大肠杆菌、克雷伯菌、变形杆菌等)和革兰阳性菌(肠球菌、粪球菌),合并厌氧菌感染也较常见,并且常为混合感染。关于急性胆道感染的抗菌药物治疗方案尚无统一意见。一般认为,应根据胆汁细菌谱及其药物敏感性、药物抗菌谱及毒性反应、药物在胆汁中的排泄和血中的浓度、患者机体状态等选择抗感染药物。但必须注意,AOSC 时胆道梗阻和肝脏功能损害均严重影响抗菌药物向胆道的排泄,抗菌药物在胆道内的浓度明显下降甚至为0。在胆汁中能达到有效浓度的抗菌药物有青霉素、部分合成青霉素、头孢菌素、氯霉素、喹诺酮类药物及甲硝唑。在未能确定胆道感染的致病菌或未行药敏试验的情况下,可选择第二代或第三代头孢菌素与甲硝唑配伍应用。但鉴于有些患者常有中毒性休克及肾功能障碍,因此应尽可能避免使用氨基糖苷类抗生素。

3. 纠正休克、液体复苏·液体联合反复的液体反应性评估,可优化感染性休克患者的液体复苏治疗。早期复苏目标为 MAP>65 mmHg。

指南指出,所有低血压或高乳酸血症的患者,应在 3 小时内按 30 mL/kg 给予液体复苏。30 mL/kg 的液体量并不就是复苏的总液体量,一些患者可能需要更多的液体量,这种额外的液体量必须由床旁医生依据个体化原则根据临床治疗终点进行滴定补充。该患者入 ICU 后经床旁超声评估容量后发现患者下腔静脉直径 2.1 cm,呼吸变异度 8%,容量反应性差。指南推荐,如果充分液体复苏和血管活性药物仍不能维持循环稳定,则给予氢化可的松 200 mg/d 持续静脉泵入维持 24 小时,持续 3~5 日。

4. 连续性肾脏替代治疗(CRRT)·患者急性肾损伤 3 级的主要原因是脓毒症,肾脏替代治疗可清除肌酐和炎症介质等。该患者入 ICU 后即已经开始 CRRT 治疗。

5. 其他·患者入 ICU 时 pH 7.18,予以静脉滴注 5%碳酸氢钠 250 mL 以纠正代谢性酸中毒;行血气分析,并维持电解质平衡;给予还原型谷胱甘肽和异甘草酸镁(天晴甘美)护肝治疗;给予磷酸肌酸钠营养心肌治疗。

· 入 ICU 28~36 小时 ·

患者入 ICU 28 小时后,循环逐渐稳定,去甲肾上腺素剂量逐渐降低至 12 μg/min,血压 120/70 mmHg 左右,心率 80~110 次/分;监测患者肝肾功能提示前白蛋白 0.01 g/L, ALT 340 U/L, AST 544 U/L, BUN 23 mmol/L, Cr 107 μmol/L。

问题7 随着抗感染的有效进行,如何实施营养支持治疗?

答 营养指南推荐:不管患者的营养风险如何,在严重脓毒症或感染性休克急性期并不推荐使用全静脉营养或静脉营养辅助;脓毒症/感染性休克患者经充分液体复苏,循环稳定后应在确诊后24～48小时内给予肠内营养,初始给予滋养喂养,即10～20 kcal/h或每日500 kcal,在1周内逐步增加至目标能量的80%。每日给予1.2～2 g/kg的蛋白质。

急性梗阻性化脓性胆管炎患者处于全身高代谢状态,同时由于肝脏首先受累而易于发生代谢危机,出现糖和氨基酸代谢紊乱,表现为肝细胞糖异生抑制和清除非支链氨基酸功能的障碍,应输入富含支链氨基酸的氨基酸溶液以促进体内氨基酸的利用和肝脏蛋白质合成。肝功能异常患者宜采用中、长链混合脂肪乳或结构脂肪乳。肝功能衰竭者可应用低蛋白、高支链氨基酸的膳食。

问题8　随着抗感染的有效进行,如何进行有效的液体管理?

答　感染性休克急性期大量输注晶体液,毛细血管通透性增加引起大量液体外渗至组织间隙,引起全身组织水肿。随着抗感染的有效进行,组织间隙内液体大量回吸收至血管内,引起全身血管内液体高负荷,增加心脏负担,因此需要严格液体管理,调整至合适的容量状态。

问题9　AOSC合并感染性休克的免疫调节治疗是什么?

答　严重脓毒症或感染性休克患者后期死亡主要与持续性的免疫功能抑制、无法清除病原体,以及继发感染的发生有关。脓毒症患者的脾脏$CD4^+$和$CD8^+$T淋巴细胞较非脓毒症患者显著减少。脓毒症时间越长,T淋巴细胞和B淋巴细胞的缺失越明显,大部分患者死于长期的低免疫状态。生物标志物指导下的免疫增强治疗可改善患者免疫功能,提高生存率。多项随机盲法对照临床研究已经证实,连续3～5日给予重组粒细胞-巨噬细胞集落刺激因子(GM-CSF)可改善脓毒症患者的免疫抑制,单核细胞和淋巴细胞显著增加,单核细胞人白细胞抗原(mHLA-DR)表达也显著增加,从而增加了病原体的清除,提高了生存率。另有研究表明:抗程序化细胞死亡蛋白-1(PD-1)抗体与抗PD-L1抗体有效促进脓毒症患者效应淋巴细胞分泌细胞因子,减少细胞凋亡,遏制T细胞枯竭现象。因此,感染性休克免疫抑制在AOSC患者后期死亡中可能起重要作用,通过免疫抑制期的免疫增强治疗可改善免疫抑制状态,增加病原体清除、减少继发感染的发生,提高患者生存率。临床上常用胸腺肽-α1,研究表明其可明显改善脓毒症患者的免疫功能,提高生存率。

· **要点归纳** ·

(1) 急性梗阻性化脓性胆管炎患者治疗的关键在于解除梗阻。

(2) 一旦急性梗阻性化脓性胆管炎合并感染性休克,则需要在抗休克的同时进行外科手术治疗。

(3) 急性梗阻性化脓性胆管炎患者容易出现较多并发症,如急性呼吸窘迫综合征、急性肾损伤等,需要密切监测;一旦发生,及时处理。

(4) 急性梗阻性化脓性胆管炎在治疗过程中不可忽视免疫调节治疗。

(张建成　尚　游)

[1] Singer M, Deutschman CS, Seymour CW, et al. The third international consensus definitions for sepsis and septic shock (sepsis-3) [J]. JAMA, 2016,315(8): 801-810.

[2] Machado FR, Levy MM, Rhodes A. Fixed minimum volume resuscitation: Pro [J]. Intensive Care Med, 2017,43(11): 1678-1680.

［3］ Rhodes A, Evans LE, Alhazzani W, et al. Surviving Sepsis Campaign: international guidelines for management of sepsis and septic shock: 2016 ［J］. Intensive Care Med, 2017,43(3): 304 - 377.

［4］ Taylor BE, McClave SA, Martindale RG, et al. Guidelines for the provision and assessment of nutrition support therapy in the adult critically Ill patient: Society of Critical Care Medicine (SCCM) and American Society for Parenteral and Enteral Nutrition (A. S. P. E. N.) ［J］. Crit Care Med, 2016,44(2): 390 - 438.

［5］ Bernard GR, Vincent JL, Laterre PF, et al. Efficacy and safety of recombinant human activated protein C for severe sepsis ［J］. N Engl J Med, 2001,344(10): 699 - 709.

［6］ Hotchkiss RS, Monneret G, Payen D. Sepsis-induced immunosuppression: from cellular dysfunctions to immunotherapy ［J］. Nat Rev Immunol, 2013,13(12): 862 - 874.

［7］ Hotchkiss RS, Monneret G, Payen D. Immunosuppression in sepsis: a novel understanding of the disorder and a new therapeutic approach ［J］. Lancet Infect Dis, 2013,13(3): 260 - 268.

［8］ Boomer JS, To K, Chang KC, et al. Immunosuppression in patients who die of sepsis and multiple organ failure ［J］. JAMA, 2011,306(23): 2594 - 2605.

［9］ Chang K, Svabek C, Vazquez-Guillamet C, et al. Targeting the programmed cell death 1: programmed cell death ligand 1 pathway reverses T cell exhaustion in patients with sepsis ［J］. Crit Care, 2014,18(1): R3.

［10］ Singer P, Blaser AR, Mette M, et al. ESPEN guideline on clinical nutrition in the intensive care unit ［J］. Clinical Nutrition, 2019,38(1), 48 - 79.

病例 13

急性肝衰竭、弥散性血管内凝血
都是酒精惹的祸

· 病例概要 ·

ICU 门开了，患者在外院医生护送下转入 ICU。床旁监护设备与呼吸机等已在待机状态。患者一到床旁，医护人员立刻将心电监护接好、过床。

"该患者中年男性，喝酒后出现乏力、腹胀、恶心和呕吐 4 天，巩膜黄染 2 天入当地医院，既往有 20 多年饮酒史，平时身体健康。到院后查血胆红素高，考虑肝功能损伤，给予常规保肝治疗。2 天前出现胆红素明显升高，举止行为开始有异常，出现呼吸困难、氧合下降，插了管……总胆红素 178 μmol/L，直接胆红素 142 μmol/L，间接胆红素 36 μmol/L，谷丙转氨酶 76 IU/L，谷草转氨酶 206 IU/L，血氨 58 μmmol/L，白蛋白 35 g/L，白细胞 $9.92×10^9/L$，肌酐和凝血功能检查都正常，胸片示肺纹理增粗，散在斑片影（图 3-9）。"外院医生快速交班。

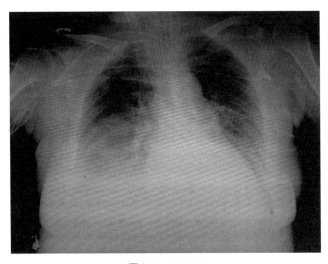

图 3-9 患者胸片

"胆红素持续升高，是否出现了急性肝衰？饮酒后出现的乏力、腹胀、恶心、呕吐，有没有可能合并胰腺炎？既往又有 20 多年饮酒史，肝脏有没有慢性改变呢？意识不好，是肝性脑病还是二氧化碳潴留？"值班医生一边听交班，一边快速思考。

· 入 ICU 时 ·

患者入 ICU 时心率 125 次/分，血压 130/95 mmHg，未使用血管活性药物，小便可；气管插管、呼吸机辅助通气，吸氧浓度 40%，PEEP 5 cmH2O，SpO_2 100%；已经使用了镇静药，瞳孔双侧 2 mm，对光反射灵敏；全身黄染明显，腹部膨隆，腹壁张力不高，尚软，低热。通过初步的检查，值班医生了解了患者的基本情况。立即行全胸腹 CT 检查,同时抽血送检。血气结果显示:pH 7.468,PaO_2 72.4 mmHg,$PaCO_2$ 44.6 mmHg,Lac 2.2 mmol/L,BE 7.2 mmol/L,HCO_3^- 31.6 mmol/L,Na^+ 152 mmol/L,K^+ 3.28 mmol/L。

胸腹部 CT 显示肝实质密度欠均匀,脾大,腹水,肝硬化改变;胰头稍大,边缘稍模糊;双肺散在斑片条索影,以双肺下叶明显(图 3-10)。查血结果示:总胆红素 205 μmol/L,直接胆红素 160 μmol/L,间接胆红素 45 μmol/L,谷丙转氨酶 95 IU/L,谷草转氨酶 197 IU/L,白蛋白 32 g/L;白细胞计数 10.5×10^9/L,血小板计数 75×10^9/L;肌酐在正常范围内,凝血有轻度异常,凝血酶原时间 18.5 秒,活化部分凝血活酶时间 52 秒,INR 1.8;血糖 3.51 mmol/L,胆固醇 6.5 mmol/L。才过 1 日,胆红素又增高了,凝血功能及血糖水平也开始出现异常,值班医生给患者静推一支高糖后,向住院总医生进行了汇报。

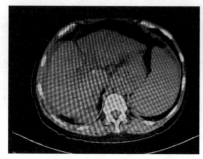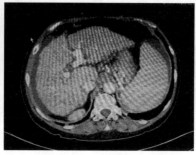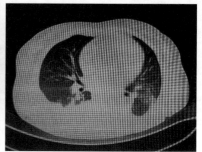

图 3-10 胸腹部 CT

问题 1 患者初步诊断是什么? 诊断的思路、依据是什么?

(答) 根据患者病史、症状体征及相关检查,考虑诊断:①酒精性肝硬化,慢加急性肝衰竭(中期),肝性脑病。②急性呼吸窘迫综合征。③凝血功能异常。主要诊断为酒精性肝硬化,慢加急性肝衰竭(中期),肝性脑病。

肝衰竭的分型及其定义与诊断见表 3-10。

表 3-10 肝衰竭的定义与诊断

分型	定义与诊断
急性肝衰竭	急性肝衰竭指多种因素直接/间接引起严重急性肝脏损害,出现肝细胞广泛坏死/脂肪浸润,而再生能力不足,致其合成、解毒、排泄和生物转化等功能发生严重障碍或失代偿,出现进行性黄疸、腹水、凝血障碍、意识障碍等系列表现,可并发肾衰竭、脑水肿、休克等多器官功能障碍。急性起病,无基础肝病史,2 周内出现 Ⅱ 度及以上肝性脑病,并且: 1. 极度乏力,有明显厌食、腹胀、恶心、呕吐等严重消化道症状 2. 短期内黄疸进行性加深,血清总胆红素(TB)大于正常值上限 10 倍或每日上升≥17.1 μmol/L 3. 明显出血倾向,血浆凝血酶原活动度(PTA)≤40%(或 INR≥1.5),且排除其他原因 4. 肝脏进行性缩小
亚急性肝衰竭	起病较急,无基础肝病史,2～26 周出现肝功能衰竭的临床表现
慢性肝衰竭	慢性肝衰竭是在肝硬化基础上,肝功能进行性减退和失代偿: 1. 血清总胆红素升高 2. 白蛋白明显降低 3. 出血倾向明显,PTA≤40%(或 INR≥1.5),并排除其他原因者 4. 有腹水或门静脉高压等表现 5. 肝性脑病

续表

分型	定义与诊断
慢加急性肝衰竭	慢性肝病基础上短期内(通常 4 周内)发生急性肝功能失代偿的表现: 1. 极度乏力,有明显厌食、腹胀、恶心、呕吐等严重消化道症状 2. 短期内黄疸进行性加深,血清总胆红素(TB)大于正常值上限 10 倍或每日上升≥17.1 μmol/L 3. 出血倾向明显,血浆凝血酶原活动度(PTA)≤40%(或 INR≥1.5),且排除其他原因 4. 伴或不伴有肝性脑病 5. 失代偿性腹水

根据临床表现的严重程度,亚急性肝衰竭和慢加急性肝衰竭可分为早期、中期和晚期(表 3-11)。

表 3-11　亚急性肝衰竭和慢加急性肝衰竭分期

早期	中期	晚期
1. 极度乏力,明显厌食呕吐腹胀等 2. 黄疸进行性加深(血清总胆红素≥171 μmol/L 或每日上升≥17.1 μmol/L) 3. 有出血倾向,1.5≤INR≤1.9 4. 未出现肝性脑病或其他并发症	在早期表现基础上出现以下两条之一: 1. 出现Ⅱ度以下肝性脑病和(或)明显腹水、感染 2. 出血倾向明显,1.9<INR≤2.6	在中期表现基础上,进一步加重,有严重出血倾向,INR≥2.6,并出现以下之一: 1. 肝肾综合征 2. 上消化道大出血 3. 严重感染 4. Ⅱ度以上肝性脑病

急性肝衰竭完整的诊断应包括病因、临床类型及分期,诊断思路如图 3-11 所示。

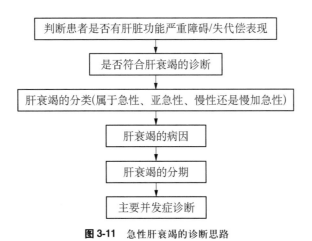

图 3-11　急性肝衰竭的诊断思路

此患者诊断慢加急性肝衰竭(中期)的依据如下。

(1)首先,患者满足肝衰竭的诊断,依据如下:①患者表现为乏力、腹胀、恶心、呕吐、巩膜黄染等症状;②患者短期内黄疸进行性加深,外院查血总胆红素 178 μmol/L,大于正常值上限 10 倍,且 1 日后我院查血结果总胆红素 205 μmol/L,上升幅度≥17.1 μmol/L;③凝血指标异常,INR 为 1.8,并且排除其他原因导致;④查体及 CT 均提示有腹水;⑤患者在转入前即出现举止行为异常等肝性脑病表现。

(2)其次,判断患者应属于慢加急性肝衰竭,依据如下:①患者发病急,2 周之内出现急性肝功能失代偿表现,出现肝性脑病,符合急性肝衰竭表现;②患者有 20 多年饮酒史,虽无明显症状,但腹部 CT 提示肝实质密度欠均匀,脾大,腹水,肝硬化改变,显示既往存在慢性肝脏改变。

(3) 再次,分析患者肝衰竭的病因应该为酒精直接或经其代谢产物乙醛损伤肝脏引起肝衰竭。依据如下:①患者有饮酒史 20 多年,此次饮酒后出现肝衰竭,首先考虑为酒精导致的肝衰竭。②还需要筛查其他常见病因,如病毒性肝炎、自身免疫性肝炎、药物性肝损害,并询问家族史。

(4) 最后,分析患者急性肝衰竭的分期应该属于中期,依据如下。①患者有乏力,明显厌食、呕吐、腹胀等症状;短期内黄疸进行性加深,由巩膜黄染进展到全身黄染,总胆红素 178 $\mu mol/L$,大于正常值上限 10 倍,1 日时间上升 27 $\mu mol/L$,上升幅度≥17.1 $\mu mol/L$;INR 值 1.8;出现 II 度肝性脑病,有明显腹水、感染,符合中期肝衰竭表现。②患者 INR<2.6,无严重出血倾向,并未出现肝肾综合征、上消化道大出血、严重感染或 II 度以上肝性脑病,不符合晚期肝衰竭表现。

因此,通过(1)~(4)的诊断思路和诊断依据,该患者主要考虑诊断:酒精性肝硬化,慢加急性肝衰竭(中期),肝性脑病 I 期;凝血功能异常。

问题 2 急性肝衰竭的常见病因有哪些?

答 引起肝衰竭的病因(表 3-12)包括肝炎病毒感染(主要为乙肝病毒),药物/肝毒性物质(如解热镇痛药、抗结核药、酒精及一些化学制剂)。我国常见的为肝炎病毒感染,而欧美国家药物为常见原因。另外,ICU 患者中常见的原因还有重症感染以及各种缺血缺氧打击(如休克、心力衰竭)、手术打击、自体免疫性肝炎、肝脏肿瘤、创伤等,其他还有妊娠脂肪肝、HELLP 综合征、代谢疾病、胆道闭锁等。

表 3-12 肝衰竭的病因

常见或较常见	少见或罕见
肝炎病毒:甲型、乙型、丙型、丁型、戊型肝炎病毒	代谢异常:肝豆状核变性、遗传性糖代谢障碍等
其他病毒:巨细胞病毒(CMV)、EB 病毒(EBV)、肠道病毒等	缺血缺氧:休克、充血性心力衰竭等
药物及肝毒性物质:异烟肼、利福平、对乙酰氨基酚;抗代谢药、化疗药物等;乙醇、毒蕈等	肝移植、肝脏部分切除、肝脏肿瘤
细菌及寄生虫等病原体感染:严重或持续感染(如败血症、血吸虫病等)	先天性胆道闭锁
妊娠急性脂肪肝	创伤、辐射等
自身免疫性肝病	

该患者病毒检查结果阴性,无用药史,发病前无明显感染征象,自身免疫性肝炎检查结果阴性,无肝脏外科手术及创伤打击史,有 20 多年饮酒史,此次饮酒后发病,无其他诱因,亦无特殊家族史。因此,主要考虑是酒精直接或经其代谢产物乙醛损伤肝脏而引起急性肝衰竭。

问题 3 该患者还需要做哪些鉴别诊断?

答 该患者饮酒后出现腹胀、恶心、呕吐,需要与急性胰腺炎相鉴别。急性胰腺炎的诊断要符合以下三项中的两项:①与急性胰腺炎相符的腹痛;②血清淀粉酶和(或)脂肪酶>3 倍正常上限;③腹部影像学提示胰腺炎的影像学改变。

该患者有腹胀无腹痛,淀粉酶/脂肪酶轻度升高不超过正常值的 3 倍,影像学提示胰头稍大、边缘稍模糊,基本可以排除急性胰腺炎的诊断。另外,还需注意与急性化脓性胆管炎、急性黄疸型肝炎和急性溶血性黄疸相鉴别。

问题 4 　如何通过病理生理改变解释肝衰竭患者的临床表现?

答 肝衰竭患者临床表现的病理生理机制如下。

(1)肝功能衰竭患者容易表现为低血糖、高脂血症和低蛋白血症。①低血糖:肝糖原是血糖的主要来源,而在肝细胞大量坏死时肝糖原贮备明显减少,受损肝细胞内酶活性降低使肝糖原转变为葡萄糖过程发生障碍,同时肝细胞灭活胰岛素功能降低导致血中胰岛素含量增加,因而容易出现低血糖。②高脂血症:肝功能不全时,磷脂和胆固醇合成减少造成肝内脂肪蓄积,胆固醇酯化障碍,转化为胆汁酸能力以及转运能力降低,导致血浆胆固醇升高。③低蛋白血症:当肝功能损伤时,血浆芳香族氨基酸水平升高,支链氨基酸水平降低,白蛋白合成减少,出现低蛋白血症。

(2)腹水形成,机制在于:①肝硬化时出现门静脉压升高,肠系膜毛细血管压升高,液体漏入腹腔增多,腹水形成;②低蛋白血症导致血浆胶体渗透压降低,促进液体渗漏,导致腹水增多;③肝硬化时肝静脉受压闭塞,引起肝窦内压升高,血浆成分从肝窦壁到肝组织间隙漏入腹腔形成腹水;④肝硬化时激活 RAS 系统,醛固酮和抗利尿激素大量分泌,而灭活减少,钠水重吸收增强,促进腹水形成。

(3)黄疸:肝细胞负责胆红素的摄取、运载、酯化、排泄,肝功能障碍时,血浆胆红素升高产生黄疸。

(4)凝血功能异常:肝功能障碍可致机体凝血与抗凝平衡紊乱,严重时诱发 DIC。

(5)免疫功能障碍:肝窦内巨噬细胞(库普弗细胞)可吞噬、清除来自肠道的病毒、细菌和毒素等。肝功能损伤时该细胞功能障碍,导致免疫功能低下,易发生感染。

(6)肝性脑病:见问题 6。

问题 5 　该患者急性肝衰竭的并发症有哪些?

答 急性肝衰竭的并发症包括肝性脑病、脑水肿、肝肾综合征、感染、出血、顽固性腹水等。该患者已经出现肝性脑病、感染和腹水。

问题 6 　肝性脑病的发病机制、分期及处理是什么?

答 肝性脑病是指排除其他已知脑病、由于严重肝脏功能失调或障碍引起的、以代谢紊乱为基础的中枢神经系统综合征,大部分可逆,而晚期肝昏迷不可逆。

1. 机制·肝性脑病的发病机制目前尚不明确,可能与氨中毒学说、假性神经递质学说、血浆氨基酸失衡学说和 γ-氨基丁酸学说等有关。

(1)肝功能障碍时,血氨合成增加,而肝脏清除氨异常、鸟氨酸循环障碍,血氨升高,导致脑内神经递质、能量代谢异常,出现肝性脑病表现。

(2)肝功能障碍时,肝细胞灭活胰高血糖素和胰岛素的能力降低,血液中芳香族氨基酸释/支链氨基酸增加,导致产生大量假性神经递质,抑制正常神经递质的合成及作用,进而导致昏迷。

(3)血氨升高还可导致抑制性神经递质 γ-氨基丁酸(GABA)水平增高,并变构调节 GABA 受体活性,从而使中枢抑制作用增强。

2. 分期·根据意识障碍程度,肝性脑病可以分为四期(表 3-13),该患者刚刚开始出现行为举止异常,属于肝性脑病Ⅰ度。

表 3-13 肝性脑病的分期

分期	临 床 表 现
Ⅰ期	行为改变伴轻度意识障碍
Ⅱ期	行为异常为主,定向力障碍,嗜睡,可有扑翼样震颤
Ⅲ期	明显精神错乱,言语不连贯,大部分时间处于昏睡状态,但能唤醒
Ⅳ期	昏迷,对疼痛刺激无反应,去皮质或去大脑状态

3. 处理·肝性脑病的处理如下。

(1) 严格控制蛋白质摄入,减少蛋白质分解。

(2) 保持肠道通畅,减少肠道有毒物质的吸收。

(3) 口服乳果糖、白醋高位灌肠,酸化肠道,减少氨在肠道的产生,促进氨的排出,减少肠源性毒素吸收。

(4) 应用门冬氨酸鸟氨酸制剂降血氨。

(5) 酌情补充支链氨基酸,纠正氨基酸失衡。

(6) Ⅲ度以上的肝性脑病可考虑气管插管。

(7) 慎用苯二氮䓬类镇静药。

(8) 必要时可行人工肝治疗。

问题 7 针对肝衰竭及相关并发症应给予哪些治疗?

答 治疗主要包括对因治疗和对症支持治疗两个方面。

1. 对因治疗·包括病因和诱因的防治。该患者为乙醇原因导致的肝衰竭,暂无特殊处理,但需要慎用药物,以防出现药物导致肝功能进一步恶化。

2. 对症支持治疗

(1) 一般支持:加强监测,完善相关检查,包括肝肾功能、电解质、凝血功能;预防感染;维持循环、呼吸稳定,给予营养支持治疗等。

营养支持对肝衰竭的患者非常重要,成人肝衰竭患者建议供给基本热量 20～25 kcal/(kg·d)。首选肠内营养,应维持胃肠道功能、保护肠黏膜、防止菌群移位。对于肝硬化失代偿期患者蛋白质供给量一般为 1～1.2 g/(kg·d),未发生肝性脑病等并发症的肝衰竭患者也可参照此量,而对血氨升高伴有肝性脑病的患者应限制或禁食蛋白质。

(2) 抗炎保肝:可选择抗炎保肝的甘草酸制剂,抗自由基损伤的还原型谷胱甘肽,保护肝细胞膜的多烯磷脂酰胆碱,促进肝细胞代谢的腺苷蛋氨酸,促进肝细胞修复再生的促肝细胞生长因子和前列腺素 E_1 脂质体,促进胆红素及胆汁酸代谢的腺苷蛋氨酸熊去氧胆酸。重度黄疸患者在无禁忌证情况下可短期应用糖皮质激素。

(3) 并发症防治。

1) 脑水肿:控制体温,脱水降颅内压。

2) 肝性脑病:详见问题6。

3) 感染:不推荐预防性应用抗生素,而一旦明确感染,应处理感染灶,经验性应用广谱抗菌药物,每 48～72 小时评估疗效,及时停药。

4）顽固性腹水：一般不常规引流腹腔积液，但需监测腹内压变化，如果腹内压升高影响脏器灌注，可酌情穿刺引流腹腔积液，每次不宜超过 800 mL。

5）急性肾损伤及肝肾综合征：维持有效循环血量，保证灌注，必要时予以肾脏替代治疗。

6）出血：若存在凝血功能异常，推荐常规应用维生素 K，同时可预防性使用 H_2 受体拮抗剂或质子泵抑制剂；门静脉高压性出血患者可首选生长抑素，也可用垂体后叶素；食管胃底静脉曲张破裂出血者可用三腔二囊管压迫或内镜、介入治疗；出血患者需给予新鲜冰冻血浆、凝血酶原复合物、纤维蛋白原、血小板等输注纠正凝血；纤溶亢进者可应用氨甲环酸或止血芳酸以降纤治疗。

7）自发性腹膜炎：自发性腹膜炎是肝硬化及重症肝炎患者常见而严重的并发症。腹水培养被认为是诊断的金标准，但耗时长，阳性率低。如有腹水检查禁忌证，包括发热、腹痛、短期腹水明显增加、肝肾功能迅速恶化等症状体征，应高度怀疑存在自发性腹膜炎。

一旦诊断为腹膜炎，病原学检查非常重要。可先选择广谱抗生素治疗，待病原学明确后改为目标性抗感染治疗。同时保证患者卧床休息，补充充足营养，维持内环境稳定和脏器功能，防治并发症。

3. 其他综合治疗

（1）人工肝：详见问题 9～11。

（2）肝移植：治疗中晚期肝衰竭最有效的挽救性治疗手段，适用于经积极内科及人工肝治疗效果不佳者及各种终末期肝硬化者。禁忌证包括难以控制的全身感染、肝外难以根治的恶性肿瘤、合并其他脏器器质性病变、人类免疫缺陷病毒（HIV）感染、难以控制的精神疾病或吸毒酗酒瘾。

• 入 ICU 第 3 天 •

入 ICU 后给予卧床休息，乳果糖及白醋灌肠酸化肠道，同时保肝利胆治疗，间断输注新鲜冰冻血浆，经过 2 日的内科治疗，患者症状无明显改善，仍有明显腹胀，伴有恶心、呕吐胃内容物，尿量减少。

查体：浅昏迷状态，全身皮肤黏膜明显黄染，无明显出血点，腹部明显膨隆，肠鸣音消失，双下肢明显水肿。

复查血常规：白细胞 11.5×10^9/L，血红蛋白 109 g/L，血小板 66×10^9/L。

复查肝肾功能：总胆红素 278 μmol/L，直接胆红素 192 μmol/L，间接胆红素 86 μmol/L，谷丙转氨酶 86 IU/L，谷草转氨酶 96 IU/L，白蛋白 25 g/L，肌酐 209 μmol/L，尿素氮 36 mmol/L。监测血糖维持在 3.5 mmol/L 左右。

凝血功能：PT 22 秒，Fib 0.8 g/L，APTT 58 秒。

问题 8 经过内科治疗 2 日效果不佳，此时下一步治疗计划是什么？

答 该患者内科治疗效果不佳，胆红素持续上涨，处于胆酶分离状态，且出现低血糖，肝功能恶化，可考虑人工肝治疗。

人工肝支持系统（图 3-12）是治疗肝衰竭的有效方法之一，通过体外的机械、理化和生物装置，清除血液中各种有害物质，补充必需物质，改善内环境，暂时替代衰竭肝脏的部分功能，为肝细胞再生及肝功能恢复创造条件，或为等待肝移植提供机会。

人工肝治疗的指征见表 3-14。

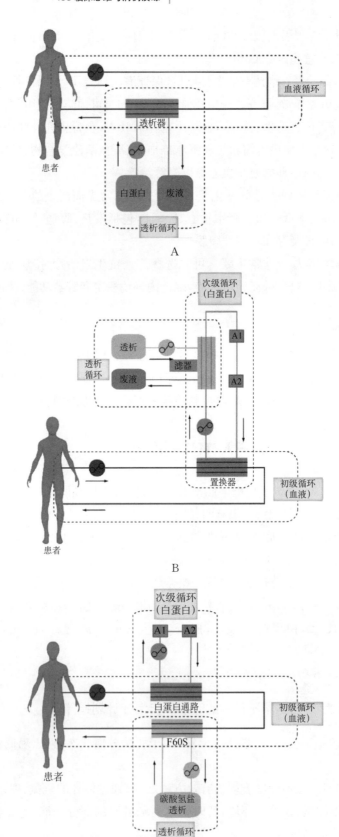

扫描二维码看彩图

图 3-12 人工肝支持系统

A. 单程白蛋白透析；B. 分子吸附再循环系统；C. Prometheus 系统

表 3-14 人工肝治疗适应证与禁忌证

适应证	禁忌证
• 各种原因引起的肝衰竭早中期,INR 1.5～2.5、血小板计数＞$50×10^9$/L 的患者;晚期并发症多,风险大,需谨慎权衡;早期未达肝衰竭诊断标准但有肝衰竭倾向者也可考虑早期干预 • 晚期肝衰竭肝移植术前等待供体、肝移植术后排异反应、移植肝无功能期的患者	• 严重活动性出血或并发 DIC 者 • 对治疗所需血制品或药品(如血浆、肝素和鱼精蛋白)过敏者 • 休克者 • 心脑梗死非稳定期者 • 晚期妊娠者

该患者处于肝衰竭早中期,INR 1.5～2.5,血小板计数＞$50×10^9$/L,且无禁忌证,可行人工肝治疗。

问题 9　该患者需要进行哪种类型的人工肝支持治疗?

答　人工肝支持系统主要方法有血浆置换、血液灌流、血液滤过,以清除胆红素、血氨等有毒物质,改善病情。血浆置换的置换液以新鲜冰冻血浆为主,血浆置换后可能出现低钙血症、代谢性碱中毒等情况,需要严密监测和处理。血液灌流可用于吸附胆红素,治疗过程中可能出现血栓、感染、出血等情况。对于循环不稳定的患者,临床上还可以应用连续性血液滤过治疗,对循环影响小,也能对肝脏功能起到一定支持作用。

问题 10　该患者小便减少是什么原因,发病机制是什么,如何处理?

答　该患者小便减少的主要原因考虑为肝肾综合征。

肝肾综合征是在肝衰竭基础上出现的以肾功能损害、外周动脉扩张、肾血管收缩血流减少和内源性血管活性系统活性明显异常为特征的临床综合征。

肝功能衰竭时,蛋白质合成功能下降,血浆胶体渗透压下降,并且门静脉高压导致血液回流阻力增加,外周血管扩血管物质增加,外周动脉扩张、外周血管阻力下降,血液淤积于外周血管床,导致血管内有效血容量不足。早期通过高动力循环状态代偿,进而激活 RAS、交感神经系统、ADH 以维持外周血管阻力,此时交感神经张力增高,儿茶酚胺增多,肾素增加,ADH 水平增高导致肾血管收缩,肾血流减少,肾小球滤过率降低,促进肾功能衰竭。

处理如下:①维持足够的有效循环血容量,精准调控容量;②维持肾脏有效的灌注压;③必要时可行床旁血液净化治疗。

· 入 ICU 第 7 天 ·

患者接受 3 次血浆置换及持续肾脏替代治疗。第 7 天晨,患者昏睡状态,诉腹胀仍存在,但较前减轻,双下肢水肿略有改善。查体:无明显呼吸困难,SpO_2 98%,双肺少许湿啰音,心率 110 次/分,血压 124/68 mmHg,腹部膨隆,无压痛、反跳痛,肠鸣音未闻及,双下肢轻度凹陷性水肿。

复查肝肾功能和凝血指标:总胆红素 328 μmol/L,直接胆红素 248 μmol/L,间接胆红素 80 μmol/L,谷丙转氨酶 329 IU/L,谷草转氨酶 576 IU/L,肌酐 363 μmol/L,肝肾功能进一步恶化;凝血功能也更差了,凝血酶原时间 26 秒,活化部分凝血活酶时间 88 秒,INR 2.9,纤维蛋白原 0.7 g/L,血小板计数从 $75×10^9$/L 骤降到 $25×10^9$/L。

问题 11　该患者目前出现哪种并发症？　应给予患者怎样的处理？

答　该患者凝血功能进一步恶化并出现皮肤出血，应警惕凝血功能恶化进展为 DIC。

DIC 是指不同原因造成的大量促凝物质入血，凝血因子和血小板被激活，凝血酶增多，微循环中形成广泛的微血栓，继而因凝血因子和血小板大量消耗，引起继发性纤维蛋白溶解功能增强，引发微血管损伤，严重时导致器官衰竭，机体出现以止凝血功能障碍为特征的病理生理过程。主要临床表现为出血、休克、器官功能障碍和微血管病性溶血性贫血，是一种危重的综合征。

该患者凝血指标显示凝血因子和血小板进一步消耗，纤溶亢进，皮肤广泛出血，且休克和肝肾功能再次恶化，考虑 DIC 导致的凝血因子大量消耗、微血栓广泛形成对循环和肝肾功能造成打击。

DIC 的处理如下。

（1）防治原发病，去除 DIC 病因和诱因。

（2）纠正凝血功能紊乱。①有出血倾向者，若血小板$<50\times10^9$/L，则输注血小板；对于无出血倾向者，当 PLT 降至$(10\sim20)\times10^9$/L 时输注血小板；而对于已出血患者则需及时输注。②当纤维蛋白原<1.2 g/L 且伴有严重出血，或 PT、APTT 明显延长的伴有出血的 DIC 患者，应考虑输注新鲜冰冻血浆或纤维蛋白原制品或冷沉淀。

（3）在高凝期使用普通肝素或低分子肝素抗凝，低凝期和继发性纤溶亢进期不用肝素而输入血小板、新鲜冰冻血浆和冷沉淀等补充凝血因子，建立新的凝血、抗凝和纤溶间的动态平衡。

（4）维持循环稳定，加强脏器功能保护。

该患者血小板计数仅 25×10^9/L，PT 26 秒、APTT 88 秒，均明显延长并伴有皮肤和胃肠道出血，纤维蛋白原仅 0.7 g/L，因此给予输注血小板、纤维蛋白原和新鲜冰冻血浆。同时该患者正处于高凝期，给予普通肝素 300 U/h 静脉泵注。注意监测凝血功能改变。

· 入 ICU 第 15 天后 ·

患者的各项指标趋于好转，各项指标稳定。

· 要点归纳 ·

（1）病因诊断很重要，应早期发现并尽早去除损害肝功能的因素，尽快阻断肝细胞坏死和促进肝细胞再生。

（2）急性肝衰竭完整的诊断应包括病因、临床类型及分期。

（3）对急性肝衰竭患者应警惕各项并发症的发生。

（4）营养支持对肝衰竭的患者非常重要，应首选肠内营养。

（5）肝衰竭患者极易发生低血糖，需密切监测并维持血糖在正常范围。

（6）对血氨已经升高而有肝性脑病的患者应限制或禁食蛋白质，加强氨的排出，应用门冬氨酸鸟氨酸制剂降血氨。

（7）各种原因引起的肝衰竭早中期，以及晚期肝衰竭肝移植术前等待供体、肝移植术后排异反应、移植肝无功能期的患者均可考虑人工肝治疗。

（8）肝衰竭患者可能并发凝血功能障碍，需要密切监测，及时处理，警惕 DIC 的发生。

急性肝衰竭的诊断与处理思路如图 3-13 所示。

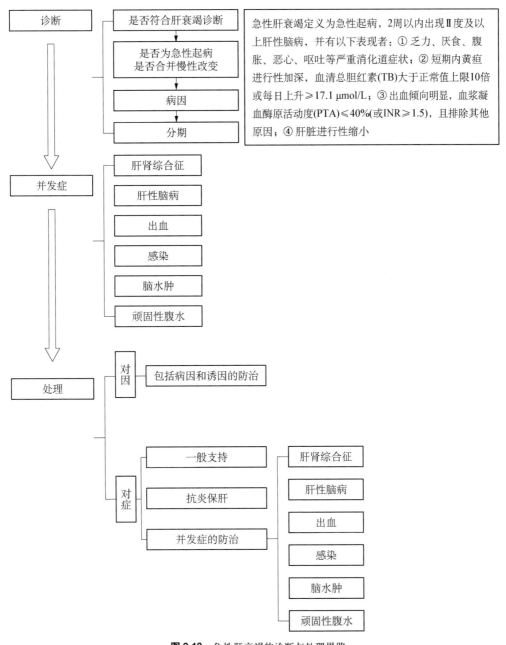

图 3-13 急性肝衰竭的诊断与处理思路

（李　易　金晓东）

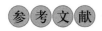

［1］中华医学会感染病学分会肝衰竭与人工肝学组,中华医学会肝病学分会重型肝病与人工肝学组.肝衰竭诊治指南(2012年版)［J］.中华临床感染病杂志,2012,5(6)：321－327.

［2］Punzalan CS，Barry CT. Acute liver failure：diagnosis and management［J］. Journal of Intensive Care Medicine，2016,31(10)：642－653.

［3］McPhail MJ，Kriese S，Heneghan M A. Current management of acute liver failure［J］. Curr Opin Gastroenterol，2015,31：209－214.

［4］Fuhrmann V，Whitehouse T，Wendon J. The ten tips to manage critically ill patients with acute-on-chronic liver failure［J］. Intensive Care Med，2018,44(11)：1932－1935.

［5］Rademacher S，Oppert M，Jörres A. Artificial extracorporeal liver support therapy in patients with severe liver failure［J］. Expert Review Gastroenterology & Hepatology，2011,5：591－599.

病例 14

急性胃肠功能损伤——急性重症胰腺炎

都是火锅惹的祸

• 病例概要 •

某天傍晚,急诊室外一阵喧嚣。"医生,我肚子好疼啊。"一位中年女性患者在家属的搀扶下有气无力地呻吟着,说着就在门口垃圾桶旁吐了起来,呕吐物为胃内容物,未见咖啡色样液体。"她就是今天中午和我们一起吃了火锅,我们都没事,她却肚子疼得不行,还说她腰背部也疼,都吐了三次了,也没上厕所。医生你看她是不是食物中毒了?"患者家属焦急地问着值班的医生。

医生询问得知当天中午陈女士和家属去吃了麻辣火锅,由于锅底辣得很过瘾,一向喜辣的陈女士就没控制住食量,一下子吃了很多。虽然吃完火锅后肚子就隐隐有些不适,但陈女士并没有在意,可没想到到了吃晚饭的时候,陈女士就发现肚子非常痛,并且不停地呕吐,还发烧了,最后实在忍不了了才急忙来了医院。"她以前生过什么病吗,做过手术吗?"医生已经怀疑胰腺炎了,希望从家属口中找到依据。最后得知患者15年前因"胆囊结石"行"胆囊切除术",2年前曾发现"高血压",一直未予正规监测及治疗,否认冠心病、糖尿病等病史。

医生上前摸了摸患者的额头,立即让护士递来了体温计,并且让患者躺在病床上进行了查体。查体提示:体温 38.1 ℃,血压 101/60 mmHg,呼吸 36 次/分,脉搏 125 次/分。神志清楚,烦躁,呼吸急促,双肺叩诊清音。两肺呼吸音粗,可闻及湿啰音。腹部膨隆,腹壁静脉不明显,未见肠形及蠕动波,腹部右侧有一约 15 cm 纵向手术瘢痕,未见异常搏动。腹肌稍紧张,脐周及左侧腹部轻压痛,无液波震颤,全腹未触及包块,肝脾肋下未触及,肝-颈静脉回流征阴性,胆囊未触及明显异常,墨菲征(一),膀胱不胀,双肾未触及。叩诊呈鼓音。移动性浊音(十),肝区叩击痛(一),双侧肾区叩击痛(一)。肠鸣音弱,1~2 次/分,未闻及振水音及血管杂音。

医生查完体后即嘱抽血,做腹部 CT 平扫加增强。腹部增强 CT(图 3-14)示胰腺坏死明显、渗出严重,腹腔大量积液。血常规:白细胞计数 12.72×10^9/L、中性粒

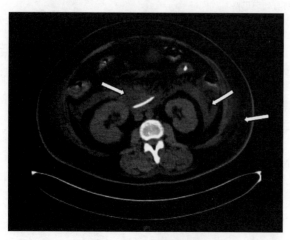

图 3-14　入院时腹部增强 CT

细胞百分数 90.10%。血生化：白蛋白（Alb）25.0 g/L、淀粉酶 453 U/L、结合胆红素（DB）2.6 μmol/L、SCr 148.5 μmol/L、三酰甘油（TG）23.32 mmol/L、BUN 11.72 mmol/L、K^+ 6.25 mmol/L。

急诊给予禁食、胃肠减压、补液、抑酸、抑制胰酶分泌、无创呼吸机辅助通气及对症支持等治疗后，和家属谈话予收入 ICU 进一步加强监护治疗。

• 入 ICU 当时 •

入 ICU 后患者呼吸急促，SpO_2 下降，严重酸中毒、高钾血症，经气管插管、呼吸机辅助通气[呼吸机模式 PCV，吸气末压力（PI）18 cmH₂O，PEEP 6 cmH₂O，FiO_2 50%]及血液滤过治疗，之后行腹腔穿刺置管引流术。患者体温 36.5 ℃，呼吸 17 次/分，脉搏 78 次/分，血压 123/86 mmHg（去甲肾上腺素 21 μg/min 持续静脉泵入中），SpO_2 95%。

入 ICU 时检查结果回报：白细胞计数 $12.3×10^9$/L，血小板计数 $129×10^9$/L，AST 99.0 U/L，淀粉酶 385.0 U/L，Alb 22.2 g/L，总胆固醇（TC）7.16 mmol/L，肌酸激酶（CK）189 U/L，SCr 319 μmol/L，白细胞介素（IL）- 6 108.80 ng/L，脂肪酶 1 400.0 U/L，降钙素原 17.940 μg/L，TG 11.9 mmol/L，BUN 13.7 mmol/L，尿酸 553 μmol/L；穿刺引流液培养阴性。

问题 1 考虑患者初步诊断是什么？ 诊断依据是什么？ 急性胰腺炎的分级是什么？

答 根据患者病史，临床症状体征，结合增强 CT 以及实验室检测结果，考虑为急性重症胰腺炎（重度）、ARDS（重度）、AKI（Ⅲ级）。

1. 诊断依据 · 患者诊断依据如下：①患者女性，急性起病，在大量进食油腻食物后出现上腹部疼痛、呕吐，疼痛难以忍受并向往腰背部放射，淀粉酶显著升高。②机械通气维持氧和，氧和较差。

具备急性胰腺炎的临床表现和生化改变，且具下列之一者，首先考虑为急性重症胰腺炎：局部并发症（胰腺坏死、假性囊肿、胰腺脓肿）；器官衰竭；Ranson 评分≥3 分；APACHE Ⅱ 评分≥8 分；CT 分级为 D、E。

2. 分级 · 急性胰腺炎的严重程度分级见表 3-15。

表 3-15 急性胰腺炎严重度分级

项目	轻度	中度	重度
临床表现	+	+	+
生化改变	+	+	+
器官衰竭	—	48 小时自行恢复	持续超过 48 小时
局部并发症	—	±	±
全身并发症	—	±	±
Ranson 评分	<3 分	≥3 分	≥3 分
APACHE Ⅱ评分	<8 分	≥8 分	≥8 分
BISAP 评估	<3 分	≥3 分	≥3 分
MCTSI 评分	<4 分	≥4 分	≥4 分
改良 Marshall 评分			≥2 分
其他		恢复期出现需要干预的假性囊肿、胰瘘、胰周脓肿等	

(1) 轻度急性胰腺炎：特征是不存在胰腺(胰周)坏死以及器官功能衰竭。

(2) 中度急性胰腺炎：特征是存在无菌性胰腺(胰周)坏死和(或)暂时性的器官功能衰竭。

(3) 重度急性胰腺炎：特征是存在感染性胰腺(胰周)坏死或者合并持续性的器官功能衰竭。

问题 2　重症胰腺炎患者的病理生理有哪些?

答　明确重症胰腺炎的病理生理学特征,能够有助于明确病因,并为制订后续治疗方案、纠正病理生理紊乱提供依据。重症胰腺炎的病理生理主要包括胰腺自身消化理论以及细菌易位。

1. 胰腺自身消化理论·胰蛋白酶催化胰酶系统后,不同的消化酶和活性物质有不同的病理生理作用(图 3-15)。①磷脂酶 A_2(PLA$_2$)在胆酸参与下分解细胞膜的磷脂产生溶血卵磷脂和溶血脑磷脂,后者可引起胰腺组织坏死与溶血。②弹力蛋白酶水解血管壁的弹性纤维,致使胰腺出血和血栓形成。③脂肪酶参与胰腺及周围脂肪坏死、液化;激肽释放酶可使激肽酶原变为激肽和缓激肽,造成血管舒张和通透性增加,引起微循环障碍和休克。④补体系统激活使活化的单核巨噬细胞、多核中性粒细胞释放细胞因子(TNF、IL-1、IL-6、IL-8)、花生四烯酸代谢产物(前列腺素、血小板活化因子、白三烯)、蛋白水解酶和脂肪水解酶,从而增加血管通透性,引起血栓形成和胰腺组织坏死。激活的消化酶和活性物质共同作用,造成胰实质及邻近组织的自身消化,又进一步促使各种有害物质释放,形成恶性循环,损伤越来越重。

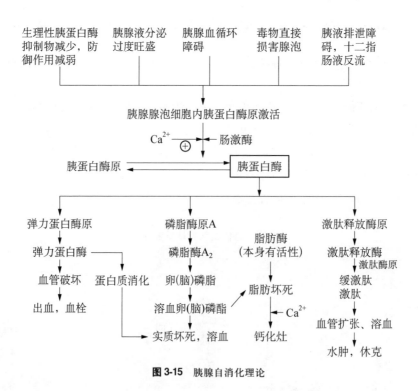

图 3-15　胰腺自消化理论

2. 细菌易位·在急性胰腺炎的发生、发展中有重要作用。肠道缺血使肠道屏障受损,细菌在胃肠道繁殖、上移,胰腺炎时可出现动静脉瘘,肠道细菌进入血循环,或通过淋巴管途径,造成远处感染。一旦感染,患者极易并发多脏器功能衰竭,死亡率明显增加。

问题 3　重症胰腺炎的病理学改变及特征如何?

答　1. 肉眼表现·表现为胰腺肿大,胰腺组织因广泛出血坏死而变软,出血区呈暗红色或蓝黑色,坏死灶呈灰黄、灰白色。胰腺切面小叶结构模糊,暗红色和黄色相间(图 3-16)。胰总管呈不同程度的扩张,有时其内可有结石或蛔虫存在。化脓性炎症明显时可形成胰腺脓肿。

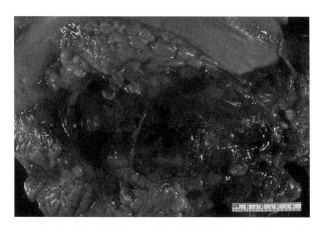

扫描二维码看彩图

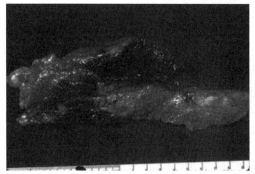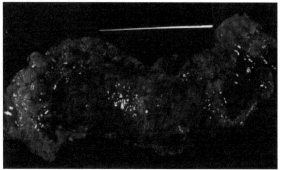

图 3-16 重症胰腺炎大体标本

2. 镜下表现·胰腺组织呈大片出血坏死,腺泡和小叶结构模糊不清。坏死灶附近的胰腺腺泡和导管呈不同程度的扩张,偶有囊肿形成。坏死灶周围有一定数量的白细胞和单核细胞浸润,血管坏死,弹力纤维崩解,可见血栓形成。胰腺内、外脂肪灶性坏死,分解出的脂肪酸与钙结合形成局部钙化。脂肪坏死灶几乎立即出现中性粒细胞浸润,这些细胞最终将被泡沫组织细胞所取代。

急性重症胰腺炎病理差异较大,根据其坏死程度可分为三期:第一期,表现为散在性的组织出血坏死;第二期,表现为出血坏死区扩大融合,胰腺肿大,但病变范围局限,胰腺包膜基本完整;第三期,表现为胰腺包膜破坏,整个胰腺均有出血坏死,并可累及周围组织。

患者入院首次 CT 提示整个胰腺均有坏死渗出,累及肾周筋膜,考虑患者坏死程度为第三期。

问题 4 入 ICU 后患者需要做哪些鉴别诊断?

答 急性重症胰腺炎需要与以下疾病鉴别。

1. 急性重症胆管炎·可以有发热、黄疸、腹痛、血压降低等表现,B 超和 CT 有助于诊断。

2. 消化道穿孔·多有胃溃疡病史,腹痛突然发作,有板状腹,X 线片示膈下游离气体。

3. 慢性胃炎·主要表现为上腹部饱胀不适(特别在餐后)、无规律性上腹部隐痛及消化不良,胃镜可确诊。

4. 消化性溃疡·本病为慢性病程,周期性发作及节律性疼痛,腹痛与进食关系密切,常于春秋季节发病或症状加重,上消化道钡餐或胃镜可有助鉴别。

5. 慢性胰腺炎急性发作·疼痛自上腹部向背部放射,常伴有食欲减退、体重下降、糖尿病或脂肪泻等。腹部平片可见胰腺钙化,B 超、CT 和 ERCP 对诊断有一定帮助。

6. 急性阑尾炎·根据典型的转移性右下腹痛伴右下腹麦氏点压痛阳性,急性阑尾炎诊断不困难。但遇有高位阑尾炎或低位胆囊炎时鉴别尚有困难,急性胆囊炎疼痛可放射至右肩胛区,B 超检查帮助大,急性阑尾炎时结肠充气试验阳性。

7. 心肌梗死·心肌梗死多有冠心病史,胸前压迫感和胸闷,心电图常有各种心肌梗死表现,肌酸激酶升高,多无急腹症表现。

问题 5　此患者出现胰腺炎的原因何在?

答　胰腺炎的诱因较多,最为常见的是胆源性因素。具体如下。

1. 胆源性急性胰腺炎·首先要鉴别有无胆道梗阻病变,凡伴有胆道梗阻者,一定要及时解除梗阻。首选行经纤维十二指肠镜 Oddi 括约肌切开取石及鼻胆管引流,或联合腹腔镜胆囊切除,或行开腹手术,包括胆囊切除,胆总管探查,明确胆总管下端有无阻塞。胰腺受累明显者如有需要可加行小网膜囊胰腺区引流。

2. 高血脂性急性胰腺炎·需注意有无高血脂、脂肪肝和家族性高血脂病史,以及是否应用可能升高血脂的药物。静脉抽血时注意血浆是否已成乳糜状。需要早期监测血脂。TG>11.3 mmol/L 时易发生急性胰腺炎,需要在短时间内降至 5.65 mmol/L 以下。这类患者要限用脂肪乳剂,避免应用可能升高血脂的药物。药物治疗可以采用小剂量低分子量肝素和胰岛素,主要是增加脂蛋白酶的活性,加速乳糜微粒的降解;快速降脂技术有血脂吸附和血浆置换。

3. 酒精性急性胰腺炎·针对酒精性急性胰腺炎的可能致病机制,强调减少胰液分泌、胃酸分泌,改善十二指肠酸化状态;强调缓解 Oddi 括约肌痉挛,改善胰液的引流状态。

4. 其他病因·对于其他能发现的病因,也要及时针对病因治疗,如高钙性急性胰腺炎大多与甲状旁腺功能亢进有关,需要行降钙治疗和相应的甲状旁腺手术。对于病因不明者,在按病程分期选择相应治疗的同时,仔细观察有无隐匿病因出现。

该患者入院时查血脂高,而无胆囊结石证据,考虑为高脂血症所致的胰腺炎。

问题 6　患者除了并发 ARDS 和 AKI 外还可能出现什么并发症?

答　急性重症胰腺炎(severe acute pancreatitis,SAP)可引起多器官多系统损害,其发生率为 72%～95%。其中,单脏器功能衰竭 25%～38%,最常见的单脏器功能衰竭是呼吸衰竭(ARDS),占单脏器功能衰竭总比例的 39%～63%;其次是心血管系统衰竭,占 23%～37%。

1. 全身并发症·包括:①心动过速和低血压或休克。②肺不张、胸腔积液和呼吸衰竭。③少尿和急性肾功能衰竭。④上消化道出血。⑤胰性脑病。⑥继发感染。

2. 局部并发症·急性重症胰腺炎除了引起多器官多系统损害外,常常伴有典型的局部并发症。

(1) 急性液体积聚:发生于胰腺炎病程的早期,位于胰腺内或胰周,无囊壁包裹的液体积聚。

(2) 胰腺及胰周组织坏死:指胰腺实质的弥漫性或局灶性坏死,伴有胰周脂肪坏死。胰腺坏死根据感染与否又分为感染性胰腺坏死和无菌性胰腺坏死。增强 CT 是目前诊断胰腺坏死的最佳方法。

(3) 急性胰腺假性囊肿:指急性胰腺炎后形成的有纤维组织或肉芽囊壁包裹的胰液积聚。多发生于急性胰腺炎起病 4 周以后。应注意,它也是一种液体积聚,但和前述的急性液体积聚不同之处有两点:一是它常发生在 SAP 中后期;二是这种液体积聚外面有纤维组织或肉芽组织形成的囊壁包裹。

（4）胰腺脓肿：胰腺内或胰周的脓液积聚，外周为纤维囊壁。发生于重症胰腺炎的后期，常在发病后4周或4周以后。胰腺脓肿和感染性胰腺坏死的区别是胰腺脓肿内含有极少或不含胰腺坏死组织。

问题7 目前患者急性重症胰腺炎病程处于哪一期？

答 患者从发病至入ICU时间为2日，并有明显的呼吸功能、肾功能障碍，休克的表现，但穿刺引流液培养为阴性，考虑目前处于急性反应期。

急性重症胰腺炎全病程大体可以分为三期，但不是所有患者都有三期病程。

1. 急性反应期·自发病至2周，可有休克、呼吸功能障碍、肾功能障碍和脑病等并发症。

2. 全身感染期·发病2周至2个月，以全身细菌感染、深部真菌感染或双重感染为其主要临床表现。

3. 残余感染期·时间为发病2～3个月以后，主要临床表现为全身营养不良，存在后腹膜或腹腔内残腔，常常引流不畅，窦道经久不愈，伴有消化道瘘。

问题8 患者入院后诊断为急性重症胰腺炎，有哪些治疗原则？

答 目前患者处于急性反应期，首先应该去除病因。该患者入院后查三酰甘油23.32 mmol/L，为高脂血症性急性胰腺炎，要限用脂肪乳剂，避免应用可能升高血脂的药物。药物治疗可以采用小剂量低分子量肝素和胰岛素，主要是增加脂蛋白酶的活性，加速乳糜微粒的降解；快速降脂技术有血脂吸附和血浆置换。

其他急性反应期治疗原则如下。

（1）液体复苏、维持水电解质平衡和加强监护治疗。由于胰周及腹膜后大量渗出，造成血容量丢失和血液浓缩，应适当液体复苏，以胶体为主，减少组织间隙液体潴留。应注意观察尿量和腹内压的变化，同时注意维护机体的氧供和内脏功能监测。

（2）胰腺休息疗法：如禁食、胃肠减压、抑酸和抑酶治疗。

（3）预防性抗生素应用：主要针对肠源性革兰阴性杆菌易位，可采用能通过血胰屏障的抗生素，如喹诺酮类、头孢他啶、碳青霉烯类及甲硝唑等。

（4）镇静、解痉、止痛处理。

（5）中药生大黄15 g，胃管内灌注或直肠内滴注，每日2次。中药皮硝全腹外敷，500 g，每日2次。

（6）营养支持：内环境紊乱纠正后，在肠功能恢复前，可酌情选用肠外营养；一旦肠功能恢复，就要早期进行肠内营养，一定要采用鼻-空肠管输注法，根据肠道功能状况，选用合适的配方、浓度和速度，一定要逐步加量，同时严密观察耐受反应。

（7）肾脏替代治疗：连续性静脉-静脉血液滤过（CVVH）或连续性静脉-静脉血液透析滤过（CVVHDF）。

一旦患者出现暴发性急性胰腺炎和腹腔间隔室综合征，需要早期识别。存在手术指征的，可争取早期手术引流、减压。

· 入ICU后1天 ·

患者入院后给予禁食、胃肠减压、抑酸、抑酶治疗及经验性给予头孢他啶抗感染，但患者腹胀明显，全腹部压痛明显，肠鸣音消失，测膀胱内压30 mmH$_2$O；结合增强CT显示胰腺大量坏死，周围积液严重，并且出现急性肾功能障碍，立即进行腹腔穿刺引流，经气管插管、呼吸机辅助通气并进行CRRT。紧急床旁行鼻-空肠管置入,此后缓慢利用肠道,但患者反复呕吐、腹胀。

问题 9　患者已行腹腔引流,目前腹内压增高的原因是什么,如何处理?

答　腹内压(intraabdominal pressure,IAP)的正常值接近大气压或略低一些。临床上各种因素均可引起 IAP 增高,其中腹内容物量增加是 IAP 增高的常见原因,包括腹腔内出血、内脏器官的水肿、胃肠道扩张、肠系膜静脉栓塞、腹水、腹膜炎、肠麻痹、肠梗阻以及腹部肿瘤等。任何疾病时大量液体复苏(如重症胰腺炎、失血性休克等)也可导致 IAP 增高,特别是手术后或伴有全身性感染时更易发生。

腹内压增高可导致一系列病理生理的变化,如:①心输出量下降、静脉回流受阻、血压下降、肺动脉及肺毛细血管压上升。②内脏血管受压而血供不足,导致器官功能障碍。③腹内压增高,导致膈肌上移,潮气量下降,可致血氧分压下降,二氧化碳分压增加。当腹内压大于 15～20 mmHg 时,可出现以气道压增加、低氧血症、呼吸困难、少尿、无尿等为特征的腹腔间隔室综合征。因此临床对可能发生腹腔间隔室综合征的患者进行动态腹内压监测非常重要。

腹内压测定的简便、实用方法是经导尿管膀胱测压法,患者平卧,以耻骨联合作为 0 点,排空膀胱后,通过导尿管向膀胱内滴入 20 mL 生理盐水,测得平衡时水柱的高度即为 IAP。腹腔间隔室综合征的治疗原则是及时采用有效的措施降低腹内压,方法包括腹腔内引流、腹膜后引流以及肠道内减压,需要酌情选用。

问题 10　急性重症胰腺炎患者出现肠道功能障碍的原因是什么?　如何处理?

答　急性重症胰腺炎患者容易合并急性胃肠道功能损伤(AGI),可能与腹腔内压力增高、灌注不足、回流障碍以及毒素吸收等多种因素有关。当腹腔内压力达 10 mmHg 时,小肠黏膜血流灌注即减少 17%;腹腔内压力达 20 mmHg 时血流灌注减少 36%;腹腔内压力达 40 mmHg 时血流灌注减少 67%,此时肠系膜上动脉血流减少 69%。当腹腔内压力>20 mmHg 时肠道通透性显著增加,门静脉血内毒素含量可显著升高,肠道细菌可易位至肠系膜淋巴结及肝脏。腹腔内压力增高可使肠壁淋巴回流明显下降,组织间隙水肿和肠壁毛细血管压力增加使内脏水肿进一步加剧,从而进一步加重腹腔内压力,因而导致恶性循环,以致胃肠血流灌注减少,组织缺血,肠黏膜屏障受损,发生细菌易位。

临床上将急性胃肠道功能损伤严重程度分为三级,且根据不同严重程度给予相应处理。

1. AGI Ⅰ级·有明确病因,暂时的胃肠道功能部分受损。处理主要是建议损伤后 24～48 小时尽早给予肠内营养支持,尽可能减少损伤胃肠道动力的药物。

2. AGI Ⅱ级·胃肠道不具备完整的消化和吸收功能,无法满足机体对营养物质和水的需求。胃肠道功能障碍未影响患者一般状态。处理包括:需采取一定的治疗措施,防止进展为胃肠道功能衰竭。具体措施有:腹腔高压的处理;恢复胃肠道功能,如应用促动力药物;给予肠内营养;若发生大量胃潴留或反流,可尝试给予少量的肠内营养;胃轻瘫患者,当促动力药物无效时,可考虑给予幽门后营养。

3. AGI Ⅲ级·给予干预处理后,胃肠道功能仍不能恢复,患者一般状况没有改善。处理包括:监测和处理腹腔内压力;排除其他腹腔疾病;尽早停用导致肠道麻痹的药物,避免给予早期肠外营养以降低院内感染发生率;尝试性给予少量的肠内营养支持。

· **入 ICU 3 周时** ·

患者突发体温上升至 38.6 ℃,心率 110 次/分,呼吸 20 次/分,血压 130/60 mmHg,SpO_2 100%(气管切开接人工鼻吸氧),意识清楚,右肺呼吸音弱,双肺未闻及干湿啰音,腹部软,腹部引流管及双套管在位,均通畅,四肢及腰背部仍有水肿。复查腹部 CT 如图 3-17 所示。

检测结果：Alb 29.5 g/L，ALT 45 U/L，AST 20 U/L，SCr 79.26 μmol/L，葡萄糖 11.0 mmol/L，DB 3.0 μmol/L，红细胞计数 2.76×10^{12}/L，白细胞计数 6.8×10^9/L，血红蛋白 77 g/L，血小板计数 144×10^9/L，中性粒细胞百分数 86.80%。血气分析：pH 7.472，PaO_2 76.6 mmHg，$PaCO_2$ 39 mmHg，HCO_3^- 28.5 mmol/L，BE 4.6 mmol/L，Lac 1.2 mmol/L。

此时血培养回报肺炎克雷伯菌生长,根据药敏结果改用替加环素抗感染。床边 B 超引导下行左侧胸腔穿刺引流置管术,可引出少量褐色胸水,但引流不畅,考虑为包裹性积液。

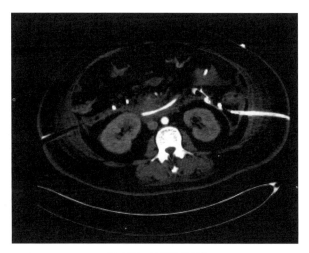

图 3-17 复查腹部 CT

问题 11　该急性重症胰腺炎患者病程已 3 周,下一步治疗如何进行?

🅐 患者目前处于全身感染期:发病 2 周至 2 个月,以全身细菌感染、深部真菌感染或双重感染为其主要临床表现,表现出畏寒、高热,呼吸循环波动,甚至休克,可有多器官功能损害。

全身感染期的治疗如下。

(1) 根据细菌培养及药敏试验,选择敏感的抗生素。

(2) 结合 CT 临床征象行动态监测,明确感染灶所在部位。

在急性炎症反应期过后,体温再度上升或者高热不降,怀疑坏死感染或胰腺脓肿的出现,应行 CT 扫描。患者出现明显脓毒症,排除导管感染等因素,细针穿刺抽吸物涂片找到细菌或真菌,CT 扫描见胰腺或胰周有坏死病灶或包裹性液性病灶存在,可以不依赖 CT 气泡征,而做出坏死感染或胰腺脓肿的临床判断。

对感染病灶,进行积极的手术处理是控制感染的关键之一。对坏死感染,包括包裹性坏死感染,需要行坏死组织清除引流术,术后持续灌洗,有时需要再次清创。对胰腺脓肿可以采用手术引流或经皮穿刺引流,但要密切注意引流情况,若引流不满意,应及时行手术引流。对有胰外后腹膜腔侵犯者,应行相应腹膜后坏死组织清除及引流,或经腰侧行腹膜后引流。另外,需行空肠营养性造瘘。

(3) 警惕深部真菌感染,根据菌种选用抗真菌药物,如氟康唑或两性霉素 B。

(4) 注意有无导管相关性感染。

(5) 继续加强全身支持治疗,维护脏器功能和内环境稳定。

(6) 在病情尚未缓解时,继续采用空肠营养支持;饮食恢复一定要在病情缓解后逐步进行。

(7) 如果出现消化道瘘,则需要根据瘘的类型采用相应的处理措施。十二指肠瘘可采用三腔管低负压持续灌洗引流,有自愈的可能;结肠瘘宜行近端失功性造瘘以减轻胰周病灶的感染,后期行结肠造瘘还纳。

(8) 如果术后出现创口出血,要区分是血管性出血、坏死感染出血,还是肉芽组织出血。对血管性出血需要通过手术止血,由于组织和血管往往较脆,可以用 1/2 弧的小圆针或者 4-0 至 6-0 的无损伤血管缝线结扎止血;对坏死感染出血需要一边清除坏死组织,一边止血;肉芽组织出血无须手术处理。同时应做好凝血机制的监测和纠正。

· 入院 2 个月后 ·

患者神志清,精神好,口唇无发绀,两肺呼吸音清,未闻及干湿啰音,心率 105 次/分,心律齐,各瓣膜听诊区未闻及病理性杂音。腹部平坦,腹式呼吸存在,未见肠型及蠕动波,双套管在位、通畅,引流液浑浊,无压痛及反跳痛,未触及包块。肝脾肋下未触及,未触及胆囊,Murphy 征阴性。肠鸣音正常。胃肠道造影、腹部 CT 提示:降结肠瘘。患者存在贫血、低蛋白,考虑为营养摄入不足,继续加强营养液补充,双套管持续冲洗引流等治疗,并行胰腺坏死组织清除+腹腔引流+末端回肠造口术。

检测结果:Alb 26.6 g/L,SCr 24.65 μmol/L,总蛋白(TP) 48.9 g/L,白细胞计数 8.0×10^9/L,中性粒细胞百分数 82.90%。腹部 CT:降结肠瘘。

问题 12 该患者处于何期? 下一步治疗如何考虑?

答 患者目前处于残余感染期:此期为发病 2~3 个月以后,主要临床表现为全身营养不良,存在后腹膜或腹腔内残腔,常常引流不畅,窦道经久不愈,伴有消化道瘘。

残余感染期的治疗如下。

(1) 通过造影明确感染残腔的部位、范围及毗邻关系,注意有无胰瘘、胆瘘及消化道瘘存在。

(2) 继续强化全身支持疗法,加强营养支持,改善营养状况。如果存在上消化道功能不全或十二指肠瘘,则需要采用空肠营养。

(3) 及时行残腔扩创引流,对不同消化道瘘行相应的处理。

问题 13 对于可能存在的局部并发症,治疗应如何考虑?

答 患者主要存在的局部并发症包括急性液体积聚、胰腺及胰周组织坏死感染、急性胰腺假性囊肿、胰腺脓肿。

局部并发症的治疗原则如下。

1. 一般性治疗·急性液体积聚多会自行吸收,无须手术,也不必穿刺,使用中药皮硝外敷可加速吸收,500 g 皮硝装在棉布袋内行腹部大面积外敷,每日更换 2 次。

2. 胰腺及胰周组织坏死感染的处理·需行坏死组织清除术加局部灌洗引流。对无菌坏死,原则上不行手术治疗,但是症状明显,加强治疗无效者应行手术处理;对于包裹性坏死感染,需要行坏死组织清除术加局部灌洗引流。

3. 急性胰腺假性囊肿处理·囊肿长径<6 cm,无症状,不行处理,随访观察;若出现症状,或体积增大,或继发感染,则需要手术引流或经皮穿刺引流,如果穿刺引流不畅,则改行手术引流。囊肿长径>6 cm,经过 3 个月仍不吸收者,行内引流术,术前可行 ERCP 检查,明确假性囊肿与主胰管的关系。对于因症状出现或体积增大,不能观察到 3 个月的患者,在行手术治疗的时候,可以根据术中情况决定是否行内引流。如果囊肿壁成熟,囊内无感染、无坏死组织,则可行内引流术,否则行外引流。

4. 胰腺脓肿·胰腺及胰外侵犯区临床及 CT 证实确有脓肿形成者,应立即行手术引流,或先行经皮穿刺引流,但引流效果不明显者,应立即行手术引流。

· 要点归纳 ·

急性胰腺炎诊断流程如图 3-18 所示

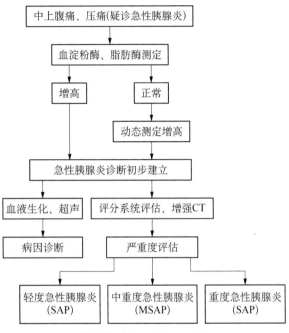

图 3-18 急性胰腺炎诊断流程

急性胰腺炎处理流程如图 3-19 所示。

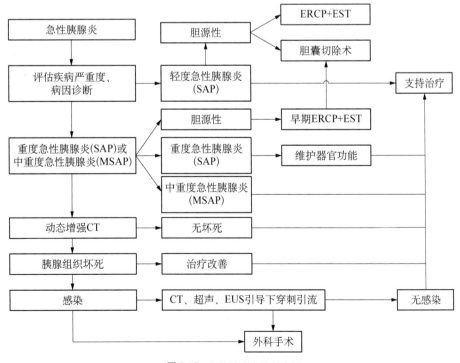

图 3-19 急性胰腺炎处理流程

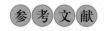

［1］中华医学会外科学分会胰腺外科学组.急性胰腺炎诊治指南(2014 版)[J]. 中华消化外科杂志,2015,14(1)：173－178.

［2］ Banks PA，Bollen TL，Dervenis C，et al. Classification of acute pancreatitis-2012：revision of the Atlanta classification and definitions by international consensus [J]. Gut，2013,62(1)：102－111.

［3］ Kirkpatrick AW，Roberts DJ，De Waele J，et al. Intra-abdominal hypertension and the abdominal compartment syndrome：updated consensus definitions and clinical practice guidelines from the World Society of the Abdominal Compartment Syndrome [J]. Intensive Care Med，2013,39(7)：1190－1206.

［4］ Pezzilli R，Zerbi A，Carlo VD，et al. Practical guidelines for acute pancreatitis [J]. Pancreatology，2010,10(5)：523－535.

［5］ Wittau M，Mayer B，Scheele J，et al. Systematic review and meta-analysis of antibiotic prophylaxis in severe acute pancreatitis [J]. Scand J Gastroenterol，2011,46(3)：261－270.

［6］ Working Group IAP/APA Acute Pancreatitis Guidelines. IAP/APA evidence-based guidelines for the management of acute pancreatitis [J]. Pancreatology，2013,13(4 suppl 2)：e1－e15.

第 4 章

神 经 系 统

病例 15

蛛网膜下腔出血伴神经源性休克

年轻人的噩梦

● 病例概要 ●

　　一年前的盛夏,抢救室外突然传来急促的推床声和脚步声以及 120 急救人员焦急的声音:"患者男性,26 岁,剧烈头痛伴呕吐一天,加重半天。"只见推床上躺着一个高瘦帅气的年轻小伙,双手抱头不住摇晃,表情痛苦,大声叫喊着:"医生快救救我,我的头痛得快炸掉了。"患者大声呻吟,疼得全身大汗,烦躁不安。护士立即将患者放在抢救床上,给予吸氧,心电监护显示心率 128 次/分,呼吸 18 次/分,SpO_2 95%,无创血压 170/95 mmHg。一旁进来一个中年妇女,语无伦次地说:"平时我儿子身体挺好的呀,昨天早上跑步回来就说头痛,吃了止痛药也没见好,还不断地恶心呕吐,东西也吃不下,今天实在疼得受不了,只能叫 120 送到医院。"

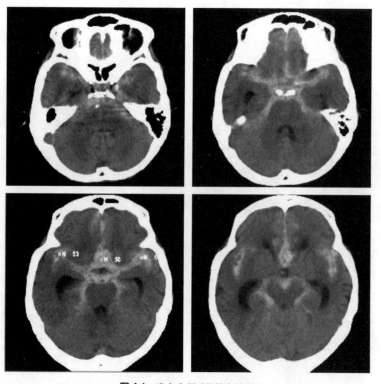

　　值班医生拿着听诊器迅速查体:神志清楚,双侧瞳孔等大等圆,直径约 3 mm,对光反射灵敏,颈项强直,心、肺、腹部未查见阳性体征,四肢肌力、肌张力正常,Kernig 征、Brudzinski 征阳性,其余病理征未引出。医生嘱立即行头颅 CT。此时急查的血常规、凝血及生化检查也提示未见明显异常。

　　很快头颅 CT 检查结果回报:基底池及脑室系统积血(图 4-1)。值班医生有了初步的判断:蛛网膜下腔出血;同时迅速给出下一步的处理措施:密切观察生命体征及神志、瞳孔,避免声音及光线刺激,适当镇静镇痛,控制高血压,脱水降颅压,维持水电解质平衡。

图 4-1　患者头颅 CT 检查结果

患者突然出现了四肢抽搐,伴有意识模糊,心电监护仪报警声大作,患者的氧合和血压快速下降。急诊值班医生立即给予气管插管接呼吸机辅助呼吸,静脉推注咪达唑仑控制肢体抽搐,并给予深静脉置管快速扩容补液。同时,急诊值班医生立即通知 ICU 医生会诊,考虑病情危重,收住 ICU 治疗。

· 入 ICU 当时 ·

入 ICU 时,患者镇静状态,无明显烦躁,无肢体抽搐,颈抵抗,经口气管插管接呼吸机辅助通气,SpO_2 98%,心率 80 次/分,血压 126/70 mmHg,四肢无明显水肿,肌张力不高,病理征未引出。

入科动脉血气分析:pH 7.39,PaO_2 121.7 mmHg,$PaCO_2$ 38 mmHg,Lac 2.9 mmol/L。

问题 1 考虑患者对诊断是什么? 诊断依据是什么?

答 根据患者病史、症状体征及相关检查,考虑诊断为蛛网膜下腔出血(subarachnoid hemorrhage,SAH)。

SAH 是指脑底部或脑表面血管破裂后,血液流入蛛网膜下腔引起相应临床症状的一种脑卒中。

该患者诊断 SAH 的依据如下:①患者突发剧烈头痛、呕吐,伴有意识状态较烦躁。②患者体格检查提示颈项强直,脑膜刺激征阳性。③辅助检查方面,头颅 CT 提示基底池及脑室系统弥散性高密度影像。

问题 2 该患者蛛网膜下腔出血类型和可能病因是什么?

答 临床上将 SAH 分为外伤性与非外伤性两大类。外伤性 SAH 多继发于颅脑外伤。非外伤性 SAH 又称为自发性 SAH,病因主要是动脉瘤,占全部病例的 50%~85%;其他病因包括脑血管畸形(主要为动静脉畸形,多见于青少年,占 2% 左右)、烟雾病(又称脑底异常血管网病或 Moyamoya 病,约占 1%)、其他病变(如夹层动脉瘤、血管炎、颅内静脉系统血栓形成、结缔组织病、血液病、颅内肿瘤、凝血障碍疾病及抗凝治疗并发症等);部分自发性 SAH 患者出血原因并不明确。

该患者为青年男性,既往体健,无外伤史,突然起病,应考虑动脉瘤性自发性 SAH 可能性大,但仍待脑血管造影、CT 血管成像(CTA)或核磁共振血管成像(MRA)明确病因。

问题 3 自发性蛛网膜下腔出血的病理生理特点是什么?

答 动脉瘤好发于 Willis 动脉环及其附近分支,尤其是动脉分叉处(图 4-2A)。动脉瘤破裂最常发生在以下部位:①后交通动脉和颈内动脉交界处,约占 40%。②前交通动脉和大脑前动脉,约占 30%。③大脑中动脉在外侧裂的第一个主要分支处,约占 20%。④后循环动脉瘤多见于基底动脉尖与小脑后下动脉连接处,约占 10%。

约 20% 的患者存在"镜像"动脉瘤,即有 2 个及以上的动脉瘤位于对侧相同位置。动脉瘤形状通常不规则,壁薄如纸,较大的动脉瘤也可有凝血块填充,破裂处多位于瘤顶部(图 4-2B)。流入蛛网膜下腔的血液多沉积在脑底部各脑池中,出血量较大时血液可形成铸型覆盖脑组织、血管及神经,亦可进入动脉瘤附近脑实质形成颅内血肿;而当大量血液填充各脑室时,可导致脑脊液回流障碍而出现急性阻塞性脑积水、脑室扩大,脑膜可表现为无菌性炎症反应。

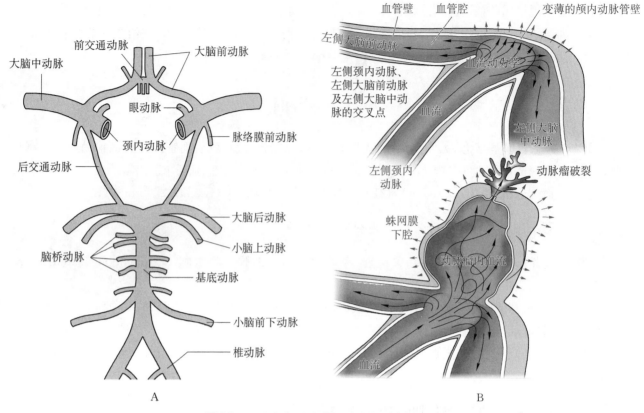

图 4-2 Willis 动脉环解剖(A)及动脉瘤破裂(B)示意图

问题 4 自发性蛛网膜下腔出血的临床表现有哪些?

答 自发性蛛网膜下腔出血的临床表现无明显特异性。

1. 流行病学·自发性 SAH 各年龄段均可发病,但青壮年更常见,女性多于男性。

2. 症状·突然起病,情绪激动、剧烈运动是最常见诱因,多表现为难以忍受的剧烈头痛,呈胀痛或爆裂样,持续不能缓解或进行性加重,多伴有恶心、呕吐;可有意识状态改变(如昏迷、烦躁、谵妄、幻觉等);少数患者出现癫痫发作;症状轻者仅可表现为头昏、眩晕;部分老年患者临床表现常不典型而精神症状明显。

3. 体征·可发现脑膜刺激征(颈项强直、Kernig 征、Brudzinski 征)阳性,部分患者眼底检查提示玻璃体膜下出血、视乳头水肿或视网膜出血,少数患者可表现为局灶性神经功能缺损体征(如动眼神经麻痹、偏瘫、失语或感觉障碍等)。

4. 辅助检查·①头颅 CT 平扫是 SAH 早期诊断的首选,CT 可发现脑池和脑沟内的高密度影,出血量大破入脑室时也可有高密度出血影,血液的分布情况也可提示破裂动脉瘤的位置,动态 CT 检查还有助于了解出血吸收及再出血情况。②头颅 MRI 是后期诊断及监测 SAH 的敏感方法,其 T_1 像能清楚显示外渗血液,亦可在起病 1~2 周后诊断 SAH 和了解破裂动脉瘤部位。③脑脊液检查不作为 SAH 的常规检查,仅当出血量少或起病时间较长且 CT 检查无阳性发现时进行。SAH 早期脑脊液压力增高,外观呈洗肉水样,红、白细胞比例约 700:1,蛋白质含量可增高,糖和氯化物无明显变化;出血 12 小时后脑脊液可黄变,细胞学检查可发现吞噬红细胞、含铁血黄素或胆红素结晶的吞噬细胞,多于 2~3 周后转为正常。

5. 脑血管影像学检查·①脑血管造影是诊断 SAH 病因,特别是动脉瘤的最佳方法,可清楚显示动脉瘤的位置、大小、与载瘤动脉关系、有无血管痉挛等;造影时机一般在出血3日内或3～4周后,以避开脑血管痉挛和再出血高峰期。同时也可鉴别诊断血管畸形和烟雾病。②CT血管成像和MR血管成像是无创性脑血管显影方法,但敏感性及准确性逊于脑血管造影,目前主要用于有动脉瘤家族史或动脉瘤破裂先兆者的筛查、动脉瘤患者随访及急性期不能耐受脑血管造影的患者。③经颅多普勒(TCD)可监测颅内动脉血流速、发现脑血管痉挛和痉挛程度。

问题5 蛛网膜下腔出血还需要进行哪些鉴别诊断?

答 SAH的诊断主要依据临床症状、体征、影像学及相关实验室检查。突发剧烈头痛,并伴有恶心、呕吐、意识障碍、癫痫、脑膜刺激征阳性,头颅CT检查发现蛛网膜下腔呈高密度影,即可确诊SAH。若头痛不严重,脑膜刺激征不明显,头颅CT检查未发现异常,但仍怀疑SAH,则应尽早行腰椎穿刺检查,腰椎穿刺结果提示为均匀血性脑脊液,亦可确诊SAH。

SAH需要与其他卒中、脑膜炎等神经系统疾病鉴别。

1. SAH与其他卒中的鉴别·SAH与其他卒中的鉴别要点见表4-1。

表4-1 蛛网膜下腔出血与常见脑血管病鉴别诊断表

要点	出血性脑血管病		缺血性脑血管病	
	蛛网膜下腔出血	脑出血	脑血栓形成	脑栓塞
发病年龄	各年龄组,青壮年多见	中老年(50～65岁)多见	老年人(60岁以上)多见	青壮年多见
常见病因	动脉瘤、血管畸形	高血压及动脉硬化	动脉粥样硬化	各种心脏病
短暂脑缺血发作史	无	少见	较多见	少见
起病时状态	多在激动、活动时	多在激动、活动时	多在静态时	不定,多由静态到动态时
起病缓急	急骤(以分钟计)	急(以分钟、时计)	较缓(以时、日计)	最急(以秒、分钟计)
意识障碍	少见、短暂	多见、持续	无或轻度	少见、短暂
头痛	剧烈	多有	多无	少有
呕吐	最多见	多见	少见	少见
血压	正常或增高	明显增高	正常或增高	多正常
瞳孔	多正常	患侧有时大	多正常	多正常
眼底	可见玻璃体膜下出血	动脉硬化,可见视网膜出血	动脉硬化	可见动脉栓塞
偏瘫	无	多见	多见	多见
脑膜刺激征	明显	可有	无	无
脑脊液	压力增高,血性	压力增高,含血	多正常	多正常
CT检查	蛛网膜下腔高密度影	脑内高密度灶	脑内低密度灶	脑内低密度灶

2. SAH与脑膜炎的鉴别·脑膜炎发病一般不如SAH急骤,起病初期有发热,脑脊液检查有相应感染表现,头颅CT无蛛网膜下腔出血表现。

3. SAH与其他疾病的鉴别·根据起病前驱表现、临床症状体征、颅脑CT及脑脊液检查等结果可将SAH与偏头痛等疾病鉴别。

问题 6　对蛛网膜下腔出血患者如何进行病情评估和临床分级?

🔹 SAH 患者的临床分级评分标准包括 Hunt-Hess 量表(表 4-2)、改良 Fisher 量表(主要评估血管痉挛的风险,表 4-3)、格拉斯哥昏迷量表(GCS)(表 4-4)等评分标准。推荐急诊时使用至少一种上述量表对患者进行评分并记录。

表 4-2　Hunt-Hess 量表

分数	临 床 表 现
1	无症状,或轻度头痛,轻度颈项强直
2	中等至重度头痛,颈项强直,或脑神经瘫痪
3	嗜睡或混乱,局灶性神经功能轻度损害
4	昏迷,中等至重度偏瘫
5	深昏迷,去大脑强直,濒死状态

注:对于严重全身性疾病(如高血压肾病、糖尿病、严重动脉硬化、慢性阻塞性肺疾病)或血管造影发现严重血管痉挛者,评分加 1 分。

表 4-3　改良 Fisher 量表

分数	CT 表现	血管痉挛风险(%)
0	未见出血或仅脑室内出血或实质内出血	3
1	仅见基底池出血	14
2	仅见周边脑池或侧裂池出血	38
3	广泛蛛网膜下腔出血伴脑实质出血	57
4	基底池和周边脑池、侧裂池较厚积血	57

表 4-4　格拉斯哥昏迷量表(GCS)

项目	状 态	评分
睁眼反应	自主睁眼	4
	声音刺激有睁眼反应	3
	疼痛刺激有睁眼反应	2
	任何刺激均无睁眼反应	1
运动反应	完成医嘱动作	6
	疼痛刺激可定位	5
	疼痛刺激有肢体躲避	4
	疼痛刺激时肢体过屈(去皮质强直)	3
	疼痛刺激时肢体过伸(去大脑强直)	2
	疼痛刺激时无反应	1
言语反应	对人物、时间、地点等定向问题清楚	5
	对话混淆不清,不能准确回答有关人物、时间、地点等定向问题	4

续表

项目	状 态	评分
	言语不流利,但可分辨字意	3
	言语模糊不清,对字意难以分辨	2
	任何刺激均无语言反应	1
总分		15

注:GCS 评分越低,蛛网膜下腔出血患者病情越重,预后越差。

· 入 ICU 2 小时后 ·

经过呼吸机辅助通气,丙戊酸钠抗癫痫,患者停止了抽搐,氧合显著改善,神志逐渐转清,心电监护提示:心率 133 次/分,呼吸 15 次/分,SpO₂ 97%,血压 85/60 mmHg。

"是什么原因导致的休克呢?"ICU 医生嘱查 PiCCO(图 4-3),"血流动力学监测提示高排低阻,应该是分布性休克,具体的病因呢?"ICU 医生快速进行着判断,"起病时间短,没有明确的感染源和感染征象,应该不是感染性休克;也没有接触过敏原病史,过敏性休克也能除外。中枢神经系统病变后的休克,看来最可能是神经源性休克了!"ICU 医生立即给予补液扩容,去甲肾上腺素 15 μg/min 泵入。心率 92 次/分,血压 122/72 mmHg,SpO₂ 96%。

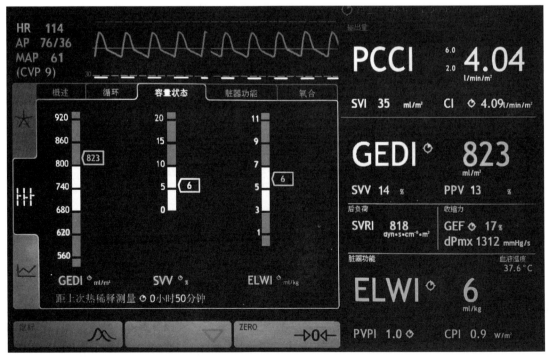

图 4-3 该患者血流动力学参数

问题7 神经源性休克的诊断、鉴别诊断、监测和处理原则是什么?

答 神经源性休克也称为血管源性休克,是由脊髓损伤引起支配血管平滑肌的交感神经张力突然丧失,导致外周血管阻力下降和血管扩张所引起的分布性休克。临床常表现为低血压,缓慢性心律失常和体温调节异常。神经源性休克最常见于创伤性脊髓损伤,19.3%的颈椎损伤患者和7%的胸椎损伤患者可发生神经源性休克,其他少见病因包括脊髓麻醉、吉兰-巴雷综合征、神经毒素中毒、横贯性脊髓炎和其他神经病变。

1. 诊断依据 · ①有脊髓损伤、颅脑创伤等神经系统病史。②典型临床表现,包括低血压、缓慢性心律失常、体温调节异常及皮肤潮红等自主神经调节异常表现。③血流动力学监测提示高排低阻。

2. 鉴别诊断 · 神经源性休克应与其他类型的休克进行鉴别诊断(表4-5)。

表4-5 各种病因导致不同类型休克的鉴别诊断要点

休克类型	常见病因	诊断要点
心源性休克	心肌梗死、心肌病及心律失常等	急慢性心脏病史,休克表现,中心静脉压升高,心脏超声或血流动力学监测提示心脏增大、收缩减弱、低心输出量及外周血管阻力增加
低血容量性休克	大量出血,严重脱水(烧伤、腹膜炎或肠梗阻等)	有效容量大量丢失病史,休克表现,中心静脉压下降,血管内补液后动静脉压很快改善即可诊断
梗阻性休克	心脏压塞	心动过速、血压下降、反常脉、Kussmaul征,胸部X线、心脏超声可确诊
	大面积肺栓塞	有深静脉血栓(DVT)高危因素,临床表现可有胸痛、呼吸困难、咯血甚至猝死,心脏超声、心电图、肺血管造影可明确诊断
分布性休克	感染性休克	休克合并SIRS,局部感染灶及相应体征,分泌物培养确定感染
	过敏性休克	除休克外,有接触过敏原史,全身性荨麻疹,气道梗阻感,支气管痉挛、喉头水肿,严重者可猝死
	神经源性休克	临床表现类似于低血容量性休克,伴自主神经调节异常表现,如低血压、缓慢性心律失常、体温调节异常及皮肤潮红等

3. 神经源性休克的治疗原则

(1) 对于低血压者应首先液体复苏,建议维持平均动脉压(MAP)在85~90 mmHg以上,以保证组织灌注。

(2) 如果低血压持续存在,可使用升压药和强心药。去甲肾上腺素同时具备α和β肾上腺素受体活性,有助于治疗低血压和心动过缓,可作为首选。对于难治性低血压可酌情使用肾上腺素。

(3) 心动过缓时可考虑使用阿托品,对于难治性心动过缓可使用茶碱和氨茶碱。

(4) 使用颈托或手术内固定稳定脊柱以防止进一步的脊髓损伤。

(5) 皮质类固醇因疗效不确切且会增加感染等并发症,并不推荐用于神经源性休克治疗。

(6) 有指征时应行外科手术解除脊髓压迫,促进神经源性休克的恢复。

问题8 蛛网膜下腔出血继发性癫痫的预防和治疗原则是什么?

答 已证实SAH后癫痫样发作与动脉瘤破裂有关,早发性癫痫发作的发生率为6%~26%,迟发性癫痫约占7%,有研究表明癫痫发作与SAH患者不良预后直接相关。

抗癫痫用药原则：①明确癫痫发作的患者必须用药治疗，但是不主张预防性应用。②不推荐长期使用抗癫痫药物，但对既往有癫痫、脑出血、脑梗死、大脑中动脉动脉瘤破裂等癫痫发作高风险人群，可考虑长期使用抗癫痫药物。

• 入 ICU 后 44 小时 •

经过44小时的精心监护和治疗，患者生命体征逐步平稳，未再出现癫痫发作，神志也完全清楚，此时心电监护提示：心率88次/分，呼吸16次/分，SpO_2 96%，血压123/68 mmHg。ICU医生对患者实施自主呼吸试验后顺利脱机拔管。ICU医生查房告知患者："一定要严格卧床休息，不要太过激动或劳累，警惕病情反复。"

问题9　蛛网膜下腔出血的治疗原则和措施是什么？

答　1. SAH的治疗原则·SAH治疗原则是维持生命体征，保护神经功能，防治再出血、血管痉挛、迟发性脑缺血及处理脑积水等并发症，降低死亡率和致残率。

2. 治疗措施·具体治疗措施如下：①一般处理及对症治疗。密切监测生命体征及神经系统体征的变化。保持气道通畅，维持呼吸、循环功能稳定，安静休息，避免情绪激动和剧烈运动，保持大便通畅。烦躁者或疼痛剧烈者可酌情给予镇静、镇痛药物治疗。注意液体出入量平衡，纠正水、电解质紊乱。癫痫发作者可应用抗癫痫药物。②降低颅内压。适当限制液体入量，加用脱水药物减轻脑水肿。如颅内血肿体积较大或出现脑疝药物治疗无效时，可行经颅骨钻孔血肿引流、去骨瓣减压或外科手术清除血肿，降低颅内压以挽救生命。③防治癫痫发作，见问题8。④防治再出血，见问题10。⑤防治脑血管痉挛和迟发性脑缺血，见问题11。⑥防治脑积水。⑦其他对症支持治疗，见问题14。

• 入 ICU 第 7 天 •

住院的第7天下午，患者上完厕所后再次突发剧烈头痛，伴有恶心呕吐，意识状态继续恶化，心电监护提示：心率133次/分，呼吸8次/分，SpO_2 89%，血压168/102 mmHg。立即给予气管插管呼吸机辅助呼吸，患者指脉氧逐步上升。ICU医生嘱查头颅CT。

很快头颅CT检查完成，报告提示蛛网膜下腔出血，脑水肿较前有所加重。ICU医生嘱密切监测神志瞳孔改变，继续呼吸机辅助，适当镇静镇痛，控制高血压，脱水以降低颅内压，维持水电解质平衡，神经外科及介入科会诊。

问题10　患者发生SAH再出血的时机、临床表现、危险因素及预防措施有哪些？

答　SAH发病后2小时至4周均可发生再出血，其高峰期在首次出血后12小时内，之后再出血发生率可随时间推移降低，SAH再出血与高残死率直接相关。临床表现为病情稳定好转的情况下突发剧烈头痛、恶心呕吐、意识障碍加深、抽搐、原有症状体征加重或重新出现等。CT提示原有出血增加或腰椎穿刺脑脊液含血量增多等。

下列措施有助于预防SAH再出血。

1. 安静休息·绝对卧床4~6周，保持环境安静及避光，避免剧烈运动及情绪波动。

2. 控制血压·去除疼痛等因素后，如MAP>120 mmHg或收缩压>180 mmHg，应在密切监测血压前提下应用短效降压药物控制血压在正常或起病前水平,但应注意避免血压太低而影响脑组织灌注。

3. 抗纤溶治疗 · 可酌情选用抗纤溶药物(氨甲环酸等),以防止动脉瘤周围已形成的凝血块溶解导致再出血。

4. 尽早外科手术或神经介入处理动脉瘤 · 具体见问题 13。

问题 11　SAH 患者脑血管痉挛和迟发性脑缺血的鉴别诊断和治疗是什么?

答　高达 70% 的 SAH 患者可发生脑血管痉挛(CVS),脑血流和氧输送减少,导致迟发性脑缺血甚至继发脑梗死。脑出血后的 7~10 日为脑血管痉挛高峰期,2~3 周后发生率明显降低。

1. 诊断 · 同时满足下述(1)(2)两项及(3)(4)中一项,可诊断为症状性 CVS。

(1) 头痛、呕吐等临床症状好转或稳定后又出现症状加重或恶化。

(2) 新发或进行性恶化的局灶性神经功能损害体征(如偏瘫、失语等)。

(3) CTA 或 DSA 判断:大脑中动脉主干或大脑前动脉 A1 段直径<1 mm,或大脑中动脉和大脑前动脉的远端支直径<0.5 mm。

(4) TCD 判断:TCD 平均血流速>200 cm/s 或大脑中动脉及颈内动脉末段血流速比值(MCA/ICA)>6。

迟发性脑缺血(DCI)的定义相对宽泛,是指长时间脑缺血(超过 1 小时)导致的神经功能恶化(如意识障碍程度加深或新出现的神经功能损害体征,如偏瘫、失语等),且不能用其他影像学、电生理或化验结果的异常来解释。头颅 CT 平扫可见新的低密度灶,CT 或 MRI 灌注成像可明确脑缺血范围。DCI 多发生于出血 14 日内,显著增加 SAH 患者残死率。

2. CVS 和 DCI 的预防和治疗

(1) 早期使用钙离子通道拮抗剂:所有 SAH 患者均应予口服或静脉应用尼莫地平,可有效预防 CVS 及 DCI。

(2) 维持血压保证灌注:应避免过度脱水,容量不足时予晶体液扩容;应用升压药物维持较高血压,如低血压与尼莫地平相关,应减量甚至停用尼莫地平,如血压升高后患者症状无好转,可加用强心药甚至机械辅助增加心输出量及脑血流。

(3) 手术或脑脊液置换疗法:通过手术去除动脉瘤、移除血凝块或腰椎穿刺行脑脊液置换减少血凝块释放缩血管物质,防治 CVS 及 DCI。

(4) 血管内介入治疗:对症状性 CVS 和 DCI,若血流动力学疗法和药物治疗不能改善临床症状,可以行狭窄血管球囊扩张成形术和(或)血管扩张药物灌注治疗。

(5) 他汀类药物:可能有助于减少 CVS 及 DCI 并改善病死率。

(6) 不推荐应用硫酸镁预防 CVS 及 DCI。

问题 12　蛛网膜下腔出血患者的血压应该如何管理?

答　SAH 患者控制血压的原则:严格管理,选用起效快、代谢快的药物控制血压,但应注意血压过低容易诱发缺血性脑损伤。多种指南及专家共识推荐:①目前尚不明确能够降低动脉瘤再出血风险的最佳血压水平,建议动脉瘤处理前可将收缩压控制在 140~160 mmHg。②动脉瘤处理后 SAH 患者的最佳血压水平尚不清楚,建议参考患者的基础血压合理调整目标值,避免低血压造成的脑缺血。③当血压持续偏高时(收缩压>180 mmHg),可应用镇痛药或降压药(如尼莫地平、艾司洛尔等)控制血压,但应注意维持 MAP 高于 90 mmHg,以减少脑缺血风险。

· 入 ICU 第 14 天 ·

经过两周的精心治疗,患者病情再次稳定,目前生命体征平稳,神志清楚,已顺利脱机拔管。神经介入科医生对患者进行脑血管造影以明确出血的病因。患者脑血管造影检查示:大脑中动脉巨大动脉瘤(图4-4)。

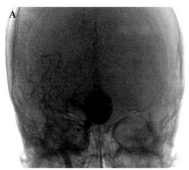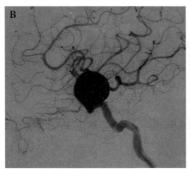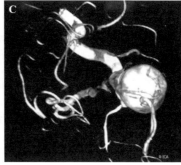

图 4-4 患者脑血管造影检查结果,均可见巨大动脉瘤显影

A. DSA 平板透视;B. 常规 DSA 成像;C. DSA 三维重建

扫描二维码看彩图

患者肿瘤较大,又来源于大脑中动脉,通过介入栓塞处理有一定的难度,介入科医生建议神经外科行开颅手术予以夹闭。

神经外科会诊认为患者可行开颅动脉瘤夹闭手术。当天下午患者转到神经外科,完善相关的术前准备之后,第2天在全麻下行开颅动脉瘤夹闭术。术后患者恢复良好,一周后出院。

问题 13 如何选择蛛网膜下腔出血动脉瘤处理的时机及方式?

答 动脉瘤的治疗方案应由经验丰富的神经外科与神经介入科医生根据患者病情与动脉瘤情况共同商讨后决定。目前临床多主张起病早期(3日内)即处理动脉瘤,以降低再出血风险,球囊辅助栓塞、支架辅助栓塞和血流导向装置等新技术可提高早期动脉瘤治疗的有效性。

(1)支持外科手术夹闭的因素:年轻、合并血肿且有占位效应(大于50 mL)以及动脉瘤的因素(位于大脑中动脉和胼胝体周围血管的动脉瘤、宽颈动脉瘤、动脉分支直接从动脉瘤囊发出)。

(2)支持神经介入栓塞的因素:年龄超过70岁,无具有占位效应的血肿存在,动脉瘤因素(后循环、窄颈动脉瘤、单叶型动脉瘤),世界神经外科医师联盟(WFNS)量表评分为Ⅳ级和Ⅴ级的危重患者。

(3)对于同时适用介入栓塞及外科手术的动脉瘤患者,应首先考虑介入栓塞可能。

问题 14 SAH 患者还会发生哪些并发症?

答 1. 低钠血症·10%～30%的 SAH 患者可发生低钠血症,其与过度的尿钠排泄和低血容量相关,严重患者可表现为神经源性心功能障碍和肺水肿。通常血钠<135 mmol/L 或出现低钠血症相关的神经系统症状时应开始治疗干预。治疗措施包括限制自由水摄入、输注高渗盐溶液、应用氢化可的松或氟氢可的松及血管加压素受体拮抗剂。

2. 发热·41%～72%的 SAH 患者可出现发热,可能与体温调节中枢功能障碍、出血吸收及继发感染等因素相关。发热是 SAH 患者预后不良的直接因素。可使用药物(如对乙酰氨基酚、布洛芬等)及物理降温进行退热处理,但亚低温治疗并不改善 SAH 患者预后。

3. 血糖异常·在 SAH 患者中非常普遍,高血糖与低血糖均与 SAH 患者不良预后直接相关,建议应用胰岛素将血糖控制在 4.44~11.1 mmol/L(80~200 mg/dL)。

4. 深静脉血栓·1.5%~18%的 SAH 患者可发生深静脉血栓(DVT)。推荐所有 SAH 患者常规使用机械性措施(如序贯充气加压装置)预防 DVT,药物(普通肝素或低分子量肝素)预防可增加再出血风险,因此在动脉瘤未处理之前或预备手术的患者禁止使用。动脉瘤术后 24 小时可应用普通肝素或低分子量肝素预防 DVT,但目前尚不清楚 SAH 患者 DVT 预防措施的应用时限。

5. 贫血·超过 50%的 SAH 患者可发生贫血,医源性失血(如抽血检验、侵入性操作导致失血等)是SAH 患者贫血的主要原因。贫血可导致脑氧输送降低,影响 SAH 患者预后。应采取措施尽量减少医源性失血,对贫血患者推荐输注浓缩红细胞维持血红蛋白浓度为 80~100 g/L(8~10 g/dL)。较高的血红蛋白水平可能有助于减少 DCI 风险,但目前尚无证据支持输注红细胞预防 DCI。

问题 15 蛛网膜下腔出血如何进行预后评估?

答 判断 SAH 患者预后常使用格拉斯哥昏迷量表(GCS)(表 4-4),世界脑神经外科医师联盟(World Newoswgeon Federation of Cranial Nerve Disorders, WNFCN)量表(表 4-6)以及动脉瘤性 SAH 入院患者预后(Prognosis on Admission of Aneurysmal Subarachnoid Haemorrhage, PAASH)量表评分(表 4-6)。

表 4-6　WFNS 和 PAASH 量表

量 表	等 级	标 准	预后不良比例(%)
WFNS	I	GCS 15 分	14.8
	II	GCS 13~14 分且没有神经功能缺失	14
	III	GCS 13~14 分且伴有神经功能缺失	38
	IV	GCS 7~12 分	57
	V	GCS 3~6 分	57
PAASH	I	GCS 15 分	14.8
	II	GCS 11~14 分	14
	III	GCS 8~10 分	38
	IV	GCS 4~7 分	57
	V	GCS 3 分	57

注:WFNS,世界神经外科医师联盟;PAASH,动脉瘤性蛛网膜下腔出血入院患者预后;GCS,格拉斯哥昏迷量表。

••••••••••••••••••• · **要点归纳** · •••••••••••••••••••

(1) SAH 是一种通常由颅内动脉瘤破裂引起的神经急症,早期诊断对于改善预后至关重要。

(2) SAH 通常表现为突发剧烈头痛、呕吐、颈项强直、意识状态改变、局灶性神经功能缺损体征,并可出现癫痫发作、再出血、CVS 和 DCI、代谢紊乱、DVT 等并发症。

(3) SAH 通常可通过头颅 CT 平扫确诊,对初始头颅 CT 平扫无阳性发现的,推荐行 CTA 或腰椎穿刺脑脊液检查明确诊断。

(4) SAH 的治疗包括加强监护,绝对卧床休息,防止情绪激动及剧烈活动,镇静镇痛,止血,降颅压及防治相关并发症。

（5）CVS 和 DCI 是 SAH 最严重的并发症，TCD、CTA 及 DSA 可明确诊断及病变范围，治疗可应用尼莫地平、血流动力学疗法和血管内介入治疗。

（6）应尽早行外科手术夹闭或神经介入栓塞以降低动脉瘤再出血的机会。

蛛网膜下腔出血(SAH)诊断和处理流程如图 4-5 所示。

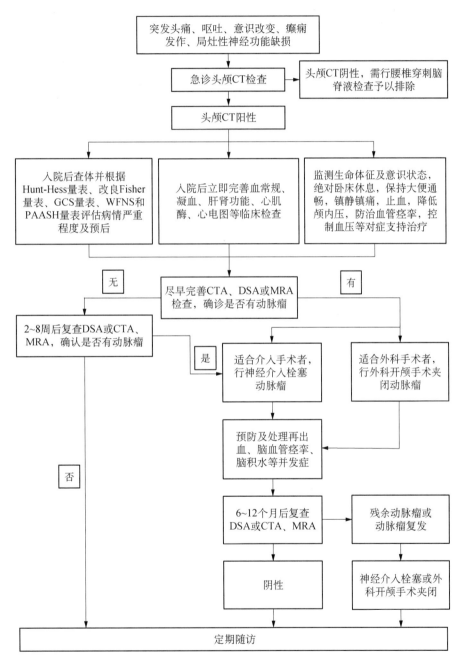

图 4-5 蛛网膜下腔出血(SAH)诊断和处理流程图

（董 亮）

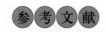 参 考 文 献 ———

［1］ European Stroke Organization. European Stroke Organization guidelines for the management of intracranial aneurysms and subarachnoid haemorrhage［J］. Cerebrovasc Dis，2013，35（2）：93－112.
［2］ American Heart Association Stroke Council/American Stroke Association. Guidelines for the management of aneurysmal subarachnoid hemorrhage：a guideline for healthcare professionals from the American Heart Association/American Stroke Association［J］. Stroke，2012，43（6）：1711－1737.
［3］ Neurocritical Care Society. Critical care management of patients following aneurysmal subarachnoid hemorrhage：recommendations from the Neurocritical Care Society's Multidisciplinary Consensus Conference［J］. Neurocrit Care，2011，15（2）：211－240.
［4］ American Heart Association. Guidelines for the management of aneurysmal subarachnoid hemorrhage：a statement for healthcare professionals from a special writing group of the Stroke Council，American Heart Association［J］. Stroke，2009，40（3）：994－1025.
［5］ Lawton MT，Vates GE. Subarachnoid Hemorrhage［J］. N Engl J Med，2017，377（3）：257－266.
［6］ Walcott BP，Stapleton CJ，Choudhri O，et al. Flow diversion for the treatment of intracranial aneurysms［J］. JAMA Neurol，2016，73（8）：1002－1008.
［7］ 徐跃峤，王宁，胡锦，等. 重症动脉瘤性蛛网膜下腔出血管理专家共识（2015）［J］. 中国脑血管病杂志，2015，12（4）：215－225.
［8］ 中华医学会神经病学分会，中华医学会神经病学分会脑血管病学组. 中国蛛网膜下腔出血诊治指南 2015［J］. 中华神经科杂志，2016，49（3）：182－191.

病例 16

重度颅脑损伤、颅高压、癫痫持续状态
午夜凶铃

· 病例概要 ·

重症医学科的住院总医生刚刚把病房里的患者安顿好,电话铃响起来了:"ICU 的兄弟,我这边急要个床位!一位 19 岁患者,车祸致重度颅脑损伤!正在做开颅探查血肿清除手术!详细的一会见面说!"

住院总医生瞬间睡意全无,马上分配床位,进行呼吸机调试等一系列的抢救措施准备,同时回忆重度颅脑损伤的诊断筛查原则。

问题 1　何为重度颅脑损伤?　车祸导致多发伤患者如何进行筛查流程?

（答）颅脑损伤是因暴力直接或间接作用于头部引起颅脑组织的损伤。GCS 可用以评价脑外伤患者的意识状态及严重程度。通常认为 GCS 13～15 分为轻度颅脑损伤,9～12 分为中度颅脑损伤,8 分及以下为重度颅脑损伤。GCS 评分细则见病例 15 表 4-4。

多发伤是指单一致伤因素(如交通车辆撞击伤、高空坠落伤)造成的 2 个或 2 个以上解剖部位的损伤,其中至少有一项损伤危及生命。该患者从受伤机制上可能存在多发伤,需要完成多发伤筛查流程。多发伤的筛查可按照以下两个流程进行。

1. 按 ABCDEF 顺序检查·A＝airway(气道);B＝breathing(呼吸);C＝cardiac(循环);D＝disability(神经系统障碍);E＝exposure(充分显露),充分显露伤员各部位,以发现危及生命的重要损伤,在天气寒冷时,应动作快速并注意保暖;F＝fracture(骨折)。

2. 按 CRASPLAN 字母顺序检查·C＝cardiac(心脏),R＝respiratory(呼吸),A＝abdomen(腹部),S＝spine(脊柱),H＝head(头颅);P＝pelvis(骨盆),L＝limbs(四肢),A＝arteries(动脉),N＝nerves(神经)。结合常规的穿刺技术(胸腹腔穿刺、心包穿刺)及现有的医疗设备(如 CT、MRI、X 线、B 超等)快速准确诊断并评价伤情,为临床急救处理提供依据。

· 入 ICU 时 ·

外科医生和麻醉科医生一起护送患者进入 ICU。患者全麻未苏醒,心电监护显示:呼吸 12 次/分,

SpO_2 99%，心率 111 次/分，血压 145/88 mmHg，双侧瞳孔等大等圆，对光反射迟钝，气管插管接呼吸机辅助通气，SIMV+PS 模式：Vt 400 mL，PEEP 5 cmH_2O，PS 10 cmH_2O，FiO_2 40%，f 15 次/分。监护显示血压、脉搏血氧饱和度稳定。

神经外科医生交接病情如下：术中情况不乐观，左侧颞顶叶大面积挫裂伤，右侧颞叶也有出血，术中清除积血 70 mL，左侧颞叶去骨瓣减压，左侧脑室放置引流管，并行 ICP 监测。另外还有左侧第 3～9 肋、右侧第 4～6 肋骨折，左侧血气胸已经留置胸腔闭式引流，脾破裂，普外科同台做了脾切除，同时探查了腹腔，暂时没发现其他问题，左腿胫骨和左上肢尺骨稳定性骨折，暂时石膏固定。

麻醉医生补充：术中出血 2 000 mL，补充 6 U 红细胞，600 mL 血浆，1 个治疗量冷沉淀，10 个治疗量血小板，手术快结束时查血红蛋白 90 g/L 左右，复查凝血功能未见明显异常，术中循环呼吸基本稳定。

很快，血气分析结果回报：pH 7.39，$PaCO_2$ 42 mmHg，PaO_2 100 mmHg，Lac 1.7 mmol/L，Hb 88 g/L。

问题 2 重度颅脑损伤的病理生理改变是怎样的？

答 重度颅脑损伤病理生理改变机制复杂。颅腔是一个半封闭刚性腔隙，正常内容物包括脑组织、脑脊液和血液。创伤时可出现脑组织水肿、脑积水或充血等改变，可导致颅内压增高，出现损伤加重。

外伤患者中，血脑屏障破坏导致血管源性脑水肿和缺血导致的细胞毒性脑水肿将进一步增高颅内压（intracranial pressure，ICP），当超过代偿限度后，颅内压迅速升高，脑灌注压（cerebral perfusion pressure，CPP）迅速降低，轻者发生脑缺血，重则发生脑疝。因此，ICP 升高和 CPP 降低是急性重度颅脑损伤最重要的病理生理改变。

脑血流自主调节功能是维持脑血流量恒定的保证。脑血管系统随灌注压改变而调节，保持脑血流量稳定不变的能力称为脑血流自主调节功能。ICP 的升高，可能导致脑血流调节功能受损。因此，美国颅脑外伤基金会（BTF）将脑血流自主调节功能监测列入重度颅脑损伤患者的管理指南，并推荐脑血流自主调节功能监测作为脑灌注压调控的指导依据。

综上所述，颅内压升高、脑血流自主调节功能失常和血脑屏障损害，构成了急性重度颅脑损伤的三大病理生理特点，临床治疗措施也主要是针对性进行多模式脑功能监测，控制颅内压，寻找合适的灌注压，纠正这些病理生理异常，防治继发性脑损伤。

问题 3 重度颅脑损伤救治时是否需要关注其他器官功能？

答 脑与心脏、肺、肾脏、胃肠道、肝脏、胰腺、肾上腺等多个器官存在交互作用，疾病状态下常常相互影响（图 4-6），因此需关注其他器官功能情况。

• 入 ICU 后 2 小时 •

患者原发性脑损伤严重，目前弥漫性脑肿胀明显，外科已放置脑室内颅内压监测探头进行持续颅内压监测。住院总医生床旁进行视神经鞘超声检查，经颅多普勒进行脑血流评估和脑电图监测。患者双侧视神经鞘直径 5 mm，ICP 持续监测显示波形正常，ICP 数值 15 mmHg；TCD 频谱血流速度和形态基本正常，脑电监测以慢波为主，未见明显棘波出现，提示脑功能情况尚可。为了防止躁动和体温增高带来脑代谢率的增加，同时予舒芬太尼镇痛，咪达唑仑镇静以及目标性体温管理控制体温在正常范围内。

半小时后，检验科回报血常规、肝肾功能以及凝血功能等均无明显异常，心电监护显示：呼吸 12 次/分，SpO_2 99%，心率 111 次/分，血压 145/88 mmHg，ICP 波动在 13～17 mmHg。

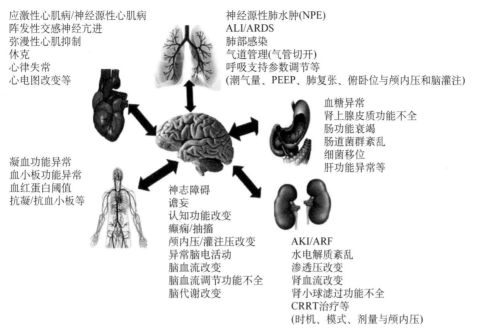

应激性心肌病/神经源性心肌病
阵发性交感神经亢进
弥漫性心肌抑制
休克
心律失常
心电图改变等

神经源性肺水肿(NPE)
ALI/ARDS
肺部感染
气道管理(气管切开)
呼吸支持参数调节等
(潮气量、PEEP、肺复张、俯卧位与颅内压和脑灌注)

血糖异常
肾上腺皮质功能不全
肠功能衰竭
肠道菌群紊乱
细菌移位
肝功能异常等

凝血功能异常
血小板功能异常
血红蛋白阈值
抗凝/抗血小板等

神志障碍
谵妄
认知功能改变
癫痫/抽搐
颅内压/灌注压改变
异常脑电活动
脑血流改变
脑血流调节功能不全
脑代谢改变

AKI/ARF
水电解质紊乱
渗透压改变
肾血流改变
肾小球滤过功能不全
CRRT治疗等
(时机、模式、剂量与颅内压)

图 4-6　脑与脑外器官的相互作用

问题 4　创伤性颅脑损伤(TBI)患者需要多模态脑功能监测吗?

（答）2014 年 *Intensive Care Medicine* 发表了首个多模态脑功能监测国际共识,提出了多模态监测可通过整合多种监测手段的指标,综合分析,准确而及时地调整治疗策略,并实现病因及目标导向性的个体化精准治疗。多模态脑功能监测手段(图 4-7)包括:临床评估、血流动力学监测、ICP 和 CPP 监测、脑血流自主调节功能监测、脑血管痉挛、脑血流监测、脑代谢监测、脑电生理监测、生化标记物等。

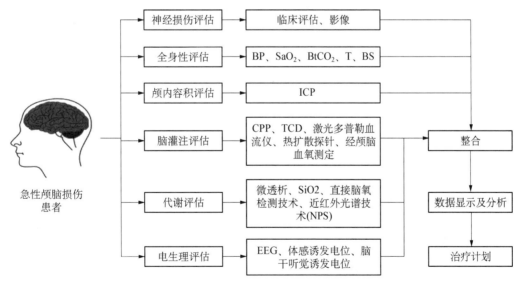

急性颅脑损伤患者

神经损伤评估 → 临床评估、影像

全身性评估 → BP、SaO_2、$BtCO_2$、T、BS

颅内容积评估 → ICP

脑灌注评估 → CPP、TCD、激光多普勒血流仪、热扩散探针、经颅脑血氧测定

代谢评估 → 微透析、SiO_2、直接脑氧检测技术、近红外光谱技术(NPS)

电生理评估 → EEG、体感诱发电位、脑干听觉诱发电位

整合 → 数据显示及分析 → 治疗计划

图 4-7　颅脑损伤患者的多模态脑功能监测

问题 5　颅内压的监测方法有哪些?

（答）指南推荐 GCS 评分 3～8 分且头颅 CT 扫描异常者(有血肿、挫裂伤、脑肿胀、脑疝或基底池受压)行 ICP 探头置入监测颅内压;当 GCS 评分 3～8 分但头部 CT 无明显异常时,如果患者年龄 40 岁以上,收缩压低于 90 mmHg 且高度怀疑有颅内病情进展性变化时,可考虑 ICP 探头置入行 ICP 监测。而 GCS 9～12 分时,应根据临床表现、影像资料、是否需镇静以及合并伤情况综合评估,如患者有颅内压增高可能,必要时也可行颅内压监测。颅内压监测方法分为直接测量法及间接测量法。

1. 直接测量法·包括腰椎穿刺后脑脊液测压以及颅内探头置入法。颅内探头置入是指将测压探头直接放置于颅内,常见的放置位置为脑室内、硬膜外和脑组织实质。脑室内压力监测是目前测量颅内压的金标准。

2. 间接测量法·指使用无创性的监测手段,间接获得患者颅内压的方法。常用方法包括:超声大脑中线位移评估、超声测量视神经鞘直径、超声测量视网膜中央动脉血流波形、经颅多普勒(transcranial doppler,TCD)或经颅彩色多普勒(transcranial color-coded duplex,TCCD)定性或定量、耳鼓膜移位法检测以及脑电诱发电位等。

(1) 超声结构性评估定性监测:超声结构性评估定性监测主要通过中线结构是否存在位移进行判断。超声探头置于眶耳线(眼外眦至外耳道中点的连线),可在图像中间观察到蝴蝶形低回声影像,即为中脑脑干。将探头角度向间脑和脑室倾斜显示三脑室和侧脑室正面,声束扫查颅脑中线为主,呈现双轨征(图 4-8),即超声波遇到室管膜正交平面形成的高回声线边界。根据双轨征到两侧颅骨的距离是否相等判断颅脑中线移位情况。

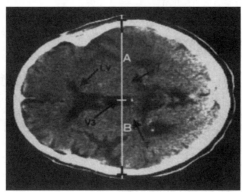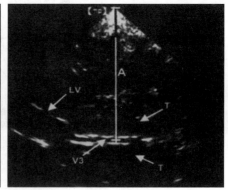

图 4-8　经左颞窗进行超声中线移位检查

注:LV,侧脑室;V3,第三脑室;T,丘脑;A,超声探头即左侧颅骨到第三脑室中间的距离;B,右侧的距离
(超声图像未显示);中线移位(MLS)可以通过 A 与 B 距离的差值计算,MLS=(A-B)/2。

(2) 视神经鞘直径(ONSD)测量:视神经鞘具有超强弹性的解剖结构特点,使得视神经鞘直径的动态变化可以非常及时地反映 ICP 变化。当 ICP 增高时,脑脊液将积聚于视神经鞘内,使鞘内压力增加,表现为视神经鞘直径变大。一般认为眼球后壁后方 3 mm 处的 ONSD>5 mm 时,提示 ICP 可能升高,但需排除视神经炎、视神经损伤、视神经蛛网膜囊肿等疾病。

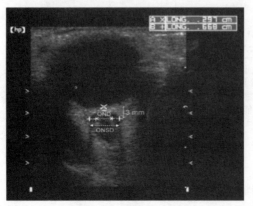

图 4-9　视神经鞘直径测量

测量视神经鞘直径时,患者取仰卧位,7.5～10 MHz 超声探头置于眼睑中部,在眼球后方可看见一个弯曲的低回声管状结构,其周围是高回声的脂肪,即视神经鞘。需要特别注意区分视神经鞘直径和视神经直径(OND)。在测量前,视神经应尽可能位于整个画面的中心,ONSD 需在眼球下 3 mm 进行测量,每只眼球 2 个平面各测量 2 次,取其平均值记录(图 4-9)。动态监测较绝对值更具有临床价值。

(3) TCD 或 TCCD 定性与定量:TCD 或 TCCD 定性检查主要通过大脑中动脉和基底动脉的频谱和波形形态变化反映

ICP。以大脑中动脉(MCA)血流频谱为例,正常 TCD 或 TCCD 频谱形态近似三角形,上升波陡直,降支斜平。收缩期内有两个峰,S1 峰高尖,时限较短;S2 峰略圆钝;时限延长;S1 峰高于 S2 峰。S2 峰之后有一个明显切迹,切迹后的峰为舒张峰 D 峰。脑血流自主调节功能正常的情况下,当 ICP 开始升高时,MCA 舒张期血流速度开始下降,S2 峰相对 S1 峰升高,表现为"阻力血流图形",MCA 搏动指数(PI)增高。当脑血流自主调节功能减退,灌注压可能在 $5\sim10$ mmH$_2$O 时,舒张期血流速度明显减少,PI 显著增加,收缩期与舒张期的重波切迹更加明显,频谱的收缩峰变尖锐,出现"双尖塔状波"。当 ICP 进一步升高,达到舒张压水平时,舒张期血流消失,仅遗留一个尖锐的收缩峰,TCD 或 TCCD 频谱表现为"收缩峰图形",MCA 平均血流速度下降,PI 继续升高。当脑血管自动调节功能完全丧失,脑灌注压<5 mmH$_2$O,ICP 介于收缩压与舒张压之间时,TCD 或 TCCD 频谱上舒张期血流再次出现,但方向逆转,表现为"振荡波",平均流速(Vm)明显下降,PI 不成比例增高,脑循环几近停止,当 ICP 升高到收缩压水平时,仅表现微弱收缩峰的钉子波,甚至为 0,脑血流停止。振荡波、钉子波、血流信号消失为脑死亡的 TCD 或 TCCD 特征波形(图 4-10)。使用经颅多普勒测量大脑中动脉参数,亦可初步计算颅内压,有学者提出以下两个公式可初步计算颅内压:

$$ICP = 11.1 \times PI - 1.43$$
$$ICP = 4.47 \times PI + 12.68$$

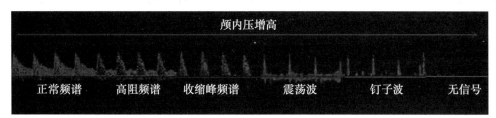

图 4-10 经颅多普勒反应颅内压逐渐增高的频谱波形形态变化

扫描二维码看彩图

· 入 ICU 第 3 天 ·

值班医生告知住院总医生 TBI 患者血压持续上升,收缩压已达到 180 mmHg。

"病人躁动吗? ICP 多少? 脑室引流如何? 瞳孔如何?"

"患者安静,ICP 监测值为 55 mmHg,引流不多,但双侧瞳孔不等大,对光反射弱。"

住院总医生嘱查血气分析。

患者血压 190/100 mmHg,还在上升,脑室引流管没有波动,波形消失。血气分析提示血红蛋白 10 g/L,二氧化碳分压、氧分压、酸碱及电解质都基本正常。

住院总医生嘱急查头部 CT,20%甘露醇 125 mL 快速静滴。医生不停地挤压脑室引流管,突然一个 7 mm 大小的血块从管子里挤了出来,鲜红的引流液一滴滴地滴了出来,ICP 监测波形出现,数值显示为 30 mmHg。看来是这个小血凝块堵住了脑室引流管。

问题 6 颅内压增高的临床表现有哪些?

答 颅脑外伤患者出现颅高压时,清醒的患者可出现头痛、呕吐、视乳头水肿的典型三联征。昏迷患者主要依赖生命体征和神经系统监测发现颅内压增高。急性发生或病情迅速进展时,患者会出现呼吸和脉搏减慢,血压升高,随病情进展出现血压下降,脉搏加快,呼吸不规则至停止。

颅内压增高时需特别重视神经系统体格检查。常见的表现有轻度展神经麻痹和复视,眼位异常,眼球稍突出,瞳孔大小不对称,阵发性视物模糊或视野缺损,腱反射不对称,病理反射阳性等。不同部位脑疝可表现不同。

1. 扣带回疝·易发生在大脑镰前 2/3,常见为额、顶叶上部的占位性病变,可因大脑前动脉、胼胝底边缘动脉、胼胝底周围动脉受压而阻塞,引起大脑半球内侧面后部梗死或软化,临床出现对侧下肢轻瘫和尿便功能障碍。

2. 小脑幕裂孔疝·由于动眼神经、大脑后动脉、中脑及其血管受到严重挤压,出现疝侧动眼神经部分或完全麻痹,表现为上睑下垂、瞳孔散大、对光反射消失、眼球外展位等,同时有对侧肢体轻瘫。晚期因脑干下移使对侧动眼神经也受损,出现双侧动眼神经受损,双侧瞳孔散大,对光反射消失,去大脑强直,呼吸间停,最后呼吸突然停止。

3. 枕骨大孔疝·小脑扁桃体经枕骨大孔疝入椎管,导致延髓、后组脑神经和血管受压。常表现为呼吸突然停止,昏迷,瞳孔先短暂性缩小,继而散大,对光反射由迟钝转为消失,肌张力及各种反射消失。

问题 7 如何进行有创颅内压连续监测? 如何解读?

答 TBI 患者通常放置脑室颅内压监测。颅内压监测不仅仅是观察数值,更重要的是 ICP 波形变化。正常或接近正常压力波型为 C 波(图 4-11),频率 4～8 次/分钟。压力曲线较平坦,存在与呼吸、心跳相一致的小的起伏,受心跳影响时波幅为 1～4 mmHg 的波形;受呼吸运动影响时可出现波幅为 2～10 mmHg 的波形。

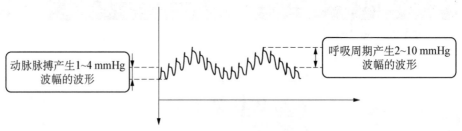

动脉脉搏产生1～4 mmHg波幅的波形

呼吸周期产生2～10 mmHg波幅的波形

图 4-11 正常颅内压连续监测波形(C 波)

颅内压波形正常由三峰波组成(图 4-12)。P1 波为震动波或冲击波,代表收缩期动脉充盈波,峰值最高;P2 波为传递波或潮波,反映脑实质及脑血容量的顺应性变化;P3 波是重脉波,与主动脉瓣关闭相关,峰波最低,与动脉波形中的重搏切迹意义相同。当 ICP 数值测量正常时,ICP 形态的变化可早期提示循环和脑顺应性变化(图 4-13)。

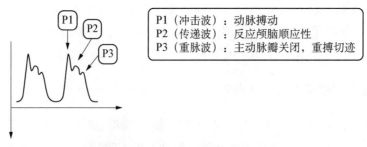

P1 (冲击波) : 动脉搏动
P2 (传递波) : 反应颅脑顺应性
P3 (重脉波) : 主动脉瓣关闭,重搏切迹

图 4-12 动脉搏动产生的正常颅内压波形组成

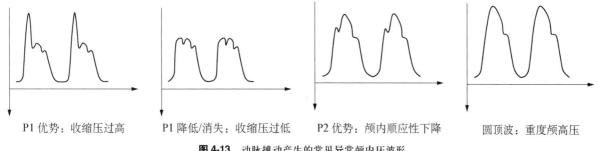

P1 优势：收缩压过高　　　　P1 降低/消失：收缩压过低　　　　P2 优势：颅内顺应性下降　　　　圆顶波：重度颅高压

图 4-13　动脉搏动产生的常见异常颅内压波形

根据颅内压波形变化还可以了解颅内压增高的程度。常见的两种病理性颅内压波形为 A 波和 B 波（图 4-14）。

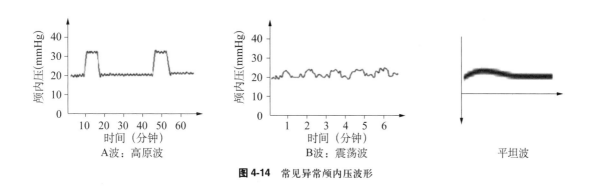

A波：高原波　　　　B波：震荡波　　　　平坦波

图 4-14　常见异常颅内压波形

（1）A 波（高原波）：为颅内压增高特有的病理波型，即颅内压突然升至 50～100 mmHg，持续 5～20 分钟后骤然下降至原水平或更低，可间隔数分钟至数小时不等反复出现，也可间隔相同时间反复出现，提示颅腔的代偿功能濒于衰竭。多见于脑水肿，还可见于脑血管麻痹、颅内静脉回流障碍。反复的 A 型波发作提示脑干压迫和扭曲严重，脑血液循环障碍，部分脑组织出现"不再灌流"现象，脑功能发生不可逆的损害。

（2）B 波：为振荡波中较多见的一种，呈较恒定的节律性振荡，没有其他波夹杂其间，颅内压可高达 20～30 mmHg，振幅＞5 mmHg，每分钟 0.5～2 次，颅内压上升较缓的坡度，而下降则较陡峭，顶端多呈明显尖峰，亦多发生于晚间与睡眠时。"斜坡"波为 B 波的变异，可见于脑积水的患者。B 波的发生常与周期性呼吸变化而改变的 $PaCO_2$ 有关。因此 B 波的发生也与脑血容量的增减有关。上升支开始时呼吸较慢，而后逐渐加快，下降支呼吸也是较快的，当呼吸节律快到足以使 $PaCO_2$ 下降时，则脑血管收缩，颅内压迅速下降。

除了上述颅内压异常波形外，还需特别注意颅内压监测波形呈现平坦直线或消失时的平坦波，它提示管路堵塞打结或者患者死亡（图 4-14）。

问题 8　成人颅内压力如何分级？

🅐　成人颅内压持续超过 15 mmHg 称为颅内压增高。根据压力增高的程度，将颅内压分为 4 级。正常颅内压＜15 mmHg；轻度升高时，颅内压 15～20 mmHg；中度升高时，颅内压 20～40 mmHg；重度升高时，颅内压＞40 mmHg。国际上通常采用颅内压 20 mmHg 作为需降压治疗的临界值。

问题 9　颅内压升高的常见原因有哪些？

🅐　引起颅内压增高的常见原因有以下几个方面。

1. 脑组织的体积增加·往往是由于炎症、创伤等各种原因出现脑实质体积增加,进而引起颅内压的上升。

2. 颅内血容量增加·各种原因引起血液中的二氧化碳蓄积或高碳酸血症,使脑血管扩张,脑血流量急剧增加;丘脑下部、鞍区或脑干损伤时,可导致脑血管调节中枢的功能紊乱,脑血管反应性扩张,使脑血流量急剧增加。

3. 脑脊液过多·见于各种脑积水。

4. 颅内占位性病变·为颅腔内额外增加之内容物,除病变本身占有一定的颅腔容积外,还可引起病变周围的脑水肿或脑脊液循环通路的梗阻,从而导致颅内压增高。

该患者颅内压增高考虑主要与脑水肿相关。

问题 10　颅内压增高的病理生理改变是怎样的?

(答) 颅内压增高的病理生理改变主要包括以下几方面。

1. 全身性血管加压反应·当脑血流自主调节功能丧失后,机体通过自主神经系统的反射作用,使得血压代偿性升高,以提高脑灌注压,同时呼吸节律减慢,呼吸深度增加。动脉压升高,伴有心率减慢、心排血量增加和呼吸节律减慢加深的三联反应,即为全身性血管加压反应或库欣(Cushing)三主征。多见于急性颅脑损伤或急性颅内压增高患者。

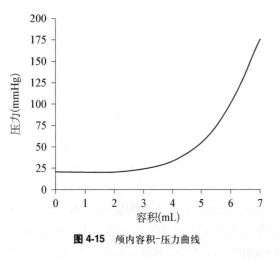

图 4-15　颅内容积-压力曲线

2. 颅内压力和容积的关系·颅内容物体积与颅内压力的增加呈指数关系(图 4-15),即为颅内的可塑性(plasticity)与顺应性(compliance)。可塑性来自颅腔内软组织的可塑性与弹性,是单位容积变化所产生的压力变化,用 $\Delta P/\Delta V$ 表示。顺应性代表颅腔内的容积代偿功能,是单位颅内压的变化所产生的容积变化,用 $\Delta V/\Delta P$ 表示。通过检查顺应性和可塑性,有助于判断颅内压增高的严重程度。

3. 脑疝形成·颅内病变尤其是颅内占位和损伤,引起颅内压不均匀增高时,常使脑组织受压移位,部分脑组织通过某些解剖上的裂隙移位到压力较低的部位形成脑疝,是颅内压增高最致命的紧急情况。

问题 11　颅内压增高的紧急处理流程是怎样的?

(答) TBI 患者颅内压增高,需要立即降低颅内压同时积极寻找导致颅内压增高的诱因。

1. 降颅压治疗·包括床头抬高 30°～45°并保持头正中位;镇痛镇静防治躁动,如有脑室引流管,保持脑脊液引流通畅;如 ICP 仍高,启动渗透性治疗,可选用甘露醇快速静滴或高渗盐溶液脱水降颅压;过度通气,维持 $PaCO_2$ 30～35 mmHg;经过上述处理颅内压仍高,需根据情况采用挽救性治疗措施如去骨瓣减压、巴比妥昏迷、进一步过度通气、低温治疗等。需注意长时间及过度的过度通气可能会恶化脑灌注,需谨慎使用。

2. 查找诱因·需要完善神经系统体格检查,必要时影像学检查,排除外科情况。对于非外科原因导致的颅内压增高,应立即启动颅内压增高的紧急处理流程(图 4-16)。

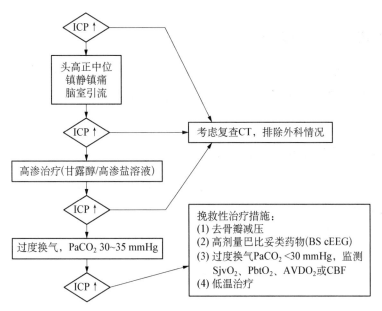

图 4-16 颅内压增高的处理流程示意图

· 入 ICU 第 4 天 ·

第 4 天清晨,患者镇痛镇静中,监护显示:呼吸 16 次/分,SpO₂ 99％,心率 71 次/分,血压 146/85 mmHg, ICP 15 mmHg。患者突然肢体抽搐,心率飙升至 155 次/分,血压上升至 220/110 mmHg,颅内压也升到 24 mmHg,立即给予地西泮 5 mg 静脉推注,床旁脑电图监测如图 4-17 所示。

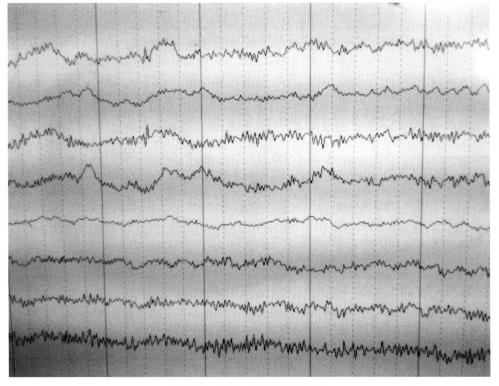

图 4-17 患者癫痫发作时的脑电图

扫描二维码看彩图

问题 12 患者是否为癫痫持续状态?

答 患者脑电图出现大量痫样放电,明确存在癫痫,但是患者并未出现明显肌肉痉挛以及典型癫痫症状,因此为非惊厥性癫痫发作。患者单次发作超过 5 分钟,两次发作间隔意识不清,因此为癫痫持续状态。

问题 13 癫痫持续状态的处理流程是什么?

答 (1)保证气道通畅,气道引流,必要时插管;紧急建立静脉通路,检查并维持血糖水平。

(2)使用药物控制癫痫,详见表 4-7。

(3)癫痫控制后,使用药物预防癫痫(图 4-18)。

(4)予以必要的辅助治疗,寻找并尝试去除诱发癫痫因素。

(5)如有可能,持续脑电图监测,脑电图提示癫痫控制后 24 小时可撤离。

(6)癫痫停止后维持抗痫药物并谨慎调整。

表 4-7 惊厥性癫痫持续状态的药物选择

状 态	药 物 选 择
先兆期——癫痫持续(院外)(5 分钟)	儿童/少年:肠内给予 0.5 mg/kg 地西泮;或者经口腔黏膜给予 0.2 mg/kg 咪达唑仑
	成人:单次静脉给予 2 mg 劳拉西泮或者 5 mg 地西泮;或经口腔黏膜给予 10 mg 咪达唑仑
第一阶段——院内/外(5~20 分钟)	儿童/成人:静脉给予 0.1 mg/kg 的劳拉西泮(最大剂量 4 mg),给药时间大于 1 分钟;或者静脉给予 0.2 mg/kg 地西泮(最大剂量 10 mg),给药时间大于 1 分钟。给药后观察 5 分钟,如癫痫存在则重复给药
第二阶段或广泛的癫痫发作(20~60 分钟)	儿童/成人:以小于 50 mg/min 的速度静脉泵入 15~20 mg/kg 的苯妥英,或者以小于 150 mg/min 的速度按照等效苯妥英的剂量静脉泵入磷苯妥英
	如果给予苯妥英或者磷苯妥英 10 分钟后癫痫仍持续:
	再次以小于 50 mg/min 的速度静脉泵入 5 mg/kg 的苯妥英,或者以小于 150 mg/min 的速度按照等效苯妥英的剂量静脉泵入磷苯妥英;或以小于 6 mg/(kg·h)的速度泵入 40~60 mg/kg 的丙戊酸;或以 60 mg/min 的速度泵入 20 mg/kg 的苯巴比妥
难治性癫痫持续状态	儿童/成人:静脉单剂给予 0.2 mg/kg 的咪达唑仑(最大剂量 10 mg),给药时间大于 2 分钟,而后序贯以 0.05~0.5 mg/(kg·h)静脉持续泵入;或静脉单剂给予 2~5 mg/kg 的丙泊酚,而后序贯以 5~10 mg/(kg·h)静脉持续泵入;或静脉单剂给予 10~20 mg/kg 的硫喷妥纳,而后序贯以 0.5~1 mg/(kg·h)静脉持续泵入;或以小于 25 mg/min 的速度泵入 10 mg/kg 的苯巴比妥,而后序贯以 0.5~2 mg/(kg·h)静脉持续泵入
	如癫痫持续存在,考虑下列治疗:
	每日 2 次经胃管给予 150~800 mg 的托吡酯;或按 5 mg/(kg·min)的速度经静脉给予 20~30 mg/kg 的左乙拉西坦(最大剂量 3 g)
	吸入式麻醉剂:按照 0.8~2 vol% 的量吸入异氟醚,直到脑电图提示暴发-抑制
	氯胺酮:1.5 mg/kg 首剂,而后 0.01~0.05 mg/(mg·h)静脉泵入维持

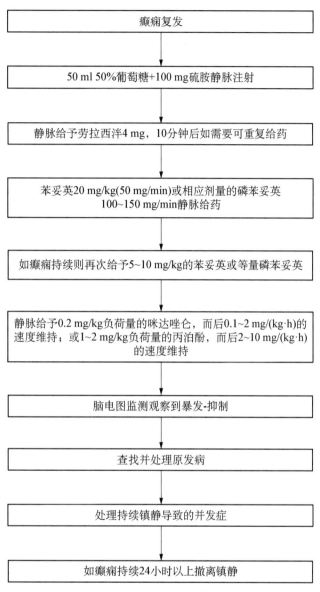

图 4-18 癫痫复发管理流程

· 入 ICU 第 7 天 ·

7 天后,患者病情稳定,GCS 评分 10 分,双侧体感诱发电位 N20 存在,神经康复开始启动。

· 要点归纳 ·

重度颅脑损伤诊疗流程如图 4-19 所示。

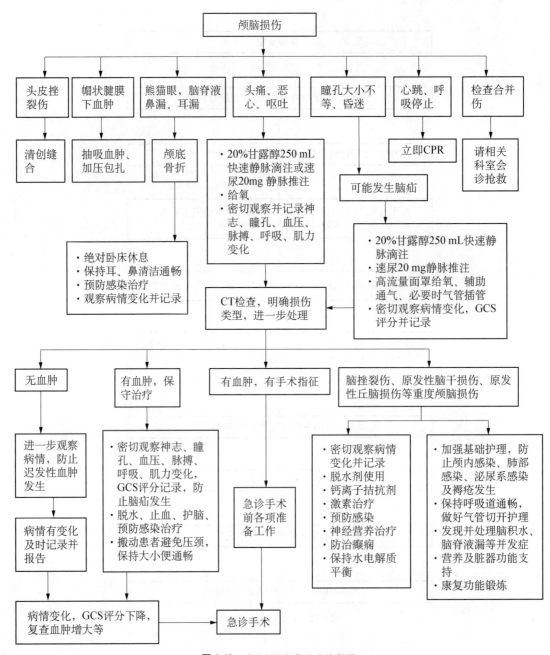

图 4-19 重症颅脑损伤诊疗流程图

（张丽娜）

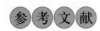

［1］ Kanani AN，Hartshorn S. NICE clinical guideline NG39：Major trauma：assessment and initial management［J］. Arch Dis Child Educ Pract Ed，2017，102（1）：20.

［2］ 中华医学会创伤学分会交通伤与创伤数据库学组.严重创伤规范化救治［J］.中华创伤杂志，2013，29（6）：485－488.

［3］ Bullock，Ross M，Chesnut，et al. Guidelines for the surgical management of traumatic brain injury［J］. Neurosurgery，2006，58（58）：S2－62.

［4］ Le Roux P，Menon DK，Citerio G，et al. The international multidisciplinary consensus conference on multimodality monitoring in neurocritical care：a list of recommendations and additional conclusions［J］. Neurocritical Care，2014，21（2）：282－296.

［5］ 中国医师协会神经外科医师分会，中国神经创伤专家委员会.中国颅脑创伤颅内压监测专家共识［J］.中华神经外科杂志，2011，27（10）：1073－

1074.

[6] 中华医学会神经外科学分会神经创伤专业组. 颅脑创伤后癫痫防治中国专家共识[J]. 中华神经外科杂志,2017,33(7): 652 - 654.

[7] Carney N, Totten A M, O'Reilly C, et al. Guidelines for the management of severe traumatic brain injury, fourth edition [J]. Neurosurgery, 2017,80(1): 6.

[8] Firsching R, Rickels E, Mauer UM, et al. Guidelines for the treatment of head injury in adults [J]. J Neurol Surg A Cent Eur Neurosurg, 2017, 78(05): 478 - 487.

[9] Huff JS, Melnick ER, Tomaszewski CA, et al. Clinical policy: critical issues in the evaluation and management of adult patients presenting to the emergency department with seizures [J]. Annals of Emergency Medicine, 2014,63(4): 437.

[10] Nunes VD, Sawyer L, Neilson J, et al. Diagnosis and management of the epilepsies in adults and children: summary of updated NICE guidance [J]. BMJ (Overseas & Retired Doctors Edition), 2012,344: e281.

高位颈髓损伤
生命存于呼吸间

· 病例概要 ·

冬天的某个夜晚,会诊电话响起:"急诊有个车祸伤患者要急会诊!"

ICU 值班医生立即赶到急诊,只见床上一名男性伤者,40 岁上下,脸部、前胸布满了鲜血的印迹,口腔内大量血性分泌物。"能听见我说话吗?"值班医生问道。"能。"患者含糊地说。急诊医生说:"意识清醒,但是四肢不能活动,高度怀疑颈髓损伤,我们已经给予颈托固定了"。

此时患者鼻导管吸氧,呼吸略费力,监护仪显示呼吸 20 次/分,SpO₂ 92%,心率 58 次/分,血压 89/40 mmHg。听诊两下肺可闻及少许湿啰音,心律齐,各瓣膜区未闻及病理性杂音,腹部查体未见阳性体征,双下肢不肿,四肢活动不能,肌力 0 级,颈部以下痛温觉消失。

急查的血液检查也有了报告,血常规:白细胞计数 15.7×10^9/L,中性粒细胞百分比 89.2%,血红蛋白 100 g/L,血小板计数 116×10^9/L, TnI 0.07 ng/mL。

"注意观察患者心率及呼吸情况,补液,吸氧! 争取行颈椎磁共振检查,同时完善其他相关检查,防止漏诊,之后收住 ICU!"值班医生道。

· 入 ICU 当时 ·

经过急诊复苏后,患者完善检查收住 ICU。目前患者神志清,略烦躁,鼻导管吸氧 5 L/min,SpO₂ 92%,双肺未闻及明显啰音,心率 89 次/分,血压 121/90 mmHg,四肢无自主活动,肌张力低。

问题 1　考虑患者初步诊断是什么? 临床表现有哪些?

🅐 根据患者病史、症状体征及相关检查,患者初步诊断为颈髓损伤。

颈髓损伤是指由于颈椎骨折等原因造成颈段脊髓受伤,临床表现为四肢和躯干不同程度瘫痪、大小便障碍。患者常常因为累及呼吸肌出现呼吸困难、胸闷等症状,主要临床表现为呼吸费力、痰液淤积等,如果出现大量分泌物堵塞呼吸道,患者容易发生窒息。

颈髓损伤是一种严重的致残性疾病,随着交通运输、建筑等行业的发展,其发生率逐年升高。颈髓损伤患者早期死亡的首要原因是呼吸肌动力下降或衰竭引起的呼吸功能衰竭,占全部死亡原因的80.2%。

　　脊髓损伤除脊柱骨折、脱位的表现外,还出现脊髓损伤节段以下的截瘫,通常有以下表现:①感觉减退或消失,可根据其范围判断脊髓损伤节段。②运动障碍与反射改变,不能自主运动,肌张力改变,腱反射改变,出现病理征。③排尿、排便功能障碍。④呼吸困难。

　　除以上临床表现外,不同平面颈髓损伤尚存在其他早期临床表现。

　　1. 第1、2颈髓损伤·患者多数立即死亡,能到医院就诊者多伴有下列神经病学改变。①运动改变,第1、2颈神经发出纤维支配肩胛舌骨肌、胸骨舌骨肌和胸骨甲状肌,当其受伤时会影响这些肌肉功能。②感觉改变,第1、2颈神经的前支参与构成枕大神经、枕小神经及耳大神经。当寰椎、枢椎骨折、脱位或齿状突骨折时,患者可感到耳部及枕部疼痛、麻木。检查时可发现有局部痛觉过敏或减退。

　　2. 第3颈髓损伤·该部位的脊髓支配膈肌及肋间肌,损伤后不能进行自主呼吸,伤员多于受伤后立即死亡。常见的损伤原因为绞刑骨折,即第2~3颈椎脱位,第2颈椎双侧椎弓骨折。这种骨折脱位亦可因上部颈椎于过伸位受伤引起。

　　3. 第4颈髓损伤·①运动改变,患者为完全性四肢瘫痪。膈肌受第3~5颈神经支配,第4颈髓节段损伤后,创伤性反应也往往波及第3颈神经,故患者的自主呼吸丧失。创伤性反应消退后,膈肌功能可望恢复而能够进行自主呼吸,但一般来讲胸式呼吸仍较微弱。②感觉改变,锁骨平面以下的感觉消失,其他如括约肌功能、血管运动、体温调节功能等均消失。

问题2　脊髓损伤的类型有哪些?

　　答　颈髓损伤按损伤的部位和程度可分为以下几种类型。

　　1. 脊髓震荡·脊髓遭受强烈震荡后立即发生迟缓性瘫痪,表现为损伤平面以下的感觉、运动、括约肌功能完全丧失。组织形态学上并无明显病理变化发生,只是暂时的功能抑制,数小时内可恢复。

　　2. 脊髓挫伤与出血·为脊髓的实质性破坏,外观虽完整,但脊髓内部可有出血、水肿、神经细胞破坏和神经传导纤维束的中断。脊髓挫伤的程度有很大的差别,轻者为少量的水肿和点状出血,重者则有成片挫伤、出血,可有脊髓软化及瘢痕的形成,因此预后大不相同。

　　3. 脊髓断裂·脊髓的连续性中断,可为完全性或不完全性,不完全性常伴有挫伤,又称挫裂伤。脊髓断裂后恢复无望,预后差。

　　4. 脊髓受压·骨折移位,碎骨片与破碎的椎间盘挤入椎管内可以直接压迫脊髓,而皱褶的黄韧带与急速形成的血肿亦可压迫脊髓,使脊髓产生一系列类脊髓损伤的病理变化。及时去除压迫物后脊髓的功能可望部分或全部恢复;如果压迫时间过久,脊髓因血液循环障碍而发生软化、萎缩或瘢痕形成,则瘫痪难以恢复。

　　5. 脊髓休克·较重的脊髓损伤后可立即出现损伤平面以下弛缓性瘫痪,这是失去高级中枢控制的一种病理生理现象,称为脊髓休克。2~4周后根据实质性损害程度不同,发生损伤平面以下不同程度的痉挛性瘫痪,此与脊髓震荡是完全不同的概念。

问题3　此患者目前需要给予激素冲击治疗吗?

　　答　大剂量激素冲击治疗是否可改善脊髓损伤患者预后尚无定论,但激素可以减轻损伤局部的水肿,抑制炎症反应进展,可能对此类患者有效,且多用于损伤急性期。

　　对于脊髓损伤不足3小时者,可给予甲泼尼龙30 mg/kg静脉推注15分钟,待45分钟后以5.4 mg/(kg·h)持续静脉泵入维持23小时;对于脊髓损伤超过3小时,但不足8小时者,甲泼尼龙30 mg/kg静推15分钟,待45分钟后以5.4 mg/(kg·h)持续静脉泵入维持47小时。激素使用期间需警惕出现消化道出血、血糖升高、感染等并发症。

• 入 ICU 2 小时 •

MRI 检查证实：第 2～7 颈椎椎间盘突出，颈部软组织肿胀，前纵韧带下方血肿，颈髓异常信号，考虑挫伤，第 3～4 颈髓半离断，颈椎骨折。值班医生紧急请颈椎外科医生会诊，了解是否能手术治疗。

患者的呼吸越来越弱，胸廓起伏得很浅，整个人都在靠腹部的力量呼吸，患者诉胸闷。此时呼吸频率 8 次/分，鼻导管吸氧 5 L/min，SpO_2 82%，心率 57 次/分，血压 109/88 mmHg（去甲肾上腺素 30 μg/min 持续静脉泵入）。

值班医生决定气管插管，应用机械辅助通气。

问题 4　基于此患者的临床表现，高位颈髓损伤的病理生理特点是什么？

答　高位颈髓损伤一般指第 4 颈椎以上的颈椎脊髓损伤。此类患者病死率高，多因呼吸肌麻痹在伤后很快即死于呼吸衰竭。

中枢神经系统对呼吸的调节是通过膈神经和肋间神经控制膈肌和肋间肌收缩来实现的。颈髓呼吸性神经元大部分是同侧性下行的轴索，与下部颈髓膈神经核的膈肌运动神经元突触性连接。膈神经核位于 C_4 前柱中央，膈神经的起源支由 C_3～C_5 的神经前根发出，膈神经含有髓运动纤维约 3 000 根，膈肌收缩产生的通气量占平静呼吸时通气量的 75%～80%。高位颈髓损伤时，不仅肋间肌功能丧失殆尽，而且膈神经支配的膈肌也处于完全瘫痪状态，更严重者延髓呼吸中枢亦可同时受到波及。此类患者由于几乎所有的呼吸肌均已麻痹，在损伤后需要立即、永久的通气支持，以维持生命。

高位颈髓损伤患者由于膈肌和肋间肌麻痹造成肺泡低通气，咳嗽反射减弱，而且往往存在气道分泌物潴留，进一步加重肺泡低通气。颈髓损伤时导致交感神经受累，迷走神经占优势，致气管支气管痉挛变窄，加之呼吸道分泌物潴留，进一步出现通气不足，导致 PaO_2 降低，$PaCO_2$ 升高，表现为呼吸衰竭。此外，颈髓损伤后自主神经功能障碍，胃肠功能紊乱，出现腹胀，加重膈肌运动受限。

问题 5　为了防止出现呼吸骤停，我们该如何预警及早期干预？

答　膈神经由 C_3～C_5 脊髓节段发出的分支组成，这个平面的损伤可导致膈肌和肋间肌瘫痪，一旦出现呼吸骤停、抢救失败、临床死亡可能性大，此类患者需入 ICU 密切监测。

高位颈髓损伤的 ICU 患者应该常规检查患者生命体征，如患者出现呼吸费力、咳痰无力、指脉氧监测示血氧进行性下降、口唇发绀、意识障碍等情况需给予积极处置，防止患者出现呼吸骤停。临床需密切观察患者呼吸频率、深浅度、节律，如果出现呼吸频率减慢（10～12 次/分以下）、呼吸表浅，通气量减少，有缺氧表现时，应及时行气管插管，亦可直接气管切开。抢救时为防止气管插管时发生继发性神经损伤，患者头部须严格制动，常为困难气道。

机械通气是颈髓损伤致呼吸功能丧失时首选的较成熟的治疗方法，可以有效地外源性恢复患者的通气功能。但这只是一种为维持患者生命进行的被动呼吸运动的措施。目前国内外都积极探讨能够替代气管插管、切开的辅助呼吸方法，如对膈神经和（或）膈肌的电刺激可以通过刺激有活性的膈神经，达到恢复部分呼吸功能的效果，从而产生不依赖呼吸机的有效呼吸、促进咳嗽排痰。其他如电刺激、磁刺激及呼吸重建的手术方法（如肋间神经与膈神经吻合、嗅鞘细胞移植、颈动脉体切除、副神经与膈神经吻合等），更加趋向生理，伤后早期应用可能改善颈髓损伤患者呼吸功能衰竭，减少患者呼吸骤停的发生率。

高位颈髓损伤的早期干预措施如下。

（1）积极治疗原发损伤，尽快解除对颈髓的压迫。骨折、脱位的迅速复位，改善呼吸功能是防治急性呼吸衰竭的关键。

（2）气管插管或气管切开。有如下情况应早做气管切开：C_4 以上损伤，呼吸困难者，多主张入院后在颅骨牵引下行气管切开，必要时使用呼吸机辅助呼吸，维持 $SaO_2 \geq 90\%$；肺内感染、肺不张者；血气分析提示 $PaO_2 < 60$ mmHg 者；合并意识障碍者；颈髓不完全性损伤者，美国脊髓损伤学会（ASIA）评分 < 10 分。

（3）氧疗，必要时行机械通气。呼吸肌麻痹以限制性通气障碍为主，表现为呼吸频率慢，呼吸幅度小，甚至出现缺氧，且缺氧是危及生命的关键。

（4）加强辅助呼吸肌的锻炼和辅助治疗；鼓励咳嗽，改善排痰。

• 入 ICU 4 小时 •

患者生命体征逐渐平稳，监护仪上的报警也终于停歇，患者在镇静剂的作用下进入了睡眠。

医生观察着呼吸参数，SIMV＋PSV 模式：Vt 450 mL，PEEP 5 cmH_2O，PS 12 cmH_2O，FiO_2 40%，f 14 次/分，监测 SpO_2 98%。床旁超声检查未见胸腔及腹腔明显积液，暂时基本排除血胸及腹腔脏器破裂可能，但需要注意迟发性的脏器损伤。

颈椎外科医生建议，如果患者病情相对稳定，可以及早考虑积极手术治疗。

问题 6　面对这样的情况，我们应怎样向患者家属交代病情，并建立良好的沟通？

（答）患者颈髓功能的损伤一旦形成，短时间之内难以逆转其损伤，手术治疗可以将颈椎复位，保证颈椎的稳定性，但不能保证受损的神经功能恢复，具体手术效果及恢复情况并不能完全明确。颈髓损伤可存在多种致命的并发症，需要漫长的围手术期的综合治疗，手术治疗只是其中的一个方面，我们应从呼吸、循环、消化、下肢静脉血栓形成等多方面关注患者的整体治疗。在交代病情时，要让家属理解此种高位颈髓损伤的高病死率以及治疗难度，同时整体治疗花费昂贵，生活质量和预后较差。

• 入 ICU 10 小时 •

在家属签字同意手术治疗后，患者送入手术室，行手术治疗，术中见颈髓损伤十分严重，充血水肿明显。

在经历了约 4 小时的手术后，患者转回 ICU 继续治疗，入 ICU 情况：全身麻醉未清醒，血压 99/50 mmHg，气管插管，呼吸机辅助通气，呼吸频率 16 次/分，SpO_2 94%，心率 42 次/分。颈部可见引流管一根，引流出淡血性液体。

问题 7　颈髓损伤的并发症有哪些？

（答）1. 呼吸系统并发症

（1）呼吸道感染：是颈髓损伤早期死亡原因之一。颈髓损伤导致患者咳嗽反射被抑制，尤其是有吸烟史的患者，呼吸道分泌物不易排出，容易引起肺部感染。应该鼓励并指导帮助患者咳嗽、排痰。对于高位截瘫而呼吸肌麻痹的患者，咳嗽无效可进行气管切开，由护士给予吸痰，必要时可予纤维支气管镜吸痰。

（2）颈部血肿：颈前路手术后 48 小时（尤其是在 12 小时内），除严密观察生命体征外，应密切注意颈部外观是否肿胀、引流管是否通畅和引流量、有无呼吸异常。认真听取患者主诉，严密观察，警惕血肿压迫气管引起窒息。对有高血压病史者，应注意控制血压，预防和减少切口出血。若遇上述紧急状况，应及时通畅气道,并通知手术医生立即行二次手术,清除切口内积血。

(3) 喉头水肿:术后 4～7 日是喉头水肿高峰期。因术中牵拉气管,加之全身麻醉时插管引起喉头水肿而影响通气功能,因此拔管前需评估气道通畅性。

2. 循环系统并发症·患者伤后可能出现自主神经功能调节的失调,造成患者心电活动、血压的极大波动,应严密观察其血压、心率、意识状态及心电图变化等。

3. 消化系统并发症

(1) 消化道出血:颈椎术后常应用甲泼尼龙治疗,此治疗可能会导致应激性溃疡而出现消化道出血。应密切观察患者胃肠道方面的主诉和大便的颜色,如有异常立即给予相应治疗。

(2) 便秘与腹泻:由于脊髓损伤,自主神经功能抑制,括约肌功能丧失,肠蠕动障碍致大便次数减少,大便干结。应鼓励患者多食粗纤维食物、饮用蜂蜜水、进食香蕉等,必要时应用药物导泻或保留灌肠。患者长期卧床,活动量少,消化功能减弱,应给予高热量、高蛋白质、易消化的食物。对于不能进食者,常规留置胃管,根据病情配制不同的营养液。注意鼻饲液温度及量,防止腹泻的发生。

4. 泌尿系统并发症·脊髓损伤后,膀胱的神经支配中断,生理功能丧失,易发生尿潴留、尿失禁、尿路感染、肾功能衰竭甚至死亡。留置导尿管期间应保持会阴部清洁。导尿管定时夹闭与开放,以锻炼膀胱的收缩功能。拔出导尿管后可训练其卧位排尿功能。

5. 深静脉血栓·脊髓损伤患者出现深静脉血栓与瘫痪肢体静脉回流缓慢及伤后出现的血液高凝状态有关。创伤性颈髓损伤的发病率高达 60%,最初的两周发病率最高。深静脉血栓脱落可导致肺栓塞,危及患者生命。DVT 在临床上表现为突然出现一侧下肢的肿胀,有时伴有低热和皮温升高,彩色多普勒超声可以明确诊断。因此需早期进行 DVT 风险评估(表 4-20)。

表 4-8　DVT 风险评估量表

项目	分　值						
	0分	1分	2分	3分	4分	5分	6分	7分
年龄相关(岁)	10～30	31～40	41～50	51～60	>61			
体质指数(BMI, kg/m²)	体重不足(16～19)	体重适中(20～25)	超重(26～30)	肥胖(31～40)	过度肥胖(>40)			
特殊风险种类:口服避孕药		服药患者年龄25～30岁	服药患者年龄>35岁	怀孕或产褥期				
活动能力	能自主活动	活动受限(需要器械辅助)	活动严重受限(需要他人帮助)	轮椅	绝对卧床			
创伤风险种类(仅限术前)		头部或胸部	头部及胸部;脊柱	盆腔	下肢			
外科干预(仅对应一项合适的外科干预)		小手术(<30分钟)	择期大手术	急诊大手术、骨盆手术、胸部手术、腹部手术	骨科手术(腰部以下)、脊柱手术			
现有的高风险疾病		溃疡性结肠炎	镰状细胞贫血、红细胞增多症、溶血性贫血	慢性心脏病(冠心病)	心肌梗死	恶性肿瘤	静脉曲张	DVT或CVA史

得分	风险类别	干预措施
<6分	无风险	
7~10分	低风险(<10%)	下床活动、健康教育和(或)循序减压弹力袜(GECS)
11~14分	中度风险(11%~40%)	下床活动、健康教育、循序减压弹力袜、气压泵(IPC)、药物治疗
≥15分	高风险(>41%)	下床活动、健康教育、循序减压弹力袜、气压泵(IPC)、药物治疗

中华医学会重症医学分会组织有关专家制定了国内DVT预防指南。指南对于预防DVT的推荐意见如下。

(1) ICU患者是发生DVT的高危人群,应重视其危险因素,并进行风险评估。

(2) 警惕无症状DVT的发生。

(3) 多普勒超声检查可作为DVT的常规检查方法。

(4) 对于存在高出血风险的ICU患者,应采取机械方法预防DVT,一旦高出血风险降低,应开始药物预防或联合机械预防方法。

(5) 对于存在中度DVT风险并除外高出血风险的ICU患者,应采用低分子量肝素或普通肝素预防。对于存在DVT高风险的ICU患者,宜采用低分子量肝素预防。

(6) 不推荐阿司匹林用于ICU患者DVT的预防。

确诊DVT后的治疗主要包括以下几种方法:充分抗凝预防DVT和PTE进一步发展,可根据患者病情选择经导管溶栓或经外周静脉溶栓治疗、放置下腔静脉滤器预防PTE、机械粉碎或血栓抽吸、手术清除血栓。

6. 压疮·颈脊髓损伤后,受损平面以下的神经支配功能丧失,皮肤感觉随之丧失。久压引起局部缺血水肿以致破损形成溃疡。应注意保持受压部位良好的血液循环,避免皮肤长时间受压。每2小时轴向翻身1次,骨突出部位加强按摩,垫以气圈。保持床单干燥清洁,平整无褶皱。有条件可用气垫床,用热水袋时注意防止烫伤。

7. 脊髓缺血再灌注损伤·指脊神经细胞在压迫损伤后,通过手术解除了压迫,使受损的神经细胞血液再灌注。但经历一段时间的缺血以后,神经细胞却因某种损伤因子的作用,出现明显的脊髓功能障碍,甚至发生不可逆脊神经元迟发性死亡,进而原有症状加重,甚至造成截瘫。尽早实施甲泼尼龙冲击疗法是治疗脊髓缺血再灌注损伤的关键。但目前激素治疗由于存在一定的并发症和方法学的问题,多家专业协会对于大剂量甲泼尼龙治疗颈髓损伤已经不做推荐。大剂量使用甲泼尼龙可导致机体的代谢功能紊乱,出现一过性高血压、高血糖、心动过速、电解质紊乱、应激性溃疡出血、严重感染甚至死亡,临床应加以注意。

8. 其他

(1) 电解质紊乱:据报道低钠血症发生率为45%~93%,是急性颈髓损伤常见并发症。颈髓损伤的患者为了减轻颈髓水肿,往往会应用利尿剂,这时可能会造成钠的丢失多于水的丢失,造成低容量性低渗性低钠血症,而某些时候严重的呕吐可导致等容量性低渗性低钠。在患者发生低钠血症时,我们需要注意患者出现的不同程度的精神状态变化、消化道症状和循环系统症状等,应了解其全身营养状况、体重、进食情况,伴有中枢性高热、呕吐、腹泻时,需评估24小时出入量,并结合生化指标,正确掌握治疗方案与补钠浓度及速度,预防病情恶化。

(2) 高热:患者由于排汗功能障碍或肺部感染,常导致高热,机体代谢增高。非颈髓损伤患者体温每升高1℃,心率增加12~18次/分;颈髓损伤患者体温每升高1℃,心率仅增加4~5次/分。两者表现出的差异性与颈髓损伤患者交感神经抑制,循环系统代偿能力下降有关,患者不能通过加快心率来满足重要组织器官的氧供需求。护士应密切观察体温变化,出现高热应及早采取有效降温措施。

(3)脑脊液漏:术后 24 小时内引流液为淡红色液体且引流量多,第 2 天颜色更淡、引流量无明显减少时,应考虑脑脊液漏的发生。脑脊液漏为椎体手术较常见的并发症之一,当出现脑脊液漏时应注意保持引流管的通畅,密切观察脑脊液的颜色,防止发生髓内感染。

· 入 ICU 第 14 天 ·

在经过了漫长治疗与艰难的脱机过程后,患者病情趋于平稳。患者在手术治疗后的第 6 日,进行了气管切开术,其四肢肌力还尚未恢复,但相信随着康复治疗加入,患者的预后还是较好的。

· 要点归纳 ·

(1)高位颈髓损伤一般指 C_4 以上的颈椎脊髓损伤。

(2)高位颈髓损伤病情进展迅速,严重危及生命,需要早期识别。

(3)治疗方法各异,对于激素应用存在争议,需要严格根据损伤的时间给予对应处理。

(4)并发症较多,尤其是呼吸衰竭,随时可能出现呼吸停止。必要时可给予气道保护。

(王洪亮)

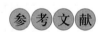 参 考 文 献

[1] Romero J. Tracheostomy timing in traumatic spinal cord injury [J]. Eur Spine J, 2009,18: 1452 - 1457.

[2] Lertudomphonwanit T. Risk factors relating to the need for mechanical ventilation in isolated cervical spinal cord injury patients [J]. J Med Assoc Thai, 2014,97(9): S10 - S15.

[3] 邱海波. ICU 主治医师手册[M]. 南京:江苏科学技术出版社,2007:7,571.

[4] Casper DS, Zmistowski B, Schroeder GD, et al. Pre-injury patient characteristics and post-injury neurological status are associated with mortality following spinal cord injury [J]. Spine (Phila Pa 1976), 2018,43(13): 895 - 899.

[5] Guertin PA. New avenues for reducing intensive care needs in patients with chronic spinal cord injury [J]. World J Crit Care Med, 2016,5(4): 201 - 203.

[6] Austin N, Krishnamoorthy V, Dagal A. Airway management in cervical spine injury [J]. Int J Crit Illn Inj Sci, 2014,4(1): 50 - 56.

[7] Iscoe S, DiMarco A. Ventilatory facilitation in spinal cord injury [J]. Am J Respir Crit Care Med, 2014,189(1): 12 - 13.

[8] Konomi T, Yasuda A, Fujiyoshi K, et al. Clinical outcomes of late decompression surgery following cervical spinal cord injury with pre-existing cord compression [J]. Spinal Cord, 2018,56: 366 - 371.

[9] Gruener H, Zeilig G, Laufer Y, et al. Increased psychological distress among individuals with spinal cord injury is associated with central neuropathic pain rather than the injury characteristics [J]. Spinal Cord, 2018,56(2): 176 - 184.

[10] McColl MA, Gupta S, Smith K, et al. Promoting long-term health among people with spinal cord injury: what's new? [J] Int J Environ Res Public Health, 2017,14(12): E1520.

[11] Ludwig PE, Patil AA, Chamczuk AJ, et al. Hormonal therapy in traumatic spinal cord injury [J]. Am J Transl Res, 2017,9(9): 3881 - 3895.

[12] Dimitrijevic MR, Danner SM, Mayr W. Neurocontrol of movement in humans with spinal cord injury [J]. Artif Organs, 2015,39(10): 823 - 833.

[13] Siddall PJ, Middleton JW. Spinal cord injury-induced pain: mechanisms and treatments [J]. Pain Manag, 2015,5(6): 493 - 507.

[14] Wyndaele JJ. Developing a spinal cord injury research strategy [J]. Spinal Cord, 2015,53(10): 713.

病例 18

急性脑膜炎、癫痫持续状态
昏迷中的抽动

· 病例概要 ·

冬日的一天下午,120 急救车送来一位中年男性,家属诉患者 5 小时前于睡眠中出现头痛,呈持续性胀痛,无法忍受,体位变动后症状无明显缓解,呕吐 2 次,呈喷射样,呕吐物为胃内容物,家属拨打 120 送来医院急诊。途中患者逐渐出现神志模糊,言语不清,呼之无应答,意识障碍进行性加重,并出现鼾式呼吸,但无明显肢体偏瘫、双眼凝视、口角歪斜、四肢抽搐等症状。近期偶有低热,食欲减低,大小便正常,体重无明显变化。

追问病史,患者既往有类风湿关节炎病史 30 年,服用雷公藤及泼尼松治疗,泼尼松用量为 10 mg 每日 1 次;高血压病史 10 余年,最高血压 190/100 mmHg,自服药物控制,具体用药不详,平日监测血压,控制尚可。有慢性阻塞性肺病病史 10 年,反复因肺部感染住院治疗(具体不详)。

急诊科医生查体发现:体温 36.5 ℃,脉搏 120 次/分,呼吸 20 次/分,血压 210/110 mmHg,意识模糊,烦躁,颈项强直,双侧瞳孔等大等圆,直径 2 mm,对光反射迟钝,口唇无发绀,颈静脉无怒张,双肺呼吸音粗,未闻及明显干湿啰音,心率 120 次/分,律齐,各瓣膜听诊区未闻及病理性杂音,腹部膨隆,无肌紧张,无压痛及反跳痛,肠鸣音减弱,2~3 次/分,双下肢无水肿,右侧病理征(+),左侧病理征未引出。

血、心电图、CT 等检查结果如下。血常规示白细胞 10.4×10^9/L,凝血功能、急诊生化检查未见明显异常。心电图:①窦性心动过速;②ST-T 异常;③QT 间期延长。头、胸、腹、盆腔 CT 平扫:①两侧基底节区可疑少许小腔梗;②两肺气肿伴肺大疱,右下肺少许渗出,两侧胸膜稍增厚;③肝、两肾多发囊肿,两肾多发小结石。

急诊值班医生立即通知 ICU 医生会诊。ICU 医生迅速检查患者,考虑意识障碍原因待查。与家属沟通,交代病情,决定收住 ICU 进一步抢救治疗。

· 入 ICU 当时 ·

入 ICU 后患者病情仍在进一步恶化,心电监护提示心率 150 次/分,血压 85/50 mmHg, SpO₂ 92%(吸氧 4 L/min)。患者再次有呕吐,阵发性呛咳,痰比较多,两肺听诊呼吸音粗,可闻及痰鸣音。动脉血气检测

pH 7. 28,$PaCO_2$ 30 mmHg, PaO_2 66 mmHg, Lac 4. 2 mmol/L。

问题 1　患者初步诊断考虑什么？　诊断依据是什么？

答 1. 诊断·根据患者病史、症状体征及相关检查,考虑初步诊断:①意识障碍原因待查,中枢神经系统感染? ②神经源性休克。③肺部感染,急性呼吸衰竭,ARDS(中度)。④类风湿关节炎。⑤慢性阻塞性肺病。⑥高血压病 3 级(极高危)。

2. 诊断依据·①中枢神经系统感染,患者首发症状为发热、头痛伴呕吐,并且伴有意识障碍,颈项强直等中枢神经系统病变表现;入院时头颅 CT 检查未见颅内出血及明显梗死表现。②神经源性休克,患者存在中枢神经系统感染可能,入院后收缩压下降,最低 85 mmHg,且血压波动大;血气分析检查提示 Lac 增高及代谢性酸中毒,考虑组织灌注不足导致。③肺部感染,急性呼吸衰竭,ARDS(中度),患者意识障碍后有呕吐,痰量多,两肺有痰鸣音,伴有低氧血症,PaO_2/FiO_2 178. 5 mmHg。④结合既往病史诊断类风湿关节炎、慢性阻塞性肺病、高血压病 3 级(极高危)。

3. 主要鉴别诊断·主要与急性脑梗死鉴别入院时头颅 CT 仅可以排除脑出血和蛛网膜下腔出血,因发病时间短,梗死病灶也可能短期在 CT 上未显示。

该患者尚需行腰椎穿刺以及复查 CT 等进一步明确诊断。

· 入 ICU 后 6 小时 ·

入院后行腰椎穿刺,脑脊液为黄色、浑浊,测压 450 mmH_2O,留取脑脊液行相关检查,测末压 350 mmH_2O。脑脊液常规:潘氏试验 4+,白细胞数 1 300$\times10^6$/L,红细胞数 200$\times10^6$/L,分叶核细胞 95%。脑脊液生化:氯 112. 7 mmol/L,葡萄糖<1. 11 mmol/L,脑脊液蛋白质 14 048. 9 mg/L。

问题 2　患者中枢神经系统感染的进一步诊断是什么？

答 中枢神经系统感染是指各种因素导致脑组织、脑膜、脊髓膜等出现感染。若病原体感染脑膜,称为脑膜炎,比如流行性脑脊髓膜炎,临床上常有剧烈头痛、意识障碍、喷射性呕吐、颈项强直、颅内压增高等症状。局灶体征或者脑神经功能缺失可见于 14%～33% 的患者。若感染脑实质则称为脑炎,比如流行性乙型脑炎,多数情况下会出现定位症状,即机体某一个部位出现麻痹或是瘫痪,病情一般比较严重,而且预后较差,后遗症较多。同时累及脑膜和脑实质称为脑膜脑炎。感染性疾病,包括病毒、细菌、真菌以及寄生虫感染是引起脑膜脑炎最常见的原因。小于 24 小时病情进展迅速的通常为细菌性脑膜炎,凡症状、体征、脑脊液检查异常持续 4 周以上可称为慢性脑膜炎,病因多是支原体、螺旋体或真菌感染。

该患者突发头痛、呕吐,意识障碍逐渐加深。查体:意识模糊,烦躁,颈项强直,双侧瞳孔等大等圆,直径 2 mm,对光反射迟钝,右侧病理征(+),左侧病理征未引出。腰椎穿刺高颅压,白细胞和蛋白升高,葡萄糖降低,血常规提示白细胞计数 10. 4$\times10^9$/L,中枢神经系统感染诊断明确,考虑细菌性脑膜炎可能性大。

问题 3　急性脑膜炎的病理生理特点及危险因素是什么？

答 正常人因为血脑屏障的存在,病原体难以进入中枢神经系统。脑屏障,包括血脑屏障、血脑脊液屏障、脑脊液脑屏障,以及头皮、颅骨、硬脑膜、蛛网膜、软脑膜等。在神经外科患者中,因为各种原因所致脑屏障的破坏,如手术、外伤所致的脑脊液漏,先天性畸形致脑屏障发育不全,婴幼儿脑屏障功能发育尚未完全,病原体可以从伤口处、引流管处、脑脊液漏口处、血液系统播散进入中枢神经系统。

在急性细菌性脑膜炎中,细菌首先在黏膜表面定植,之后播散并侵入蛛网膜下腔。宿主对抗病原体可导致炎症、水肿、血管炎、氧化应激、血流调节失常等。此过程可造成神经元死亡,进一步诱发炎症、颅内压升高甚至死亡的恶性后果。

成人细菌性脑膜炎以球菌和肺炎链球菌感染最为常见,B型流感嗜血杆菌感染在2个月以上婴幼儿也较常见。新生儿患者病原菌多为革兰阴性杆菌、金黄色葡萄球菌、溶血链球菌。

危险因素:手术时间≥4小时、脑脊液漏、高龄、开放性伤口、近期接受化疗以及免疫抑制剂治疗、大剂量糖皮质激素应用、颅内引流管或者腰大池引流管放置时间≥72小时、糖尿病或者血糖控制不良、术中大量出血。

问题4 急性脑膜炎的临床表现及分型是什么?

答 1. 临床表现·主要有:①前驱性上呼吸道感染或胃肠道症状,非特异性。②症状包括发热、呕吐、头痛和意识障碍及抽搐等体征。③脑膜刺激征(颈项强直、Brudzinski征和Kernig征阳性)。④神经缺失体征(脑神经受累、肢体瘫痪)。⑤皮肤出血点(多见于脑膜炎奈瑟菌脑膜炎)和感染性休克表现。

2. 分型·因病原学不同,可分为化脓性脑膜炎、结核性脑膜炎、病毒性脑膜炎、隐球菌性脑膜炎等。

(1)化脓性脑膜炎:化脓性脑膜炎是由各种化脓菌引起的脑膜炎症,系细菌性脑膜炎中的一大类。常见致病菌有3种类型,即B型流感嗜血杆菌、脑膜炎奈瑟菌(双球菌)和肺炎链球菌。通常一小部分健康人群鼻内或体表携带这些病菌,但并不侵害人体,可通过咳嗽或打喷嚏传播,而上呼吸道感染时因为鼻炎使细菌进入颅内变得更为容易。

(2)结核性脑膜炎:结核性脑膜炎是由结核杆菌引起的脑膜非化脓性炎症,约占全身性结核病的6%,是最常见的中枢神经系统结核病,不仅是结核病中最严重的病型,也是小儿结核病死亡的最主要原因。近年来,结核性脑膜炎的发病率及死亡率都有增高趋势。早期诊断和治疗可提高疗效,减少死亡率。

(3)病毒性脑膜炎:病毒性脑膜炎系多种病毒引起的中枢神经系统感染。引起脑膜炎的病毒有虫媒病毒、肠道病毒、埃可病毒、脊髓灰质炎病毒、柯萨奇病毒A和B、黏病毒和副黏病毒、疱疹病毒、流行性腮腺炎病毒、单纯疱疹病毒及腺病毒等。病毒常侵犯脑实质而呈脑膜脑炎表现。

(4)隐球菌性脑膜炎:脑膜炎还可由真菌引起,最为常见的是隐球菌感染。隐球菌性脑膜炎是隐球菌属中某些种类或变种侵犯中枢神经系统引起的一种深部真菌感染。健康人不易患与真菌有关的脑膜炎,但对那些HIV感染的患者易感。由于病变可引起脑膜粘连和脑实质的损害,因此可以出现脑神经麻痹、失明、听力障碍、肢体瘫痪、癫痫及智力减退等后遗症。

问题5 如何诊断急性脑膜炎?

答 急性脑膜炎诊断标准如下:病原学诊断标准,符合以下1~5项;临床诊断标准,符合以下1~4项。

1. 临床表现·①意识及精神状态改变。②颅内压增高症状,头痛、呕吐、视盘水肿。③脑膜刺激征。④伴发症状,因颅内炎症反应所致局灶性症状,以及癫痫、低钠血症以及下丘脑垂体功能降低等症状。⑤全身感染症状,体温异常、白细胞增多、心率和呼吸加快。

2. 影像学·CT或MR可有脑内弥漫性水肿、硬膜增厚强化或者脑室系统扩张。MR弥散加权成像也有助于脑脓肿的鉴别诊断。

3. 血液检查·血常规白细胞高于$10 \times 10^9 / L$,或中性粒细胞百分比超过80%。

4. 脑脊液检查·①腰椎穿刺常有颅内压>200 mmH$_2$O。②脑脊液性状改变,炎症急性期脑脊液多为浑浊、黄色或者典型的脓性。③脑脊液白细胞总数高于 $100\sim1\,000\times10^6/L$，多核白细胞>70%。当脑脊液混有血液时，可按以下公式校正计算：

脑脊液白细胞数 /L＝血性脑脊液白细胞数 /L－脑脊液红细胞数 /L×（外周血中白细胞数 /L÷外周血中红细胞数 /L）

5. 脑脊液、手术切口分泌物、手术标本细菌学检查阳性 · ①脑脊液葡萄糖含量降低，葡萄糖<2.6 mmol/L，脑脊液葡萄糖/血清葡萄糖值<0.66。②脑脊液蛋白含量>0.45 g/L。③脑脊液乳酸值升高。④脑脊液的分子生物学技术，脑脊液涂片及培养阴性，诊断有困难的患者可采取 PCR 等分子生物学技术。

本病还需与急性脑梗死、颅内静脉窦血栓形成、蛛网膜下腔出血、脑脓肿、癫痫等相鉴别。

该患者入院 24 小时后复查头颅 CT 未见明显的出血或者大面积梗死（图 4-20）。

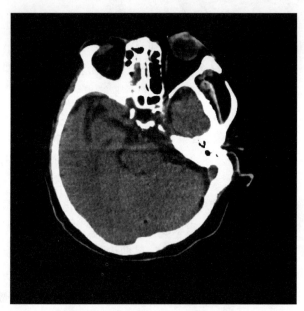

图 4-20 患者入院 24 小时后复查的头颅 CT

问题 6　急性脑膜炎的处理原则是什么？

🅐 急性脑膜炎处理的基本原则如下。

1. 抗菌药物治疗 · ①在怀疑中枢感染时，应留取相关标本进行涂片或培养后，及时开始经验性抗菌药物治疗。②选择易透过血脑屏障的抗菌药物；不能通过血脑屏障的药物，在严格掌握剂量和疗程的前提下，必要时可以考虑鞘内注射。③注意药物剂量以及疗程。④经验性抗菌药物治疗>72 小时无疗效或疗效不佳者，考虑调整治疗方案。

（1）鞘内注射优缺点：①优点，药物不经过血脑屏障而直接进入蛛网膜下腔，脑脊液中药物浓度高。②缺点，反复腰椎穿刺，操作烦琐，易造成再次感染；鞘内给药浓度过高可引起化学性脑炎和神经根刺激；药物过量还可导致惊厥、昏迷等不良后果。美国 FDA 尚未正式批准任何抗菌药物用于脑室内注射；2004 年美国感染病学会（IDSA）指南中推荐鞘内给药治疗颅内感染。

（2）鞘内注射药物及剂量：见表 4-9。

表4-9 鞘内注射的药物及剂量

抗菌药物	每日脑室内给药剂量(mg)	抗菌药物	每日脑室内给药剂量(mg)
万古霉素	5~20	两性霉素B	5
丁胺卡那霉素	1~8	黏菌素	10
妥布霉素	5~20	喹奴普丁-达福普汀	2~5
阿米卡星	5~50	替考拉宁	5~40

2. 外科干预治疗·明确感染后,要进行必要的病灶控制引流(如脑室外引流、彻底的外科清创、人工植入物取出等)。

3. 控制颅内压·积极脱水减轻脑水肿,降颅压。

4. 预防癫痫治疗

5. 糖皮质激素·不作为常规治疗,只用于休克、有明显脑水肿和颅内高压患者。成人用地塞米松5~10 mg/次,静脉注射,2~3次/日,不超过3日。或者甲泼尼龙40 mg每日2次,短期应用。如果临床症状重,静脉疗程长,后续口服递减。

6. 疗效评判标准及治疗疗程

(1) 疗效评判标准:1~2周内连续3次如下指标正常为临床治愈。①脑脊液细菌培养阴性。②脑脊液常规白细胞数量符合正常标准。③脑脊液生化糖含量正常。④临床体征消失。⑤体温正常。⑥血液白细胞及中性粒细胞正常(除外其他部位感染所致细胞数异常)。

(2) 治疗疗程:中枢神经系统感染推荐长程治疗,典型感染的治疗疗程为4~8周。符合临床治愈标准后继续应用抗菌药物治疗1~2周。

· 入 ICU 第 3 天 ·

患者入院后行感染相关检查,结果示PCT升高,结核涂片阴性,脑脊液涂片阳性球菌,隐球菌墨汁染色阴性,二代基因测序病毒检测阴性,提示查见葡萄球菌,血肌酐132 μmol/L,经验性给予万古霉素1.0 g,q12 h,万古霉素20 mg鞘内注射抗感染,后多次腰椎穿刺颅内压逐渐下降,脑脊液白细胞数下降,葡萄糖升高。入院第5天监测万古霉素谷浓度41.55 μg/mL,峰浓度52.32 μg/mL,调整万古霉素为0.5 g,q12 h,第10天复查谷浓度为18.33 μg/mL,峰浓度29.14 μg/mL。

问题7 此类患者行血药浓度监测的意义是什么?

答 重症患者治疗的效果受多种因素影响,如抗菌药物特性、患者自身及体外清除的能力以及感染部位。结合药物PK/PD行血药浓度监测有助于重症患者精准抗感染治疗。

(1) 时间依赖性或非浓度依赖性抗菌药物是指抗菌药物的杀菌作用主要取决于血药浓度高于细菌最低抑菌浓度(MIC)的时间,即细菌的暴露时间。不同的药物T>MIC%要求不同,如头孢菌素杀菌效应要求达60%~70%,青霉素要求达50%,碳青霉烯达40%~50%。

(2) 危重患者血浆容量及肾脏清除能力不同,患者差异也比较大,常规剂量对每个患者产生的效应不同。

(3) 中枢神经系统感染由于血脑屏障的存在,很多因素会影响药物通过血脑屏障,如药物脂溶性、分子的大小和结构、离子化程度、蛋白结合率、pH的梯度差、主动转运系统、药物剂量及给药途径等。

因此,对此类患者应动态评估抗菌药物的血药浓度,甚至组织浓度,如脑脊液药物浓度,以便更加精准地调整用药剂量。

· 入 ICU 后第 4 天 ·

患者目前神志昏迷,GCS 评分:E1V1M3,体温波动于 37℃ 左右,早晨患者出现四肢抽搐伴有肌张力升高,给予咪唑安定 5 mg 静脉推注后抽搐停止,10 分钟后又再次发作,神经系统查体无新发阳性证据,再次复查头颅 CT 未见新发病灶。

问题 8 什么叫癫痫持续状态? 常见危险因素有哪些?

答 1. 定义·癫痫持续状态(status epilepticus, SE)是指出现两次以上的癫痫发作且在发作期间没有意识恢复,或发作持续 30 分钟以上不自行停止,可引起细胞代谢紊乱、葡萄糖和氧耗竭、离子跨膜运动障碍,不能维持细胞正常生理功能导致脑神经元死亡,还可因合并感染、电解质紊乱、酸碱平衡失调、呼吸循环衰竭和肝肾功能障碍加速患者的死亡。

随着研究的深入,有学者认为早在癫痫发作起始 5~10 分钟时,神经功能已经出现不可逆损伤。美国神经重症监护学会(NCS)在 2012 年制定的指南中将 SE 定义为:①持续的癫痫临床发作或脑电图提示的痫样放电持续 5 分钟及以上。②反复癫痫发作持续≥5 分钟,发作间期意识未恢复到基线水平。

经足量的一种苯二氮䓬类药物以及随后的一种可接受的抗癫痫药物治疗后,患者仍有临床或脑电图提示的痫样发作称为难治性癫痫持续状态(refractory status epilepticus,RSE)。

通过麻醉药物控制癫痫持续发作,如癫痫发作仍未控制且持续 24 小时以上,或发作已终止,但在减量或停用麻醉药后再次发作,即称之为超难治性癫痫持续状态(super refractory status epilepticus,SRSE)。

2. 常见的危险因素·包括既往有癫痫持续状态发作史、肿瘤、创伤、感染、代谢性因素、缺氧、酗酒、中毒、药物剂量改变、脑梗死等。

问题 9 癫痫持续状态如何诊断?

答 首先判断是否是癫痫,其次确定发作的类型,最后找出病因或脑损伤部位。根据临床和脑电图表现将癫痫持续状态分为全身癫痫持续状态和局灶性癫痫持续状态。全身癫痫持续状态包括全身强直-阵挛性癫痫持续状态、全身强直性癫痫持续状态、全身阵挛性癫痫持续状态、肌阵挛性癫痫持续状态;局灶性癫痫持续状态包括连续部分性癫痫持续状态、持续性先兆、边缘叶癫痫持续状态和偏侧惊厥-偏瘫-癫痫综合征。

该病还需与短暂性脑缺血发作、癔症和器质性脑病相鉴别。

问题 10 癫痫持续状态并发症怎么处理?

答 癫痫持续状态的治疗包括:维持生命体征稳定和心肺功能支持;终止持续状态的癫痫发作,避免其所致脑神经元损害;明确并去除癫痫的病因和诱因;处理并发症。

2016 年美国癫痫协会(AES)以成人惊厥性 SE 为例建议治疗如下:①稳定阶段(5 分钟以内),应启动有效的急救措施,如保持呼吸道通畅、呼吸循环监测、心电监护、建立静脉通路等。②初步治疗阶段(5~20 分钟),推荐使用苯二氮䓬类作为初始治疗,包括肌内注射咪达唑仑(无静脉通路时)、静脉注射地西泮或劳拉西泮。③第二治疗阶段(20~40 分钟),如癫痫持续发作,可选择静脉内滴注丙戊酸钠、左乙拉西坦、磷苯妥英等(U 级)。若均不可选,则推荐静脉用苯巴比妥。④第三治疗阶段(>40 分钟),若仍有发作,重复第二阶段治疗,或使用麻醉剂量的咪达唑仑、戊巴比妥、丙泊酚等,但需持续脑电监测。目前国内尚无劳拉西泮、磷苯妥英以及左乙拉西坦静脉剂型。2015年中国抗癫痫协会(CAAE)癫痫诊疗指南中对于惊厥性 SE 用药建议如下:首选地西泮静脉注射或咪达唑仑肌内注射,观察5分钟可重复1次,若仍有发作,推荐使用丙戊酸钠或苯巴比妥静脉滴注,若仍有发作可改为咪达唑仑静脉滴注同时开始脑电监测,若脑电图示广泛暴发-抑制后仍不能控制,患者可能发展为难治性 SE,可升级为丙泊酚或硫喷妥钠麻醉药静脉滴注并加用口服抗癫痫药物,持续至最后一次临床发作或脑电图痫样放电后继续予麻醉治疗12~24小时后逐渐减量停药。

癫痫持续状态诊疗流程见图4-21。

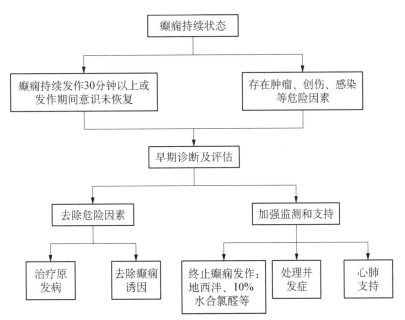

图4-21 癫痫持续状态诊疗流程图

在癫痫诊断和治疗过程中要动态评估脑电图情况。有研究表明连续脑电图监测有助于难治性癫痫患者的治疗。随着持续定量脑电监测(qEEG)在重症患者床旁的应用,重症神经系统患者的监测变得更加便捷可行。

在中枢神经系统治疗过程中还需要特别关注患者的气道管理,防治误吸、肺不张、继发肺部耐药菌感染。

图4-22为患者病程第4天胸部 CT,提示患者经治疗后好转。

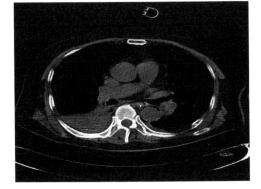

图4-22 患者第4天胸部 CT

问题 11 如何预防重症神经系统疾病患者继发肺部感染?

答 重症神经系统疾病患者院内感染发生率高,肺部是常见感染部位。国外文献显示,神经外科重症患者肺炎发生率在30%以上。我国学者研究结果显示呼吸机相关性肺炎(VAP)发病率在(8.4~49.3)/1 000机械通气日。重症神经系统疾病患者一旦合并呼吸道感染,死亡率明显增加。危险因素可分为患者重症神经疾病相关因素、基础健康状态和合并症、治疗干预措施相关因素三大方面。

《中国成人医院获得性肺炎与呼吸机相关性肺炎诊断和治疗指南(2018 版)》指出医院获得性肺炎

(HAP)预防四个重点：预防误吸、减少上呼吸道和(或)消化道病原菌定植、积极治疗原发疾病、加强患者管理。VAP预防四个重点：预防误吸；减少定植；减少使用有创通气；组合干预措施。组合干预措施包括：①尽可能选用无创呼吸支持治疗技术。②每天评估有创机械通气及气管插管的必要性，尽早脱机或拔管。③对机械通气患者尽可能避免不必要的深度镇静，确需镇静者应定期唤醒并行自主呼吸训练，每天评估镇静药使用的必要性，尽早停用。④给预期机械通气时间超过48小时或72小时的患者使用带有声门下分泌物吸引的气管导管。⑤气管导管气囊的充盈压应保持不低于25 cmH₂O。⑥无禁忌证患者应抬高床头30°～45°。⑦加强口腔护理，推荐采用氯己定漱口液。⑧加强呼吸机内外管道的清洁消毒，推荐每周更换1次呼吸机管道，但在有肉眼可见污渍或有故障时应及时更换。⑨在进行与气道相关的操作时应严格遵守无菌技术操作规程。⑩鼓励并协助机械通气患者早期活动，尽早开展康复训练。

要点归纳

（1）急性脑膜炎是中枢神经系统感染的一种，诊断上需要患者存在感染征象，同时存在脑膜刺激征，颅内压增高，脑脊液可有相应改变，可协助诊断。

（2）急性脑膜炎患者治疗的关键在于病因学治疗，因此，需尽早明确病因。

（3）急性脑膜炎患者存在较多并发症，尤其是癫痫。

（4）癫痫持续状态是指出现两次以上的癫痫发作且在发作期间没有意识恢复，或发作持续30分钟以上不自行停止，可危及生命。

（5）癫痫患者需要密切监测生命体征，同时给予苯二氮䓬类药物控制症状，丙戊酸钠、左乙拉西坦等药物控制脑细胞放电，必要时可监测相关药物浓度，警惕导致其他器官功能损伤。

（杨从山）

[1] McClelland S, Hall WA. Postoperative central nervous system infection: incidence and associated factors in 2111 neurosurgical procedures [J]. J Clin Infect Dis, 2007,45(1): 55 - 59.
[2] Chiang HY, Kamath AS, Pottinger JM, et al. Risk factors and outcomes associated with surgical site infections after craniotomy or craniectomy [J]. J Neurosurg, 2014,120(2): 509 - 521.
[3] 闻芳,张燕芳,狄晴. 难治性癫痫持续状态的研究现状[J]. 中华神经外科杂志,2014,47(5): 346 - 350.
[4] Pichler M, Hocker S. Management of status epilepticus [J]. Handb Clin Neurol, 2017,140: 131 - 151.
[5] Billington M, Kandalaft OR, Aisiku IP. Adult status epilepticus: a review of the prehospital and emergency department management [J]. J Clin Med, 2016,5(9): 74.
[6] Bauerschmidt A, Martin A, Claassen J. Advancements in the critical care management of status epilepticus [J]. Curr Opin Crit Care, 2017,23: 122 - 127.
[7] Rundgren M, Rosén I, Friberg H. Amplitude-integrated EEG (aEEG) predicts outcome after cardiac arrest and induced hypothermia [J]. Intensive Care Med, 2006,32: 836 - 842.
[8] 中华医学会神经外科学分会,中国神经外科重症管理协作组. 中国神经外科重症患者感染诊治专家共识(2017)[J]. 中华医学杂志,2017,97(21): 1607 - 1614.
[9] 中华医学会呼吸病学分会感染学组. 中国成人医院获得性肺炎与呼吸机相关性肺炎诊断和治疗指南(2018年版)[J]. 中华结核与呼吸杂志,2018, 41(4): 255 - 280.

第 5 章

泌 尿 系 统

病例 19

泌尿系感染伴感染性休克

小石头，大危害

· 病例概要 ·

深夜，抢救室里，监护仪上跳动的波形和数字映入医生眼帘：血压 81/40 mmHg，心率 141 次/分，呼吸 30 次/分，SpO_2 95%。

患者丈夫说道："这两年来这种情况都是第 3 次了，前 2 次都没疼得这么厉害，在诊所输点液也就好了。这回腰痛 7 天了，输了几天药一直没好，昨天晚上还发烧了，38.5 ℃。今天在诊所输液的时候她人也糊涂了，诊所的护士说血压不好，马上打 120 给送过来了。"

护士取出体温计，说道："体温 38.9 ℃。"

此时患者嗜睡状，痛苦面容，口唇、甲床轻度发绀，面色苍白，四肢厥冷，双下肢可见大理石花斑，双肺呼吸音粗，未闻及干湿啰音，右侧肾区叩痛明显。

医生嘱吸氧，查动脉血气分析、血常规，导尿并查尿常规，送检血肝肾功能，完善相关检查。

很快抽血化验的结果回报：血气分析，pH 7.20，PaO_2 78 mmHg，$PaCO_2$ 26 mmHg，HCO_3^- 16 mmol/L，SO_2 95%，BE −5 mmol/L，Lac 6.7 mmol/L。血常规，白细胞总数 $26.89×10^9$/L，血红蛋白 91.0 g/L，中性粒细胞百分比 86.6%，血小板 $78×10^9$/L。尿常规，白细胞 11 003 个/μL，细菌 16 251 个/μL。

B 超示：右肾结石，右输尿管结石，右肾积水及输尿管上段扩张。

患者血压仍低，病情无明显好转，急诊医生立即联系收入 ICU。

· 入 ICU 当时 ·

推入 ICU 病房，护士已经备好了各种设备，开始输液。心电监护上的数据不停地跳着，急促的报警音还在耳旁，心率 143 次/分，呼吸 32 次/分，血压 84/51 mmHg，SpO_2 93%。此时其他的一些化验结果已经回报，TB 34 μmol/L，DB 11.2 μmol/L，间接胆红素 21.8 μmol/L，SCr 127 μmol/L，K^+ 3.5 mmol/L。再次复查血气分析（面罩给氧 6 L/min）：pH 7.20，PaO_2 69 mmHg，$PaCO_2$ 25 mmHg，HCO_3^- 16 mmol/L，SO_2 94%，BE −9 mmol/L，Lac 8.2 mmol/L。

问题1　患者诊断和依据是什么?

🅐 结合患者症状、体征及相关实验室检查,考虑诊断是右肾结石,右输尿管结石,右肾积水,泌尿系感染,感染性休克,ARDS。

脓毒症(sepsis)是指机体对感染的反应失调而导致危及生命的器官功能障碍的综合征。脓毒症诊断流程如图5-1所示。感染性休克(septic shock)是在脓毒症的基础上出现严重的循环障碍和细胞代谢紊乱,显著增加死亡率。其诊断标准为:脓毒症时在充分的液体复苏后,平均动脉压仍然需要升压药物以维持在65 mmHg或以上,同时合并血乳酸水平>2 mmol/L。感染性休克的发生是由于感染导致外周血管的舒张以及血管内液体的重新分布所造成的,有效循环血容量不足和组织灌注不足是其病理生理的本质,继而引发器官功能受损或衰竭,危及生命。

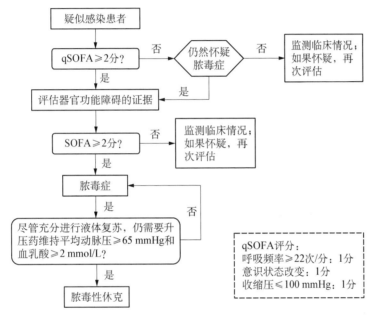

图5-1 脓毒症诊断流程

该患者到急诊科时血压81/40 mmHg,呼吸30次/分,嗜睡,qSOFA评分3分。入ICU以后血压80/45 mmHg,心率143次/分,呼吸32次/分,TB 34 μmol/L,SCr 127 μmol/L,血小板78×10^9/L,再次复查血气分析乳酸已经上升至8.2 mmol/L,PaO$_2$/FiO$_2$ 210 mmHg,SOFA评分(表5-1)高达9分,经初始液体复苏血压升高不明显,感染性休克诊断明确。

表5-1 序贯性器官功能衰竭评分 (SOFA)

器官系统	指标	得分
呼吸系统	<400(53.3)	1
PaO$_2$/FiO$_2$[mmHg(kPa)]	<400(40)	2
	<200(26.7)+机械通气	3
	<100(13.3)+机械通气	4
神经系统	13~14	1
Glasgow 昏迷评分	10~12	2

续表

器官系统	指标	得分
	6~9	3
	<6	4
心血管系统	平均动脉压(MAP)<70 mmHg	1
药物剂量[$\mu g/(kg \cdot min)$]	多巴酚丁胺(任何剂量)或多巴胺≤5	2
	多巴胺>5 或(去甲)肾上腺素≤0.1	3
	多巴胺>15 或(去甲)肾上腺素>0.1	4
肝脏	1.2~1.9(20~32)	1
胆红素[mg/dL(μmol/L)]	2.0~5.9(33~101)	2
	6.0~11.9(102~204)	3
	>12(>204)	4
凝血功能	<150	1
血小板($\times 10^9$/L)	<100	2
	<50	3
	<20	4
肾脏	1.2~1.9(110~170)	1
肌酐[mg/dL(μmol/L)]	2.0~3.4(171~299)	2
或尿量	3.5~4.9(300~440)或尿量<500 mL/d	3
	>5(>440)或尿量<200 mL/d	4

问题 2　该患者目前最紧急需要的是哪些处理?

🅰 休克复苏是目前最首要的任务,早期有效的液体复苏对于感染性休克治疗至关重要。液体复苏治疗应该在患者低血容量状态和休克诊断时立即开始。容量状态是指患者心脏的前负荷,低血容量是指有效血容量低于正常。绝对或者相对的容量不足是导致急性循环衰竭或组织灌注不足的常见原因,液体复苏是恢复有效血容量、改善循环状态和组织灌注的重要手段。

2018 年 SSC 推荐感染性休克 1 小时的集束化治疗,主要内容如下。

(1) 测血乳酸水平,若初始乳酸>2 mmol/L,则需重新测定。

(2) 在使用抗生素前送血培养。

(3) 对于低血压或乳酸≥4 mmol/L 的患者,以 30 mL/kg 速度开始补充晶体液。

(4) 若在液体复苏期间或之后仍存在低血压者,则应用血管活性药物维持 MAP≥65 mmHg。

(5) 联系泌尿外科会诊,穿刺引流。

该患者持续休克,乳酸 8.2 mmol/L,显著升高。有立即开始液体复苏的指征,应予平衡液快速输注,同时给予去甲肾上腺素升压,维持目标 MAP。

• 入 ICU 3 小时 •

经过初步休克复苏后患者共接受 1 800 mL 液体输注,心率下降至 128 次/分,血压升高至 91/50 mmHg,去甲肾上腺素从 1 μg/(kg · min)下调至 0.8 μg/(kg · min),仍持续泵注维持血压水平,血气分析复查乳酸水平下降至 5.4 mmol/L,尿量开始达到 20 mL/h,但患者在高流量吸氧条件下呼吸困难缓解有限,PaO_2/FiO_2

180 mmHg,双下肺部出现湿啰音。

安置 PiCCO 导管监测血流动力学,在去甲肾上腺素 0.8 $\mu g/(kg \cdot min)$ 维持下,股动脉压 93/52 mmHg, CVP 6 cmH_2O,心输出量 8.9 L/min,心指数 6.1 $L/(m^2 \cdot min)$,SVRI 1 051 $dyn \cdot s \cdot m^2/cm^5$,全心舒张末期容积指数(GEDVI)563 mL/m^2,血管外肺水指数(EVLWI)13.7 mL/kg。血流动力学特征符合高排低阻的感染性休克。患者仍然存在低血容量和血管阻力降低,同时血管外肺水量明显增加。

问题 3　经过前期处理后患者目前容量状态如何评估?

答　感染性休克患者早期液体复苏非常重要,但重症患者常常存在血管通透性的增高和脏器功能受损,大量的液体复苏也许不仅不能改善有效循环血量及组织灌注,还可能导致组织水肿加重,严重时发生肺水肿和呼吸衰竭。因此在休克患者液体复苏时,容量评估可以帮助我们判断患者是否从液体复苏中受益。

由于传统的静态压力性指标如 PAWP、CVP 等受多因素影响,而且不能据此判断患者的容量反应性,因此选择动态的、可以评估患者心脏容量反应性的指标对指导感染性休克患者的液体复苏就特别重要。

血流动力学指标的动态监测可以建立在心肺交互作用原理的基础上,其是将循环系统受呼吸运动影响的程度作为指标,以此来预测循环系统对液体负荷的反应,进而对循环容量状态进行判断的动态监测方式。判断容量反应性的指标包括每搏输出量变异度(SVV),动脉血压变异度(PPV),呼气末屏气试验(EEO),上、下腔静脉变异度(ΔSVC%、ΔIVC%)等功能性指标。

在患者未用机械通气、机械通气存在自主呼吸、低潮气量或存在心律失常时,可以选用其他方法观察容量反应性,如直腿抬高试验(PLR)、容量负荷试验、腔静脉呼吸变异度等。

PLR 是通过调整床的位置,使原来处于 45°仰卧位的患者上半身处于平卧位,同时下肢抬高到 45°的位置,从而增加体循环压力,进而增加静脉回流,通过重力作用,PLR 可使下肢及腹腔 300～500 mL 血液回流至心脏,在短时间内(<5 分钟,通常 1～2 分钟内)实时测量患者心输出量或每搏量的变化。一般心输出量或每搏量增加 10%～15% 以上为 PLR 阳性,可以认为感染性休克患者具有容量反应性,可以继续液体复苏。PLR 操作的优势在于未增加额外液体输入,其扩容效应可以逆转,因此可以避免输入不必要的液体容量。但在腿部截肢患者、某些泌尿科或妇科手术以及头部创伤患者或颅内压增高患者中使用此方法是受限制的。

上、下腔静脉呼吸变异度(ΔSVC%、ΔIVC%)是通过经食管超声(TEE)或者经胸超声(TTE)检测上腔静脉(SVC)或者下腔静脉(IVC)直径随呼吸变化的变异度,进而判断循环系统对液体治疗的反应性和循环容量状态的指标。由于 SVC 需要 TEE 检查来测得,临床应用相对受限,而 IVC 可以通过 TTE 获得,更易于临床操作和评估,因此下腔静脉呼吸变异度应用更为广泛。对机械通气患者 ΔSVC% 大于 18% 被认为是有容量反应性,而对于自主呼吸患者,ΔIVC% 大于 50% 被认为是有容量反应性。需要注意的是,超声受操作者的经验限制,患者身体状态和腹部情况也会影响图像质量,对有呼吸困难、腹内压增高等胸腹内压力变动较大的患者应谨慎使用。由于影响因素多,下腔静脉变异度判断容量反应性的界限值存在一定争议。

容量负荷试验是临床常用的判断容量反应性的方法,快速给予患者 250～500 mL 液体后,如果瞬间患者心输出量或者 SV 增加 10%～15% 以上则表明有容量反应性。

该患者在急诊科已经进行了一定量的液体复苏,用液体负荷试验判断容量反应性有一定容量过负荷的风险。而患者已经安置 PiCCO 监测,我们可以选择 PLR 观察心输出量的变化来评估容量反应性。

问题 4　该患者泌尿系感染作为感染源，应如何处理？

（答）泌尿系感染（urinary tract infection，UTI）是致病微生物侵入泌尿系统（包括肾脏、输尿管、膀胱和尿道）而引起的炎症反应，通常称为尿路感染。

根据感染部位可分为上尿路感染（肾盂肾炎）和下尿路感染，后者包括膀胱炎和尿道炎。下尿路感染常见症状为膀胱刺激征（尿频、尿急、尿痛等），上尿路感染则以肾区疼痛、发热较为多见，甚至出现全身症状，结合尿液的改变和尿细菌学检查可得出诊断。结石、前列腺增生、畸形、肿瘤等均可导致尿路梗阻，而尿路梗阻使得细菌不易被冲走清除，细菌在局部大量繁殖往往诱发感染，并且细菌和毒素可能入血，发生严重感染和感染性休克。

临床上尿常规检查作为初步筛查诊断的检查项目，较为实用。一般而言，尿常规镜检白细胞数≥25 个/μL 称为白细胞尿，白细胞数≥100 个/μL 称为脓尿，对尿路感染有一定的诊断意义。而治疗前的中段尿标本培养是诊断尿路感染最可靠的指标。对女性患者和无法配合的男性患者，推荐通过导尿法获取中段尿标本。美国感染病学会（IDSA）和欧洲临床微生物学和感染病学会（ESCMID）制定的尿路感染诊断的病原学标准为：中段尿培养菌落计数≥10^5/mL；膀胱穿刺尿培养阳性称为真性菌尿，可诊断为尿路感染。无症状性菌尿为两次细菌培养均为同一菌种的真性菌尿。

该患者有尿路结石伴肾盂肾炎的病史，此次有腰痛、发热症状，右肾区叩痛明显，肺部及腹部无明显阳性体征，B 超提示有肾结石和尿路梗阻的表现，尿常规白细胞、细菌数明显升高，所以考虑泌尿道结石伴肾盂肾炎可能性大。

问题 5　该尿路感染患者的抗菌药物如何选择？

（答）病原微生物清除为目标的治疗，是感染性休克治疗的一个重要环节，其中包括抗生素使用和病灶清除，对降低病死率起到关键作用。根据 2018 年 SSC 最新指南推荐，在识别脓毒症或者感染性休克后 1 小时内应尽快启动静脉抗生素使用。对于表现为脓毒症或者感染性休克的患者，推荐经验性使用一种或者几种广谱抗生素进行治疗，以期覆盖所有可能的病原体。

泌尿系统感染病原学检查（表 5-2）显示，最常见的致病菌为大肠埃希菌，其次为变形杆菌、克雷伯菌、铜绿假单胞菌、葡萄球菌等。复杂性尿路感染与反复发作的尿路感染的病原菌，多为耐药的大肠埃希菌、克雷伯菌属等。近年来由于广谱抗菌药物的大量应用及长期留置导尿管等原因，真菌性尿路感染有增多趋势，最常见的是念珠菌属感染。

表 5-2　泌尿系统感染常见病原菌

病原菌	株数	比例（%）
大肠埃希菌	419	58.2
变形杆菌属	90	12.5
凝固酶阴性葡萄球菌	67	9.3
肺炎克雷伯菌	63	8.8
铜绿假单胞菌	52	7.2
念珠菌	19	2.6
肠球菌属	10	1.4
合计	720	100.0

该患者考虑泌尿系统感染,现已取血培养和尿培养送检。患者出现感染性休克,同时患者反复发作尿路感染和有多次使用抗生素治疗的病史,有耐药菌感染的可能,给予碳青霉烯类抗生素治疗。

• 入 ICU 4 小时 •

患者液体总量已达 3 800 mL,患者仍然嗜睡,心率 123 次/分,呼吸 37 次/分,血压 108/56 mmHg[去甲肾上腺素 0.9 μg/(kg·min)]。再一次的血气分析结果很快回报:pH 7.28,PaO_2 62 mmHg,$PaCO_2$ 29 mmHg,HCO_3^- 20 mmol/L,SO_2 90%,BE -6 mmol/L,Lac 6.4 mmol/L。再次标定的血流动力学参数回报:CVP 10 cmH$_2$O,心输出量 8.1 L/min,心指数 5.7 L/(m^2·min),SVRI 1 027 dyn·s·m^2/cm^5,GEDVI 623 mL/m^2,EVLWI 18.7 mL/kg。

患者低氧血症加重,循环并没有得到进一步的改善。立即气管插管,予机械通气。尿袋中有几十毫升浑浊尿液,ICU 医生决定马上请泌尿外科医生会诊。

问题 6　泌尿系统感染合并梗阻的患者如何选择引流的方法和时机?

答 结石并发尿路感染,通常为代谢性结石(含钙结石或非含钙结石)同时合并细菌侵袭出现尿路感染。感染和梗阻性尿石症患者需要即刻的肾脏集合系统减压,否则感染难以控制。逆行输尿管支架置入和经皮肾造瘘是肾脏集合系统减压的常用方法。

泌尿外科医生匆匆赶到 ICU,详细询问了病史,仔细查体后决定:"泌尿道感染伴梗阻,有手术指征,可以安置输尿管支架引流。"与家属交代病情,沟通手术风险后,在 ICU 床旁行输尿管镜下行右输尿管支架置入术,见膀胱内尿液混浊伴大量白色絮状物,顺利于右输尿管置入输尿管支架,手术过程顺利,术中无出血,术后持续膀胱冲洗、引流。收集引流的尿液重新进行细菌培养和抗菌药物药敏分析。

• 入 ICU 48 小时 •

经过紧张有序地抢救,患者神志逐渐清醒,血压趋于稳定,四肢温暖,双下肢大理石花斑消失,乳酸水平逐渐下降至 2.1 mmol/L,去甲肾上腺素下调至 0.5 μg/(kg·min)。

问题 7　如何对免疫状态进行监测和评估?

答 免疫功能紊乱是脓毒症重要的病理生理特征之一。在早期全身炎症反应综合征(SIRS)的过程中,同时存在有代偿性抗炎反应综合征(CARS),两者失衡是造成免疫紊乱的基础。对脓毒症死亡原因的进一步研究发现,与早期暴发性炎症反应所致的死亡相比,中后期免疫抑制所致无法控制的原发感染与二次机会感染问题更加突出(图 5-2)。

由于脓毒症早期过度炎症期和中后期免疫麻痹期的治疗方向完全不同,因而及时对脓毒症免疫状态进行监测,有助于更早发现患者所处的免疫抑制状态,指导免疫调节治疗,增加感染灶清除效能以及减少二次感染机会,从而改善预后。

临床上免疫功能的监测已逐渐开展,且相应指标也逐渐增多,常用的监测方法如下。

(1) 单核细胞 HLA-DR 表达水平:反映了单核细胞的抗原递呈能力。HLA-DR 的表达水平监测是脓毒症免疫状态评估最常用的生物标记物监测之一,其持续的低表达往往提示着脓毒症患者处于免疫抑制阶段。

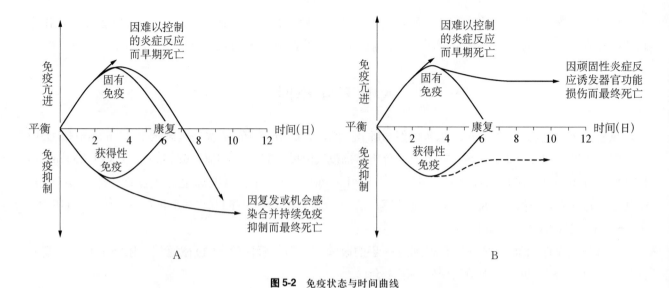

图 5-2　免疫状态与时间曲线

A. 早期宿主可死于难以控制的炎症反应,中后期可死于持续的免疫抑制与复发或机会感染;
B. 中后期还可以死于因早期炎症反应所造成的持续器官功能损害

（2）淋巴细胞的数量及功能监测：脓毒症持续期常见淋巴细胞计数降低,患者外周血 $CD4^+$ 和 $CD8^+$ T 淋巴细胞凋亡明显增加。

（3）免疫抑制时促炎细胞因子 TNF-α、IL-1a、IL-6、IL-12 等分泌量明显减少,而抗炎因子 IL-10 分泌量明显增加,它们也是患者免疫状态常用的临床监测指标。

（4）淋巴细胞负性调控分子的表达率也是脓毒症患者免疫功能状态监测的重要指标。在脓毒症持续期,淋巴细胞表面负性调控分子表达量明显增加,如 CTLA-4、PD-1、TIM3、LAG3、BTLA 等,它们的表达率与 T 细胞功能与数量均有负相关性。

（5）其他：还有 Treg 及其功能、补体 C3a 与 C5a、基因多态性等也开始被用于脓毒症免疫功能监测。

但应该特别指出的是,虽然有诸多监测方式,目前还没有哪一种单独的方式能体现出明显的优越性,也没有哪一种监测方式能准确评估脓毒症患者所处免疫功能状态。脓毒症患者免疫状态是动态变化的,需要动态、适时的监测,才能及时获取患者所处的免疫功能状态。以上多数监测方式尚处于实验阶段,仍缺乏能够同时满足临床敏感性和特异性要求的免疫功能监测指标。

问题 8　如何进行免疫调节治疗?

答　脓毒症免疫调节治疗策略应当是正确地监测和评估患者的免疫状态,根据免疫状态的类型进行个体化的免疫调节治疗,但复杂的固有免疫/适应性免疫功能紊乱导致其临床实际应用困难。随着对脓毒症后期免疫抑制认识的深入和促炎症反应阶段的治疗方式宣告失败,免疫调理治疗进入了一个新阶段,即由早期的抗炎治疗向中后期免疫增强治疗转变。

目前用于免疫增强治疗研究的内容已经很多：如粒细胞-巨噬细胞集落刺激因子（GM-CSF）、r 干扰素-γ（rIFN-γ）、胸腺肽（Tα-1）、r 白介素-7（rIL-7）、rIL-15 等。

（1）GM-CSF 是一种多效性细胞因子,通过促进多种造血细胞的存活、增殖和分化,并通过提高中性粒细胞、单核细胞、树突状细胞等的数量而发挥免疫调节作用。

（2）IFN-γ 由活化的 Th 细胞和 NK 细胞产生,主要是通过诱导多种抗原提呈细胞 MHC 表达分子,活化单核和巨噬细胞并增强其溶菌活性,分泌 IL-1、IL-6、IL-8 和 TNF-α 等炎症介质发挥免疫增强作用。

(3) Tα-1 是正常人体内分泌和合成的物质,能够刺激淋巴细胞的增殖、分化,激活树突状细胞,具有增强人体细胞免疫功能的作用。

(4) rIL-7 对维持 T 细胞数量和功能具有重要作用。rIL-7 受体广泛表达于未成熟的 T 细胞和记忆性 T 细胞表面,rIL-7 和受体结合后可以促进 T 细胞增殖和分化,并通过下调抑制性因子 PD-1 的表达改善 T 细胞功能。rIL-7 的另一重要作用是对 T 细胞受体(TCR)表达库的影响,脓毒症患者体内 TCR 表达库的多样性丢失,使 T 细胞对提呈抗原的识别能力减弱,这是造成 T 细胞克隆无反应性的重要因素。rIL-7 已用于治疗特发性淋巴细胞减少症和相关疾病,包括 HIV 感染引起的淋巴细胞减少,业已证实 rIL-7 临床应用的安全性和耐受性。但在脓毒症的治疗方面,rIL-7 的应用仍限于动物实验。

(5) rIL-15 对天然免疫系统也有调节作用,包括减少中性粒细胞的凋亡,增强其吞噬活性,促进巨噬细胞分泌细胞。尽管 rIL-15 对多种免疫细胞都具有保护效应,但在动物实验和癌症患者的临床试验中发现其具有一定的副作用,可能引起发热、肝损伤和低血压等不良反应,所以其临床研究尚未开展。

(6) 负性共刺激分子的阻断治疗:其中包括 PD-1、CTLA-4、BTLA、TIM3、LAG3 等。目前进入临床研究的免疫增强治疗主要包括 GM-CSF、IFN-γ、Tα-1 与 PD-1 等,其他方式尚未开展临床研究。

(7) 脓毒症早期,适当的血液净化或其他生物手段在清除内外源配体或炎症因子、维持正常抗感染免疫反应等方面也显示出一定的免疫调节治疗作用。

该患者初期经历感染性休克,为免疫功能紊乱高风险患者,入院第 7 天查免疫相关指标:总 T 淋巴细胞计数 206 个/IU↓,辅助 T 淋巴细胞计数 87 个/IU↓,抑制 T 淋巴细胞计数 92 个/IU↓,CD3 细胞 37%↓,CD4 细胞 40%,CD8 细胞 56%↑,CD4/CD8 0.75↓,IL-1 23.2 pg/mL, IL-2 742 IU/mL, IL-10 52.0 pg/mL,提示患者处于较严重的低免疫状态,予以胸腺肽(1.6 mg 皮下注射 qd)增强免疫力,加强二次感染防控。

· 入 ICU 49 小时 ·

泌尿系感染引发的感染性休克,病情进展比较迅速,早期诊断和及时有效的抗休克、抗感染十分重要,抗休克治疗需建立在密切的血流动力学监测基础上,合理的抗生素使用与恰当的外科引流是抗感染成功的前提,早期营养支持与免疫调节治疗是预防二次感染、加速患者恢复的保障。

问题 9 如何进行营养支持?

答 脓毒症患者因严重应激状态、高分解代谢、营养摄入骤减等因素,常常处于营养不良状态,增加并发症发生率及死亡率。适时恰当的营养治疗,有利于免疫功能改善,与重症患者的预后密切相关。

(1) 危重患者需要进行营养风险的判定以指导临床营养治疗。营养不良风险评估手段较多,NRS2002 评分≥3 分或 NUTRIC 评分≥5 分提示高营养不良风险。

(2) 休克患者血流动力学稳定或血管活性药物减量,即可开展肠内营养。

(3) 肠内营养的内容根据 AGI 评分选择。

(4) 根据误吸的风险,选择肠内营养的方式。

(5) 开始胃肠营养后根据胃肠道的耐受性调整营养治疗方式。

(6) 7～10 日内达到目标热量 25～30 kcal/(kg·d),蛋白质 1.2～2.0 g/(kg·d)。

该患者机械通气,一周内进食明显减少,NRS 评分>3 分。经过 48 小时治疗,患者血压趋于稳定,血管活性药物减量,Lac<4 mmol/L,且 AGI 评分Ⅰ级,机械通气,没有高误吸风险,可使用经鼻胃管行肠内营养,整氮配方 25 mL/h 的速度进行胃肠营养。每 4～6 小时观察是否有胃液潴留>500 mL,逐渐增加胃肠营养液量,直到达到目标热量和蛋白质量。

• 入 ICU 1 周后 •

患者经过 1 周的治疗,整体病情好转,循环稳定,转泌尿外科进一步治疗。

• 要点归纳 •

(1) 脓毒症＝感染＋器官功能损伤。

(2) 感染性休克时需进行积极集束化治疗。

(3) 感染性休克容量复苏时务必准确评估容量反应性。

(4) 泌尿系感染最常见的致病菌为大肠埃希菌,应针对性使用抗生素。

(5) 泌尿系统感染合并梗阻需及时进行手术减压和引流。

(6) 脓毒症患者应当早期营养支持。

(7) 脓毒症时需进行免疫状态监测、评估和免疫治疗。

(张　丹)

[1] Rhodes A, Evans LE, Alhazzani W, et al. Surviving sepsis campaign: international guidelines for management of sepsis and septic shock: 2016 [J]. Intensive Care Medicine, 2017,43(3): 1 - 74.

[2] Marik PE. Fluid responsiveness and the six guiding principles of fluid resuscitation [J]. Critical Care Medicine, 2015,44(10): 1920 - 1922.

[3] 刘大为,王小亭,张宏民,等.重症血流动力学治疗——北京共识[J].中华内科杂志,2015,54(3): 248 - 271.

[4] Monnet X, Teboul JL. Passive leg raising: five rules, not a drop of fluid! [J]. Critical Care, 2015,19(1): 18.

[5] Hoste EA, Maitland K, Brudney CS, et al. Four phases of intravenous fluid therapy: a conceptual model [J]. Br J Anaesth, 2014,113(5): 740 - 747.

[6] de Cueto M, Aliaga L, Alôs JI, et al. Executive summary of the diagnosis and treatment of urinary tract infection: guidelines of the Spanish Society of Clinical Microbiology and Infectious Diseases (SEIMC) [J]. Enfermedades Infecciosas Y Microbiologia Clinica, 2017,35(5): 314 - 320.

[7] Hamilton JA. Colony-stimulating factors in inflammation and autoimmunity [J]. Nat Rev Immunol, 2008,8(7): 533 - 544.

[8] Wu J, Zhou L, Liu J, et al. The efficacy of thymosin alpha 1 for severe sepsis (ETASS): a multicenter, single-blind, randomized and controlled trial [J]. Critical Care, 2013,17(1): 1 - 13.

[9] 吴健锋,管向东.脓毒症的免疫治疗[J].临床外科杂志,2014,(12): 874 - 877.

[10] 程旻桦,虞文魁,李维勤.重症患者营养支持流程[J].中华医学信息导报,2016,31(14): 19.

[11] 薛明,徐静媛,刘玲,等.脓毒症相关免疫抑制:监测与挑战[J].中华重症医学电子杂志,2016,2(3): 213 - 217.

病例 20

急性肾损伤
尿量那点事

· 病例概要 ·

又是平常的一天，ICU 忙碌依旧。"铃～铃～"值班手机响起，黄医生迅速接起电话。电话那头普外科医生的声音听起来非常着急："50 岁男性患者，胰十二指肠切除术后 7 天，突发高热，神志模糊，呼吸 35 次/分，心率 160 次/分。"黄医生快速赶往普外科。

病人老王的状态比想象中更为糟糕。50 岁的大汉端坐在床上，意识模糊，面罩吸氧 7 L/min，呼吸 30～40 次/分，体温 39.5 ℃，四肢冰凉，一旁的监护仪提示心率 160～170 次/分，血压 85/50 mmHg。床旁普外科医生不断补充病史：患者因十二指肠降部占位于 7 天前接受腹腔镜辅助扩大胰十二指肠切除术，手术顺利，术后排气排便，但 3 天前出现发热、气促、腹胀，抗感染治疗方案调整为亚胺培南西司他丁后，炎症指标略有所好转（白细胞计数降至 8.65×10⁹/L，超敏 C 反应蛋白降至 225.6 mg/L，降钙素原降至 2.13 ng/mL），但仍有低热、腹胀及阵发性胸闷气促。1 小时前病情突然再次恶化，体温升到 39.5 ℃，已复查相关指标。在普外科医生汇报病史的同时，黄医生迅速完成了重点查体。患者双肺呼吸音粗，两下肺可闻及散在湿啰音，心律齐，腹部膨隆，右侧中腹部压痛、反跳痛阳性，胆肠吻合口下方留置腹腔引流管一根，可引出黄绿色浑浊液体。"考虑感染性休克，赶紧加快补液速度，家属呢？病人需要马上转入 ICU 抢救。"黄医生当机立断，和家属沟通后患者被迅速送入 ICU。

· 入 ICU 当时 ·

医生简单了解病情后，立即联系相关检查，包括胸片、B 超，进行气管插管、开通深静脉、留置脉搏指示连续心输出量测定（PiCCO）等；而黄医生负责仔细查看病史、辅助检查，汇报上级医生，共同制订初步诊疗计划，并开具医嘱，叮嘱护士立即取药、发药，争取在最短时间内给予患者抗生素治疗。

此时，患者在普外科时急查的检验结果也已回报：血常规白细胞 17.58×10⁹/L，中性粒细胞 91.4%，血红蛋白 122 g/L，血小板 76×10⁹/L。CRP 207.2 mg/L。血气分析示 pH 7.24，PaO_2 88.30 mmHg，$PaCO_2$ 37 mmHg，SBE −10 mmol/L，乳酸 5.8 mmol/L。凝血功能示 PT 20.1 秒，APTT 43.4 秒。急诊肝肾功能示 BUN 26 mmol/L，SCr 134.3 μmol/L，K^+ 5.8 mmol/L（入院时、2 日前患者的 SCr 分别为 60.1 μmol/L、

70.4 μmol/L)。

看到这些指标,黄医生皱了皱眉头,再翻阅患者入 ICU 前的护理记录,近 6 小时尿量共约 380 mL。

问题 1　该患者目前的初步诊断是什么？　是否存在急性肾损伤？　依据是什么？

答　根据患者病史,结合体格检查、辅助检查等,目前诊断为:①重症感染,腹腔感染? 血流感染? 脓毒症、感染性休克。②多器官功能障碍综合征(ARDS、AKI、凝血功能障碍、高钾血症、酸中毒)。③十二指肠降部占位。④胰十二指肠切除术后,消化道瘘?

急性肾损伤(AKI)是 2004 年开始使用的概念。根据改善全球肾脏疾病预后(Kidney Disease: Improving Global Outcomes, KDIGO)组织于 2012 年制定的相关诊治指南,急性肾损伤定义为符合下列情形之一者:①在 48 小时内血清肌酐(SCr)上升≥0.3 mg/dL 或≥26.5 μmol/L。②已知或假定肾功能损害发生在 7 日之内,SCr 上升至基础值的 1.5 倍及以上。③尿量<0.5 mL/(kg·h)持续≥6 小时。

该患者入院时、入 ICU 2 日前、入 ICU 时 SCr 分别为 60.1 μmol/L、70.4 μmol/L、124.3 μmol/L,入 ICU 前 6 小时尿量共约 380 mL(患者体重 70 kg),虽然尿量未能符合急性肾损伤诊断标准,但根据其 SCr 变化,符合 48 小时内血肌酐上升≥26.5 μmol/L 的诊断标准,故诊断急性肾损伤。

问题 2　该患者的 AKI 分期是哪一期？

答　根据 2012 年 KDIGO 指南,可根据患者的 SCr 或尿量中较差的指标进行分期,如表 5-3 所示。患者 SCr 变化较尿量变化明显,因此,根据 SCr 变化,其目前处于急性肾损伤 2 级。

表 5-3　AKI 的分期

分级	血肌酐	尿量
1	上升≥0.3 mg/dL(26.5 μmol/L)或相当于 1.5~1.9 倍的基线水平	<0.5 mL/(kg·h),持续 6~12 小时
2	2.0~2.9 倍的基线水平	<0.5 mL/(kg·h),持续≥12 小时
3	≥3 倍的基线水平或血肌酐水平上升至≥4.0 mg/dL(353.6 μmol/L)或开始 RRT;患者年龄<18 岁,eGFR<35 mL/(1.73 m² · min)	<0.3 mL/(kg·h),持续≥24 小时或无尿≥12 小时

注:RRT,肾脏替代治疗;eGFR,估计肾小球滤过率;按照血肌酐或尿量中较差的进行分级。

问题 3　急性肾损伤与急性肾脏病的关系是怎样的？

答　根据 2016 年急性透析质量倡议组织(Acute Dialysis Quality Initiative, ADQI)专家共识的更新,急性肾损伤和急性肾脏病(acute kidney disease, AKD)为同一疾病的连续过程(图 5-3)。急性肾损伤定义为

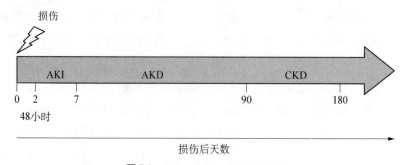

图 5-3 AKI、AKD、CKD 的关系

注:AKI,急性肾损伤;AKD,急性肾脏病;CKD,慢性肾脏病。

肾功能在 7 日内的急进性下降;急性肾脏病定义为发生急性肾损伤后 7～90 日的急性或亚急性的肾功能损害或下降的状态,急性肾脏病持续超过 90 日,可进展为慢性肾脏病(chronic kidney disease,CKD);因此,急性肾脏病即为从急性肾损伤到慢性肾脏病的过渡阶段(图 5-3)。

问题 4　该患者发生急性肾损伤的病因是什么?

答　急性肾损伤发生常见的病因,包括血管内容量不足、低血压、贫血、缺氧、肾毒性药物的使用等可逆性因素,还包括不可逆性因素如高龄及合并症(慢性肾脏疾病、糖尿病、肿瘤、慢性肺心病、慢性消化系统疾病等)。

急性肾损伤患者常存在较多危险因素,如:①脓毒症。②休克。③创伤。④心脏手术,特别是体外循环手术。⑤肾毒性药物或毒物。⑥烧伤等。

该患者急性肾损伤首先考虑脓毒症所致。

问题 5　急性肾损伤常见的临床表现包括哪些?

答　急性肾损伤患者肾脏受损程度不一,其临床表现及预后也不尽相同。临床上,急性肾损伤患者的病程可根据其尿量动态变化,分为少尿期、多尿期和恢复期。该患者出现尿量减少、氮质血症、高钾血症,这些都是急性肾损伤常见的临床表现。

1. 尿量改变·少尿型急性肾损伤,即急性肾损伤发病时尿量骤减或逐渐减少,24 小时尿量少于 400 mL 称为少尿,少于 100 mL 者称为无尿。急性肾损伤 1～2 级的患者少尿期较短,如果致病因素解除,很快进入多尿期或尿量恢复正常。急性肾损伤 3 级患者少尿期一般为 1～2 周,但少数患者少尿可持续 1～3 个月以上。

非少尿型急性肾损伤,指患者在进行性氮质血症期内每日尿量维持在 400 mL 以上,甚至 1 000～2 000 mL。

2. 氮质血症·血肌酐和血尿素氮升高,其升高速度与急性肾损伤的严重程度及体内蛋白质分解状态相关。

3. 液体过负荷·急性肾损伤时由于钠水排出减少致水钠潴留明显,尤其当摄入量或补液量过多,再加上体内本身的内生水,容易出现容量过负荷,表现为稀释性低钠血症、软组织水肿、体重增加、高血压、急性心力衰竭、肺水肿和脑水肿等。

4. 电解质紊乱

(1) 高钾血症:是少尿期患者最严重的并发症及最常见的死因之一。高钾血症有时表现隐匿,可无特征性临床表现,可出现恶心、呕吐、四肢麻木等感觉异常,或出现心率减慢,严重者出现神经系统症状,如恐惧、烦躁、意识淡漠。高钾血症的心电图改变可先于高钾临床表现。

(2) 高镁血症:急性肾损伤时血钾与血镁浓度常平行上升,在肌肉损伤时高镁血症较为突出。可表现为中枢神经系统抑制,严重高镁血症可引起呼吸抑制和心肌抑制,应予警惕。低钠血症、高钾血症和酸中毒均增加镁离子对心肌的毒性。

(3) 高磷血症:急性肾损伤少尿期常有轻度血磷升高,伴有代谢性酸中毒时,高磷血症常较明显,酸中毒纠正后,血磷可有一定程度下降。

(4) 低钙血症:低钙血症多由于高磷血症引起。低钙血症临床表现无特殊性,可出现口周感觉异常、肌肉抽搐、癫痫发作,甚至幻觉和昏睡等低钙血症的症状。

(5) 低钠血症和低氯血症:两者多同时存在。临床上表现为疲乏、软弱、嗜睡或意识障碍、定向力消失甚至低渗昏迷等。

5. 代谢性酸中毒·临床表现为深大呼吸（Kussmaul 呼吸），血 pH、HCO_3^- 浓度和二氧化碳结合力降低，常伴阴离子间隙升高。

6. 心血管系统表现·可有高血压、急性肺水肿、充血性心力衰竭、心律失常、心包炎等表现。其中急性肺水肿是少尿期的常见死因。

7. 消化系统表现·常为急性肾损伤首发症状，主要表现为厌食、恶心、呕吐、腹泻、呃逆、消化道出血等。

8. 神经系统表现·轻型患者可无神经系统症状。部分患者早期表现疲倦、精神较差。

9. 血液系统表现·贫血是部分患者较早出现的征象，其严重程度与原发疾病、病程长短、有无出血并发症等密切有关。

问题 6　该患者肾脏病理生理如何改变？

答 首先需明确急性肾损伤的病理生理特点。大多数急性肾损伤是多因素作用的结果，是多种不同的病理生理过程同时或序贯参与的结果，包括炎症反应加重、内皮受损、微循环障碍、肾小管损伤等。急性肾损伤的主要病理生理改变如图 5-4 所示。

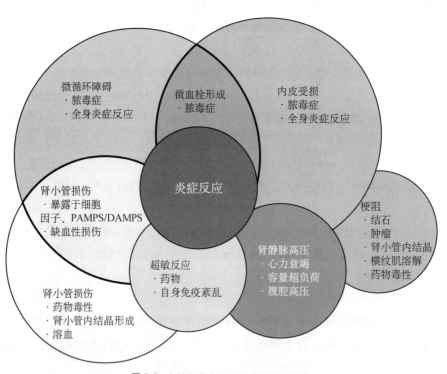

图 5-4　急性肾损伤的主要病理生理改变

1. 血流动力学不稳定与急性肾损伤·血流动力学不稳定时，有效循环血容量减少，交感-肾上腺髓质兴奋，儿茶酚胺增多；肾素-血管紧张素系统激活；内皮素与一氧化氮（NO）的产生失衡，引起肾血管收缩，肾血流量急剧减少，从而导致急性肾损伤的发生。

2. 微循环障碍与急性肾损伤·肾脏微循环障碍在急性肾损伤的发生、发展中起重要作用。各种因素如炎症介质导致肾脏血流改变，可使肾小管周围毛细血管网循环障碍，同时毛细血管内皮细胞损伤，致血管通透性增高，引发肾间质水肿，不仅影响毛细血管内正常血流，而且导致氧弥散间距增大、氧利用障碍，导致急性肾损伤的发生。

3. 内皮受损与急性肾损伤·内皮受损是脓毒症时肾脏微循环障碍的关键机制。内皮屏障功能障碍导致毛细血管通透性增高。活化的内皮细胞促使黏附分子分泌,引起白细胞黏附和聚集,促使微血栓的形成,使正常血流严重受阻。黏附的白细胞还能通过与内皮细胞的相互作用,迁移至肾间质或肾小管上皮细胞,加重肾脏的损伤。在这个过程中,内皮和肾小管细胞持续释放促炎因子,形成恶性循环。

4. 炎症反应与急性肾损伤·炎症反应和白细胞聚集是急性肾损伤发生、发展过程中介导毛细血管内皮细胞和肾小管细胞损伤的关键介质。当毛细血管内皮细胞或肾小管内皮细胞受损,迅速激发炎症反应,炎症细胞活化、白细胞聚集浸润,加重肾脏损伤。

5. 肾小管直接损伤与急性肾损伤·肾小管液中的毒性物质(毒物或药物、细胞因子、损伤相关分子模块等)对肾小管上皮细胞直接损伤,近端肾小管 Na^+ 重吸收障碍,含高浓度 NaCl 的小管液流经致密斑时,致密斑发出信息反馈至肾小球,导致肾小球的入球小动脉收缩,GFR 下降。

6. 肾静脉高压与急性肾损伤·当心力衰竭、容量超负荷、腹腔高压等因素导致肾静脉高压时,肾实质充血,而受肾脏包膜所限,肾间质压力增加,肾小管受压致缺血缺氧,肾小球毛细血管网压力梯度下降,GFR 下降,最终导致急性肾损伤的发生。

7. 梗阻与急性肾损伤·从肾小管至尿道路径上的任一部位发生阻塞均可导致 AKI。如结石、肿瘤、血凝块等原因引起的输尿管、膀胱、尿道梗阻;又如某些药物无法溶解于尿液,沉积于肾小管中形成结晶,堵塞肾小管,引起结晶性肾病。

8. 超敏反应与急性肾损伤·肾小球内免疫复合物沉积,引发炎症反应,损伤肾小球;又或是肾脏反复暴露于同一种药物或同类药物中,引起过敏反应,导致急性肾小管间质性肾炎等。

该患者发生急性肾损伤的原因首先考虑与脓毒症相关。另外该患者腹胀,腹腔压力增高致肾静脉高压也参与了急性肾损伤的发生。

问题7 针对该患者目前的肾脏功能,需采取何种预防及治疗措施?

答 急性肾损伤总的治疗原则包括以下几点。

1. 识别存在急性肾损伤高危因素

2. 积极治疗原发病

3. 早期诊断急性肾损伤·对高危患者,需监测尿量以及 SCr 等指标,以判断急性肾损伤的发生、发展以及采取预防措施。

4. 立即采取保护性措施

(1)恢复有效血容量:积极恢复有效循环血容量对急性肾损伤的防治至关重要。在大多数情况下,首选晶体液,特殊情况下应积极补充胶体液(如失血性休克),而人工胶体液应避免,以防加重肾损伤。

(2)优化血压:肾脏的灌注与全身血流动力学状态和腹内压直接相关,动脉压过低和(或)腹内压过高都会导致肾灌注减少,进而导致急性肾损伤。应避免收缩压<90 mmHg,维持合适的心输出量、平均动脉压和血管容量以保证肾灌注;当需要血管升压药逆转全身性血管扩张时(如感染性休克),首选去甲肾上腺素。

(3)纠正贫血:贫血与急性肾损伤的发生、发展相关。虽然缺少相关证据,但对高危患者或接受存在导致急性肾损伤风险治疗的患者,纠正贫血可能防止该病的发生。

(4)保证充足的氧供:维持正常肾功能需要充足的氧供,而低氧血症是导致急性肾损伤的关键且可纠正的高危因素之一。在 KDIGO-AKI 诊治指南中,建议对高危患者在围手术期或发生脓毒性休克时,制定相应规范以优化患者血流动力学和氧供,帮助防治或改善急性肾损伤。

(5)避免继续使用肾毒性药物:氨基糖苷类、两性霉素 B、多黏菌素、妥布霉素等抗生素以及非甾体类抗炎药、环孢素等,都可以引起急性肾损伤。此外,某些因素需要特别注意:①高龄、脓毒症、心力衰竭、肝硬化、肾功能减退、血容量不足和低蛋白血症的患者,对肾毒性药物尤为敏感,需要高度重视。②许多药物的肾毒性与剂量和血药浓度直接相关,如两性霉素 B、万古霉素等抗生素的谷浓度与毒副作用密切相关,正确的剂量和给药方法、必要时监测血药浓度,是降低药物肾毒性的重要手段。③尽量避免同时使用两种或以上肾毒性药物。

5. 避免使用利尿剂来预防急性肾损伤·除非急性肾损伤存在容量过负荷,否则不建议早期使用利尿剂。同时,也应避免使用小剂量多巴胺预防或治疗急性肾损伤。

6. 当确诊急性肾损伤后,需要采取以下治疗措施

(1) 加强液体管理,优化血流动力学状态,以保证肾脏灌注:容量调控除需纠正低血容量外,也应避免容量过负荷,因为容量过负荷同样影响正常肾功能。

(2) 纠正高钾、酸中毒等,维持内环境稳定:高钾血症是急性肾损伤患者少尿期死亡的主要原因。血钾>5.5 mmol/L,应及时给予 10%葡萄糖酸钙缓慢静脉推注,以钙离子对抗钾离子对心脏的毒性作用。静脉注射 5%碳酸氢钠或葡萄糖加胰岛素缓慢静脉推注,使钾离子进入细胞内而降低血钾水平。如血钾>6.5 mmol/L 或心电图出现 QRS 波增宽等高血钾图形时,应紧急实施血液净化治疗。对于代谢性酸中毒患者酌情给予纠正酸中毒治疗。需警惕,酸中毒纠正后,可使血中钙离子浓度降低,出现手足搐搦,应及时补充钙剂。

(3) 营养支持,但避免高血糖:KDIGO-AKI 指南建议非高分解、不需要透析的急性肾损伤患者摄入蛋白质 0.8~1.0 g/(kg·d);发生急性肾损伤并行 RRT 的患者为 1.0~1.5 g/(kg·d)。在总热量上,推荐目标热量为 20~30 kcal/(kg·d),营养摄入方式首选肠内营养。另外,低级别证据显示急性肾损伤患者的目标血糖水平应为 6.1~8.3 mmol/L。

(4) 控制感染:包括积极处理感染灶,采取各种措施预防导管相关性感染,选择抗生素时注意避免肾毒性和含钾制剂,并根据药代动力学和药效学调整用量和用法。

7. 根据病情需要,予肾脏替代治疗

此外,根据 KDIGO-AKI 指南,可依据急性肾损伤的严重程度采取不同分级治疗,如表 5-4 所示。

表 5-4 基于急性肾损伤分级的治疗原则

高风险	急性肾损伤 1 级	急性肾损伤 2 级	急性肾损伤 3 级
尽可能停用所有肾毒性药物			
保证容量和灌注压			
血流动力学监测			
监测血清肌酐和尿量			
避免高血糖症			
应用可替代造影剂相关检查的其他检查方法			
	非创伤性的诊断方法		
	考虑有创性的诊断方法		
		调整药物剂量	
		肾脏替代治疗	
		入住 ICU	
			避免锁骨下静脉置管

(引自 KDIGO. Clinical practice guidelines for acute kidney injury [J]. Kidney Inter Suppl,2012,2: 1-138)

该患者目前处于急性肾损伤2级,其处理原则为:①积极治疗原发病,控制感染。该患者脓毒症诊断明确,感染部位除腹腔感染外,不能排除血流感染可能,根据流行病学结果考虑耐药的大肠杆菌和肺炎克雷伯菌致病居多,同时尽量避免使用肾毒性药物,因此在留取相关培养的情况下选用亚胺培南西司他丁+替加环素联合用药抗感染治疗。②优化血流动力学。液体复苏,血流动力学监测指导液体管理,必要时加用血管活性药物,以维持血流动力学稳定,保证肾脏灌注。③机械通气,保证充足氧供。④维持内环境稳定。处理高血钾,纠正酸中毒。⑤监测肾功能。每小时监测尿量,同时每日监测血肌酐、尿素氮等动态变化。⑥控制血糖,营养支持。

· 入 ICU 3 小时 ·

经过3小时抢救,目前患者镇痛镇静状态,经口气管插管接呼吸机辅助通气,无明显呼吸窘迫,体温也有所下降,心率已回落至110次/分左右。血压仍不稳定,去甲肾上腺素已上调至 60 μg/min,3 小时内已迅速补液约 2 000 mL,但尿量为 0。

医生进行床边超声检查,提示:心脏大小在正常范围,EF 55%,但下腔静脉已达 22 mm、变异度 15%,两肺 B 线增多。PiCCO 监测示 CVP 15 mmHg,心指数 3.8 L/(m^2 · min),ELVWI 12 mL/kg, ITBI/GEDV 1 086/859 mL/m^2,SVV 15%,SVRI 2 400 dyn · s · m^2/cm^5。血气分析:pH 7.20,PaO$_2$ 112 mmHg,PaCO$_2$ 30 mmHg,BE −12 mmol/L, Lac 11.60 mmol/L, K$^+$ 6.0 mmol/L。

问题8　患者目前需要开始连续性肾脏替代治疗吗?

答　评估患者是否需要开始连续性肾脏替代治疗(CRRT)需包含三部分内容:适应证、禁忌证和开始时机。

1. CRRT 适应证·主要包括:①高容量性心功能不全、急性肺水肿。②药物中毒。③尿毒症性心包炎。④感染性休克。⑤多器官功能障碍综合征。⑥严重酸碱及电解质紊乱。⑦急、慢性肾功能衰竭合并血流动力学不稳定。⑧急性呼吸窘迫综合征。⑨其他。

2. CRRT 禁忌证·无绝对禁忌证,但存在以下情况时应慎用:无法建立合适的血管通路;严重的凝血功能障碍;严重的活动性出血,特别是颅内出血。上述均为相对禁忌证,当凝血功能障碍或活动性出血的患者存在紧急 CRRT 指征时,仍可通过采取无肝素抗凝或枸橼酸局部抗凝等方式进行 CRRT 治疗。

3. CRRT 时机

(1) 紧急状态:即应立即予 RRT 治疗,通常包括:①对利尿剂无反应的容量过负荷,如急性肺水肿等。②严重的高钾血症(血钾>6.5 mmol/L)或血钾迅速升高伴心脏毒性。③严重代谢性酸中毒(pH<7.1)。

(2) 非紧急状态:目前缺乏统一的标准。收住 ICU 的重症患者,需要评估有无急性肾损伤风险,监测血肌酐、尿量,早期发现并诊断急性肾损伤以及有无 CRRT 的适应证。出现以下任一情况需要急诊 CRRT 治疗:液体过负荷加重、血钾>6.0 mmol/L、持续 pH<7.2、持续少尿(尿量<500 mL/d)。具体情况可参照中华医学会基层协作组制定的《连续性肾替代治疗规范化治疗流程》(图 5-5)。

对该患者而言,目前处于急性肾损伤2级合并多器官功能障碍,血流动力学不稳定,血管活性药物剂量增加,高钾血症,乳酸酸中毒,故行 CRRT 治疗。

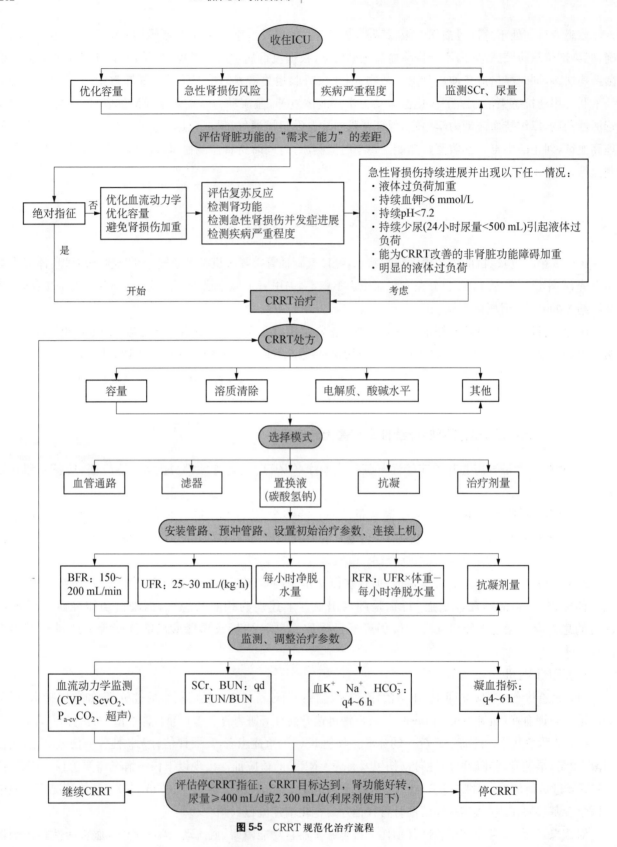

图 5-5 CRRT 规范化治疗流程

问题 9 如何开具 CRRT 处方医嘱单?

答 精准的 CRRT 处方应根据患者的需要和生理目标制订相应的 CRRT 处方。具体内容包括治疗模式的选择、血管通路部位的选择、置换液/透析液的配置、抗凝方案的制订、治疗剂量及初始治疗参数的设置等。

1. 治疗模式的选择

(1) CRRT临床优势:CRRT在肾功能恢复率、稳定血流动力学和清除过多体液方面的疗效优于间断肾脏替代治疗(IRRT)。目前KDIGO-AKI指南推荐:急性肾损伤患者可选择CRRT或IRRT,对于血流动力学不稳定者,建议予CRRT;合并急性脑损伤,或其他原因导致颅内压增高,或广泛脑水肿的急性肾损伤患者,建议予CRRT。

(2) CRRT模式的选择:目前临床上常用的连续性血液净化模式有连续性静脉-静脉血液滤过(CVVH)、连续性静脉-静脉血液透析滤过(CVVHDF)、连续性静脉-静脉血液透析(CVVHD)或缓慢持续超滤(SCUF)。CRRT模式的选择是目标导向性的,遵循以下原则。

1) CVVH:清除中、小分子溶质的能力均较强,可用于清除中、小分子毒物或代谢产物。

2) CVVHD:清除中分子的能力较弱,一般用于清除小分子毒物或代谢产物。

3) CVVHDF:对中分子溶质清除能力介于CVVH和CVVHD之间。

4) SCUF:以清除水分为主,适用于单纯容量负荷过重的患者。

2. 血管通路·良好的血管通路能够提供恒定有效的血流量,是保证CRRT顺利进行的前提。重症患者行CRRT治疗通常持续时间不长,临时中心静脉通路为首选。重症患者多选用股静脉,其次为颈内静脉,不建议选择锁骨下静脉置管。

3. 置换液/透析液的配置·置换液/透析液的成分应当尽可能遵循个体化原则,根据病情酌情调整。置换液目前有成品化和自配两种,为了节约人力成本和减少污染,现指南推荐有条件的尽可能选择成品化的置换液(表5-5)。

表5-5 改良Port配方

配方	含量(mL)	成分	浓度(mmol/L)
0.9%NS	3 000	Na$^+$	143.6
5%GS	1 000	Cl$^-$	116
10%CaCl$_2$	10	Ca^{2+}	2.07
25%MgSO$_4$	3.2	Mg^{2+}	1.56
10%KCl	5~12	HCO$_3^-$	34.9
5%NaHCO$_3$	250	葡萄糖	65.4
总液体量	4 270		

4. 治疗剂量

(1) 治疗剂量的计算:CRRT的治疗剂量是指单位时间内单位体重的废液量,单位为mL/(kg·h)。不同CRRT模式剂量不同,还需要考虑到处方剂量和实际达成剂量的差别,包括前稀释的影响及CRRT暂停所引起的实际剂量。

(2) 治疗剂量的设定:2012年KDIGO-AKI指南推荐的CRRT治疗剂量仅为20~25 mL/(kg·h)。CRRT在实际治疗中常因滤器凝血、滤器效能下降、前稀释的应用以及机器故障等因素,使得实际达成剂量小于处方剂量,因此,KDIGO-AKI指南推荐在实际临床工作中设定处方剂量为25~30 mL/(kg·h),才可能实现20~25 mL/(kg·h)的实际达成剂量。CRRT用于感染性休克及重症急性胰腺炎患者早期辅助治疗时,可采用较高治疗剂量。

5. CRRT 初始参数设置

(1)血流速:一般设置为 100～250 mL/min,对血流动力学不稳定的患者可从 50～100 mL/min 开始,逐步上调血流速;对血流动力学稳定的患者,可以将血流量设置为 200 mL/min 左右。

(2)置换液稀释方式:有前稀释法和后稀释法两种方式。前稀释法抗凝剂的需要量相对减少,但溶质清除效率因此减低;后稀释法时溶质清除效率较高,但管路凝血的发生概率较高。

(3)置换液流速:根据患者的目标超滤率,结合患者的血细胞比容(HCT)、上机后的血流速度计算置换液流速。置换液流速≈目标超滤率×体重−净脱水量。例如对于 70 kg 的患者,目标超滤率为 30 mL/(kg•h),根据患者容量状态等,拟 CRRT 净脱水速率为 100 mL/h,则置换液速率(mL/h)≈30 mL/(kg•h)×70 kg−100 mL/h≈2 000 mL/h。

(4)滤过分数(FF):为单位时间内从流经滤器的血浆中清除的液体量占血浆流量的百分比,即 FF=(脱水速率+后置换液速率)/滤器血浆流速,FF 应不高于 30%。

(5)净超滤速率(CRRT 脱水速率):主要根据患者全身液体平衡需求及耐受程度设置并随时调整。影响因素包括:①患者当前的液体平衡情况,是水钠潴留还是负水平衡。②当日治疗需要的液体量,包括营养所需的液体量。③预期患者当日出量。

6. CRRT 抗凝 · 血液接触体外管路和滤器后可激活凝血因子,引起血小板活化和黏附,在滤过膜表面及管路内形成血栓,从而影响管路中血液流动的阻力和溶质的清除效率,或可导致严重的栓塞并发症。因此在血液净化治疗过程中应采取恰当的抗凝措施。

目前所采用的抗凝策略有三种:全身抗凝、局部抗凝和无抗凝。需根据患者有无出血风险个体化选用。

(1)全身抗凝:主要用于无出血风险的患者。一般采用普通肝素,也可以选择低分子量肝素、阿加曲班等抗凝药物。①肝素:是 CRRT 中最常用的抗凝方法。普通肝素首次负荷剂量 1 000～3 000 IU 静脉注射,然后以 5～15 IU/(kg•h)的速度持续静脉输注。需每 4～6 小时监测 APTT 或 ACT,调整普通肝素用量,维持APTT 在正常值的 1.5～2 倍。②低分子量肝素:低分子量肝素首次静脉注射负荷剂量 15～25 IU/kg,以后静脉维持剂量 5～10 IU/(kg•h)。需要监测抗 Ⅹa 因子活性,维持在 0.25～0.35 IU/mL。

(2)局部抗凝:包括枸橼酸抗凝/钙剂局部抗凝技术和肝素/鱼精蛋白局部抗凝技术,主要用于有出血风险的患者,但因肝素/鱼精蛋白局部抗凝技术易引起肝素反跳,出现鱼精蛋白相关不良反应等,目前不再推荐使用;KDIGO-AKI 指南推荐只要患者无枸橼酸禁忌,不管其有无出血风险的患者,均应使用枸橼酸抗凝。滤器后的离子钙浓度维持在 0.2～0.4 mmol/L,血清离子钙浓度维持在 1.0～1.2 mmol/L。枸橼酸局部抗凝常见不良反应有枸橼酸中毒、代谢性碱中毒、高钙血症和低钙血症等。值得注意的是,肝功能不全可减慢枸橼酸代谢,容易出现中毒。

(3)无抗凝:对于高危出血风险患者血液净化时可不使用抗凝剂,但容易发生凝血,可以采用下述措施减少管路内凝血:①预冲液加入 5 000～20 000 IU 的肝素,延长预充时间。②减少血泵停止时间和次数,尽可能避免管路中进入空气。③适当提高血流速度,保证充足的血流量,但应避免抽吸现象的发生。④如有可能,CVVH 时尽可能采用前稀释模式。

目前针对该患者开具的处方为:①股静脉留置血滤导管,确保血流通畅。②治疗模式,CRRT-CVVH。③血流速,初始血流速 100 mL/min,根据患者血流动力学状态调整,目标血流速 150 mL/min。④治疗剂量,30 mL/(kg•h)。⑤置换液:前+后稀释,暂时无钾置换液配比。⑥抗凝方式:枸橼酸局部抗凝或肝素全身抗凝法。⑦净超滤速率(CRRT 脱水速率):第 1 小时负平衡可设定为 100 mL/min,其后根据患者容量负荷、血流动力学状态、病情变化等进行调整。

· 入 ICU 6 小时 ·

CRRT 上机 1 小时后,循环逐渐好转,去甲肾上腺素逐渐减量,乳酸酸中毒有所好转,高钾血症纠正。

目前患者无发热,镇痛镇静下无明显烦躁,气管插管接呼吸机辅助通气,SpO₂ 97%,双肺仍存在湿啰音,心率 112 次/分,去甲肾上腺素 45 μg/min 持续静脉泵入,血压 134/68 mmHg,四肢明显水肿。

复查动脉血气:pH 7.39, PaO₂ 99 mmHg, PaCO₂ 40 mmHg, HCO₃⁻ 22 mmol/L, Lac 1.9 mmol/L。

问题 10　患者肢体水肿的原因是什么?

(答) 水肿首先考虑脓毒症致毛细血管渗漏综合征引起。

毛细血管渗漏综合征是指由于各种致病因子造成毛细血管内皮细胞损伤,血管通透性增加而引起大量血浆蛋白及水分渗透到组织间隙,引起迅速出现的组织间隙水肿、低蛋白血症、低血容量性休克,严重时可致多脏器功能障碍。常见的原因包括脓毒症、严重创伤、DIC、体外循环术后、烧伤、重症胰腺炎等,以脓毒症最为常见。临床主要表现为全身性水肿,初期以眼结膜、四肢和躯干为主,晚期以内脏器官水肿为主。

问题 11　对该患者,如何通过 CRRT 进行容量管理?

(答) 容量管理目标在于维持有效循环血容量、避免容量不足导致低灌注,同时恢复体液的正常分布比例。CRRT 治疗过程中实施以目标为导向的滴定式治疗,具体如下。

容量管理目标的设定:综合考虑患者病情、病理生理特点、容量负荷状态、残余肾功能情况、液体治疗等因素,在不同阶段设定不同目标。

$$总液体平衡 = 患者同期总入量 - 患者同期总出量$$
$$= 患者同期总入量 - (尿量 + 丢失量 + 净超滤量)$$
$$净超滤量 = 废液总出量 - 置换液入量 - 透析液入量$$

式中,丢失量指通过粪便、呕吐、胃管、各种引流管、造瘘管、创面渗出、大量出汗等原因丢失的液体量。确定患者总液体平衡目标后,可根据上述公式推算出净超滤量,以此在 CRRT 机器上设定净超滤率。具体步骤见图 5-6。

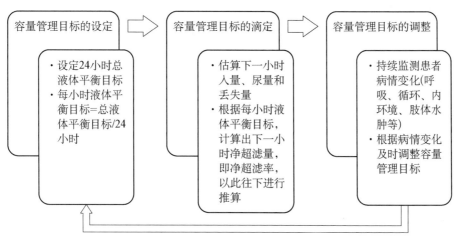

图 5-6 容量管理目标的滴定及调整

· 入 ICU 48 小时 ·

细菌室回报患者血培养、腹水培养均可见革兰阴性杆菌生长,肺炎克雷伯菌可能性大。血、腹水淀粉酶结果也已回报暂不支持胰瘘诊断。确诊患者病情变化是因为腹腔镜辅助扩大胰十二指肠切除术后发生胆瘘,继发腹腔感染、血流感染,并迅速进展至脓毒性休克、多脏器功能障碍。此时的患者虽然身上又多了一根腹腔引流管(根据复查腹部 CT/B 超结果,并在腹部 B 超引导下穿刺),其中胆肠吻合口下方的引流管仍持续冲洗中,但膨胀的腹部明显变软,旁边心电监护仪显示的数据也让人欣慰;CRRT 机器也还在继续工作,但尿袋里可以看到有黄色的液体在缓缓地滴下。

脓毒症是 ICU 医生最熟悉也最害怕的疾病之一。它的可恶之处在于它强大的杀伤力,感染源的控制、有效抗生素的使用对脓毒症的控制而言至关重要。但有时,还没等抗生素起作用,患者却已进入多脏器功能障碍而死亡。因此,有效地脏器支持亦非常重要,它能为我们在与脓毒症的博弈中最后赢得胜利争取时间。

· 要点归纳 ·

(1)急性肾损伤是重症患者最常见的器官功能障碍之一,其病因以脓毒症和休克最为常见。

(2)急性肾损伤的诊断及分级目前仍以患者的血肌酐和尿量变化为依据(依据 2012 KDIGO-AKI 诊治指南)。

(3)通过加强容量管理(避免容量过负荷、容量不足)、优化心输出量、维持合理的平均动脉压等优化血流动力学,预防重症患者急性肾损伤的发生。

(4)RRT 的指征及时机无法简单依靠某一具体指标来判断,而应从动态评估患者的肾脏能力和疾病需求之间的平衡来把握。

(5)精准的 CRRT 处方应根据患者疾病的需要和生理目标制订,首先是要设定该患者的治疗目标,包括容量、溶质清除、电解质和酸碱水平及其他(如体温控制等),然后根据目标开具相应的 CRRT 处方,具体内容包括治疗模式的选择、血管通路部位的选择、置换液/透析液的配置、抗凝方案的制订、治疗剂量及初始治疗参数的设置等。

(6)精准 CRRT 需要精准的容量管理。其目标在于维持有效循环血容量,同时恢复体液的正常分布比例。其总体策略为:以目标为导向的滴定治疗,制订患者溶质清除目标及液体平衡目标;设定置换液速率以达到溶质清除目标,设定脱水速率以达到液体平衡目标,动态调整治疗参数以达到净平衡目标。

(陈敏华　杨向红)

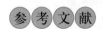

[1] 孙仁华,黄东胜.重症血液净化学[M].杭州:浙江大学出版社,2015.
[2] Poukkanen M, Wilkman E, Vaara ST, et al. Hemodynamic variables and progression of acute kidney injury in critically ill patients with severe sepsis: data from the prospective observational FINNAKI study [J]. Crit Care, 2013,17: R295.
[3] Walsh M, Deveraux PJ, Garg AX, et al. Relationship between intraoperative mean arterial pressure and clinical outcomes after noncardiac surgery: toward an empirical definition of hypotension [J]. Anesthesiology, 2013,119(3): 507 - 515.
[4] Mehta RL, Cerdá J, Burdmann EA, et al. International Society of Nephrology's 0by25 initiative for acute kidney injury (zero preventable deaths by 2025): a human rights case for nephrology [J]. Lancet, 2015,385(9987): 2616 - 2643.

［5］ KDIGO. Clinical practice guidelines for acute kidney injury［J］. Kidney International Supplements，2012，2：1－138.

［6］ Ostermann M，Liu K. Pathophysiology of AKI［J］. Best Pract Res Clin Anaesthesiol，2017，31(3)：305－314.

［7］ Legrand M，Bezemer R，Kandil A，et al. The role of renal hypoperfusion in development of renal microcirculatory dysfunction in endotoxemic rats［J］. Intensive Care Med，2011，37(9)：1534－1542.

［8］ Rabb H，Griffin M，McKay DB，et al. Inflammation in AKI：current understanding，key questions，and knowledge gaps［J］. J Am Soc Nephrol，2016，27：371－379.

［9］ 刘大为，邱海波，严静.中国重症医学专科资质培训教材［M］.北京：人民卫生出版社，2016.

［10］ 杨向红，张丽娜，胡波，等.连续性肾替代治疗规范化治疗流程［J］.中华重症医学电子杂志，2018，4(0)：E034－E034.

第6章

中　毒

病例 21

百草枯中毒
没有后悔的机会

· 病例概要 ·

常有人说,百草枯一出,百草不生。2016 年 7 月 1 日起,我国全面禁止百草枯水剂的销售和使用,但是百草枯在民间并没有绝迹。尽管国家三令五申,尽管喝百草枯后当事人很后悔,但悲剧仍然一幕幕重复上演。

7 月的一个深夜,一位头发花白的老年妇女匆匆忙忙地走了进来,"医生快救救我儿子!"后面跟着一位被搀扶进来的 20 岁出头的小伙子,面色白皙,步态正常,衣着整齐。相比他母亲的紧张焦虑,他看来挺平静,随意地四处张望,好像来看病的不是他。

家属告诉医生,入院前 3 小时,小伙子因和母亲吵架喝了一口百草枯原液(约 30 mL)。

起初,小伙子除了有点口干、喉咙烧灼痛外,没有其他不适,母亲还是不放心,送到离家最近的一家二级医院,医生一听"百草枯"就脸色大变,简单催吐后,建议她们马上转上级医院。此时医生护士不敢有丝毫怠慢,马上行动起来。考虑到后续的监测和高强度的治疗,小伙子被送到了 ICU。

· 入 ICU 当时 ·

患者入科时查体体温 36.5 ℃,脉搏 70 次/分,呼吸 16 次/分,血压 140/80 mmHg;SpO$_2$ 95%(未吸氧)。患者神志清楚,双侧瞳孔等大等圆,直径 2 mm,对光反射灵敏,下唇见 2 cm×1 cm 溃烂,舌部见两处溃烂创面,大小为 0.5 cm×1 cm(图 6-1),咽部红肿明显,手掌及其他部位皮肤黏膜未见明显肿胀、充血、破溃及色

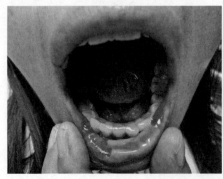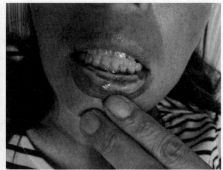

扫描二维码看彩图

图 6-1 口腔黏膜溃疡

素沉着,听诊两肺呼吸音清,未闻及明显干、湿啰音;心律齐,心率 70 次/分;腹软,未触及明显压痛、反跳痛,肠鸣音 3 次/分;双下肢未见明显水肿,生理反射存在,病理征未引出。

问题1 该患者的诊断是什么? 还需完善哪些临床检查?

答 1. 诊断·该患者的诊断为百草枯中毒。已有诊断依据如下:①明确口服百草枯原液约 30 mL。②症状:咽喉部疼痛,无胸闷气促。③体征:SpO_2 95%(未吸氧),下唇见 2 cm×1 cm 溃烂,舌部见两处 2 cm×1 cm 溃烂创面,咽部红肿明显。

2. 仍需完善的临床检查·包括:①毒物鉴定,立即行血、尿百草枯药物浓度定量或半定量检测。②动脉血气分析,明确低氧血症的程度、血乳酸水平,并判断是否需要紧急处理。③立即完成血常规、肝肾功能检测。④行胸部 CT 或胸片检查,了解肺部病变。⑤监测心率、血压、SpO_2 和尿量。⑥检测血纤维化指标。

问题2 百草枯的一般理化特性是什么?

答 百草枯对人体的毒性危害极大,且无特效解毒药,口服中毒死亡率极高。成人致死量为 20% 百草枯溶液 5~15 mL/kg(20~40 mg/kg)。它是人类急性中毒死亡率最高的除草剂。

1. 百草枯一般特性
(1) 化学名:1,1′-二甲基-4,4′-联吡啶二氯化物。
(2) 别名:克芜踪、对草快、甲基紫精。
(3) 分子式:$C_{12}H_{14}Cl_2N_2$(图 6-2);分子量 257.2。

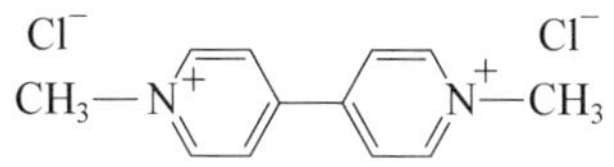

图 6-2 百草枯结构式

(4) 性状:白色结晶,极易溶于水,在碱性溶液中水解。
(5) 除草机制:终止植物的光合作用和叶绿素的合成。

2. 百草枯的吸收和分布
(1) 吸收部位:主要在小肠,载体介导的转运(刷状缘)。
(2) 吸收率:口服吸收率为 17.6%,6 小时内吸收 1%~5%(人),食物减少吸收。
(3) 2~4 小时达峰浓度,达峰 15 小时后血浆浓度快速下降,分布半衰期 5~7 小时,消除半衰期 84 小时。
(4) 几乎不与血浆白蛋白结合,表观分布容积(Vd) 1.2~1.6 L/kg。
(5) 分布:肺、肾脏、肝脏、肌肉(储存库)等。肺中含量甚高,常高于血中含量的十至数十倍。
(6) 排泄:在体内很少降解,常以完整的原形物随粪、尿排出,少量可经乳汁排出,经口染毒的,约 30% 随粪排出,肾排出 50%~70%。

问题3 百草枯中毒的致毒机制是什么?

答 百草枯致毒机制目前尚未阐明,多数学者认为百草枯是一种电子受体,可被肺Ⅰ型和Ⅱ型细胞主动转运而摄取到细胞内,作用于细胞的氧化还原反应,在细胞内活化为氧自由基是致毒作用的基础,所形成的过量超氧化阴离子自由基及过氧化氢(H_2O_2)等可引起肺、肝脏及许多其他组织器官细胞膜脂质过氧化,从而造成多系统组织器官的损害。

问题4 百草枯中毒的病理生理变化是什么?

答 百草枯对皮肤黏膜有刺激和腐蚀作用,全身中毒可引起多系统损害,尤以肺损害较严重,可引起肺充血、出血、水肿、透明膜形成和变性、增生、纤维化等改变,此外尚可致肝脏、肾脏损害并累及循环、神经、血液、胃肠道和膀胱等系统和器官。百草枯毒性累及全身多个脏器,严重时可导致多器官功能障碍综合征(MODS),其中肺是主要靶器官,可导致"百草枯肺",早期表现为急性肺损伤或 ARDS,后期则出现肺泡内和肺间质纤维化,是百草枯中毒患者致死的主要原因,病死率高达 50%~70%。

问题5 百草枯在人体的毒物代谢动力学有什么特点?

答 百草枯在人体的毒物代谢动力学尚不清楚,多来自动物实验研究结果。百草枯经口摄入后在胃肠道中吸收率为 5%~15%,主要吸收部位在小肠,大部分经肾脏排泄,吸收后 0.5~4.0 小时内血浆浓度达峰值,在体内分布广泛,几乎可分布到各个器官,Vd 1.2~1.6 L/kg。百草枯与血浆蛋白结合率低,在肾小管中不被重吸收,以原形从肾脏排出。肾脏是百草枯中毒初期毒物浓度最高的器官,也是百草枯排泄的主要器官,当肾功能受损时,百草枯清除率下降 1/20~1/10。随着肺组织主动摄取和富集百草枯,口服后约 15 小时肺中百草枯浓度达峰值,肺组织百草枯浓度为血浆浓度的 10~90 倍。富含血液的肌肉组织中百草枯浓度也较高。肺和肌肉成为百草枯毒物的储存库,达峰值后缓慢释放进入血液。

· 入 ICU 1 小时 ·

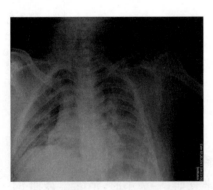

图6-3 胸片(正位片)

患者诉口渴、咽痛,无胸闷、胸痛等不适,无发热,吸空气时 SpO_2 96%。入科后立即留取尿液,进行百草枯半定量浓度检测,结果为>30 μg/mL。立即予温水 20 000 mL 洗胃,吐出胃内容物,活性炭 50 g 口服(活性炭口服口感很差,患者多不愿意直接喝,可把活性炭和甘露醇一起搅拌均匀,让患者服下);同时予复方聚乙二醇电解质溶液 2 000 mL 灌肠,最好在 12~24 小时见到黑色(活性炭)大便排出;大量补液,加速肾脏对百草枯的排出。

动脉血气分析:pH 7.439,PaO_2 70.5 mmHg,$PaCO_2$ 34.2 mmHg,P/F 335.7 mmHg,HCO_3^- 21.5 mmol/L,Lac 0.9 mmol/L;生化:Alb 48 g/L,游离胆红素 19.7 mg/L,ALT 81 U/L,AST 46 U/L,BUN 14.9 mmol/L,SCr 172 μmol/L;胸片如图 6-3 所示。

问题6 体液百草枯定量检测的方法及意义是什么?

答 体液(如血清、血浆、尿液)中百草枯的检测是必要的,且(检测出百草枯)足以确定诊断。百草枯水平可通过摄入百草枯后符合其毒物代谢动力学的时间滞后来解释。

根据分布动力学,百草枯毒理动力学分布最好的描述方式是三室模型:①血浆。②吸收及清除迅速的房室,如肾脏。③吸收缓慢,4~5 小时后达到最大值的房室,如肺。血浆百草枯水平达峰较早,通常在摄入后 1 小时内即可达到峰值,随后由于迅速再分布到循环及其他房室,其水平可出现快速的大幅下降。在这个过程中,摄入后不同时间的每一个轻微的变化都将使血浆浓度呈现出显著的变化。可见,检测血液中百草枯的浓度可以直接确诊百草枯中毒,并反应百草枯的清除速度,但临床上多无法常规开展血百草枯浓度的监测。

因为百草枯在肾小管中不被重吸收,以原形从肾脏排出,故检测百草枯在尿液中的浓度也可以间接用来确诊百草枯中毒,并反映百草枯的清除速度。目前有半定量的百草枯尿液浓度检测方法,操作简单,可在床旁快速获得结果,在临床使用较为普遍。连二亚硫酸盐检测百草枯水平,可以确定百草枯中毒的严重程度。连二亚硫酸盐检测的原理是百草枯吸光度的变化是由于与连二亚硫酸盐反应产生蓝色造成的。这个化学反应在碱性环境中反应增强。因此,连二亚硫酸盐检测的第一步是添加连二亚硫酸盐到盛有新鲜尿液的无色容器中,随后应用弱碱剂(例如小苏打)碱化尿液。用高效液相色谱法测到百草枯的最低浓度是 $0.01\ \mu g/mL$,而连二亚硫酸盐检测百草枯的最低浓度大约是 $1\ \mu g/mL$。尽管它的灵敏度比较低,但是由于方便以及可重复性,连二亚硫酸盐检测是床旁筛选百草枯中毒的一种有用的工具。

尿百草枯定性检测(图 6-4)的具体方法:取尿液 5 mL,置于带玻璃塞的试管中,加入 0.1 g 碳酸氢钠和 0.1 g 连二亚硫酸钠(强还原剂),将试管倒转 2 次(不要振摇),若存在百草枯则立即显蓝色;根据颜色的深浅比对后半定量。颜色越深,浓度越高。淡蓝色提示尿液百草枯浓度 $<2\ \mu g/mL$,浅蓝色提示尿液百草枯浓度 $2\sim10\ \mu g/mL$,海蓝色提示尿液百草枯浓度 $10\sim20\ \mu g/mL$,深蓝色提示尿液百草枯浓度 $>20\ \mu g/mL$。尿百草枯半定量检查对百草枯中毒的鉴别诊断及治疗效果的评价均十分重要。

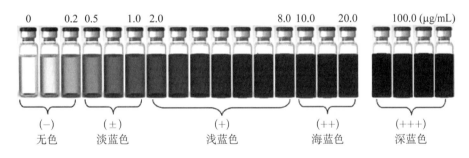

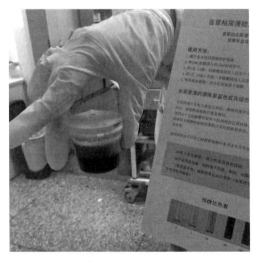

扫描二维码看彩图

图 6-4　患者入院后尿百草枯半定量检查结果+++($30\sim100\ \mu g/mL$)

在第二次连二亚硫酸盐尿液检测后最好连续进行连二亚硫酸盐尿液检测,每 3~4 小时 1 次,直到结果阴性。随着治疗的开展,尿中百草枯浓度应逐渐降低,若 1~2 日内百草枯浓度仍为阳性,则患者预后差,病死率高。尿百草枯半定量检查简单易行,临床应积极开展。

问题 7 吸空气时 PaO₂ 70.5 mmHg, SpO₂ 96%,需要氧疗吗?

答 肺是百草枯中毒最易受累的器官。尽管百草枯摄入后的最初几小时,百草枯血浆水平在下降,但肺内的百草枯浓度在不断增高。许多科学家将这一现象归因于百草枯对肺泡细胞具有高度的亲和力。肺泡细胞受损是由于百草枯引起的还原型烟酰胺腺嘌呤二核苷酸磷酸(NADPH)依赖的单电子阳离子自由基减少,与分子氧自发的反应产生大量超氧自由基和可逆形式的百草枯二价阳离子,但可逆的百草枯二阶阳离子逐渐减少,超氧自由基逐渐增加,因此百草枯中毒往往死于呼吸衰竭。且吸氧会加速上述过程,加重肺纤维化。患者此时仅为轻度低氧血症,无全身组织缺血缺氧的表现,因此不需要氧疗。

问题 8 口服毒物抢救的紧急原则是什么?

答 治疗原则包括终止毒物接触、脱离中毒环境,减少毒物的进一步吸收,促进吸收毒物排出,应用特异性解毒剂,加强对重要脏器的保护及对症支持。

1. 终止毒物接触、脱离中毒环境・通风环境;脱去污染衣物,用清水反复冲洗污染皮肤;清洁口腔;用生理盐水反复冲洗污染的眼部 15～20 分钟。

2. 减少毒物的进一步吸收・经胃肠道途径中毒的,给予催吐、洗胃、活性炭吸附、导泻或全肠道灌洗,以清洗胃肠道内未吸收的毒物。

(1) 催吐:合作者采用催吐法,昏迷、惊厥、无呕吐反射、休克状态或摄入腐蚀性毒物患者禁用。催吐易引起误吸和延迟活性炭使用,目前不常规应用。

1) 反射刺激催吐:用手指、筷子或者压舌板刺激咽后壁和舌根处诱发呕吐。毒物不易呕出时,饮温水 200～300 mL 催吐,如此反复,直至呕出清亮胃液为止。

2) 药物催吐:吐根糖浆 30 mL 加 240 mL 水口服,20 分钟后无呕吐时,重复上述剂量。

(2) 洗胃。

1) 适应证:①口服致命量毒物 1 小时内。②吸收缓慢、胃肠蠕动功能减弱者,服毒 4～6 小时后仍可洗胃。③无解毒药的毒物。④摄入毒物不被活性炭吸附者。⑤神志丧失患者胃排空延迟,在有效气道安全保护措施(如气管内插管)情况下仍可洗胃。

2) 禁忌证:①摄入腐蚀性较强毒物。②有消化道出血或者穿孔危险。③严重食管静脉曲张。④休克状态。⑤昏迷患者且不能进行气道有效安全保护措施者。

3) 方法:患者取左侧头低脚高卧位。选用粗大胃管,胃管涂液状石蜡润滑,经口或鼻腔插进约 50 cm 进入胃内,抽净胃液,取部分胃液行毒物分析。然后每次注入 37～38 ℃生理盐水或水 200 mL,反复灌洗,至胃液清亮无味时为止,洗胃用液量可达 2～10 L。洗胃结束后,将胃管尾部夹住,然后拔除胃管。

4) 选择洗胃液或注入物:①胃黏膜保护剂,如牛奶、蛋清或米汤等,用于吞服腐蚀性毒物者。②溶剂,脂溶性毒物(如汽油或者煤油),向胃里注入液体石蜡 150～200 mL,然后洗胃。③解毒药,与胃内毒物中和、氧化或者沉淀发挥解毒作用。1∶5 000 高锰酸钾液能使生物碱、毒蕈碱类毒物氧化解毒。④中和剂,吞服强酸时用弱碱(如氢氧化镁混悬剂、氢氧化铝凝胶等)中和,勿用碳酸氢钠,因其遇酸易生成过多的二氧化碳;吞服强碱时用弱酸(如稀醋、果汁等)。⑤沉淀剂,如乳酸钙与氟化物作用生成氟化钙沉淀;2%～5%硫酸钠与钡盐生成硫酸钡;生理盐水与硝酸银生成氯化银;1%～5%鞣酸能沉淀阿扑吗啡、辛可芬、铅和银盐等。

(3) 活性炭吸附:活性炭是有效的口服肠道强力吸附剂,能吸附毒物,增强洗胃效果。活性炭疗效有时间依赖性,摄毒 60 分钟内给予疗效较好。由于活性炭吸附毒物是一种饱和过程,要达到充分吸附作用,需要应用超过毒物量的足量活性炭。在催吐或洗胃后,首次用活性炭 1～2 g/kg 加水 200 mL 制成活性炭混悬液经胃管注入。严重中毒者,2～4 小时重复应用 0.5～1 g/kg,直至症状改善。多次活性炭疗法:20～30 g/次,每 2～4 小时经口或胃管给予。

(4) 导泻:导泻能减少肠道毒物停留和吸收,导泻药有枸橼酸镁、硫酸镁、硫酸钠或山梨醇。10% 枸橼酸镁或硫酸镁 150～250 mL,口服或经胃管注入。昏迷或肾衰竭者不宜用含镁泻药。山梨醇(1 g/kg)较盐类导泻效果好,与活性炭同用能改变活性炭口感。

(5) 全肠道灌洗:是快速有效肠道毒物去污染法,能在 4～6 小时内清空肠道。用高分子聚乙二醇(polyethylene glycol)等渗电解质溶液(PEG-ELS)灌洗,灌注速度每小时 2 L,能加速肠道内毒物排出。

3. 促进吸收毒物排出

(1) 强化利尿(forced diuresis):用于以原形从肾脏排出的毒物中毒。方法为:①快速大量静脉补液和利尿,根据血电解质和渗透压情况补充液体。无心力衰竭和肺水肿、脑水肿时,每小时静脉补液 500～1 000 mL,呋塞米 20～80 mg。②碱化尿液,弱酸性化合物(如水杨酸、苯巴比妥等)中毒时静脉输注碳酸氢钠,使尿液 pH 达 8.0,能加速排毒。③酸化尿液,弱碱性毒物(苯丙胺、士的宁、苯环己哌啶)中毒时,静脉输注维生素 C 或氯化铵使尿液 pH<5.0。急性肾衰竭者禁用强化利尿。

(2) 血液净化(blood purification):是治疗急性中毒有效方法。包括血液透析(hemodialysis, HD)、腹膜透析(peritoneal dialysis, PD)、血液滤过(hemofiltration, HF)、血液灌流(hemoperfusion, HP)或血浆置换(plasma exchange, PE)等。百草枯中毒是否使用血液净化及血液净化方式的选择目前仍存在争议。

1) 血液透析和腹膜透析:用于分子量小(<500 Da)、水溶性强、血浆蛋白结合率低、半衰期长、中毒严重或伴急性肾衰竭时、昏迷时间长、常规治疗无效者。HD 用于氯酸盐、重铬酸盐等中毒所致急性肾衰竭;PD 用于苯巴比妥、水杨酸类、甲醇、乙二醇、茶碱和锂等中毒的患者。中毒 12 小时内透析效果较好。脂溶性强的毒物(如短效巴比妥类、格鲁米特和有机磷)疗效不好。

2) 血液灌流:其指征与透析法相同,尚可用于脂溶性或者血浆蛋白结合率高的毒物中毒。如镇静催眠药、解热镇痛药、有机磷(OPI)中毒者用活性炭罐进行 HP;洋地黄、镇静药(如格鲁米特、甲喹酮)、水杨酸类解热镇痛药和对乙酰氨基酚中毒者用大孔树脂罐进行 HP。HP 可引起血小板、白细胞、凝血因子、二价阳离子等减少和低血糖,应予监测和补充。HP 不能纠正电解质和酸碱平衡失常。

3) 血液透析/血液灌流:用于不明毒物或药物中毒者治疗。HD/HP 联合应用明显提高毒物或药物清除率。

4) 血浆置换:用于小、中、大分子或与蛋白质结合的毒物中毒。缺点是只能清除血管内的毒物,而且废弃的血浆量大。

4. 解毒剂·如有特异性解毒剂应尽可能应用。未明确诊断或中毒超过限定时间者,不宜应用。

5. 加强对重要脏器的保护及对症支持

(1) 呼吸支持:呼吸衰竭者,保证气道畅通,经鼻导管或面罩给氧(5～10 L/min),据情况行气管内插管和呼吸机治疗。毒物排出前不宜应用呼吸兴奋药(如尼可刹米或多沙普仑),易诱发惊厥或心律失常。

(2) 循环支持:循环衰竭者,静脉输注晶体液、血浆或其代用品。无效时,加用多巴胺或多巴酚丁胺。

（3）肾脏替代治疗：依据不同情况采取血液透析、血液滤过、血液灌流、血浆置换等。

（4）昏迷和惊厥治疗。

1）昏迷：低血糖昏迷者静脉注射葡萄糖；地西泮中毒昏迷者静脉注射氟马西尼（flumazenil）；急性乙醇中毒昏迷者静脉注射纳洛酮（naloxone）；昏迷伴颅内压增高者静脉输注地塞米松和甘露醇。

2）惊厥：静脉注射地西泮 5～10 mg（或 0.1～0.2 mg/kg）。无效时，苯妥英钠 15～18 mg/kg（50 mg/min）静脉输注，或苯巴比妥 100～200 mg 肌内注射或静脉注射。

大多数毒物中毒无特效解毒药，多采用重症监护支持对症治疗。注意患者保暖，保证热量供应，维持循环容量，纠正电解质和酸碱平衡失常，严密监测生命体征。有感染或心力衰竭、肾衰竭时采取相应措施。

问题 9　百草枯中毒后，百草枯的分布和代谢情况如何？

答　百草枯中毒是指经消化道等途径摄入一定量的百草枯后，出现以皮肤黏膜损害、不可逆性肺纤维化及顽固性低氧血症为主要表现的一种中毒急症。

百草枯分子量为 257.2，无色且极易溶于水，遇碱分解失活。其除草机制为干扰植物光合作用及叶绿素生成，自然环境中的百草枯经土壤中的微生物及紫外线降解。经口摄入百草枯，其在小肠经载体主动转运吸收，消化道吸收率 17.6%，2～4 小时达血浆浓度峰值，分布半衰期 5～7 小时，消除半衰期 84 小时，分布于肺、肾脏、肝脏、肌肉等组织，表观分布容积为 1.2～1.6 L/kg。因 I 型和 II 型肺泡上皮细胞存在主动摄取系统，口服后约 15 小时肺中浓度达峰值，肺内浓度是血浆浓度的 10～90 倍。百草枯在肾小管中不被重吸收，以原形从肾脏排出。

问题 10　百草枯为什么会引起肺、肝等器官不可逆的纤维化？

答　人摄入百草枯后，经微粒体还原型辅酶 II、细胞色素 C 还原酶等催化下产生有毒的超氧离子及氧自由基，并导致 NADPH 大量消耗，干扰呼吸链电子传递，使能量合成减少至停止，引起细胞凋亡或坏死。病变早期大量超氧化物能破坏细胞结构，造成肺泡表面活性物质的减少和失衡，继而出现肺水肿及透明膜变性，后期出现胶原沉积、纤维细胞增生，最终导致严重且不可逆的肺纤维化和低氧血症。百草枯中毒后肺纤维化出现早晚、纤维化进展的速度和严重程度与中毒的剂量明显相关。除肺之外，百草枯也能导致肝、肾、中枢神经系统及心脏损害。

问题 11　结合百草枯中毒的特点归纳百草枯中毒诊治流程

答　百草枯中毒诊治流程如图 6-5 所示。

························· • 入院后抢救 • ·························

1. 经胃肠道途径清除毒物

（1）予催吐和洗胃：催吐不配合，故清水洗胃 20 000 mL。

（2）活性炭吸附：首次活性炭 50 g 加水 200 mL 制成活性炭混悬液经胃管注入。4 小时后重复应用 50 g，与甘露醇 200 mL 搅拌均匀后服下。

（3）导泻：首次 25% 硫酸镁 100 mL，经胃管注入。开塞露 100 mL 灌肠。

（4）全肠道灌洗：是快速有效肠道毒物去污染法，能在 4～6 小时内清空肠道。该患者用高分子聚乙二

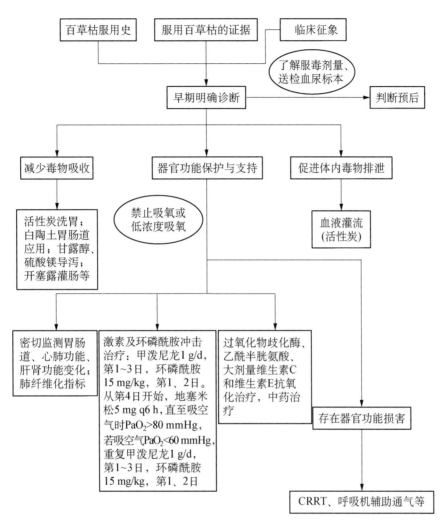

图6-5 百草枯中毒诊治流程

醇(polyethylene glycol)等渗电解质溶液(PEG-ELS) 2 000 mL,3～4 小时内口服,排便,初为黄色软便,8 小时左右排出黑色稀便,第一个 24 小时共排便 2 400 mL。

2. 促进吸收毒物排出

(1) 大量补液、强化利尿:百草枯以原形从肾脏排出,故积极补液和利尿。每小时静脉补液 500～1 000 mL,间断呋塞米 5 mg 静脉推注,第一个 24 小时共补液 8 500 mL,尿量 5 400 mL。同时监测电解质,注意内环境稳定。

3. 血液净化·血液滤过透析和血液灌流联合应用明显提高毒物或药物清除率。给予该患者血液灌流 2 次/日,联合持续静脉静脉血液滤过透析。

4. 解毒药·无特效解毒药物。

5. 激素冲击治疗·甲泼尼龙 1 g/d×3 日,环磷腺苷 15 mg/kg×2 日。

6. 重要脏器的保护及对症支持治疗·注意患者保暖,保证热量供应,维持循环容量,纠正电解质和酸碱平衡失常,严密监测生命体征和肝肾等重要脏器功能。

7. 监测尿百草枯浓度·48 小时后尿百草枯半定量检查基本转阴。

问题 12 大剂量糖皮质激素冲击治疗的常见并发症有哪些?

（1）水盐代谢紊乱：如水肿、低血钾、高血压、皮肤变薄、满月脸、水牛背、向心性肥胖、多毛、痤疮。

（2）抑制机体的免疫功能，诱发或加重感染，尤其是侵袭性真菌感染。

（3）可诱发或加剧消化性溃疡，甚至出现突发出血和穿孔等严重并发症。

（4）心血管系统并发症：由于可导致钠、水潴留和血脂升高，可诱发高血压和动脉粥样硬化。

（5）骨质疏松、椎骨压迫性骨折、股骨头坏死。

（6）神经精神异常。

（7）白内障和青光眼。

入 ICU 第 20 天

治疗 20 日后，患者好转出院回家，随访 3 个月、6 个月，未见继发的器官功能损害。

要 点 归 纳

（1）百草枯主要损害富含氧的器官，主要为肺组织，因此容易出现呼吸衰竭。

（2）百草枯中毒无特效解毒药物。

（3）百草枯中毒者可给予甲泼尼龙联合环磷酰胺治疗，同时关注相关并发症。

（黄英姿）

参 考 文 献

［1］Hong SY, Yang JO, Lee EY, et al. Effect of haemoperfusion on plasma paraquat concentration in vitro and in vivo［J］. Toxicol Ind Health, 2003, 19(1)：17 - 23.

［2］中国医师协会急诊医师分会. 急性百草枯中毒诊治专家共识(2013)［J］. 中国急救医学, 2013, 33(6)：484 - 489.

［3］Lin JL, Leu ML, Liu YC, et al. A prospective clinical trial of pulse therapy with glucocorticoid and cyclophosphamide in moderate to severe paraquat-poisoned patients［J］. Am J Respir Crit Care Med, 1999, 159(2)：357 - 360.

［4］Lin JL, Lin-Tan DT, Chen KH, et al. Repeated pulse of methyl-prednisolone and cyclophosphamide with continuous dexamethasone therapy for patients with severe paraquat poisoning［J］. Crit Care Med, 2006, 34(2)：368 - 373.

病例 22

有机磷中毒

"蒜味儿"太"重"怎么办？

• 病例概要 •

下午 5 点，医生刚做完患者的交接，抢救室外便传来 120 的声音。"医生，快救救我老婆！"伴随着焦急的声音，一名 30 来岁的男子推着一辆抢救床冲了进来，抢救床上是一名和他年龄相仿的女子，神志不清，护士立即接上心电监护，显示：呼吸 30 次/分，SpO$_2$ 95%，心率 66 次/分，血压 129/60 mmHg。男子可能还没有回过神，"我们吵架了，她喝了一大瓶农药，医生你们一定要救救她。""你别着急，我们会尽力的，她喝的什么农药，具体喝了多少，现在有多长时间了？"接诊医生迅速做着查体，同时继续询问相关病史。"她在网上买的敌敌畏，大概喝了有 150 mL，到现在快 2 小时了。"患者目前神志昏迷，针尖样瞳孔，靠近点还能闻到大蒜味，全身大汗，听诊双肺可闻及散在湿啰音，同时可见部分肢体肌肉震颤。"应该是有机磷中毒，你赶紧把药瓶拿过来，我们先给她洗胃。"医生向男子交待后立即对患者进行洗胃，随着一股刺鼻的味道扑面而来，医生更加确定了自己的判断，"蒜味儿"太"重"，提示有机磷中毒太重。

此时急查的血报告也出来了，血常规：白细胞计数 11.6×10^9/L，血红蛋白 130 g/L，血小板 125×10^9/L，中性粒细胞 79.2%；急诊血清胆碱酯酶 200 U/L。

医生倒吸了一口凉气："很少见到这么低的胆碱酯酶，重度中毒，呼吸也不稳定，得赶紧转到 ICU 去治疗。"等男子回来后，证实农药是敌敌畏，300 mL 的瓶子里，还剩一半左右。医生向家属交代完病情后，立即将患者转到 ICU 进一步治疗。

• 入 ICU 当时 •

问题 1　考虑患者诊断是什么？　诊断依据是什么？

答　根据患者病史、症状体征及相关检查，考虑诊断急性有机磷农药中毒（acute organophosphorus pesticide poisoning，AOPP）。

该患者诊断有机磷农药中毒的依据如下。

1. 病史·患者有明确的有机磷药物（organophosphorus pesticide，OP）接触史，有残留的农药瓶等直接证据。

2. 临床表现及体格检查·呼气有大蒜味、瞳孔缩小（针尖样瞳孔）、大汗、肌肉震颤、意识障碍等。

3. 辅助检查·血清胆碱酯酶显著降低。

问题2 如何对该患者进行严重程度分级？

（答）依据患者的临床表现和血清胆碱酯酶值，该患者为有机磷重度中毒。

有机磷中毒分为轻度中毒、中度中毒、重度中毒。

1. 轻度中度·以毒蕈碱样症状为主，全血胆碱酯酶活力为正常值的50%～70%；

2. 中度中毒·上述症状加重，出现烟碱样症状，全血胆碱酯酶活力为正常值的30%～50%；

3. 重度中毒·除毒蕈碱样症状及烟碱样症状外，出现肺水肿、呼吸功能衰竭、昏迷、脑水肿等重要脏器功能衰竭的临床表现，全血胆碱酯酶活力在正常值30%以下。

问题3 如何进行有机磷农药中毒的毒物浓度检测？

（答）患者血、尿、粪便或胃内容物中可检测到OP或其特异性代谢产物成分，OP的动态血药浓度检测有助于AOPP的病情评估及治疗。然而，绝大多数AOPP通过病史、临床表现及胆碱酯酶活力即可确诊，同时由于技术条件的限制，此项技术在临床上并未被广泛应用。但是对于群体中毒、民事或刑事案件等特殊事件，必要时应行毒物检测以明确。

问题4 有机磷农药的代谢动力学与中毒机制是什么？

（答）OP主要经胃肠道、呼吸道、皮肤、黏膜吸收，6～12小时血中浓度达到高峰。吸收后迅速分布于全身各脏器，以肝脏中的浓度最高，肾、肺、脾脏次之，脑和肌肉最少。OP主要在肝脏内代谢，进行多种形式的生物转化。一般先经氧化反应使毒性增强，而后经水解降低毒性。其代谢产物主要通过肾脏排泄，少量经肺排出，多数OP及代谢产物48小时后可完全排出体外，少数品种如剧毒类在体内存留可达数周甚至更长时间。

OP对人体的毒性主要是对胆碱酯酶的抑制，其进入体内可与胆碱酯酶结合，形成化学性质稳定的磷酰化胆碱酯酶（图6-6），使胆碱酯酶分解乙酰胆碱的能力丧失，导致体内乙酰胆碱大量蓄积，胆碱能神经持续冲动，产生先兴奋后抑制的一系列毒蕈碱样症状（M样症状）、烟碱样症状（N样症状）以及中枢神经系统症状，严重者常死于呼吸衰竭。长期接触OP，胆碱酯酶活力虽明显下降，但临床症状往往较轻，对人体的损害主要以氧化应激和神经细胞凋亡为主，机制尚不完全明确。然而，需要注意的是胆碱酯酶活性变化并不能完全解释AOPP的所有症状，其高低也并不完全与病情严重程度相平行。

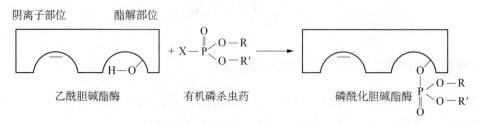

图6-6 乙酰胆碱酯酶形成磷酰化胆碱酯酶示意图

第6章·中毒 ———————————————————————— 231·

问题 5 　基于毒物的特征，有机磷农药中毒的主要临床表现有哪些？

🅐 AOPP 发病时间与毒物种类、剂量、侵入途径以及机体状态（如空腹或进餐）等密切相关。口服中毒在 10 分钟至 2 小时发病，吸入者在数分钟至半小时内发病，皮肤吸收者 2～6 小时发病。典型的中毒症状包括：毒蕈碱样症状（M 样症状）、烟碱样症状（N 样症状）以及中枢神经系统症状。

1. 毒蕈碱样症状（M 样症状）·毒蕈碱样症状为中毒后最早出现的症状，主要是副交感神经末梢过度兴奋，表现为平滑肌痉挛和腺体分泌增加。平滑肌痉挛表现包括：瞳孔缩小，胸闷、气短、呼吸困难，恶心、呕吐、腹痛、腹泻。括约肌松弛表现如大小便失禁。腺体分泌增加表现包括：大汗、流泪和流涎。气道分泌物明显增多可表现为咳嗽、气促，双肺有干或湿啰音，严重者发生肺水肿。有学者将 M 样症状归纳为 SLUDGEM：S-salivation 流涎、L-lacrimation 流泪、U-urination 尿频、D-defecation 腹泻、G-gastrointestinal distress 肠胃不适、E-emesis 呕吐和 M-miosis 瞳孔缩小。

2. 烟碱样症状（N 样症状）·主要由乙酰胆碱在横纹肌神经肌肉接头处蓄积过多所致，主要表现为肌纤维颤动（面、眼睑、舌、四肢和全身骨骼肌肌束震颤），甚至全身肌肉强直性痉挛，也可出现肌力减退或瘫痪，严重者因呼吸肌麻痹可引起呼吸衰竭。

3. 中枢神经系统症状·早期可表现出头晕、头痛、疲乏、无力等症状，之后出现烦躁不安、谵妄、运动失调、言语不清、惊厥、抽搐，严重者可出现昏迷、中枢性呼吸循环功能衰竭。

问题 6 　该患者目前的紧急处理原则包括哪些？

🅐 AOPP 的处理原则包括：迅速脱离中毒环境并清除未吸收的毒物，解毒药物应用，清除吸收入血的毒物，并发症预防及对症支持治疗。

问题 7 　有机磷中毒患者如何使用解毒药物？

🅐 肟类复能剂和抗胆碱能药物是目前 AOPP 的主要特效解毒剂，解毒剂的应用应遵循早期、足量、重复，以复能剂为主、抗胆碱能药物为辅的原则。

1. 肟类复能剂

（1）作用机制：复能剂可复活被 OP 抑制的胆碱酯酶，直接与有机磷化合物结合使其失去毒性，并具有较弱的类似阿托品抗胆碱作用。

（2）临床种类及用法：目前常用的药物有氯解磷定、碘解磷定、双复磷、双解磷和甲磺磷定。由于氯解磷定具有使用简单、安全、高效等优点，因此临床上大多推荐使用氯解磷定。氯解磷定首次剂量分别是轻度中毒 0.5～0.75 g，中度中毒 0.75～1.5 g，重度中毒 1.5～2.0 g，随后以 0.5～1.0 g 每 2 小时使用。

（3）疗程：疗程一般 3～5 日，严重病例可延长用药时间。

2. 抗胆碱能药

（1）作用机制：通过阻断乙酰胆碱的 M 样作用，减轻或消除 AOPP 的 M 样症状，对抗 OP 所致的呼吸中枢抑制、肺水肿、循环衰竭等。

（2）临床种类及用法：目前常用的药品包括阿托品和盐酸戊乙奎醚。

AOPP 患者应迅速给予足量阿托品，并使其达到"阿托品化"。阿托品化的指标包括：口干、皮肤黏膜干燥、颜面潮红、肺部啰音显著减少或消失、瞳孔较前扩大、心率 90～100 次/分。阿托品首次剂量推荐轻度中毒 2～4 mg，中度中毒 5～10 mg，重度中毒 10～20 mg。一般首次给药 10 分钟未见缓解即可重复给药，严重患者每 5 分钟即可重复给药。达"阿托品化"后给予维持量：轻度中毒 0.5 mg 每 4～6 小时 1 次；中度中毒

0.5～1 mg 每 2～4 小时 1 次;重度中毒: 0.5～1 mg 每 1～2 小时 1 次,中毒情况好转后逐步减量甚至停用。

盐酸戊乙奎醚为具有选择作用的抗胆碱能药,主要对 M1、M3、M4 受体作用,对心率影响小、用药量小,作用时间长、生物半衰期长、重复用药次数少。用药达标的指征为:口干、皮肤干燥、肺部啰音减少或消失,心率和瞳孔不能作为其判断指标。首次剂量推荐轻度中毒 1～2 mg,中度中毒 2～4 mg,重度中毒 4～6 mg。维持剂量:轻度中毒 1 mg 每 12 小时 1 次,中重度中毒 1～2 mg 每 8～12 小时 1 次。

问题 8 该患者应选用何种血液净化方式?

答 血液净化方式首选血液灌流,应在中毒后 24 小时内进行,一般 2～3 次即可,具体根据患者病情及毒物监测结果来决定。对于合并肾功能不全、MODS 等情况时,应考虑联合血液透析或 CRRT 治疗。硫酸阿托品的分子量为 676.82,阿托品的分子量为 289.37,分子结构如图 6-7 所示。

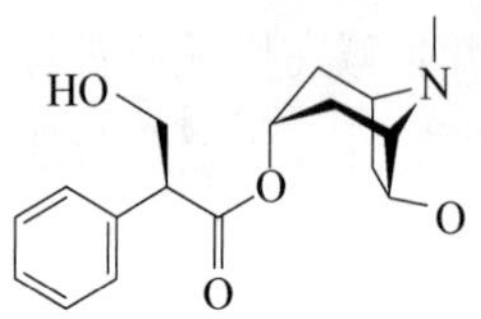

图 6-7 阿托品分子结构

临床使用的为硫酸阿托品,为中分子溶质,和其他中分子物质一样,血液滤过模式以对流的方式可予以清除(表 6-1),因此,给患者阿托品化带来困难,合并肾功能不全、MODS 等情况时,应权衡利弊使用。在处理有机磷中毒时在理论上有一定使用依据。

表 6-1 血液滤过对各物质清除机制

物质分类	代表物质	清除机制
小分子溶质 (MW<300)	尿素氮、肌酐、氨基酸	扩散 对流
中分子溶质 (MW 500～5 000)	维生素 B_{12}、万古霉素	对流
小分子蛋白 (MW 5 000～50 000)	炎性介质	对流 吸附
大分子蛋白 (MW>50 000)	白蛋白	对流

• 入 ICU 16 小时 •

9:00,早查房在 ICU 准时进行。床位医生开始向主任汇报病情:"昨天急诊洗胃约 10 L,入科后予灌肠导泻等治疗,同时予氯解磷定 3 g 静脉推注,目前 1 g qd 维持;阿托品 20 mg 静脉推注,目前 1 mg q1 h 维持。昨日已行血液灌流 1 次。目前患者神志较前稍改善,嗜睡,瞳孔直径 3 mm,等大等圆,较前稍扩大,对光反射灵敏,腋下出汗不多,两肺听诊仍可闻及湿啰音,较前减少,肌肉震颤也明显减少。心电监护示:呼吸 20 次/分,SpO₂ 98%,心率 86 次/分,血压 118/56 mmHg;最近的血清胆碱酯酶 512 U/L,较前升高。"主任:"大便还没有通畅，皮肤和头发还没有清洗，这些都会延长毒物的吸收；同时要警惕阿托品中毒；血液灌流今天再做 2 次，同时还可以加用脂肪乳剂，动态复查血清胆碱酯酶。"

12：00，患者目前神志烦躁，不停地在床上扭动，两侧瞳孔直径 5 mm，对光反射存在，腋下干燥，颜面潮红，双肺听诊发现湿啰音显著减少，心率接近 120 次/分。

问题 9　该患者突发的病情变化应该如何考虑？　如何处理？

答　患者目前的病情变化应首先考虑阿托品过量导致的阿托品中毒。阿托品中毒表现为瞳孔明显扩大、颜面绯红、皮肤干燥，原意识清楚的患者出现神志模糊、谵妄、幻觉、狂躁不安、抽搐或昏迷、体温升高、心动过速、尿潴留等。严重者可直接呈现中枢抑制而出现中枢性呼吸、循环功能衰竭。

处理上暂时停用阿托品，以降温等对症支持治疗为主。

问题 10　有机磷中毒患者如何预防阿托品中毒？

答　阿托品化与 OP 种类、服毒量、中毒时间、洗胃程度、毒物的吸收速度、机体对阿托品的敏感性等多个因素有关，主张"在观察中用药和用药中观察"及个体化原则，而不是盲目地要求"阿托品达标"而无限度地使用阿托品，避免阿托品中毒。

• 入 ICU 第 3 天 •

监护仪显示呼吸 35 次/分，患者意识清楚，但呼吸费力，浅快，SpO$_2$ 也在下降，四肢的肌力和肌张力很低，腱反射减弱，病理征阴性。"病程已经 3 天，情况都在好转，血清胆碱酯酶也接近正常，怎么会这样？"监护仪显示 SpO$_2$ 下降到 85%，医生嘱立即人工简易呼吸球囊辅助呼吸，静脉推注丙泊酚 50 mg，准备气管插管。

问题 11　该患者突发的病情变化应该如何考虑？　如何进行鉴别诊断？

答　患者突发的病情变化应该首先考虑中间综合征，同时要与反跳、有机磷迟发性神经病等进行鉴别诊断。

1. 反跳·反跳是指 AOPP 患者经积极抢救治疗，临床症状好转后数日至一周病情突然急剧恶化，再次出现 AOPP 症状，但无脑神经麻痹现象，神经肌电图检查一般无异常。其原因可能与皮肤、毛发、胃肠道或误吸入气道内残留的有机磷毒物继续被吸收或解毒剂减量、停用过早有关。

2. 有机磷迟发性神经病·少数患者在急性中毒症状消失后 1 个月左右出现感觉及运动型多发神经病，主要累及肢体末端，出现进行性肢体麻木、无力，呈迟缓性麻痹，表现为肢体末端烧灼、疼痛、麻木及下肢无力，严重者呈足下垂及腕下垂，四肢肌肉萎缩。肌电图提示神经源性肌损害。其发病机制与 OP 对胆碱酯酶的抑制效应无关，可能与神经靶酯酶的抑制、老化以及轴突发生变性等有关。

3. 中间综合征(IMS)·在 AOPP 后 1～4 日(个别 7 日)后出现的以屈颈肌、四肢近端肌肉、第 3～7 对和第 9～12 对脑神经所支配的部分肌肉以及呼吸肌麻痹为特征性临床表现的综合征。患者可表现为转颈、耸肩、抬头、咀嚼无力、睁眼、张口、四肢抬举困难、腱反射减弱或消失，不伴感觉障碍。严重者出现呼吸肌麻痹，表现为胸闷、气短、呼吸困难，迅速出现呼吸衰竭，如无呼吸支持很快死亡。临床出现肌无力时，高频重复刺激周围神经的肌电图检查可见诱发复合电位的波幅递减，呈现类似重症肌无力的临床表现。其发病机制与神经肌肉接头传递功能障碍、突触后膜上骨骼肌型烟碱样乙酰胆碱受体失活有关，其发生受多种因素影响，可能与 OP 排出延迟、再吸收或解毒剂用量不足有关。

问题 12　如何对中间综合征进行处理?

答　IMS目前尚无特效治疗方法,早期识别、正确、及时的高级生命支持(机械通气)是救治的关键。有研究显示,AOPP所致的呼吸肌麻痹予以突击量氯解磷定治疗可取得较好疗效,同时联合其他治疗,包括阿托品、机械通气、保肝药物的应用及辅助治疗等。

- - - - - - - - - - - - - · **要点归纳** · - - - - - - - - - - - -

有机磷中毒诊治流程如图6-8所示。

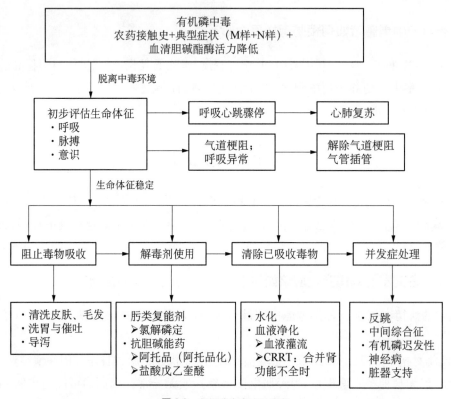

图6-8　有机磷中毒诊治流程

(陈　辉　郭　强)

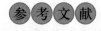

[1] 中国医师协会急诊医师分会,杨立山,卢中秋,等.急性有机磷农药中毒诊治临床专家共识(2016)[J].中国急救医学,2016,36(12):1057-1103.
[2] Iyer R, Iken B, Leon A. Developments in alternative treatments for organophosphate poisoning [J]. Toxicol Lett, 2015,233(2):200-206.
[3] Liu L, Ding G. Effects of different blood purification methods on serum cytokine levels and prognosis in patients with acute severe organophosphorus pesticide poisoning [J]. Ther Apher Dial, 2015,19(2):185-190.
[4] Roberts DM, Peng A, Zhu K, et al. Extracorporeal blood purification for acute organophosphorus pesticide poisoning [J]. J Intensive Care Med, 2007,22(2):124-126.
[5] 关里,王汉斌,赵德禄.肟类复能剂治疗急性有机磷农药中毒的研究现状[J].中华内科杂志,2004,43(2):157-158.

病例 23

苯二氮䓬类药物中毒
痴情险把性命丢，妙手回春救余生

· 病例概要 ·

小华因感情问题借酒消愁，借着酒劲服下一整瓶安眠药。深夜，回家取东西的哥哥看到了趴在餐桌上的小华，以及旁边空了的酒瓶和安眠药瓶。哥哥立刻拨打了 120，带上安眠药的瓶子，把小华送往医院抢救。

救护车很快到达医院，急诊部的医护人员已经在门口等候，大家急忙把小华送进去。此时，躺在抢救床上的小华四肢湿冷，皮肤苍白，桡动脉搏动微弱。接上监护仪后，仪器显示 SpO_2 82%，心率 55 次/分，血压 105/83 mmHg，呼吸 11 次/分。医护人员立即为他吸氧，并开通外周静脉补液，但没有较大的好转。值班医生听小华的哥哥说了他的情况后，立即指导护士给小华插胃管进行洗胃，并留取血液和尿液及胃内容物标本进行毒物分析。与此同时，给小华静脉注射 0.2 mg 氟马西尼，3 分钟后又静脉注射一次。患者情况依然没有好转，考虑到药物在患者体内蓄积较多，病情危急，联系 ICU 会诊，在征得家属同意后，立即和护士一起将他送往 ICU。

· 入 ICU 当时 ·

ICU 医生通过监护仪，观察到患者呼吸浅慢、不规则，血氧饱和度、心率、血压在逐渐下降，赶紧为患者气管插管，进行机械通气，同时开通中心静脉，快速输注 5% 葡萄糖生理盐水，并泵注去甲肾上腺素（16 μg/min）。又检了患者的基本情况：双侧瞳孔直径 2 mm，角膜反射和瞳孔对光反射消失，四肢肌张力低。ICU 医生向患者家属了解情况。患者平素体健，前几天睡眠不好开始服用安眠药，家属晚上到家时发现患者喝了酒，桌上有一个空的安眠药瓶。医生告诉家属，患者现在药物中毒的症状非常严重，不仅服用大量氟西泮，今天喝的酒和之前服用的药物在体内蓄积可能都有影响。

过了一会，护士送来了毒物分析报告单：毒物分析报告为苯二氮䓬类药物中毒，血药浓度为 2 385 ng/mL，和医生之前的预期一致。血液中的酒精浓度为 0.31%，稍偏高，但不致中毒。

问题 1 对于苯二氮䓬类药物中毒患者如何做出诊断？

答 诊断依据：①大剂量服药史。②有意识障碍、共济失调、血压下降、呼吸抑制等临床表现，同时注意与颅脑疾病、代谢性疾病及其他中毒相鉴别。③有相关中毒的临床表现，且高度怀疑苯二氮䓬类药物中毒，可用特异性拮抗药氟马西尼做鉴别诊断,使用后中毒症状明显缓解。④通过血、尿及胃液中检出苯二氮䓬类药物或特异性的代谢成分可确诊。

问题2　苯二氮䓬类药物中毒常有哪些临床表现?

答　苯二氮䓬类药物中毒可分为轻、中、重度(表 6-2)。

表6-2　苯二氮䓬类药物中毒临床表现

中毒程度	临床表现
轻度中毒	清醒或嗜睡状态,头痛、眩晕、反应迟钝、言语含糊、眼球震颤、共济失调,脉搏、血压、呼吸、瞳孔均无明显变化
中度中毒	意识模糊或呈浅昏迷,脉搏稍快、血压正常或偏低,瞳孔直径 2~3 mm,对光反应迟钝,腱反射消失,角膜反射存在,呼吸稍浅慢
重度中毒	患者处于深昏迷状态,心动过缓,血压下降,呼吸减慢,四肢发绀,瞳孔缩小,对光反射消失

问题3　对于苯二氮䓬类药物中毒患者如何进行药物浓度监测?

答　可取胃内容物、尿液进行苯二氮䓬类药物及代谢物定性检测以及血药浓度测定,以明确是否存在该药物中毒,指导临床治疗。但应注意的是:血药浓度不与病情严重程度呈正比。

问题4　该患者存在哪些病理生理改变?

答　在神经元突触后膜表面存在由苯二氮䓬受体、氨基丁酸(GABA)受体及氯离子通道组成的大分子复合物。苯二氮䓬类药物与苯二氮䓬受体结合后,可增强 γ - GABA 与其受体的亲和力,使 GABA 受体偶联的氯离子通道开放,增加细胞内氯离子流量和细胞超级化。净效应就是减少神经细胞开始活动的能力,最终抑制神经传递(图 6-9)。

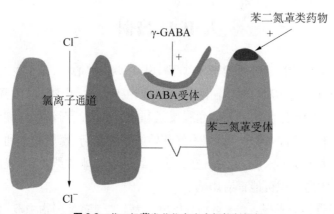

图6-9　苯二氮䓬类药物产生中枢抑制机制

本类药物主要作用于边缘系统(尤其是杏仁核),其次是间脑。大剂量可致中枢、循环抑制。

问题5　苯二氮䓬类药物中毒的一般处理原则有哪些?

答　苯二氮䓬类药物中毒的一般处理原则见表 6-3。

表 6-3 苯二氮䓬类药物中毒的一般处理原则

处理原则	方法	具体措施及注意事项
清除未被吸收的毒物	催吐	取坐位,饮温开水 300~500 mL,然后用压舌板刺激咽后壁或舌根部诱发呕吐 一般用于轻、中度中毒,神志清楚,生命体征稳定,口服本药 4 小时以内的患者
	洗胃	可用 1∶5 000 高锰酸钾或温开水洗胃 洗胃愈早愈好,同时应注意患者面色、脉搏、血压、神志、瞳孔等变化,以及有无洗胃并发症的发生
	吸附剂	将活性炭(成人 50 g,儿童 1 g/kg)用水或山梨醇混成稀糊状,口服或经胃管灌入胃内
	导泻	可将硫酸镁、硫酸钠、甘露醇或山梨醇等导泻剂在洗胃后由胃管灌入 用硫酸镁导泻可致高镁血症,使用应慎重
	灌洗肠道	可用 1% 的盐水或肥皂水灌洗肠道,也可将活性炭混悬液加入灌洗液中,使之与毒物吸附后排出
促进已吸收毒物的排泄	利尿排毒	由于苯二氮䓬类药物的血浆蛋白结合率较高,对利尿剂的反应不太敏感,应观察用药效果 患者有心、肾功能不全时不宜使用
	血液净化疗法	详见下文问题 6
特效解毒剂	氟马西尼	可根据昏迷程度,成人按 0.2 mg 静脉注射,酌情重复,总量可达 2 mg/d
生命支持及对症治疗	维持呼吸功能	对于中毒导致的呼吸抑制,可使用呼吸兴奋剂,必要时可气管插管进行机械通气
	维持循环功能	补液,扩充血容量 在补液的基础上,可使用血管活性药物,如去甲肾上腺素、间羟胺、多巴胺等,并密切监测生命体征
	维持脑功能	出现意识障碍、颅内压增高症状时,可给予甘露醇、呋塞米和糖皮质激素等药物进行脱水等治疗,同时辅以 ATP、辅酶 A、胞二磷胆碱、脑苷肌肽等脑保护治疗

• 入 ICU 4 小时 •

患者进入 ICU 已经 4 小时,经过治疗后仍没有苏醒的迹象。医生考虑可能是苯二氮䓬类药物在体内蓄积较多,尝试给患者进行血液灌流和连续性肾脏替代治疗。然后向家属交代了患者目前的情况和后续治疗建议,并签署了同意书。

问题 6 苯二氮䓬类药物中毒患者血液净化的指征和时机是什么?

答 出现下列情况之一时,可考虑血液净化治疗。

(1)服用剂量过大,超过自身清除能力,浓度达到或超过致死剂量,或者合并两种以上毒物中毒。

(2)临床症状进行性恶化或生命体征不稳定(如意识障碍、呼吸抑制、低血压、低体温)。

(3)机体对药物清除功能障碍,如肝、肾功能异常。

(4)血液净化清除率高于内源性清除。

(5)出现加重因素,如重症感染。

(6)药物的活性代谢产物半衰期较长。

只要有血液净化指征,就应尽早治疗。一般认为,接触毒物 6 小时内进行血液净化效果最佳,12 小时后再行治疗效果较差。

问题 7 对于苯二氮䓬类药物中毒患者,血液净化方式的选择和原理是什么?

答 1. 影响药物/毒物血液净化清除的因素

(1)相对分子质量:决定毒物是否能被滤出或吸附,分子的形态、电荷也有一定影响。

(2)溶解性与蛋白质结合率:脂溶性高的毒物蛋白质结合率高,水溶性高的毒物蛋白质结合率低。毒物或药物在血液中主要与白蛋白结合,游离的部分易被多数血液净化方式清除。

(3)表观分布容积:表观分布容积越大,与组织结合率越高,药物排泄越慢,较难通过血液净化方式有效清除。对于表观分布容积大的毒物强调早期治疗,避免出现毒物血药浓度反跳。

(4)反跳:即"二次分布"现象,指血液中的毒物被清除后,组织或细胞中的毒物会重新分布到血液中。在分布容积>1.0 L/kg 的药物中常见此情况。治疗这些药物中毒可能需要重复或持续血液净化。

2. 血液净化方式的选择·临床上可采用的血液净化方式包括:血液透析、血液灌流、血浆置换、血液滤过、连续性肾脏替代治疗等。每种血液净化方式都有其自身的特点,在治疗中毒患者时,应结合毒物的特点以及患者的基本情况进行选择(表 6-4)。

表 6-4 血液净化方式比较

方式	原理	清除范围	纠正水、电解质和酸碱平衡紊乱
血液透析	弥散	小分子物质 水溶性 蛋白质结合率低	是
血液滤过	对流	中、小分子 水溶性 蛋白质结合率低	是
血液灌流	吸附	大、中分子 脂溶性 蛋白质结合率高	否
血浆置换	血浆分离	大、中、小分子 去除抗体、免疫复合物、炎症介质	是

血液灌流也称血液吸附,采用体外循环,将引出体外的血液直接与吸附剂(大孔的高分子聚合树脂或活性炭)接触,从而吸附血液中的毒素,达到血液净化的目的。

血液灌流清除率较高,主要适用于大、中分子量,脂溶性强以及与脂蛋白结合率高而血液透析效果不佳的药物。但是对于小分子、水溶性物质清除差,有饱和现象,无法改善内环境紊乱。

连续性肾脏替代治疗是采用每日连续 24 小时或接近 24 小时的连续性、缓慢清除水分和溶质的血液净化方法以替代受损肾脏功能。在中毒患者中应用 CRRT,能够持续清除有毒物质和炎症介质,稳定内环境,维持及替代重要脏器功能。同时,CRRT 可有效防止间歇治疗后"反跳"的发生。通过联合应用多种血液净化,如血液透析联合血液灌流、血液滤过联合血浆置换等模式,可以相互弥补不足,提高血液净化效果、稳定内环境,更好地提高救治成功率,缩短苏醒时间、机械通气时间和住院时间。

苯二氮䓬类药物为脂溶性药物,分子量较小,血浆蛋白结合率高达 90%,表观分布容积较大。肝功能受损、老年和饮酒常使其代谢半衰期延长。因此可考虑进行血液灌流。血液灌流一般持续到临床症状明显改善,血液毒物定量降到安全水平为止。但是值得注意的是,灌流后即使患者苏醒,也可能在几小时后出现毒物的"二次分布"。所以可联合连续性血液净化治疗,持续性地清除毒物,并在血液净化治疗后严密观察病情变化(图 6-10)。

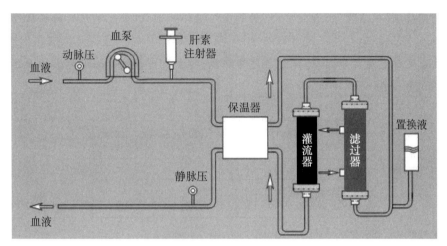

图 6-10 HP 联合 CVVH 示意图

· 入 ICU 10 小时 ·

经过血液灌流和连续性肾脏替代治疗 6 小时后,患者心率恢复正常,血压逐渐上升,逐渐恢复意识,能睁开双眼,并有自主活动,一般情况基本稳定。医护人员向家属报告了患者现在的情况,一方面继续观察他的病情,另一方面联系了心理医生,待患者完全恢复后,为他做心理辅导,重新树立对未来的信心。

问题 8 对于苯二氮䓬类药物中毒患者,可能出现的并发症有哪些? 如何预防?

答 苯二氮䓬类药物中毒患者可能出现的并发症如下。

(1)苯二氮䓬类药物中毒昏迷的患者可能会出现坠积性肺炎、压疮、泌尿系统感染。应及时清除口腔分泌物、呕吐物,注意保暖,定时翻身拍背。合理使用抗生素,以防治继发感染。呼吸机辅助呼吸的患者应做好气道护理。

(2)苯二氮䓬类药物久服者突然停药时可出现戒断症状(失眠、焦虑、激动、震颤等),在后期恢复治疗中应注意观察患者的临床表现。戒断治疗也包括重新启用苯二氮䓬类。

问题 9 病情稳定后的治疗需要注意哪些问题?

答 (1)密切关注患者的生命体征,避免药物"反跳"又出现中毒表现。

(2)维持水、电解质平衡,纠正酸中毒,给予保肝药物,防止肝、肾功能衰竭。

(3)一般患者,生命体征平稳者经洗胃催吐排除毒物后,静脉给予拮抗剂及糖盐水,加速代谢,排出体内毒素。可进食牛奶、豆浆等温和的食物,注意勿食辛辣、滚烫的食物以保护胃黏膜,合理饮食,少量多餐。

(4)对于故意吞服过量药物自杀的患者,应进行适当的心理疏导,要求家属也一起开导患者,使其乐观积极地看待人生,让内心坚强起来,尽量消除不良影响,同时注意患者的情绪变化,加强看护,以免再次发生自杀行为。

· 要点归纳 ·

(1) 通过询问病情、临床表现等,快速诊断,若高度怀疑药物中毒,则应尽快行催吐、洗胃、导泻等处理。

(2) 若符合血液净化指征,应尽早进行血液净化。

(3) 抢救后注意观察患者生命体征,保护各器官功能,对于有自杀倾向的患者进行心理疏导。

药物中毒处理流程如图 6-11 所示。

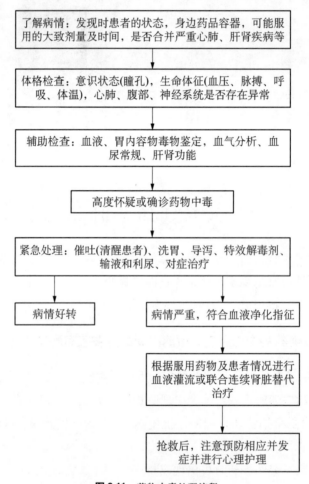

图 6-11 药物中毒处理流程

(王常松)

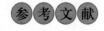

[1] Bellomo R, Ronco C. Blood purification in the intensive care unit: Evolving concepts [J]. World J Surg, 2001,25: 677 - 683.

[2] Gil HW, Kim SJ, Yang JO, et al. Clinical outcome of hemoperfusion in poisoned patients [J]. Blood Purif, 2010,30: 84 - 88.

[3] Swart EL, de Jongh J, Zuideveld KP, et al. Population pharmacokinetics of lorazepam and midazolam and their metabolites in intensive care patients on continuous venovenous hemofiltration [J]. Am J Kidney Dis, 2005,45: 360 - 371.

[4] Bolon M, Bastien O, Flamens C, et al. Midazolam disposition in patients undergoing continuous venovenous hemodialysis [J]. J Clin Pharmacol, 2001,41: 959 - 962.

［5］ Ouellet G，Bouchard J，Ghannoum M，et al. Available extracorporeal treatments for poisoning：overview and limitations［J］. Semin Dial，2014，27：342－349.

［6］ Ghannoum M，Bouchard J，Nolin TD，et al. Hemoperfusion for the treatment of poisoning：technology，determinants of poison clearance，and application in clinical practice［J］. Semin Dial，2014，27：350－361.

［7］ 宋维，于学忠.急诊中毒诊断与治疗中国专家共识［J］.中华急诊医学杂志，2016，25(11)：1361－1375.

［8］ 黄韶清.常见中毒防与治［M］.北京：人民军医出版社，2005：1－65.

病例 24

急性一氧化碳中毒
最难忘是樱桃红

· 病例概要 ·

深夜,"叮铃铃……叮铃铃……"电话铃响了。夏医生心里一紧"又是什么病人?""喂,夏医生,请做好抢救准备,120 马上送一个昏迷的病人来,怀疑煤气中毒的。"夏医生脑海里立即回想起大学课堂上老师曾反复强调过"一氧化碳中毒最典型的体征就是口唇黏膜呈樱桃红色。"

夏医生立即嘱诊室的护士准备吸氧装置、气管插管箱。几分钟后,120 救护车刺耳的鸣笛声由远而近,一个昏迷不醒的老年人被担架车推了进来。

老年男性患者,神志昏迷,呼之不应,压眶反射阴性。皮肤黏膜无出血点,巩膜无黄染,口唇呈樱桃红色。但是患者自主呼吸比较微弱,听诊双肺呼吸音粗,可闻及湿啰音,全身肌肉纤颤,四肢强直,测生命体征为:血压 146/82 mmHg,呼吸 10 次/分,心率 126 次/分,SpO_2 85%(吸氧中)。夏医生连忙嘱护士抽血,查血碳氧血红蛋白、血常规、肝肾功能、电解质、心肌标志物、血糖、血淀粉酶、胆碱酯酶。此时动脉血气分析结果回报:pH 7.43, PaO_2 65 mmHg, $PaCO_2$ 32 mmHg, HCO_3^- 15.9 mmol/L, Lac 3.1 mmol/L。接着他嘱护士用带储气囊的非重复面罩给患者高流量吸氧,并且给患者留置胃管、导尿管,胃管引流出咖啡渣样物 180 mL 左右,导尿管引出 50 mL 浓茶水样液体。

医生询问病史得知,患者张大伯家里用的是 10 多年前的燃气热水器,从来没有检查过热水器是否安全,也没有关阀门的习惯。半夜里,张大婶下夜班回来,敲门没有人应答,但隐隐闻到一股煤气味,连忙打开房间,发现张大伯在床上昏迷不醒,呼喊没有反应,连忙拨打 120 送医院。

夏医生坐下来正准备写病历,护士告诉他患者出现抽搐,氧饱和度下降。夏医生连忙让护士静脉推注了一支咪唑安定,20% 甘露醇 125 mL 快速静脉滴注。与此同时,他和另外一名护士配合,非常麻利地给患者气管插管,接呼吸机纯氧辅助呼吸,并联系急诊放射科拍了床边胸片,结果提示双肺斑片状影。半小时后查动脉血气分析(FiO_2:100%):pH 7.43、PaO_2 195 mmHg、$PaCO_2$ 32 mmHg、HCO_3^- 15.9 mmol/L。这时候其他化验结果也出来了,血碳氧血红蛋白 43%。血常规:白细胞 $14.3×10^9$/L,中性粒细胞 83.4%,血红蛋白 130 g/L,血小板 $150×10^9$/L。肝肾功能电解质:ALT 132 U/L, AST 58 U/L, Cr 87 μmol/L, BUN 11.7 mmol/L, K^+ 4.6 mmol/L, Na^+ 136 mmol/L, Cl^- 102 mmol/L, Ca^{2+} 2.20 mmol/L,胆碱酯酶 7 856 U/L。心肌酶谱:LDH 424 U/L, CK 1 856 U/L, CK-MB 102 U/L, Mb(肌红蛋白)1 238 ng/mL。患者病情非常严重,多个器官功能都有损害。医生立即汇报上级医生。上级医生让他立刻联系 ICU,准备将患者转到 ICU 进一步抢救。

问题1 该患者目前诊断什么？ 诊断依据是什么？

答 根据患者目前症状、体征及相关实验室检查,考虑诊断急性一氧化碳中毒,主要依据如下。
(1) 密闭环境下煤气未燃烧。
(2) 临床有缺氧表现,如意识障碍、呼吸困难,同时口唇呈樱桃红色等。
(3) 实验室检查:碳氧血红蛋白高、肝功能不全等表现。

问题2 对怀疑急性一氧化碳中毒的患者如何进行现场急救？

答 现场急救措施有:①立即将中毒者转移到通风、新鲜空气处。②保持呼吸道通畅,清除口鼻腔分泌物及呕吐物,如患者呼吸微弱需要开放气道,人工呼吸或呼吸球囊辅助呼吸,有条件者气管插管辅助呼吸。③立即吸氧、纠正缺氧,有条件者采用高流量氧的非重复呼吸贮气面罩。④如发生呼吸心搏停止,立即行心肺复苏。

问题3 为什么一氧化碳中毒患者面色口唇呈樱桃红色？

答 一氧化碳(CO)与血红蛋白结合生成的碳氧血红蛋白(HbCO)是樱桃红色的,当 HbCO 的流经面部、嘴唇的时候,由于面部、嘴唇的毛细血管相当丰富,加上面部、嘴唇黏膜很薄,因此透过皮肤黏膜可看到樱桃红色。

问题4 一氧化碳中毒患者为什么会缺氧？

答 一氧化碳中毒引起血液性缺氧。其病理生理基础是:一氧化碳经呼吸道吸入后,迅速在肺泡内弥散,透过毛细血管屏障进入血液,可与血红蛋白(Hb)紧密结合,形成 HbCO,从而与氧气(O_2)竞争性结合 Hb,由于一氧化碳与 Hb 的结合力比 O_2 与 Hb 的结合力高 200~250 倍,这就使氧合血红蛋白(HbO_2)减少,血液携氧能力下降,造成组织缺氧。同时,HbCO 的解离速度却比 HbO_2 慢 3 600 倍,且 HbCO 可以影响 HbO_2 的解离,阻碍 O_2 的释放,导致低氧血症进一步加重组织缺氧。

问题5 急性一氧化碳中毒有何临床表现？ 严重程度如何评估？

答 轻度急性一氧化碳中毒仅有头昏、头痛、恶心、呕吐、心悸、胸闷、全身乏力、四肢无力、意识模糊或者短暂性意识障碍。中度中毒者,可出现面部及口唇部发红、出汗、心率呼吸增快、表情淡漠、嗜睡、躁动不安或昏睡、昏迷。重度中毒者面部和口唇部呈樱桃红色,四肢肌张力增加或阵发性痉挛,腱反射增强,呼吸浅促,心率增快,昏迷、大小便失禁。深昏迷时出现面色苍白、四肢厥冷、口唇发绀、肌张力降低、腱反射消失、脉搏细弱、呼吸减慢、潮式呼吸。患者常常出现其他严重并发症如脑水肿、肺水肿、休克等。皮肤黏膜呈樱桃红色虽然是一氧化碳中毒的典型表现,但却较少见,多见于重度中毒。

问题6 如何诊断一氧化碳中毒？

答 根据吸入较高浓度一氧化碳的病史和急性发生的中枢神经损害的症状和体征,结合血中 HbCO 即时测定的结果,并排除其他病因后,可诊断为急性一氧化碳中毒。

问题7 急性一氧化碳中毒的早期处理原则是什么？

答 1. 纠正低氧血症
(1) 吸氧:吸氧可以加速 HbCO 解离,吸新鲜空气时,一氧化碳从 HbCO 释放出半量需要 4 小时,吸入纯氧可以缩短至 30~40 分钟;如呼吸暂停或停止应立即气管插管、机械通气。
(2) 高压氧:高压氧能提高血氧分压,增加血氧含量,加速 HbCO 的解离,迅速纠正低氧血症,减轻脑水肿和迟发性脑病的发生。

（3）红细胞置换：放出一部分含 HbCO 的血，输入新鲜红细胞。

2. 防治脑水肿，保护脑细胞

（1）20％甘露醇 125 mL 快速静脉滴注脱水，视脑水肿严重程度每 6～12 小时 1 次，待颅高压症状减轻后再逐渐停用。

（2）3％高渗盐水脱水。

（3）20％白蛋白脱水。

（4）利尿剂如呋塞米静脉推注利尿。

（5）控制抽搐，可静脉应用地西泮、咪唑安定或肌内注射苯巴比妥。

（6）选择性脑部亚低温：维持脑部温度在低温水平（33～35 ℃），降低脑部代谢，控制高热，必要时可加用人工冬眠。

（7）改善脑代谢，促进脑神经功能改善：依达拉奉、奥拉西坦等可以保护或促进脑神经细胞功能的恢复。

3. 防治并发症·防治急性一氧化碳中毒导致的心肌损害、横纹肌溶解、急性肾损伤、急性肝损伤等并发症；防治应激性溃疡、压疮、下肢深静脉血栓等并发症，积极预防和治疗感染。

4. 预防迟发性脑病·急性一氧化碳中毒患者治疗不及时，或者虽然经过及时治疗，仍有部分患者于中毒症状缓解后经过一段时间的"假愈期"（3～240 日）再次出现严重的脑损伤，临床上称为迟发性脑病（delayed neuropathological sequelae，DNS）。大量临床实践证实，早期、足疗程的高压氧是治疗中重度一氧化碳中毒的主要方法，可预防迟发性脑病。

问题 8　急性一氧化碳中毒的急救处理流程是什么?

答　急性一氧化碳中毒的急救处理流程如图 6-12 所示。

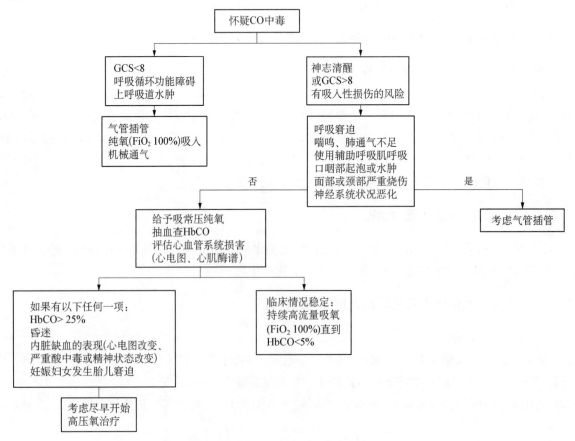

图 6-12　急性一氧化碳中毒的急救处理流程

问题 9　该患者出现呼吸衰竭加重，是 ARDS 吗？

国内外对于一氧化碳中毒致 ARDS 的报道及分析较少。国内有学者认为急性一氧化碳中毒可以导致 ARDS。急性一氧化碳中毒属于急性起病，出现呼吸急促、呼吸困难，$PaO_2/FiO_2<300$ mmHg，胸部 X 线片或 CT 提示双肺有浸润性阴影，而又无心源性因素导致的左心负荷过重，因而符合 ARDS 柏林定义。其发生机制主要是缺氧、酸中毒及一氧化碳直接毒性作用使肺毛细血管通透性增加，产生非心源性肺水肿。肺水肿是急性一氧化碳中毒时肺部病理学的突出表现。此外，一氧化碳中毒后脑缺氧、脑水肿、高压氧治疗以及呕吐误吸、肺部感染和休克也可以诱发或加重 ARDS 的发生。一旦发生 ARDS，患者需机械通气治疗，机械通气对于清除碳氧血红蛋白优于自然呼吸状态，尤其是早期可以给予高吸入氧浓度。

问题 10　该患者血 HbCO 浓度高吗？　能够反映他的临床严重程度吗？

正常人血 HbCO 饱和度不超过 10%，轻度中毒者血 HbCO 为 10%～30%，中度中毒者为 30%～50%，重度者在 50% 以上。但患者血 HbCO 浓度与其临床表现常常不一致。血 HbCO 浓度受脱离中毒环境的时间、是否接受氧疗等因素的影响。

· 转入 ICU 后 ·

重症医学科会诊后，患者转入 ICU。转入后继续给予患者心电监护、机械通气辅助呼吸、适当补液、甘露醇脱水、头部亚低温脑保护、改善脑代谢以及防治感染等治疗。但是 4 小时后复查 HbCO 25%，Mb 3 238 ng/mL，CK 2 856 U/L，CK-MB 326 U/L，ALT 765 U/L，AST 472 U/L，Cr 134 μmol/L，BUN 14.5 mmol/L，同时患者尿量少，4 小时尿量不足 100 mL，而且颜色深如洗肉水样，考虑患者合并横纹肌溶解，立即予以床边连续静脉静脉血液滤过（CVVH）。第 2 天，在 CRRT 间隙，在呼吸机辅助下，患者又被送到高压氧舱进行高压氧治疗。第 5 天，患者清醒。第 8 天，患者基本康复，转出 ICU 到康复科一边做高压氧一边行康复治疗。2 周后患者出院。

问题 11　一氧化碳中毒为什么会导致横纹肌溶解、急性肾损伤？

一氧化碳中毒导致横纹肌溶解可能与以下因素有关。

（1）一氧化碳与血红蛋白结合造成缺氧。

（2）一氧化碳与还原型细胞色素氧化酶的二价铁结合，抑制肌细胞的有氧呼吸和氧化过程，阻断氧化磷酸化，阻碍对氧的利用。

（3）一氧化碳与含二价铁的肌球蛋白结合，干扰了氧与肌红蛋白的正常结合，导致氧储备库耗竭。

（4）一氧化碳中毒后患者长时间保持同一体位，肌肉组织持续受压导致肌肉缺血坏死、溶解，其代谢产物就是肌红蛋白。肌红蛋白堵塞肾小管、对肾小管持续毒性损伤及肾脏缺血是横纹肌溶解并发急性肾损伤的发病机制。

· 1 个月后 ·

一个多月后的一天晚上，120 送来一个老年男性患者，突发意识不清 1 小时。据家属讲，患者 3 日前开始出现无精打采，容易忘事，说话也颠三倒四，开始以为是年纪大了。今天早上躺在床上一直想睡觉，不愿意起床,1小时前家属突然发现其躺在床上意识不清,大小便失禁,立即联系120送急诊。夏医生一看,这不就是那个急性一氧化碳中毒的患者吗!夏医生仔细查了一下,生命体征尚平稳,神经系统查体无阳性体征。夏医生考虑其会不会是一氧化碳中毒患者在经历一段时间的"假愈期"后出现的迟发性脑病,遂安排急查头颅CT,结果提示基底节区局灶性低密度影。夏医生又联系了上级医生,上级医生了解了病史,认真查体和阅片后,肯定了夏医生的诊断。当晚给予患者心电监护、加强气道管理、改善脑循环和代谢、防治并发症等治疗;第2天转神经内科,并行高压氧治疗,治疗3日后患者神志逐渐转清,又继续高压氧和康复治疗巩固了3周余,患者基本痊愈后出院。

问题12 何谓一氧化碳中毒迟发性脑病?

答 急性一氧化碳中毒患者治疗不及时,或者即使经过及时治疗,仍有3%～30%的患者于中毒症状缓解后经过一段时间的"假愈期"(3～240日)再次出现严重的脑损伤,临床上称为迟发性脑病(DNS)。DNS的临床表现多样,无特异性,主要为严重的精神异常、锥体外系功能障碍、性格改变和轻度认知功能障碍,有时亦可出现严重的痴呆、精神病、癫痫、帕金森综合征、失明、大小便失禁等症状。

问题13 为什么会发生一氧化碳中毒迟发性脑病?

答 一氧化碳中毒迟发性脑病的发生机制尚不明确,目前主要有以下几个观点。

1. 缺血缺氧学说·一氧化碳与Hb结合形成HbCO,HbCO不仅妨碍O_2与Hb的结合,而且抑制氧的解离,引起细胞线粒体呼吸功能障碍,造成全身组织尤其是脑组织能量代谢障碍,导致神经系统功能障碍,甚至神经元变性坏死。

2. 细胞毒损伤学说·一氧化碳与含铁血红蛋白及含铁的酶类结合,使细胞内酶失活,氧利用发生障碍,造成脑细胞受损,形成迟发性脑病;一氧化碳与细胞色素氧化酶亲和力很强,结合后使酶功能失活,氧利用受到抑制,使ATP生成减少和线粒体的电子传递受阻。

3. 兴奋性氨基酸学说·急性一氧化碳中毒引起脑内谷氨酸释放增加,谷氨酸的神经毒性作用是通过细胞内钙超载介导的,谷氨酸作用于突触后受体,使神经元去极化,从而引起神经功能异常。

4. 继发性血管损伤学说·急性一氧化碳中毒导致机体缺氧,引起脑组织血管先痉挛后扩张,通透性增加,而后继发闭塞性动脉内膜炎,缺氧亦使脑血管循环障碍,进一步加重组织缺血、缺氧。严重时可有脑水肿,纹状体和黑质的血管也可出现血栓、坏死及点状出血,甚至出现出血性脑梗死。急性一氧化碳中毒引起的这些血管病理变化,发展到脑组织坏死、出血和梗死等病理改变需要一定的时间,这可能是DNS出现"假愈期"的原因之一。

5. 再灌注和自由基损伤学说·一氧化碳中毒患者大脑出现缺血性表现,与脑组织缺血-再灌注损伤有非常相似的病理过程。缺血-再灌注使脑组织生成大量的自由基,使细胞膜脂质过氧化反应增强,线粒体功能障碍,导致细胞受损,DNS形成。

6. 细胞死亡方式学说·细胞死亡可以分为三大类,坏死、凋亡和自噬性细胞死亡。一氧化碳中毒作为刺激因素,诱导脑组织神经细胞发生自噬现象,中毒早期的自噬对脑损伤具有保护作用,而随着自噬的过度激活,引起自噬性细胞死亡,则可进一步加重神经元损伤。

7. 免疫损伤学说·近年的研究表明,CNS并非绝对的免疫特免区。急性一氧化碳中毒可引起中性粒细胞激活,产生活性氧簇(ROS),从而使脑组织发生脂质过氧化;醛式脂质过氧化产物,如丙二醛(MDA),与脑组织蛋白反应,可改变蛋白电荷三级结构及其免疫原性,从而产生抗原性物质,激活CNS的免疫反应。DNS的发病过程有一个明显的"假愈期",此期很有可能是急性一氧化碳中毒后CNS免疫反应激活的过程。

问题 14　如何治疗一氧化碳中毒迟发性脑病？

答　1. 对症支持治疗·DNS 患者发病早期就出现认知功能障碍，应加强看护，避免意外。随着病情进展，患者大小便失禁，肌张力高，行动困难。重症卧床患者应防治压疮、吸入性肺炎和反复感染、下肢深静脉血栓；进食困难者给予鼻饲饮食，早期进行肢体被动性功能锻炼，避免肢体痉挛挛缩。

2. 高压氧治疗·目前国内广泛采用高压氧治疗 DNS，但缺少双盲 RCT 研究。国内指南推荐高压氧应作为一种治疗手段应用于迟发性脑病治疗，但应严格掌握适应证和禁忌证。国外对高压氧应用于迟发性脑病的研究较少，但 2012 年美国专家共识推荐高压氧应用于以下急性一氧化碳中毒患者：中毒患者伴随意识丧失、心肌缺血样改变、神经损害、明显代谢性酸中毒、碳氧血红蛋白大于 25％者。

3. 糖皮质激素·DNS 使用糖皮质激素能否明显改善患者预后、缩短病程，目前尚缺乏询证医学证据，此外迟发性脑病长期卧床患者容易加重感染，老年患者糖耐量减低或患有糖尿病，不推荐常规使用。

4. 自由基清除剂·应用依达拉奉、维生素 C、超氧化物歧化酶等抗氧化剂，有助于防治 DNS。

5. 改善微循环和营养神经细胞治疗·多奈哌齐和吡咯烷酮类药物保护或促进神经细胞的功能恢复，临床研究表明治疗迟发性脑病有效。此外，有报道其对器质性脑病综合征有效，未见不良反应报告，可以应用于迟发性脑病。

·要点归纳·

（1）一氧化碳中毒者一旦发现需立即脱离中毒环境。

（2）一氧化碳中毒会导致患者出现血液性缺氧表现，做好脑功能保护，维系器官功能，若病情允许，尽早高压氧治疗。

（3）一氧化碳中毒患者容易出现迟发性脑病，需予以警惕。

（左祥荣）

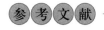

［1］高春锦，葛环，赵立明，等. 一氧化碳中毒临床治疗指南（一）［J］. 中华航海医学与高气压医学杂志，2012，19（2）：127-129.
［2］葛环，高春锦，赵立明，等. 一氧化碳中毒临床治疗指南（二）［J］. 中华航海医学与高气压医学杂志，2012，19（5）：315-317.
［3］高春锦，葛环，赵立明，等. 一氧化碳中毒临床治疗指南（三）［J］. 中华航海医学与高气压医学杂志，2013，20（1）：72-74.
［4］葛环，高春锦，赵立明，等. 一氧化碳中毒临床治疗指南（四）［J］. 中华航海医学与高气压医学杂志，2013，20（5）：356-358.
［5］Zengin S, Yılmaz M, Al B, et al. Therapeutic red cell exchange for severe carbon monoxide poisoning［J］. J Clin Apher, 2013,28(5)：337-340.
［6］Hampson NB, Piantadosi CA, Thom SR, et al. Practice recommendations in the diagnosis, management, and prevention of carbon monoxide poisoning［J］. Am J Respir Crit Care Med, 2012,186(11)：1095-1101.
［7］Wolf SJ, Maloney GE, Shih RD, et al. Clinical policy: critical issues in the evaluation and management of adult patients presenting to the emergency department with acute carbon monoxide poisoning［J］. Ann Emerg Med, 2017,69(1)：98-107.
［8］王文岚，张瑜，李娅，等. 一氧化碳中毒与一氧化碳中毒迟发性脑病的研究进展［J］. 中国急救医学，2012，32（11）：1041-1045.

第 7 章

代谢性疾病

病例 25

糖尿病酮症酸中毒
你以为是你吃了糖，其实是糖"吃"了你

• 病例概要 •

21岁的年轻女孩小王不爱运动，爱吃高糖的饮料和零食，体重噌噌往上涨。有段时间小王时常感觉口渴想喝水，小便次数也不断增多，偶尔还感到隐隐的腹痛。在当地医院检查后，发现她血糖增高、尿糖阳性，诊为"1型糖尿病"。这让家里人大吃一惊，家人很不解："她才21岁，怎么可能有糖尿病？"医生说："自身免疫系统的缺陷、遗传因素、病毒感染以及不良的生活饮食习惯，都会导致糖尿病。糖类积累在身体内，会导致一系列并发症，高血压病、糖尿病、血脂紊乱、冠心病、恶性肿瘤等，都会排着队来找你。"

接下来的日子小王的生活就离不开胰岛素，然而更糟糕的事情接踵而至。某天，小王下班后吃了一个苹果，2小时后感觉腹部疼痛难忍，情绪烦躁，很快神志不清，家属得知后第一时间把小王送进了急诊。急诊护士一边通知医生，一边查看小王的生命体征。值班医生做了初步检查：体温 36.8 ℃，心率 102 次/分，呼吸频率 24 次/分，血压 80/40 mmHg。精神萎靡，呼之可睁眼，不能完成指令动作，不能回答问题。双侧瞳孔等大等圆，直径 2.5 mm，对光及压眶反射均灵敏。皮肤黏膜干燥，四肢凉。呼吸较深，频率增快，呼出气有异味，SpO$_2$ 96%，双肺听诊呼吸音清，未闻及干湿啰音。心率 102 次/分，律齐，各瓣膜区未闻及病理性杂音。腹软，全腹轻压痛，无肌紧张和反跳痛，肠鸣音 3 次/分。肌力检查不配合，肌张力减低，病理征未引出。医生根据既往病史，结合症状和体征，立刻把诊断治疗的焦点集中在"糖尿病酮症酸中毒"上，和家属谈话，交代病情，决定收住 ICU 抢救治疗。

• 入 ICU 时 •

入 ICU 时，患者浅昏迷，双侧瞳孔等大等圆，直径 2.0 mm，光反射存在，鼻导管吸氧，呼吸深大，SpO$_2$ 98%，心率 112 次/分，血压 86/45 mmHg，腹部未查见明显异常。

随机血糖检测为 30 mmol/L。尿常规示尿酮体 3+，尿糖 3+。动脉血气分析示 pH 6.96，PaO$_2$ 85 mmHg，PaCO$_2$ 24 mmHg，BE −19 mmol/L，HCO$_3^-$ 6.5 mmol/L，Lac 3.2 mmol/L。电解质检查示 K$^+$ 3.2 mmol/L，Na$^+$ 128 mmol/L，血氯 103 mmol/L。血常规白细胞 10.6×10^9/L，中性粒细胞 65%，血细胞比容 54%；血淀粉酶检测为 42 U/L。头颅 CT 未见明显异常。

问题 1 　根据以上信息，该患者最可能的诊断及诊断依据是什么？

答 根据患者病史、症状和体征，最可能的诊断是糖尿病酮症酸中毒、分布性休克。

诊断依据如下：①1 型糖尿病病史。②急性起病、不当饮食、恶心呕吐、腹痛、意识改变。③脱水貌、皮肤干燥、呼吸深快、呼出气有异味。④循环功能不全。

问题 2 　如何明确糖尿病酮症酸中毒的诊断？

答 糖尿病酮症酸中毒的诊断需要在病史、症状和体征的基础上完善以下检查。

1. 血糖测定·血糖升高，通常波动在 27.8～44.4 mmol/L(500～800 mg/dL)，但不是所有患者都有严重的高血糖。

2. 尿常规测定·尿糖和尿酮体阳性。

3. 血酮体测定·血酮体水平增高，总酮体水平平均为 10～20 mmol/L。

4. 血气分析测定·由于酮体增高，出现高 AG 代谢性酸中毒，休克患者常伴乳酸酸中毒，严重呕吐患者并发代谢性碱中毒。

5. 电解质测定·严重高血糖引起尿糖增高，产生渗透性利尿，导致液体和电解质丢失。常见轻度低钠血症，血钾正常或升高，约 20% 的患者出现血钾降低，氯离子浓度一般正常或为正常低限。

问题 3 　需要和哪些疾病进行鉴别？

答 患者既往有 1 型糖尿病病史，出现腹痛伴呕吐、意识障碍和休克，应与以下疾病相鉴别。

1. 急腹症·急性胃肠炎、急性胰腺炎、消化道穿孔等。

2. 导致意识障碍的其他疾病·低血糖昏迷、高渗性昏迷、脑血管病等（表 7-1）。

3. 其他酮症·如饥饿性酮症，热量摄入不足，体内脂肪大量分解所造成的酮症；酒精性酮症，大量饮酒而碳水化合物摄入过少，出现难治性呕吐导致的酮症。

4. 休克的血流动力学鉴别·与心源性、梗阻性和感染性休克鉴别。

表 7-1　糖尿病昏迷鉴别诊断表

项目	酮症酸中毒	低血糖昏迷	高渗性昏迷	乳酸酸中毒
病史	多发生于青少年，多数有糖尿病史，常有感染、胰岛素治疗中断等病史	有糖尿病史，有注射胰岛素、口服降血糖药、进食过少、过度体力消耗等病史	多发生于老年患者，常无糖尿病史，常有感染、呕吐、腹泻等病史	常有肝、肾功能不全、低血容量休克、心力衰竭、饮酒、服苯乙双胍(DBI)等病史
起病	慢(2～4 日)	急(以小时计)	慢(数日)	较急
症状	有厌食、恶心、呕吐、口渴、多尿、昏睡等	有饥饿感，多汗、心悸、手抖等交感神经兴奋表现	有嗜睡、幻觉、震颤、抽搐等	有厌食、恶心、昏睡及伴发病的症状
体征				
皮肤	失水、燥红	潮湿多汗	失水	失水
呼吸	深、快	正常	加快	深、快
脉搏	细速	速而饱满	细速	细速
血压	下降	正常或稍高	下降	下降

续表

项目	酮症酸中毒	低血糖昏迷	高渗性昏迷	乳酸酸中毒
实验检查				
尿糖	++++	阴性或+	++++	阴性或+
尿酮体	+～+++	阴性	阴性或+	阴性或+
血糖	显著增高,多为16.7～33.3 mmol/L	显著降低,<2.8 mmol/L	显著增高,一般为33.3 mmol/L以上	正常或增高
血酮体	显著增高	正常	正常或稍增高	正常或稍增高
血钠	降低或正常	正常	正常或显著升高	降低或正常
pH	降低	正常	正常或降低	降低
CO_2结合力	降低	正常	正常或降低	降低
乳酸	稍升高	正常	正常	显著升高
血浆渗透压	正常或稍升高	正常	显著升高,常>350 mmol/L	正常

问题 4　糖尿病酮症酸中毒有哪些诱发因素?

🅰 糖尿病酮症酸中毒患者最常见的诱发因素包括停止胰岛素治疗、感染、未诊断的早期糖尿病和饮食不当。当患者出现胰岛素抵抗、对胰岛素的需求增加时,如未适当增加胰岛素剂量,可出现急性胰岛素缺乏;应激又使反向调节激素分泌增加,也是导致糖尿病酮症酸中毒的重要诱因(表 7-2)。

表 7-2　糖尿病酮症酸中毒患者常见诱发因素

1. 新发生的 1 型糖尿病	3. 感染	脑血管意外
2. 胰岛素剂量减少	4. 急性疾病	5. 内分泌紊乱
厌食和呕吐	创伤	甲状腺功能亢进
依从性差	胰腺炎	嗜铬细胞瘤
非贮存式胰岛素给药失败	心肌梗死	生长抑素瘤

问题 5　糖尿病酮症酸中毒发生机制是什么?

🅰 糖尿病酮症酸中毒的发生过程,与正常禁食时激素水平改变导致的代谢改变类似,可以看作是禁食的一种极端异常形式。

正常进食时胰岛素为体内主要的血糖调节激素,参与摄取的营养物质代谢及储存。禁食时机体需要动员内源性能源物质进行能量代谢,导致激素水平发生改变,即胰岛素水平下降而胰高血糖素升高。胰岛素/胰高血糖素的变化使肝糖原成为禁食时葡萄糖的主要来源。同时,胰岛素水平下降导致储存的脂肪释放和分解增加,脂肪分解产生的甘油和肌肉蛋白质代谢产生的丙氨酸,可作为肝脏糖异生的底物。而释放的游离脂肪酸一方面成为能量代谢底物,以保证脑代谢的需要;另一方面在胰高血糖素作用下,在肝脏生成酮体,可作为大脑和肌肉组织的非葡萄糖能量底物来源。

糖尿病患者在胰岛素用量减少、感染、创伤等急性疾病状态下,胰岛素水平不足和胰高血糖素升高更为显著,导致上述代谢紊乱进一步加剧,血糖升高和酮体产生进一步增加。同时,上述各种诱因下,皮质醇、生长激素和儿茶酚胺等应激激素水平明显升高,促进高血糖和酮血症的发生,两者均参与糖尿病酮症酸中毒的发生和发展。皮质醇通过促进生糖底物向肝脏转运和转氨基作用,增加糖异生;其持续过度分泌还可降低胰岛素敏感性。生长激素除参与脂肪动员外,还增加胰岛素抵抗;而儿茶酚胺则通过促进脂肪分解代谢而提供酮体生成的底物,并促进肝糖原分解和糖异生。

问题6 糖尿病酮症酸中毒有哪些病理生理改变?

⊗ 糖尿病酮症酸中毒的病理生理改变如图 7-1 所示。

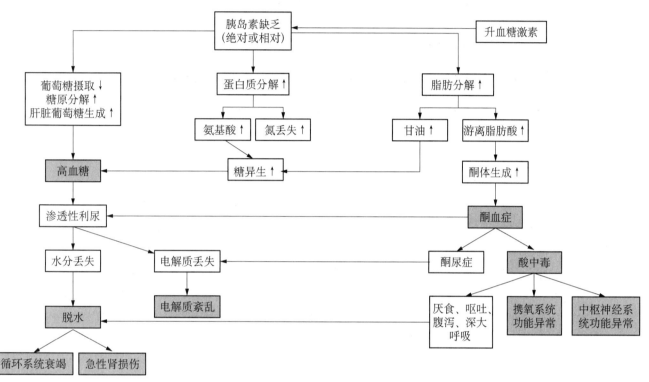

图 7-1 酮症酸中毒发病机制与病理生理变化

1. 高血糖·升糖激素过多而胰岛素严重不足导致肝脏葡萄糖生成显著增加,尽管葡萄糖利用有所增加,但总体清除降低,最终导致血糖明显升高。

2. 高血酮和代谢性酸中毒·酮体产生增加,超过肝外组织的利用,导致体内蓄积,产生代谢性酸中毒。

3. 严重脱水·高血糖、高血酮的利尿作用;蛋白质及脂肪的分解加速使酸性产物排出增多;厌食、恶心、呕吐使脱水加重。

4. 电解质紊乱·大量渗透性利尿使体内丢失大量的电解质,造成缺钠、钾、氯、磷等,但由于严重脱水导致血液浓缩,反而会出现电解质浓度假性正常甚至升高,若治疗过程中补充不及时会显示出电解质浓度下降。

5. 携氧系统功能异常·酸中毒致血红蛋白氧释放增多有利于组织供氧;但酸中毒使 2,3-DPG(2,3-二磷酸甘油酸)降低,又降低氧释放。

6. 周围循环系统衰竭与急性肾损伤·脱水致有效循环血量不足,导致循环衰竭和肾脏等器官灌注不足,产生急性肾损伤。

7. 中枢神经系统功能异常·患者易出现意识障碍,主要与血浆渗透压增高有关。另外,糖利用障碍,脑细胞依靠酮体氧化,导致供能不足;酸中毒产生脑细胞功能的抑制;有效循环血量不足导致脑灌注减少加重神经系统功能损害。

问题 7 该患者需要紧急处理哪些问题？ 为什么？

(答) 维持生命体征是重症患者早期处理的关键。患者入院时血压 80/40 mmHg,血乳酸升高,提示出现低血容量性休克,处于休克失代偿期,产生明显组织缺氧。需要紧急处理,改善组织灌注和组织缺氧。结合病理生理改变可知休克的血流动力学分型为严重脱水导致的低血容量性休克,应给予积极液体复苏,必要时给予血管活性药物提高血压。同时,患者存在严重酸中毒(血 pH 7.09),严重酸中毒可导致心肌收缩力降低、血管扩张、脑功能抑制、胰岛素抵抗及酶活性降低,需要紧急处理。

问题 8 糖尿病酮症酸中毒紧急处理时,补液、纠正酸中毒的原则是什么?

(答) 成年糖尿病酮症酸中毒患者液体丢失量平均为 5～7 L,达体重的 10%～15%。确诊后应立即给予积极液体复苏,防止组织灌注不足进一步恶化。液体复苏原则如下。

(1) 最初 2 小时补液 2 L 左右。

(2) 前 4 小时内输入所计算失水量 1/3 的液体。

(3) 之后的 8 小时再输注 0.9%或 0.45% NaCl 溶液 2 L。液体复苏的过程中应监测患者的容量反应性,尤其对老年患者和既往心功能不全病史的患者,须严密监测,防止复苏不当引起心功能不全和肺水肿。如果存在严重低血压,输注白蛋白有助于增加容量复苏的效果。

酸中毒时并不需要常规使用碳酸氢盐治疗,多数患者随着胰岛素治疗和酮体代谢,酸中毒能缓解。碳酸氢盐治疗可导致氧离曲线左移后氧释放减少、低血钙性手足抽搐、脑脊液 pH 反常下降、反跳性碱中毒、钾需要量增加及钠过负荷等不良影响。因此,只有当 pH 过低、酸血症的危害超过碱治疗的危害时才进行碳酸氢钠的补充。pH<7.0 时,尤其是在危重患者中,主张给予碳酸氢盐治疗。

· 入 ICU 3 小时后 ·

患者入院后迅速按上述原则开始处理:首先给予 5%碳酸氢钠 100 mL 静脉滴注;同时快速补液(第 1 小时补液 1 200 mL);并启用静脉泵入胰岛素 5 U/h 降低血糖;静脉补钾 1 g/h。处理后患者血压逐渐回升至 90/60 mmHg,复测血糖为 24.3 mmol/L,第 1 小时尿量增加到 50 mL,复查血气分析和电解质示 pH 7.15,Lac 1.8 mmol/L, K^+ 3.4 mmol/L。第 2 小时,患者意识逐渐转清,对答切题,反复诉口干。再次复查血气示酸中毒明显改善,pH 7.21,组织氧代谢恢复正常,Lac 1.2 mmol/L,血糖降至 19.8 mmol/L。入院 3 小时,患者液体总入量 2 500 mL,心率逐渐下降至 80 次/分,尿量继续增多至 100 mL/h,口干明显改善;pH 7.27,血糖渐降至 15.9 mmol/L,共静脉补钾 3 g, K^+ 3.8 mmol/L。

问题 9 糖尿病酮症酸中毒高血糖如何处理?

(答) 四种方法可缓解和纠正高血糖。①补充液体,扩大细胞外液容量,通过稀释而降低细胞外血糖的浓度。②随着血管内容量恢复及肾灌注改善,可以经尿液持续排出更多的葡萄糖。③胰岛素可以减少肝脏葡萄糖产生的速度,因为这是糖尿病酮症酸中毒产生高血糖的重要的病理生理机制之一,所以抑制该过程是治疗的主要目标之一。④通过胰岛素的应用增加葡萄糖利用,降低血糖。

高血糖一旦诊断后,应在液体复苏、纠正酸中毒的同时立即以 0.1 U/(kg・h)的速度开始持续静脉输注胰岛素。每小时 1 次床旁血糖监测,根据血糖水平调整胰岛素用量,使血糖以 3.9～6.1 mmol/(L・h)

[70～110 mg/(dL·h)]的速度下降;当血糖达 13.9 mmol/L 时,开始输注 5%葡萄糖,输注葡萄糖的同时应持续给予胰岛素输注。治疗过程中密切监测血酮体、尿酮体及 pH 水平。

问题10　糖尿病酮症酸中毒如何纠正血钾的异常?

答 糖尿病酮症酸中毒由于肾脏渗透性利尿使钾经肾脏丢失,另外,酸中毒时钾离子从细胞内向细胞外转移,钾经肾脏丢失的量进一步增加。因患者脱水严重,多数患者最初血钾正常或升高,但有 20%的患者开始时表现为低血钾。

如果患者就诊时血钾降低,在胰岛素治疗开始时就应补钾。低血钾患者只输注胰岛素而不补充钾,会加重低钾血症,并有导致严重后果的潜在风险。如开始血钾在正常范围,可暂不补钾,但需严密监测,如果尿量>40 mL/h,应开始补钾;尿量<30 mL/h,暂缓补钾;如果血钾增高,应在胰岛素治疗开始后、输注第二升液体、尿量>40 mL/h 时,复查血钾,如降低则开始补钾治疗。随着胰岛素的输注、水分向细胞内转移及 pH 升高,给正常血钾或高血钾患者补钾的危害得以减轻。但补充过程中需监测心电图,防止血钾增高。

· 入 ICU 6 小时后 ·

患者病情进一步好转,神志清,能正确回答问题,可少量饮水。心电监护示:心率 75 次/分,血压 91/62 mmHg。复测血气 pH 7.29,Lac 1.2 mmol/L,K^+ 3.9 mmol/L,血糖 12 mmol/L。将血糖测量频率减为每 4 小时 1 次。次日患者开始恢复正常饮食,按照其既往胰岛素应用方案皮下给药,血糖控制良好。第 3 日转内分泌科。

问题11　患者生命体征稳定后还应兼顾哪些方面的治疗?　为什么?

答 在稳定生命体征的同时,应兼顾以下方面的治疗。

1. 明确并治疗诱发糖尿病酮症酸中毒的病因·感染是最多见的诱因,一旦明确感染源,则应积极有效控制感染。对该患者而言,明确诱因为饮食不当。原因在于:该患者存在腹痛、呕吐、血白细胞升高等疑似胃肠炎表现,但是患者无发热,腹痛呕吐易于缓解,而糖尿病酮症酸中毒本身可引起白细胞上升,无法明确存在肠源性感染。故该患者可暂不应用抗生素,继续严密观察病情变化,同时留取粪便检查,并在 24 小时后复查血常规等炎症指标,以指导是否需要药物抗感染。

2. 重视防治脑水肿·本病一旦继发脑水肿,住院病死率明显增高,因此应着重预防、早期发现和及时治疗。脑水肿可能与脑缺氧、补碱不当、血糖下降过快等有关。如经治疗后血糖有所下降,酸中毒改善,但昏迷反而加重,或曾有一过性好转复又昏迷,或出现烦躁、心率慢而血压高、肌张力高,应警惕脑水肿可能。可给予地塞米松、呋塞米、白蛋白。慎用甘露醇。

3. 急性肾损伤·是糖尿病酮症酸中毒主要死因之一,需高度警惕。急性肾损伤与有无肾基础病变、失水、休克程度及持续时间、有无延误治疗等密切相关。治疗过程中应注意监测每小时尿量,一旦患者经过大量补液或已数小时尿量持续低于 0.5 mL/(kg·h),应想到急性肾损伤可能。无尿时应注意除外有无膀胱扩张、尿潴留,可进行膀胱区叩诊或膀胱超声检查以协助判断。

(4) 防止吸入性肺炎。酸中毒引起呕吐或伴有急性胃扩张,必要时可给予 1.25%碳酸氢钠溶液洗胃,清除残留食物,防止吸入性肺炎。

· 要点归纳 ·

（1）当血糖升高伴有血酮体或尿酮体增高、酸中毒时需要考虑糖尿病酮症酸中毒。

（2）较多因素可引发糖尿病酮症酸中毒：停止胰岛素治疗、感染、未诊断的早期糖尿病和饮食不当最为常见。

（3）一旦确诊需大量补液，同时积极控制血糖，纠正酸中毒，做好器官功能支持。

（4）糖尿病酮症酸中毒时维持内环境稳定也很重要。

（郭凤梅）

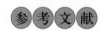

［1］葛均波，徐永健．内科学［M］．8 版．北京：人民卫生出版社，2013.

［2］Khwaja A. KDIGO clinical practice guidelines for acute kidney injury［J］．Nephron Clinical Practice，2012，120(4)：c179 - 184.

［3］Spasovski G，Vanholder R，Allolio B，et al. Clinical practice guideline on diagnosis and treatment of hyponatraemia［J］．Eur J Endocrinol，2014，170(3)：G1 - 47.

病例 26

高血糖高渗状态
都是高糖惹的祸

· 病例概要 ·

李大爷退休后喜欢上公园唱唱戏曲,但近期他在唱戏途中老觉得口渴,喝了很多水之后又频频上厕所,让他感觉有些不好意思,只好躲在家,不敢外出。不过,在家休息时,口渴、尿频也没得到缓解。最近口干舌燥更加严重,特别想喝水,喝了水就往厕所跑。紧接着几天前受凉后出现发热,咳嗽,有黄脓痰,大爷自己冲了几袋感冒冲剂,一直不见效果,体温还是 38.2 ℃。家里人也发现大爷蔫蔫的,没了以前的精气神,天天像是没睡醒。

某天早上李大爷吃完饭出去散步,突然昏倒在路边,神志不清,全身抽搐,被送入医院治疗。

入急诊时,患者体温 38.5 ℃,心率 94 次/分,BP 108/64 mmHg,呼吸频率 20 次/分。神志不清,瞳孔对光反射及压眶反射存在。颈软,无口唇发绀,全身皮肤弹性差。双肺呼吸音粗,右下肺闻及干湿啰音。心率 94 次/分,律齐,各瓣膜区未闻及器质性杂音。腹软,全腹无明显压痛、反跳痛。肝脾肋下未触及,移动性浊音阴性。双下肢无浮肿。医生初步诊断:糖尿病(2 型)? 糖尿病酮症酸中毒? 高血糖高渗状态? 肺部感染、肺性脑病? 脑血管意外? 考虑患者高龄,病情危重,决定收住 ICU 抢救治疗。

· 入 ICU 时 ·

入 ICU 时,患者浅昏迷状态,双侧瞳孔等大等圆,直径约 3.0 mm,对光反射存在,轻度脱水貌,无明显呼吸困难,鼻导管吸氧,SpO_2 99%,心率 112 次/分,血压 110/60 mmHg,双下肢不肿。

患者入院后查微量血糖为"High",不能显示数值。血气分析示:pH 7.32,PaO_2 76 mmHg,$PaCO_2$ 41 mmHg,Lac 1.7 mmol/L。急查血生化:K^+ 2.4 mmol/L,Na^+ 162 mmol/L,Cl^- 113 mmol/L,Ca^{2+} 2.1 mmol/L,血糖 61 mmol/L。BUN 14.96 mmol/L,SCr 157.90 μmol/L。血常规:白细胞计数 $18×10^9$/L,中性粒细胞 91.4%,红细胞 $3.37×10^{12}$/L,血红蛋白 113 g/L,血小板 $311×10^9$/L。PCT 1.3 ng/mL。尿常规:潜血+,尿糖 4+,酮体-。糖化血红蛋白:10.3%。

问题 1　该患者的初步诊断考虑是什么？　还需要完善哪些检查？

答　该患者的初步诊断为：2 型糖尿病、高血糖高渗状态、肺部感染、高钠血症、低钾血症。

应完善下述辅助检查以明确诊断。

1. 血糖、尿糖、糖化血红蛋白·应明确患者是否存在 2 型糖尿病。

2. 血尿酮体·明确是否存在糖尿病酮症。

3. 急查动脉血气·有助于鉴别酮症酸中毒与高渗状态，排除是否存在肺性脑病。

4. 电解质检测·明确有无电解质紊乱及其导致的意识改变。

5. 肝功能检查·排除肝性脑病等情况。

6. 影像学检查·胸部影像学明确肺内病变情况，颅脑影像学检查明确是否存在脑血管意外等导致的意识障碍。

问题 2　患者的渗透压是多少？

答　血浆总渗透压是指血浆有效渗透压与能自由通过细胞膜的尿素氮形成的渗透压之和。机体有效的血浆渗透压一般维持在 280~300 mmol/L，血浆有效渗透压达到或超过 320 mOsm/L 即可诊断高渗状态。

血浆有效渗透压(mOsm/L) $= 2 \times [Na^+ (mmol/L) + K^+ (mmol/L)] +$ 血糖(mmol/L)

血浆总渗透压(mOsm/L) $= 2 \times [Na^+ (mmol/L) + K^+ (mmol/L)] +$ 血糖(mmol/L) $+ BUN(mmol/L)$

该患者血浆总渗透压至少为：

$$2 \times (162 + 2.4) + 血糖 + 14.96 = 328 + 血糖 + 14.96 > 320 \, mOsm/L$$

因此，患者高血糖高渗状态诊断明确。

问题 3　哪些诱因可引起高血糖高渗状态？

答　引起糖尿病高渗状态的常见诱因如下。

1. 感染·是最常见诱因。主要为上呼吸道和泌尿道等部位的感染。

2. 摄水不足·老年人口渴中枢敏感性下降，卧床患者、精神失常或昏迷患者以及不能主动摄水的幼儿等也常见发生。

3. 失水过多和脱水·多见于严重的呕吐、腹泻，大面积烧伤，神经内、外科脱水治疗，透析治疗等。

4. 高糖摄入和输入·如大量摄入含糖饮料、高糖食物，诊断不明时或漏诊时静脉大量输入葡萄糖液，完全性静脉高营养治疗，以及使用含糖溶液进行血液透析或腹膜透析等情况。

5. 其他·脑血管意外、急性心肌梗死、急性胰腺炎、消化道出血、外伤、手术、中暑或低温等应激状态也可诱发。

该患者明确有受凉病史，存在发热、咳嗽、咳痰等症状，考虑此次高血糖高渗性昏迷的诱因为呼吸道感染。

问题 4　导致高血糖高渗状态的发病机制有哪些？

答　导致高血糖高渗状态的发病机制具体尚不明确，但目前较为一致的观点如下。

（1）存在发病基础：患者均有不同程度的糖代谢障碍，基本病因是胰岛素不足、靶细胞功能不全和脱水。

（2）在各种诱因的作用下，原有糖代谢障碍加重，胰岛对糖刺激的反应减低，胰岛素分泌减少，肝糖原分解增加，血糖显著升高，严重的高血糖和糖尿引起渗透性利尿，致使水及电解质大量自肾脏丢失。

（3）由于患者多有主动摄取能力障碍和不同程度的肾功能损害，肾脏排泄糖显著减少，故脱水、血糖及血浆渗透压逐渐升高，最终导致高渗高血糖状态的发生。

问题 5　目前最需要解决的问题有哪些？ 对机体造成哪些影响？ 如何处理？

答　目前最需要紧急解决的问题是高血糖高渗状态。持续高血糖高渗将产生如下影响：①渗透性利尿，尿渗透压约 50% 由尿液中葡萄糖来维持，故患者失水常较电解质丢失严重。水分的丢失平均可达 9 L(24% 的体内总水量)，脱水一方面引起皮质醇、儿茶酚胺和胰高血糖素的分泌增加，另一方面又能进一步抑制胰岛素的分泌，继续加重高血糖，形成恶性循环。②脱水导致继发性醛固酮分泌增多，加重高血钠，使血浆渗透压进一步增高，细胞内大量水分转移至细胞外，导致脑细胞脱水，从而造成本症突出的神经精神症状。

治疗原则在于尽早控制血糖，降低血浆渗透压。但过快降低血糖可能导致严重电解质紊乱，因此血糖下降的速度控制在 4～6 mmol/h 为宜。

问题 6　除积极控制血糖，该患者还需要哪些治疗？

答　高血糖高渗状态治疗的基本原则为补液，维持水、电解质稳定等，治疗原则同糖尿病酮症酸中毒相似。

输液总量一般按患者原体重的 10%～12% 估算，开始 2 小时输液 1 000～2 000 mL，前 12 小时给输液总量的 1/2，再加上当日尿量，其余在剩余时间内输入。一般先输注等渗液体，如已发生休克，则先补充生理盐水和适量胶体溶液，尽快纠正休克；若无休克，则首选晶体液。但血钠高于 155 mmol/L 时，可给予适量低渗液。对于老年患者、既往有心功能不全等患者，输液中应监测患者的容量反应性，防止输液不当导致心源性肺水肿等并发症。

问题 7　该患者补液过程中电解质如何调整？

答　该患者补液治疗过程中，液体补充量较大，推荐 0.9% 生理盐水作为复苏液体，但容易出现血钠的明显升高，因此需密切监测血钠等电解质水平，但不必急于迅速将血钠降至 145 mmol/L 以下的正常范围。在补充等渗液(如生理盐水，钠离子浓度不高于 152 mmol/L；平衡盐溶液，钠离子浓度接近血浆正常值)的过程中会逐渐达到平稳降钠的目的，可防止血浆渗透压在短时间内的急剧波动，导致脑水肿加重；治疗过程中需加强监测，结合血糖水平，及时调整补液方案。

·入 ICU 1 天后·

入院后严密监测，积极控制血糖，0.9% 生理盐水补充，第 8 小时血气中血糖水平为 31 mmol/L，之后每小时监测末梢血微量血糖，并调整胰岛素泵速，维持每小时血糖下降 2～3 mmol/L。入院第 15 小时，血糖降至 14 mmol/L，开始补充 5%GS。患者入院第一个 24 小时总入量 5 162 mL，出量 870 mL(均为尿量)。意识逐渐转清。

问题 8　该患者输注 5% 葡萄糖时机合适吗？

答　该患者在积极控制血糖、改善高渗状态的情况下，病情有所好转，且血糖明显下降，当血糖降至

16.7 mmol/L 时可开始补充葡萄糖溶液,但仍需要监测血糖水平以及渗透压变化。

问题 9　该患者容易出现哪些并发症，如何预后和处理?

答　高血糖高渗状态患者容易出现以下并发症,需及时发现、早期处理。

1. 肺水肿·早期患者处于高渗状态,需要积极补液,补液不当容易继发肺水肿,因此需评价心功能以及容量反应性,及时调整补液量及速度。

2. 下肢深静脉血栓·此类患者意识状态差,卧床,且处于高凝状态,容易继发血栓形成,在明确无活动性出血风险时即可开始积极抗凝以及物理加压治疗,避免栓塞等情况发生。

3. 电解质紊乱·患者积极补液等治疗后,容易出现高钠、低钾、低镁等情况,可能继发心律失常等,在治疗过程中需密切监测电解质水平,及时补充。

<hr>

● 要点归纳 ●

(1) 糖尿病患者容易继发出现高血糖高渗状态。

(2) 当怀疑出现高血糖高渗状态时,需计算渗透压。

$$血浆有效渗透压(mOsm/L) = 2 \times [Na^+(mmol/L) + K^+(mmol/L)] + 血糖(mmol/L)$$
$$血浆总渗透压(mOsm/L) = 2 \times [Na^+(mmol/L) + K^+(mmol/L)] + 血糖(mmol/L) + BUN(mmol/L)$$

(3) 一旦确诊高血糖高渗状态,则需在控制血糖基础上加强补液,维持水、电解质稳定等,治疗原则同糖尿病酮症酸中毒相似。

(4) 高血糖高渗状态患者需密切监测血糖情况。当血糖降至 16.7 mmol/L 时可开始补充葡萄糖溶液,但仍需要监测血糖水平以及渗透压变化。

(5) 高血糖高渗状态患者容易出现较多并发症,如肺水肿、下肢深静脉血栓和电解质紊乱,需要密切监测,及时处理。

(郭凤梅)

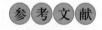

葛均波,徐永健.内科学[M].8 版.北京:人民卫生出版社,2013.

病例 27

电解质紊乱

一、横纹肌溶解综合征并发高钾血症
夺命动感单车

· 病例概要 ·

九月上旬的一天深夜，120 救护车送来了一对青年男女，男子端坐在转运车上，大口喘着气，面色发绀，一旁的女子满面焦急："大夫，快救救我丈夫。"护士见状急忙将患者推入抢救室，迅速接上心电监护。医生赶来时只见患者面色青灰，大汗淋漓，呼吸困难，烦躁不安，突然咯出一口粉红色泡沫痰，听诊满肺湿啰音及哮鸣音，双侧下肢肿胀。床旁心电监护显示心率 120 次/分，血压 180/105 mmHg，呼吸 35 次/分，SpO_2 90%，医生初步判断急性左心衰竭，并立即予以无创呼吸机辅助通气，呋塞米、吗啡静推。急查血气分析：pH 7.20，PaO_2 60 mmHg，$PaCO_2$ 45 mmHg，HCO_3^- 19.4 mmol/L，BE −13 mmol/L，Lac 2.7 mmol/L，Na^+ 140 mmol/L，K^+ 6.9 mmol/L。

医生仔细询问病史获知：患者 35 岁，既往身体健康，没有特殊病史，喜欢锻炼身体。前段时间单位工作忙，锻炼少，5 天前工作终于告一段落，就到健身房练习了 3 小时的动感单车，回家后感觉双腿酸胀，认为是锻炼过后的正常反应，在家休息了 2 天也没有缓解，双腿疼痛更加明显，肿胀也越来越严重。小便颜色逐渐加深，酱油色，尿量逐渐减少，近 2 天多来已经完全没有小便了。1 天前患者发现自己开始出现气喘，夜里不能平卧，今晚尤其严重，这才拨打了 120 赶到医院。很快抽血化验的结果回报：Mb>3 000 ng/mL，CK>25 600 U/L，LDH 11 324 U/L，SCr 264 μmol/L。心电图见图 7-2。患者病情危重，收入 ICU。

· 入 ICU 时 ·

患者烦躁不安，大汗，呼吸窘迫，鼻导管吸氧，SpO_2 92%，双肺散在湿啰音，心率 134 次/分，无血管活性药物干预下血压 183/112 mmHg，腹部未查见阳性体征，双下肢肌张力偏高，肌力 3 级，病理征未引出。

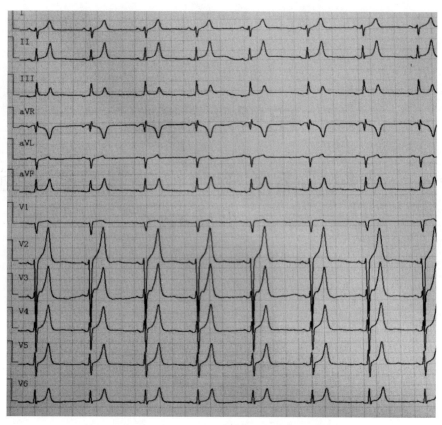

图 7-2 急诊心电图

问题1 患者目前诊断是什么?

答 患者目前诊断:横纹肌溶解综合征、急性肾损伤、高钾血症、急性左心衰竭。

问题2 患者目前最严重的病情是什么? 有哪些临床表现?

答 患者目前最主要是高钾血症。

高钾血症是指血清 K^+>5.5 mmol/L。按照血钾升高的程度分为轻度、中度、重度高钾血症(表 7-3)。

表 7-3 高钾血症分级

严重程度	血钾浓度(mmol/L)
轻度	5.5~5.9
中度	6.0~6.4
重度	>6.5

1. 临床表现·轻中度高血钾一般不引起症状,且高血钾往往继发于其他疾病,因此很难描述其本身的确切症状,可出现心动过缓、四肢无力、感觉异常、口周麻木、恶心、呕吐、腹痛等表现。严重高血钾时可有皮肤苍白、青紫、湿冷等微循环障碍的表现。

2. 心电图表现·典型的心电图表现为早期出现基底窄而高尖的 T 波,随着血钾的升高,各间期相继增宽。

3. 恶性心律失常、心脏停搏等严重并发症

问题3 高钾血症怎样紧急处理?

答 一旦怀疑高钾血症,应尽早处理。高钾血症紧急处理原则:停止一切含钾药物摄入;持续的心电监护,保护心脏;促进钾向细胞内转移;促进钾向体外排出;定时监测血糖与血钾;针对病因预防复发。

1. 钙剂·应立即保护心脏,使用10%葡萄糖酸钙或5%氯化钙10～20 mL,必要时可于半小时后重复给药1～2次。

2. 促进钾离子转入细胞内·①碱性溶液,用5%碳酸氢钠60～100 mL静脉注射,再继续100～200 mL静脉滴注,可根据病情需要重复滴注。②葡萄糖-胰岛素溶液,可用25%葡萄糖注射液100～200 mL,每5 g糖加入胰岛素1 U,静脉滴注,必要时可每3～4小时重复用药。

3. 促进钾排泄·口服或直肠灌注钾离子交换树脂;使用排钾利尿剂,或行血液净化治疗。

对于重度高钾血症患者,在上诉处理措施基础上可行血液净化治疗。目前常用的血液净化方式包括IRRT及CRRT。对于血流动力学不稳定的患者,首选CRRT。

• 入 ICU 1 小时 •

患者持续无创通气,CPAP 14 cmH$_2$O, FiO$_2$ 40%,床旁心电监护示:心率108次/分,血压145/85 mmHg,呼吸26次/分,SpO$_2$ 94%。心电图波形较前无明显变化。复查血气分析:pH 7.35, PaO$_2$ 105 mmHg, PaCO$_2$ 38 mmHg, HCO$_3^-$ 23.7 mmol/L, BE −4 mmol/L, Lac 1.8 mmol/L,血糖6.5 mmol/L。复查血电解质示K$^+$ 6.6 mmol/L。此时CRRT运行0.5小时,无钾置换液,负平衡200 mL,酸中毒已基本纠正,血K$^+$仍高,呼吸困难未明显改善。继续无创通气治疗,再次予以10%葡萄糖酸钙10 mL+5%GS 20 mL静脉推注保护心脏,继续葡萄糖-胰岛素溶液促进钾向细胞内转移及CRRT治疗,密切关注患者生命体征变化。

• 入 ICU 2 小时 •

患者心悸、呼吸困难稍缓解,心率95次/分,呼吸23次/分,血压140/82 mmHg。复查血K$^+$ 5.8 mmol/L。此时负平衡600 mL,患者血K$^+$仍未降至正常,医护人员还不能放松警惕。但血K$^+$呈下降趋势,生命体征暂时稳定,此时除了重复注射钙剂拮抗钾以保护心脏、葡萄糖-胰岛素溶液促进钾向细胞内转移及CRRT治疗外,应着手针对病因治疗。

问题4 该患者为什么会出现高钾血症?

答 高钾血症产生的原因如下。

1. 肾脏排钾减少·常见于肾损伤导致少尿或无尿,低血容量导致少尿,肾上腺皮质功能不全或者抗醛固酮类的利尿剂不恰当使用导致醛固酮减少。

2. 钾的摄入过多·常见于短期内大量补钾,输注大量库存血液,保钾类药物的使用。

3. 钾由细胞内向细胞外转移·常见于酸中毒,大面积烧伤,挤压综合征,溶血。

4. 钾的分布异常·常见于剧烈运动、高钾型家族性周期性麻痹、β-肾上腺素能阻滞药、洋地黄和单盐酸、精氨酸等药物因素。

该患者剧烈运动引起了横纹肌溶解。一方面,肌溶解造成大量细胞内钾入血、剧烈运动导致的钾分布异常,这些因素使血清钾增多;另一方面,横纹肌损伤释放大量肌红蛋白、肌酸激酶、乳酸脱氢酶进入外周血,肌红蛋白代谢产物可通过铁-色素介导的脂质过氧化作用直接损伤肾小管,引起急性肾小管坏死;肌红蛋白及色素、尿酸结晶沉积堵塞肾小管,可引起肾内梗阻性急性肾损伤;而横纹肌损伤往往和弥漫性血管内凝血并存,造成肾小球中纤维蛋白沉积和微血栓形成,多种机制并存导致急性肾损伤,造成肾脏滤过功能急剧下降,钾的排泄显著减少。这些因素的共同作用引起了该患者的高钾血症。

针对该患者高血钾的原因,应对横纹肌溶解综合征进行治疗。虽然该患者已经发生了急性肾损伤,但仍需保护肾脏,避免肾功能进一步受损。尽量避免使用肾毒性药物,继续 CRRT,应用碳酸氢钠,增加肌红蛋白和尿酸在尿液中的溶解性,减少肌红蛋白管型及尿酸结晶的形成。待患者尿量恢复后应保证充分的容量,适当使用襻利尿剂减少肌红蛋白对肾脏的损害。此外,还应使受损肢体得到充分的放松,避免受压。

入 ICU 4 小时

此时液体负平衡达 1 000 mL,患者心悸、呼吸困难明显缓解,肺部听诊湿啰音基本消失。床旁心电监护示:心率 92 次/分,呼吸 20 次/分,血压 139/80 mmHg,SpO₂ 96%。复查血 K⁺ 5.4 mmol/L,心电图 T 波较前明显下降。患者终于能安静平稳地入睡了。

患者血钾已恢复正常,但患者仍存在横纹肌溶解,持续无尿,若不能及时处理肌溶解,可能再次出现高钾,故需继续 CRRT,限制钾的摄入,密切监测电解质及尿量情况。同时视全身容量状况予以适当补液、碱化尿液、改善循环等治疗。

经过 24 小时的 CRRT,液体负平衡 2 000 mL,患者急性左心衰竭纠正,血钾降至 4.6 mmol/L。监测肌酸激酶仍偏高,因此给予水化碱化尿液,床旁 CRRT 清除肌酸激酶。

7 日后尿量逐渐恢复,治疗过程中未再出现过高钾血症,入院后 16 日心肌酶谱及肾功能基本恢复正常。

要点归纳

(1) 积极治疗原发病,控制高钾血症发展。
(2) 评估高钾血症的严重程度。
(3) 重视高钾血症的心电图改变。
(4) 重视高钾血症相关并发症的治疗。
(5) 密切随访血钾的变化,避免矫枉过正。

二、严重低钾血症
背后的隐形杀手

· 病例概要 ·

一辆出租车突然停在抢救室门口,一名中年男子抱着一名女患者急匆匆地冲进抢救室。"我爱人动不了了! 大夫,快救救我爱人!"

李医生迅速为患者查体,39 岁女性,神志清醒,精神萎靡,双侧瞳孔对光反射存在,双上肢肌力 2 级,双下肢肌力 1 级,腱反射减弱,双下肢病理征阴性。

"体温 36.4℃,脉搏 89 次/分,呼吸 22 次/分,血压 121/74 mmHg。"护士汇报患者的生命体征。

心电监护仪上显示:窦性心动过速,长 QT 间期,T 波低平,ST 段稍压低。

突然,监护仪发出刺耳的警报,只见监护仪上 QRS 波消失。"不好,患者室颤了。""准备除颤!"李医生立刻吩咐,并进行心肺复苏:电除颤,肾上腺素 1 mg 静脉注射,经口气管插管。2 分钟后患者恢复窦性心律。

化验结果很快回报:血糖 6.9 mmol/L;电解质:K^+ 1.8 mmol/L, Na^+ 138 mmol/L, Cl^- 106 mmol/L, Ca^{2+} 1.2 mmol/L。血气分析:pH 7.20, PaO_2 91 mmHg, $PaCO_2$ 30 mmHg, HCO_3^- 11.5 mmol/L, BE -9 mmol/L, Lac 4.6 mmol/L。血常规:白细胞 $12.4×10^9$/L,中性粒细胞 71.4%,血红蛋白 124 g/L,血小板 $214×10^9$/L。心肌酶:CK-MB 1.2 ng/mL, TnI 0.2 ng/mL, Myo 65 ng/mL。与患者家属交代病情后,以"重度低钾血症,心肺复苏术后"转入 ICU 继续治疗。

追问病史:患者近 2 年来反复感觉乏力,尿量增多,既往诊断为低钾血症,对症治疗后可好转。7 天前出现四肢无力,外院查血钾 1.9 mmol/L,给予静脉补钾治疗好转。4 小时前再次出现四肢无力,伴有胸闷。患者既往无高血压、糖尿病病史,否认甲亢等病史。

问题 1　患者目前诊断是什么？　低钾血症有哪些临床表现？

答 诊断:①重度低钾血症。②心肺复苏术后。③低钾周期性麻痹。

1. 定义·低钾血症是指血清 K^+ <3.5 mmol/L。按血清钾降低的程度分为轻度、中度、重度低钾血症,血清 K^+ 3~3.5 mmol/L 为轻度低钾血症;2.5~3 mmol/L 为中度低钾血症;<2.5 mmol/L 为重度低钾血症。

2. 临床表现·与低钾严重程度、持续时间及低钾发生快慢密切相关。轻度低钾在心电图上可表现为 T 波低平及 U 波出现(图 7-3)。严重低钾血症可出现肌无力,肌张力减退,反应迟钝,手足抽搐,心悸,便秘,麻痹性肠梗死。当 K^+ <3 mmol/L 时可表现为肌肉软弱无力,当 K^+ <2.5 mmol/L 时可出现软瘫,累及呼吸

肌时甚至导致呼吸衰竭,严重低钾还可导致恶性心律失常。

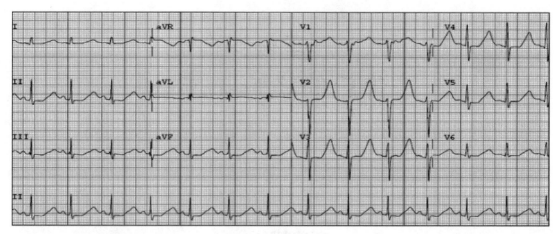

图 7-3 低钾血症心电图

问题 2 低钾血症怎样紧急处理?

答 1. 补充钾盐 · 根据血钾水平决定,K⁺ 3.0～3.5 mmol/L 时,根据具体病情确定是否紧急补钾治疗。对既往存在心律不齐、缺血性心脏病和心肌梗死、充血性心力衰竭以及正在用洋地黄治疗的心力衰竭者需积极补钾。首选口服氯化钾 60～100 mmol/d,口服 40～60 mmol 钾盐可使血钾浓度上升 1～1.5 mmol/L。补钾过程中应定期监测血钾。对伴血镁降低者需要同时补镁,重症患者应选择静脉补钾,补钾过程中应监测血钾及心电图。

2. 纠正水电解质紊乱 · 低钾血症患者通常伴随其他水电解质紊乱,如水、Na⁺、Mg²⁺、Cl⁻ 等丢失,应根据电解质水平进行纠正,否则单纯补钾可能无效。

3. 积极治疗原发病 · 去除引起钾缺失的原因。

应注意,重度低钾(血清 K⁺<2.5 mmol/L)或血清 K⁺<3.0 mmol/L 伴严重的心律失常、麻痹者需要紧急纠正。

· 入 ICU 当时 ·

患者持续有创呼吸机辅助通气,PCV 模式,PC 12 cmH₂O, PEEP 6 cmH₂O, f 14 次/分,FiO₂ 50%。心电监护显示:窦性心律,心率 104 次/分,血压 128/82 mmHg,呼吸 22 次/分,SpO₂ 99%。心电图示:ST 段压低,T 波低平,U 波波幅较之前明显降低。复查电解质:K⁺ 2.2 mmol/L, Na⁺ 140 mmol/L, Cl⁻ 105 mmol/L。血气分析:pH 7.34, PaO₂ 96.4 mmHg, PaCO₂ 27.8 mmHg, HCO₃⁻ 8 mmol/, BE -10 mmol/L。ALT 31 U/L, AST 28 U/L, SCr 100 μmol/L, BUN 41.3 mmol/L。尿 pH 6.8。床旁胸片、腹部及甲状腺 B 超均未见明显异常。立即给予深静脉置管,10% KCl 30 mmol/h 持续静脉泵入。患者入 ICU 后 2 小时尿量 210 mL。

问题 3 低钾血症常见原因是什么?

答 低钾血症按病理生理分为以下三种类型。

1. 缺钾性低钾血症

(1) 钾摄入不足：长期禁食、消化道梗阻及偏食致钾的摄入不足。

(2) 胃肠道排出钾增多：长期呕吐、腹泻、胃肠引流、慢性腹泻等可造成胃肠道失钾。

(3) 肾脏排出钾增多：肾脏疾病、肾上腺皮质激素作用异常及药物所致尿钾排出增多或重吸收障碍。

(4) 其他：大面积烧伤、放腹水、腹腔引流、腹膜透析、不适当的血液透析等。

2. 转移性低钾血症

(1) 代谢性或呼吸性碱中毒及酸中毒恢复期：呼吸性碱中毒对血钾影响较小，代谢性碱中毒时细胞外液 H^+ 浓度降低，细胞内 H^+ 释放出来，而细胞外液中 K^+ 进入细胞内，发生钾分布异常。

(2) 大量使用葡萄糖液：大量输注葡萄糖液，特别是应用胰岛素时可能导致低钾血症。

(3) 周期性瘫痪：如家族性周期性瘫痪、甲状腺功能亢进周期性瘫痪、特发性周期性瘫痪。

(4) 急性应激状态：如颅脑外伤、心肺复苏后、震颤性谵妄、急性缺血性心脏病等致肾上腺素分泌增多，可促进钾进入细胞内。

(5) 氯化钡中毒：钡中毒时，细胞膜上的 Na^+-K^+-ATP 酶持续活化，细胞外液中的钾不断进入细胞内，而钾从细胞内流出的孔道却被特异地阻断，导致低钾血症。

(6) 使用叶酸、维生素 B_{12} 治疗贫血：新生的红细胞用钾量增多导致低钾血症。

(7) 其他：反复输入冷存洗涤红细胞和低温疗法等。

3. 稀释性低钾血症·由于细胞外液潴留，血钾浓度相对降低，机体总钾量和细胞内钾正常。见于水过多和水中毒，或过多、过快补液而未及时补钾的情况。

● 入 ICU 6 小时 ●

患者持续有创呼吸机辅助通气，PCV 模式，PC 12 cmH$_2$O, PEEP 4 cmH$_2$O, f 14 次/分，FiO$_2$ 40%。心电监护显示：窦性心律，心率 89 次/分，血压 130/81 mmHg，呼吸 20 次/分，SpO$_2$ 99%。心电图示：窦性心律，T 波基本正常，U 波消失。电解质：K$^+$ 3.4 mmol/L, Na$^+$ 142 mmol/L, Cl$^-$ 106 mmol/L。血气分析：pH 7.33, PaO$_2$ 94.5 mmHg, PaCO$_2$ 21 mmHg, HCO$_3^-$ 11 mmol/L, BE -8 mmol/L。尿 pH 6.4，尿钾 46 mmol/L。尿量维持在 90 mL/h 左右，将补钾速度降至 5 mmol/h。再次追问病史，患者既往有系统性红斑狼疮病史。

问题 4 导致患者低钾血症的基础疾病可能是什么？

答 该患者既往多次出现低钾血症，给予补钾治疗后症状可缓解。入院后反复血气分析 pH≤7.35, HCO$_3^-$ 9 mmol/L, AG 正常，提示 AG 正常的代谢性酸中毒，结合患者尿钾浓度 46 mmol/L（>20 mmol/L），尿 pH 6.4。静脉补充氯化钾后血钾升高，酸中毒无明显改善，提示患者存在肾脏排酸障碍。正常尿钾浓度<20 mmol/L，尿钾>20 mmol/L 多为肾脏失钾，该患者尿钾>20 mmol/L，考虑患者为缺钾性低钾血症，肾小管酸中毒。

问题 5 肾小管酸中毒的分型及临床特点是什么？

答 肾小管酸中毒（renal tubular acidosis, RTA）是由于各种病因导致肾脏酸化功能障碍而产生的一种临床综合征。主要表现为高氯性代谢性酸中毒，血浆阴离子间隙正常，肾小球滤过率相对正常。肾小管酸中毒分四型，主要临床特点见表 7-4。

表7-4 肾小管酸中毒分型

项目	Ⅰ型 RTA	Ⅱ型 RTA	Ⅳ型 RTA
发病机制	远端肾小管泌氢障碍	近端肾小管重吸收缺陷	醛固酮分泌过少或肾小管病变使其对醛固酮的作用耐受
血 HCO_3^-	可变,大多<10 mmol/L	通常 12~20 mmol/L	>17 mmol/L
尿 pH	>5.3	可变,如超过 HCO_3^- 重吸收 阈值可>5.3	通常<5.3
血钾	多降低,也可表现为高钾,随酸中毒纠正低钾多可纠正	降低	升高

注:Ⅲ型混合型肾小管酸中毒兼有Ⅰ型及Ⅱ型的临床特征。

1. Ⅰ型肾小管酸中毒·又称远端肾小管酸中毒,远曲小管上皮细胞泌氢能力下降,因而血液中 H^+ 潴留引起酸中毒,而尿偏碱性。常伴随低钾、低钠血症。

特点:①女性多见。②典型的高氯性酸中毒,伴低钾、低钠血症。③早期可有多尿、烦渴、多饮,颇似尿崩症。④尿 pH>5.5。⑤高尿钙、肾结石和(或)肾钙化。

2. Ⅱ型肾小管酸中毒·又称近端肾小管酸中毒,近端肾小管重吸收碳酸盐能力减退,致使大量碳酸盐离子进入远曲小管,超过其吸收能力,因而血碳酸盐减少,引起酸中毒。常伴低血磷、低尿酸、氨基酸尿及肾性糖尿。输注碳酸氢钠后血 pH 仍低,尿排出大量重碳酸盐即可确诊。

特点:①男性多见。②多尿、烦渴、遗尿,可出现低血钾、肌无力等。③尿 pH 可低于 5.5。④钾、钠、钙等电解质紊乱、代谢性酸中毒。

3. Ⅲ型肾小管酸中毒·同时兼有Ⅰ型和Ⅱ型特点,尿 HCO_3^- 更多,酸中毒比前两型更严重。

4. Ⅳ型肾小管酸中毒·由于醛固酮缺乏或者肾小管对醛固酮作用失敏而使远端小管 H^+、K^+ 排泌减少,常伴有高钾血症。

该患者为女性,反复出现低钾、乏力,给予补钾治疗后可缓解,有多饮、多尿病史,血糖不高,尿钾 46 mmol/L,高于 20 mmol/L,尿 pH 6.4,高于 5.5,诊断考虑为Ⅰ型肾小管酸中毒。

问题6 该患者下一步需要做什么检查?

答 进一步确诊Ⅰ型肾小管酸中毒的诊断还需要完善以下检查。

1. NH_4Cl 负荷试验·1 小时内口服 NH_4Cl 5 g(0.1 g/kg),3~8 小时内收集血和尿液,测量血 HCO_3^- 和尿 pH。当血 HCO_3^- 降至 20 mmol/L 以下时,若尿 pH>6,具有诊断价值,若尿 pH<5.5,则可排除本病。

2. 尿 PCO_2/血 PCO_2·静脉注射 1 mmol $NaHCO_3$,3 mL/min,每 15~30 分钟直立位排尿 1 次,测 pH 及 PCO_2,连续 3 次尿 pH>7.8 时,于 2 次排尿中间测血 PCO_2。肾小管酸中毒由于泵障碍,在尿液碱化时 H^+ 减少,H_2CO_3 产生减少,尿 PCO_2/血 PCO_2 值不升高。

3. 呋塞米试验

4. 中性磷酸钠或硫酸钠试验

该患者行 NH_4Cl 负荷试验结果:尿 pH>6.3,尿 PCO_2/血 PCO_2 结果阳性,确诊该患者为Ⅰ型肾小管酸中毒。

· 入 ICU 第 2 天 ·

患者神志转清,遵医嘱活动,四肢肌力 5 级,双肺无啰音及哮鸣音,球结膜无水肿。电解质：K^+ 4.4 mmol/L,Na^+ 139 mmol/L,Cl^- 109 mmol/L,Ca^{2+} 2.1 mmol/L。血气分析：pH 7.33,PaO_2 90 mmHg,$PaCO_2$ 25 mmHg,HCO_3^- 9 mmol/L,BE -8 mmol/L,24 小时尿 K^+ 102 mmol。

问题 7 肾小管酸中毒如何治疗?

答 1. 控制原发病·Ⅰ型 RTA 有原发性和继发性两类,RTA 常继发于类风湿关节炎、干燥综合征、混合性结缔组织病、系统性红斑狼疮、血管炎等免疫性疾病,控制原发病是 RTA 治疗的关键因素。

2. 对症治疗·去除诱发 RTA 的加重因素,及早处理肾结石、尿路梗阻,加强营养,防治感染。避免使用肾毒性药物。

3. 低钾血症的治疗·对重度低钾血症患者首选静脉补充 KCl,纠正血钾至 3.5 mmol/L 时立即停用。对同时存在低镁血症,可口服镁制剂,一般选择门冬氨酸钾镁 0.5 g/次,每日 3 次。口服补充钾盐常用枸橼酸钾,20 mL/次,每日 3 次。大多数 RTA 患者同时存在低钾血症和代谢性酸中毒,但必须优先给予补钾治疗,在低钾血症明显好转后再给予碳酸氢钠,以免在纠正酸中毒的过程中加重低钾血症。

4. 代谢性酸中毒的治疗·纠正代谢性酸中毒与补充钾盐同时进行,口服或静脉滴注碳酸氢钠,轻度酸中毒患者单用口服 10% 枸橼酸钠溶液 10 mL/次,每日 3 次,或用碳酸氢钠片 1.0 g/次,每日 3 次。严重酸中毒患者,应小剂量分次静脉滴注碳酸氢钠,待病情稳定后再改为口服碱性药物。

对于Ⅰ型 RTA、重度低钾血症,给予高浓度 KCl 持续静脉泵入,监测电解质浓度。病情平稳后可口服枸橼酸钠-枸橼酸合剂(苏氏合剂)10～20 mL/次,每日 3 次。可补充碱不足并减少肾结石的发生。对明显肾功能不全患者,改为碳酸氢钠纠正酸中毒。

5. 其他电解质紊乱·对症处理。

该患者治疗：对低钾血症,改口服氯化钾为口服枸橼酸钾 20 mL,每日 3 次;并给予碳酸氢钠片,1.0 g/d,每日 3 次来纠正酸中毒。

· 入 ICU 第 3 天 ·

患者肌力 5 级,电解质：K^+ 4.2 mmol/L,Na^+ 137 mmol/L,Cl^- 107 mmol/L,Ca^{2+} 2.1 mmol/L。血气分析：pH 7.42,AG 8 mmol/L,BE -4 mmol/L。尿 pH 5.6。患者出院后继续给予口服枸橼酸钾 20 mL,每日 3 次;碳酸氢钠片,1.0 g/次,每日 3 次,并监测血电解质。

· 要点归纳 ·

(1) 积极治疗原发病,警惕低钾血症病因的多样性。
(2) 评估低钾血症的严重程度。
(3) 重视低钾血症的心电图改变。
(4) 重视低钾血症相关并发症的治疗。
(5) 密切随访血钾的变化,避免矫枉过正。

三、急性重度低钠血症
"水"都去哪儿了？

· 病例概要 ·

手术室内心电监护仪发出有节奏的嘟嘟声。"纵隔子宫，子宫肌瘤，原发性不孕。"患者刘女士正在全麻下进行"宫、腹腔镜联合下子宫纵隔切除术"。建立静脉通道、监测生命体征、静脉诱导麻醉、肌松、气管插管……宫腔镜下子宫纵隔切除，手术有条不紊地进行着，一切似乎进展顺利。

"滴……滴……滴……"手术室监护仪突然发出刺耳的报警声，患者 SpO_2 进行性下降，90%，88%，85%，80%……气道阻力持续增加。经验丰富的麻醉医生考虑气道内分泌物堵塞，迅速作出了反应，只见大量粉红色泡沫痰从气道内吸出。接着患者心率下降，80 次/分，50 次/分，26 次/分，血压测不出。立即停止手术、行心肺复苏术，予以胸外心脏按压、肾上腺素静脉推注。2 分钟后，患者逐渐恢复窦性心律，但麻醉医生和手术医生并未松口气，继续给予呋塞米 20 mg 静脉注射，调节 PEEP 至 12 cmH_2O，甲泼尼龙 80 mg 静脉注射，尿量 200 mL/30 min，SpO_2 逐渐升至 92%，患者转入 ICU。

· 入 ICU 当时 ·

心电监护显示：心率 122 次/分，呼吸 34 次/分，血压 104/76 mmHg，SpO_2 93%。有创呼吸机辅助通气，PCV 模式，PC 20 cmH_2O，PEEP 8 cmH_2O，f 14 次/分，FiO_2 65%。双肺可闻及广泛湿啰音。电解质：K^+ 3.2 mmol/L，Na^+ 95 mmol/L，Cl^- 85 mmol/L。血气分析：pH 7.1，$PaCO_2$ 52 mmHg，PaO_2 87 mmHg，Lac 3.8 mmol/L。立即行深静脉置管，3%NaCl 150 mL 静脉输注（20 分钟），并给予呋塞米 20 mg 静脉推注，输注完毕后复查 Na^+ 102 mmol/L。

问题 1 患者的主要诊断是什么？ 低钠血症的临床表现是什么？

答 诊断：①重度低钠血症。②心肺复苏术后。③水中毒急性肺水肿。④子宫纵隔切除术后。

低钠血症（hyponatremia）是指血清 Na^+＜135 mmol/L 的一种伴或不伴有细胞外液容量改变的病理生理状态，体内总钠量可正常、增高或降低。低钠血症临床表现与病情严重程度以及病情进展速度密切相关（表 7-5），轻度低钠血症可表现为疲倦、头晕、手足麻木、尿 Na^+ 减少。中度低钠血症可表现为恶心、呕吐，脉搏细弱，血压下降，尿钠含量进一步下降。重度低钠血症可表现为神志不清，腱反射减弱或消失，甚至出现抽搐、昏迷、心脏骤停。

表 7-5　低钠血症严重度分级及临床表现

严重程度	血钠	临床表现
轻度	130~135 mmol/L	乏力、淡漠
中度	125~129 mmol/L	意识混乱,头痛
重度	<125 mmol/L	呕吐,呼吸窘迫,嗜睡,癫痫样发作,昏迷

问题 2　为什么患者会突然心跳骤停?

答　该患者中年女性,既往无心、肺基础疾病病史,术前各项辅助检查均未见明显异常。宫腔镜手术时间长达 70 分钟,术中使用大量 5％葡萄糖注射液膨宫,葡萄糖经过毛细血管进入血液循环,稀释性低钠血症使血浆和细胞外渗透压下降,促使水向细胞内转移,导致细胞内肿胀,脏器功能障碍。同时,短期内大量液体进入循环,循环容量出现超负荷,从而出现急性左心衰竭、急性肺水肿,共同导致呼吸心跳骤停。

问题 3　常见的低钠血症有哪几类?

答　低钠血症分为以下 3 种类型。

1. 假性低钠血症·由于血液中脂肪和蛋白质含量增加,检测前对血清标本进行稀释,固态物质无法稀释导致离子水平被低估,假性低钠血症的血渗透压正常。

2. 非低渗性低钠血症·各种原因(除外高钠血症)导致血浆有效渗透压增加,细胞内水转移至细胞外,细胞外液稀释导致低钠血症。

3. 低渗性低钠血症·血清渗透压<275 mOsm/kg 为低渗性低钠血症,根据患者的循环血量状况,又可分为以下 3 类。

(1) 低渗低容量低钠血症:失 Na^+ 量大于失水量,分为肾外丢失和经肾丢失。

(2) 低渗等容量低钠血症:总体 Na^+ 无明显异常,血容量增加不明显,是由 ADH 分泌过多及肾对 ADH 反应增强所致。

(3) 低渗高容量低钠血症:血 Na^+、水均增加,且水增加超过 Na^+ 增加,通常尿 Na^+<20 mmol/L。

该患者血渗透压< 275 mOsm/kg,血清钠浓度< 135 mmol/L,尿 Na^+ 18 mmol/L,尿渗透压≤100 mOsm/kg,CVP 18 cmH₂O 考虑患者为术中大量不含电解质的液体进入循环系统,水摄入相对过量,循环容量超负荷,导致低渗高容量低钠血症。

问题 4　对急性重度低钠血症患者如何紧急处理?

答　当低钠血症患者检测血钠水平<115 mmol/L,或出现明显中枢神经系统症状时(如嗜睡、抽搐、意识障碍和心脏骤停等),应紧急提高血清钠水平。但血钠上升过快容易发生渗透型脱髓鞘综合征,因此当没有严重低钠血症的症状时,血钠纠正速度不宜过快,第 1 个 24 小时内血钠升高幅度不能超过 10 mmol/L,48小时内不超过 18 mmol/L,每小时血钠上升速度不超过 2 mmol/L。

根据 2014 年欧洲低钠血症诊断和治疗的临床实践指南,对急性重度低钠血症患者第 1 小时的管理,如没有严重的临床症状,建议给予 3％NaCl 150 mL 静脉输注,输注时间要求大于 20 分钟,20 分钟后复测血清 Na^+ 浓度,再次给予 3％NaCl 150 mL 静脉输注,并可重复使用直至血清 Na^+ 达到目标值(血钠升高5 mmol/L)。

• 入 ICU 1 小时 •

患者仍然昏迷，呼吸机辅助通气，PCV 模式，PC 25 cmH₂O，PEEP 12 cmH₂O，f 15 次/分，SpO₂ 96%。患者间断抽搐，每次持续约 30 秒，抽搐频率较前明显降低，双肺仍可闻及广泛湿啰音，较之前明显好转。电解质：K^+ 3.6 mmol/L，Na^+ 105 mmol/L，Cl^- 89 mmol/L，尿 Na^+ 18 mmol/L，尿渗透压 81 mOsm/kg，SCr 42 μmol/L，BUN 5.14 mmol/L，血糖 6.2 mmol/L，CVP 18 cmH₂O。入 ICU 后 1 小时尿量 400 mL。床旁胸片示肺纹理及肺门血管增粗、模糊，肺透亮度下降，双肺野多发斑片密度增高影。再次给予 3% NaCl 150 mL 静脉滴注。

• 入 ICU 4 小时 •

患者意识障碍较前明显减轻，呼之有反应，抽搐已经基本控制。持续呼吸机辅助通气，继续使用 PCV 模式，PC 20 cmH₂O，PEEP 10 cmH₂O，f 14 次/分，FiO₂ 50%。心率 91 次/分，呼吸 18 次/分，血压 121/76 mmHg，SpO₂ 维持在 99%，双肺湿啰音明显减少。复查电解质：K^+ 3.6 mmol/L，Na^+ 110 mmol/L，每小时尿量维持在 200 mL/h 左右。目前血 Na^+ 有所上升，暂停静脉高渗盐水，给予 0.9% NaCl 静脉滴注，监测患者血 Na^+ 水平。

问题 5　该患者后续治疗方案应如何制订?

答　患者入 ICU 4 小时，血清 Na^+ 浓度升高到 110 mmol/L 以后，意识障碍和急性肺水肿等临床症状明显缓解，应暂停静脉高渗盐水，继续给予 0.9% NaCl 控制性升高血钠，严格限制患者液体量，防止容量负荷进一步加重。之后第 1 个 24 小时限制血 Na^+ 升高使其不超过 10 mmol/L，随后每 24 小时血 Na^+ 升高 < 8 mmol/L，直到血 Na^+ 达到 130 mmol/L，并每日监测血 Na^+、尿 Na^+ 及尿渗透压。

在严重低钠血症的临床症状纠正后，应避免后续血 Na^+ 纠正过快。因为纠钠速度过快可造成渗透性脱髓鞘病变，常表现为功能障碍、癫痫、意识障碍甚至死亡。在营养不良、酒精中毒、肝病时更易发生。如病变在脑桥中央，同时也可影响其他白质区，可造成基底节区、胼胝体、大脑白质脱髓鞘。

• 入 ICU 2 天 •

患者意识完全清醒，可遵医嘱活动，心率 84/分，呼吸 18 次/分，血压 123/82 mmHg，双肺呼吸音清。予拔除气管导管，经鼻导管吸氧 4 L/min，SpO₂ 99%，呼吸频率在 18 次/分左右。血 Na^+ 126 mmol/L，K^+ 4.1 mmol/L，Cl^- 91 mmol/L，继续给予 0.9% NaCl 缓慢静脉补钠，逐渐纠正低钠血症，监测患者电解质及酸碱状态。患者转入普通病房，第 5 天出院，无器官功能损伤及神经系统损伤。

问题 6　宫腔镜手术时如何预防水中毒?

答　应严格控制手术时间，尽量减少灌洗液的压力，控制膨宫压力不超过平均动脉压，保证排出管通畅，使用低温膨宫液。应避免切除过多的子宫肌层组织。如手术时间超过 30 分钟，膨宫液出入量差近 1 L，或患者出现循环容量增加、水肿的异常症状体征时，应警惕水中毒，及时检查血 Na^+ 等生化指标。术中密切观察患者的神志及生命体征，监测体征，及早发现肺水肿、脑水肿等水中毒表现。

● 要点归纳 ●

（1）及时发现病因，重视病因治疗。

（2）及时处理低钠血症伴随的严重症状。

（3）评估低钠血症的程度。

（4）在严重症状缓解以后，需要逐步补钠，防止血钠上升过快引起的并发症。

（5）预防急性低钠血症的发生。

急性低钠血症处理流程如图 7-4 所示。

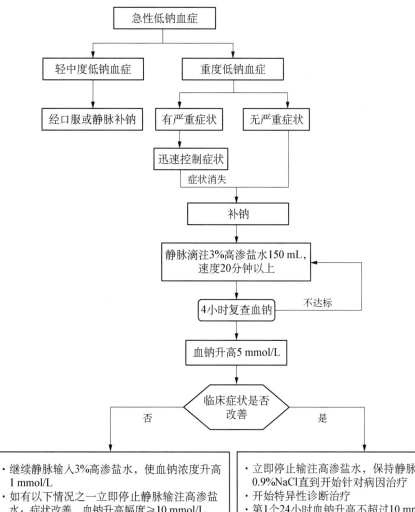

图 7-4 急性低钠血症处理流程

（张　丹）

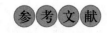

［ 1 ］ Effa E, Webster A. Pharmacological interventions for the management of acute hyperkalaemia in adults ［J］. Nephrology, 2017,22(1)：5－6.

［ 2 ］ KDIGO AKI Work Group. KDIGO clinical practice guideline for acute kidney injury ［J］. Kidney Int Suppl, 2012,17(2)：1－138.

［ 3 ］ Schneider AG, Bellomo R, Bagshaw SM, et al. Choice of renal replacement therapy modality and dialysis dependence:after acute kidney injury:a systematic review and meta-analysis ［J］. Intensive Care Medicine, 2013,39(6)：987－997.

［ 4 ］ 陈灏珠,林果为,王吉耀. 实用内科学[M]. 14 版. 北京：人民卫生出版社,2013.

［ 5 ］ 蔡莹,唐琳. 横纹肌溶解致急性肾损伤的临床分析[J].中国老年学杂志,2012,32(1)：10－12.

［ 6 ］ 李永安. 临床心电图图谱[M].重庆：重庆出版社,2013.

［ 7 ］ Both T, Zietse R, Hoorn EJ, et al. Everything you need to know about distal renal tubular acidosis in autoimmune disease ［J］. Rheumalol Int, 2014,34(8)：1037－1045.

［ 8 ］ Escobar L, Mejia N, Gil H, et al. Distal renal tubular acidosis：a hereditary diease with an inadequate urinary H^+ excretion ［J］. Nefrologia, 2013,33(3)：289－296.

［ 9 ］ 林果为,王吉耀,葛均波.《实用内科学》第 1～15 版[J].科技与出版,2017(12).

［10］ Pepin J, Shields C. Advances in diagnosis and management of hypokalemic and hyperkalemic emergencies ［J］. Emergency Medicine Practice, 2012,14(2)：17－18.

［11］ 邵怡,王安平,王先令,等.肾小管酸中毒的诊疗进展[J].国际内分泌代谢杂志,2017,37(1)：56－58.

［12］ 王海燕. 肾脏病学[M]. 3 版. 北京：人民卫生出版社,2008.

［13］《老年患者低钠血症的诊治中国专家建议》写作组.老年患者低钠血症的诊治中国专家建议[J].中华老年医学杂志,2016,35(8)：795－804.

［14］ Soiza RL, Talbot HS. Management of hyponatraemia in older people：old threats and new opportunities ［J］. Ther Adv Drug Saf, 2011,2(1)：9－17.

［15］ Spasovski G, Vanholder R, Allolio B, et al. Clinical practice guideline on diagnosis and treatment of hyponatraemia ［J］. Nephrol Dial Transplant, 2014,29(Suppl 2)：1－39.

［16］ Aylwin S, Burst V, Peri A, et al. Dos and don't in the management of hyponatremia ［J］. Curr Med Res Opin, 2015,31(9)：1755－1761.

［17］ Verbalis JG, Goldsmith SR, Greenberg A, et al. Diagnosis, evaluation, and treatment of hyponatremia：expert panel recommendations ［J］. Am J Med, 2013,126(10Suppl 1)：S1－42.

［18］ Spasovski G, Vanholder R, Allolio B, et al. Clinical practice guideline on diagnosis and treatment of hyponatraemia ［J］. European Journal of Endocrinology, 2014,170：G1－G47.

［19］ 张劲夫. 2014 欧洲低钠血症诊疗临床实践指南解读[J].中国呼吸与危重监护杂志,2015,14(1)：103－106.

第 8 章

其 他

病例 28

多发伤和创伤性凝血病
与死神竞速

· **病例概要** ·

深夜 22 点 45 分,ICU 病房突然传来一阵急促的电话铃声。"急诊科的电话号码,大家做好准备。"值班医生一边提醒着工作伙伴,一边拿起电话:"你好,ICU。""我是急诊科,刚收到一个车祸伤患者,病情非常危重,马上送到 ICU,请做好准备。""好的,收到!"放下电话,ICU 医生和护士们立即开始准备床位、监护仪、呼吸机、输液泵,一切紧张而又有条不紊地展开。

· **23∶00 入 ICU 当时** ·

伴随着刺耳的门铃声,患者被送至 ICU。

"男性,25 岁,被面包车撞伤倒地半小时,昏迷,心率 120 次/分,血压测不出,血氧饱和度测不出,CT 未做。"急诊科医生一边推床一边交待病情。

患者被送至床边:呼喊、拍打无反应,双侧瞳孔直径 2 mm,对光反射(±),口鼻腔有血性液体流出,有呛咳但无力咳出,四肢末梢湿冷,口唇发白。心电监护示:心率 121 次/分,血压测不出,SpO_2 测不出,颈动脉搏动弱。估测身高 175 cm,体重 75 kg。

问题 1　考虑患者初步诊断和诊断依据是什么?

🅐 结合患者病史和体格检查,考虑患者目前诊断为多发伤、失血性休克。

多发伤是指机体在机械性致伤因素作用下,2 个或 2 个以上解剖部位遭受损伤,其中一处损伤即使单独存在也可危及患者生命或肢体。多发伤是 ICU 最常见的创伤,约占 ICU 创伤患者总数的 60%,也因病情发展紧急危重,是死亡率最高的创伤性疾病。

诊断依据如下:①车祸伤病史;②意识淡漠,末梢湿冷;③血压极低。

问题 2　此患者接诊即刻的处理包括哪些内容?

🅐 因往往存在危及生命的状况,故多发伤接诊即刻的处置原则不同于传统疾病的先诊断、再治疗流程,而应该是先处理、再筛查、再处理的顺序,这样不会耽误抢救时间。

接诊即刻的处理应遵循"ABC"原则,"A"表示气道(airway),"B"表示呼吸(breath),"C"表示循环(circulation),具体步骤如下。

如接诊患者处于心跳呼吸停止状态,应立即启动心肺脑复苏直至自主心跳恢复。如心跳呼吸存在,则按照以下流程实施。

1. A:气道·气道是否存在危及生命状况的判断指标是有无导致气道梗阻或窒息的高危因素,包括:①意识障碍导致的气道保护性反射丧失;②气道内大量分泌物(血液、痰液、误吸物)积聚不能排出;③气道及周围血管、组织创伤导致的血肿压迫、气道塌陷。只要存在其中任一因素,就应立即建立人工气道。首选的方法是经口气管插管;如存在经口插管困难,如颌面部严重受损、张口困难等,选择气管切开。

2. B:呼吸·危及生命的呼吸异常可表现为通气功能障碍和换气功能障碍,有一系列判断指标,但在接诊初期没有时间进行全面判断,因此我们筛选的指标就是 SpO_2。因为任何形式的呼吸异常,其严重阶段必然引起氧合功能的下降,表现就是 SpO_2 降低。如果接诊患者 SpO_2 在90%以上,可先密切观察,低于90%则立即启动氧疗或机械通气。

3. C:循环·多发伤导致的危及生命的循环异常,多是由于失血引起的低血容量性休克,其会引起心率、血压、组织灌注等一系列指标的变化。初始接诊以血压作为判断循环异常的指标。如果接诊患者 MAP 低于65 mmHg,则启动液体复苏,采取损伤控制性复苏中的容许性低血压管理策略,在活动性出血未控制前,维持收缩压80~100 mmHg 即可。

ABC 评估代表了 ICU 医务人员在最初接诊多发伤患者时需要抓住的主要矛盾,据此做出针对性处理可迅速稳定呼吸、循环,为后续处理争取更多的时间,所以必须在5分钟内完成。因为时间很短,所以我们对传统的呼吸、循环判断指标进行了精简(A 为有无导致气道梗阻或窒息的高危因素;B 为 SpO_2 低于90%;C 为 MAP 低于65 mmHg),如存在异常,立刻按照后续流程进行处理。同时需要在日常培训中加强对 ABC 评估与处理的训练,缩短时程。

护理人员需要同步在医生进行初始 ABC 评估的5分钟内完成以下事项:心电监护、静脉通路建立、颈托稳定颈椎(除非已影像学排除颈椎骨折)、骨盆带稳定骨盆(除非已影像学排除骨盆骨折)、留取血标本(血型交叉配血、血常规、血生化、凝血象)和保温。

这名年轻的多发伤患者,生命垂危,按照 ABC 原则,我们5分钟内采取的治疗措施包括:①建立人工气道,机械通气;②建立静脉通路,液体复苏,维持收缩压80~100 mmHg。同时护理人员留取血标本,做好保温措施。

入 ICU 后 5 分钟

虽然气管插管机械通气已经完成、液体复苏已经在进行,但患者生命体征并未得到明显改善。

患者仍然昏迷,呼吸机参数 Vt 400 mL,f 15 次/分,FiO_2 100%。

目前监护:呼吸 35 次/分,SpO_2 88%;去甲肾上腺素 70 μg/min 静脉泵入,心率 140 次/分,ABP 90/50 mmHg。

右侧瞳孔直径变为4 mm,双侧瞳孔对光反射消失,左肺呼吸音低,腹部膨隆,叩诊移动性浊音(+),四肢末梢湿冷。

问题3　患者目前最需紧急筛查和处置的伤情如何排序?

🔲　如何在多发伤患者诸多伤情中,快速准确筛查出最危及生命的伤情并及时处理,是多发伤处置的重点与难点。最危及生命、需要立即处理的伤情包括以下5个:张力性气胸、急性心脏压塞、体表可见的血管破裂或断裂、胸腹盆腔脏器或血管破裂导致的活动性出血、颅内压进行性升高的重型颅脑创伤。

在这一阶段仍然需强调快速筛查,经过培训的临床医生要在15分钟内完成最危及生命伤情的筛查(不包括颅脑CT),进入处理阶段。

(1) 如果患者在给予氧疗或机械通气后,仍然存在呼吸困难,SpO_2不能上升,甚至进行性下降,同时伴有血流动力学不稳定,即应考虑存在张力性气胸可能。立即床旁超声或胸片排查气胸征象;如不能进行床旁超声或X线检查,立即听诊呼吸音是否消失,在呼吸音消失侧行胸腔诊断性穿刺,如抽出气体,即可诊断。确立诊断后立即行胸腔闭式引流术。

(2) 如进行液体复苏和缩血管药物应用后,血压仍进行性下降,听诊心音,如心音低钝甚至消失,同时伴有颈静脉怒张,应考虑存在急性心脏压塞,立即行床旁超声排查急性心脏压塞征象,如存在心脏压塞,立即行心包穿刺引流术。

(3) 如患者存在体表可发现的活动性出血,或入科时即有加压止血或钳夹血管止血处理,进行液体复苏和应用缩血管药物后,血压及血红蛋白仍进行性下降,说明有大血管破裂甚至断裂,应立即以最快速度联系相关外科或介入科室行手术或介入止血治疗。

(4) 如进行液体复苏和应用缩血管药物后,血压及血红蛋仍进行性下降,在排查急性心脏压塞和体表活动性出血同时,需排查胸腹腔内出血问题。如有床旁超声,立即筛查胸腹盆腔是否存在液性暗区,在液性暗区处行诊断性穿刺;如没有床旁超声,在体格检查怀疑胸腹腔出血时,也可进行诊断性穿刺。如诊断性穿刺抽出不凝血,则考虑存在活动性出血,应立即联系相关外科或介入科室行手术或介入止血治疗。

(5) 患者入科即进行意识判断和GCS评分,如患者GCS≤8分或存在意识障碍进行加重,瞳孔直径不等大或变化,即考虑存在颅内压升高的颅脑损伤,结合颅脑CT表现联系神经外科进行减压处理。如入科时未行头颅CT,则应创造条件行头颅CT检查。

问题4　床旁超声在多发伤的作用及紧急评估流程是什么?

🔲　床旁超声在伤情筛查中是必要且十分重要的,推荐所有多发伤患者在初始ABC评估流程结束后,立即行床旁E-FAST超声评估流程,可在3~5分钟内完成除颅脑评估外的所有最危及生命的伤情的评估。具体流程如下:①心脏探头探查是否存在心包积液,排查急性心脏压塞;②胸腹腔探头探查左右侧胸腔是否存在气胸表现(胸膜滑动消失、平流层征、肺点);③胸腹腔探头探查左右侧胸腔、右侧腹腔(肝肾间隙)、左侧腹腔(脾肾间隙)、盆腔耻骨上切面是否存在游离液性暗区,结合诊断性穿刺诊断活动性出血。

该患者在这一阶段的处理措施如下。

(1) 在机械通气后,仍然存在呼吸困难,SpO_2不能提升,甚至进行性下降,同时伴有血流动力学不稳定,考虑存在张力性气胸可能。立即启动床旁超声E-FAST流程,示右侧胸膜滑动征消失,肺点存在(图8-1),右侧胸腔积液。立即行右侧胸腔闭式引流术,引流出气泡和血性液体,患者呼吸状况有所

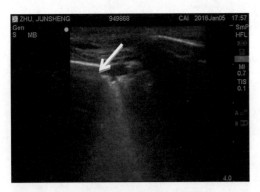

图8-1　右侧胸腔M超见肺点(如箭头所示),
提示右侧气胸

改善。

（2）进行液体复苏和缩血管药物应用后，血压仍呈进行性下降，同时腹部膨隆，叩诊浊音，继续床旁超声E-FAST流程筛查腹、盆腔，发现肝肾间隙存在液性暗区，行诊断性穿刺抽出不凝血，考虑腹腔存在活动性出血，立即联系普外科会诊。

（3）患者瞳孔进行性变化，颅内存在出血可能性极大，必须尽快明确颅内情况。虽然呼吸、循环都存在波动，但在呼吸机、缩血管药物、液体复苏支持下，仍应创造条件完成颅脑 CT 检查。在充分告知必要性、危险性，征得家属知情同意后，外出完成头胸腹 CT 平扫检查。

在患者外出检查期间，手术科室立即联系麻醉科、手术室做好准备，患者 CT 完成，直接送入手术室。

● 入 ICU 45 分钟 ●

头胸腹 CT（图 8-2）回报：右侧额部硬膜下血肿，估测厚度 9 mm，伴中线移位，右额骨线样骨折；右侧气胸，双侧胸腔积液；腹腔积液，以肝周、脾周明显；骨盆骨折。

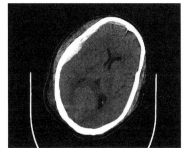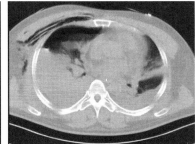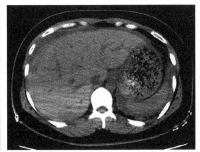

图 8-2 右额部硬膜下血肿；右侧气胸，双侧胸腔积液；肝周、脾周积液

神经外科、普外科医生都已来到手术室，与家属完成术前谈话后，立即开始手术治疗。输血科以最快速度完成输血前检查和交叉配血后，把红细胞、血浆、血小板和冷沉淀送入手术室。

问题 5　患者在活动性出血尚未停止时，正确的复苏方法是什么？

答 在活动性出血未停止时，需要采取的是损伤控制性复苏策略，其核心包括：限制性容量复苏（允许性低血压）、止血性复苏和损伤控制性手术。目的就是以最小的代价快速止血，防止或减缓创伤性凝血病的发生。需注意的是，这一策略仅仅适用于活动性出血未停止阶段，且持续时间不宜过长，否则可能会出现组织器官低灌注时程过长，形成不可逆性损害。

（1）明确的活动性出血还未停止或者还未行损伤控制性手术期间，动脉血压水平不宜过高，否则有进一步加重出血的风险（可能机制包括增加血管内静水压、移动新生的凝血块）。因此，在这一阶段有更加严格的血压控制水平，《2016 年欧洲严重创伤出血和凝血病处理指南》中明确规定：对于无脑损伤的患者，在大出血控制之前应将收缩压维持在 80～90 mmHg。但应注意：①这一血压控制策略仅仅适用于活动性出血尚未停止时，如果出血停止，应立即使血压恢复至平均动脉压大于 65 mmHg 水平。②对于合并严重颅脑损伤（GCS≤8 分）的患者，基于保证脑灌注的理由，应将血压水平维持在平均动脉压 80 mmHg 以上。

（2）在这一阶段，为避免或延缓创伤性凝血病的发生，应尽早进行止血性复苏。所谓止血性复苏，是以快速恢复凝血功能为目的的复苏，在筛查最危及生命伤情阶段即可开始，其核心是在补充红细胞的同时，加强新鲜冰冻血浆和血小板的补充,力争做到红细胞、新鲜冰冻血浆、血小板以 1 : 1 : 1 输注。复苏目标为: APTT、PT 至正常范围,ctHb>70 g/L, Fib>1.5 g/L, PLT>75×10^9/L。

(3) 在此阶段行手术干预目的就是止血或减压,因此需进行的是损伤控制性手术,即以最快的时间和最简单的方式解决最危及生命的伤情,不需要进行彻底的修复手术,术后返 ICU 治疗,待生命体征平稳后再择期行修复手术。如在筛查最危及生命伤情时,存在两个以上需要处理的最危及生命伤情,可考虑手术同时进行,如重型颅脑外伤合并腹腔脏器活动性出血时,可同时行颅脑减压手术和腹腔止血手术,此时需要紧密的多学科协作。

问题 6 患者目前应该选择何种液体进行复苏?

答 在活动性出血未停止阶段,推荐使用等渗晶体液进行初始复苏,但需注意:①输注晶体液量不宜过多过快,指南推荐为限制性容量复苏策略,因为大量晶体液输注会进一步导致创伤性凝血病(MTP)的发生;②避免大量使用生理盐水;③对于严重颅脑外伤的患者,避免使用低渗液体进行复苏。

问题 7 多发性创伤患者应如何选择止血药?

答 在创伤早期(1 小时内),可以补充氨甲环酸,用法为:首剂 1 g 10 分钟内输注完毕,随后维持总剂量 1 g 输注 8 小时。有 RCT 研究显示氨甲环酸可以降低创伤患者早期病死率,并在指南中得到明确推荐。

问题 8 患者凝血功能障碍的原因是什么? 如何诊断和治疗?

答 1. 创伤性凝血病定义·指创伤后由于大量出血及组织损伤后激活凝血、纤溶、抗凝途径而早期出现的急性凝血功能紊乱,是一种多元性的凝血功能障碍性疾病,亦称为"非外科性出血"或"微血管出血"。在严重创伤患者中,合并创伤性凝血病者,其死亡风险比没有合并创伤性凝血病的患者高出 4～6 倍,总体死亡率约为 38%,进展为多器官功能衰竭的风险也提高 3 倍。

2. 创伤性凝血病发病机制·在组织损伤、休克、血液稀释、低体温、酸中毒和炎症反应等多重作用下,血液系统发生了多元性凝血功能障碍,包括:①血小板减少或者功能障碍;②抗凝系统功能障碍;③纤溶亢进和纤维蛋白原消耗;④促凝系统功能障碍。

3. 创伤性凝血病诊断标准
(1) 实验室标准:PT>18 秒,APTT>60 秒,TT>15 秒,INR>1.5。
(2) 临床表现:有活动性或潜在性出血,需要血液制品或替代治疗。

注意:实验室检查凝血指标常常需要 20～60 分钟,而且不能反映血小板功能、血栓强度、纤溶活性等信息,且体外试验的温度、pH、血小板水平与体内环境不同,不能真实反映体内凝血水平。血栓弹力图(TEG)能够反映全血的凝血和纤溶水平,还可以进行床旁快速检测并指导治疗。

4. 治疗·随着对创伤性凝血病的认识的加深,近年来在相应处理上较以往更为积极、时间提前,并提出了"损伤控制复苏"(damage control resuscitation, DCR)的概念。治疗目标是控制由凝血病引起的失血,措施包括:晶体液限量,多用血制品,纠正酸中毒,防止低体温。此外,提出了大量输血方案(MTP)纠正创伤性凝血病的流程图。

• 入 ICU 后 3 小时 •

完成手术的患者再次被推入 ICU,呈术后麻醉状态,头部伤口干燥敷料覆盖,接引流管 1 根,引流出淡红色血性液体;接测压管 1 根,测得颅内压 12 cmH$_2$O。双侧瞳孔直径 1 mm,对光反射消失;呼吸机控制呼吸,V-SIMV 模式,Vt 450 mL, f 15 次/分,FiO$_2$ 40%,去甲肾上腺素 12 μg/min 静脉泵入,心电监护示心率 112次/分,ABP 102/60 mmHg, SpO$_2$ 98%;双肺听诊呼吸音稍弱,胸腔闭式引流通畅,腹部伤口干燥敷料覆盖,腹腔引流管 1 根,引流少许血性液体,四肢末梢凉。

"颅内已行止血和血肿清除,骨瓣已去除,引流管放在出血部位附近,测压管放在脑室,术后观察右侧瞳孔缩小,减压有效,术后需密切监测颅内压变化情况。"脑外科医生交班。

"开腹探查后发现为肝破裂出血、脾破裂出血,行脾切除术、肝破裂修补术后出血停止,其余脏器未见出血。但腹膜后血肿巨大,术后需密切监测,不排除仍在出血。"普外科医生交班。

"术中呼吸状况尚稳定,但循环存在问题,去甲肾上腺素用量持续在 7 μg/min 以上,液体复苏速度不能减慢,否则血压会很快下降,术中尿量约 100 mL。"麻醉科医生交班。

ICU 医生随之说道:"完善血气分析、电解质、血常规、血生化、凝血检查,继续补充血浆、红细胞,随时调整去甲肾上腺素用量维持 MAP 在 65 mmHg 以上。"

· 入 ICU 后 4 小时 ·

持续血制品(红细胞、血浆)输注下,去甲肾上腺素剂量有缓慢上升趋势,达到 20 μg/min, ABP 维持于 100/60 mmHg 左右。血常规:血红蛋白 62 g/L,血小板 36 $\times$ 10^9/L;血气分析:pH 7.32、HCO$_3^-$ 17 mmol/L、Lac 4.2 mmol/L;凝血功能:APTT 56 秒、PT 23 秒、Fib 0.9 g/L。

此时诊断:多发伤(脑挫裂伤、右额骨线样骨折、右侧额部硬膜下血肿、右侧气胸、双侧胸腔积液、肝破裂、脾破裂、腹腔积液、腹膜后血肿、骨盆骨折),失血性休克,创伤性凝血病,急性呼吸衰竭,意识障碍,多脏器功能障碍综合征。

问题 9　患者损伤控制性手术已完成,但仍怀疑存在出血,应如何进行观察与处置?

答　多发伤患者一旦损伤控制性手术完成,止血成功,血流动力学会快速恢复平稳,组织灌注改善,表现为 MAP$\geqslant$65 mmHg、Lac<2 mmol/L,不需要大剂量缩血管药物维持血压。如以上三点有任何一条不能达标,即可能仍存在活动性出血,需再次进行筛查。而此时的活动性出血,多来自肉眼不可见的地方,如胸腹盆腔,因此再次超声 E-FAST 排查非常必要。

该患者术后去甲肾上腺素用量增加,乳酸水平仍然偏高,血红蛋白水平也不稳定,因此须排查是否仍有未止住的活动性出血。

立即进行床旁超声排查,胸腹腔超声未见大量液性暗区,腹膜后见巨大血肿,结合普外手术医生描述,考虑活动性出血存在于腹膜后。

· 入 ICU 后 4 小时 15 分钟 ·

ICU 医生、普外科医生、骨科医生、介入科医生多学科会诊。

"血压还是稳不住,血红蛋白在输注红细胞后未见提升,超声胸腹腔未见明显积液,腹膜后见血肿巨大,考虑出血来源于腹膜后。"ICU 医生把目前情况做了概述。

"我同意出血来源于腹膜后,术中探查时就感觉腹膜后血肿大,但再次开腹止血是不可行的,腹膜后压力的骤减对于这个患者的止血是灾难性的。"普外科医生说道。

"结合 CT 骨盆骨折部位和损害程度,由于外伤性骨盆骨折导致的腹膜后出血可能性不能排除,需要立即止血。方式选择方面,结合损伤控制性手术原理,建议首先考虑介入。"骨科医生也表明自己的观点。

"介入治疗的确是这个患者目前止血的最合理选择,但他目前生命体征不稳定,请 ICU 再评估手术时机和安全问题,是立即进行,还是待生命体征稳定一些再进行。"介入科医生说出了自己的担心。

"目前还是活动性出血,抢救时机刻不容缓,介入肯定有风险,但必须进行,我们会全程在患者身边监护,力保安全。"ICU 医生说道。

"我们也会随时准备好。"骨科和普外医生也说道。

于是大家分头做好准备,马上进行介入止血治疗。

• 入 ICU 后 6 小时 30 分钟 •

介入科医生深深呼了一口气:"右髂内动脉分支出血,已经止住了。造影没看到别的出血点。"

"效果明显,血压迅速回升,我在快速下调去甲肾上腺素泵入速度,应该止住了。"ICU 医生说道。

"那就好,这一夜没白忙活。"介入医生疲惫中略带兴奋的声音传来。

患者此时的状态:仍处于镇静状态,呼吸参数无明显调整,去甲肾上腺素已撤除,心率 85 次/分,ABP 125/73 mmHg。

回到 ICU 病房,监测血气分析:ctHb 75 g/L, Lac 2.1 mmol/L。

问题 10　此时如何进行评估与处置?

答　患者目前已明确止血,血压平稳,组织灌注明显改善,说明最危及生命的伤情已得到初步控制。此时需进行的是伤情的全面排查,避免伤情未被发现或漏诊。推荐采用 CRASHPLAN 流程进行评估。

CRASHPLAN 评估流程,每个字母代表了需要排查的一个器官:C 为心脏,R 为呼吸,A 为腹部,S 为脊柱,H 为头颅,P 为骨盆,L 为四肢,A 为血管,N 为神经。

每一字母所代表的解剖部位均须进行严格筛查。在筛查的方法中,影像学占据了非常重要的地位,但千万不能因此忽略了体格检查,尤其是存在神经损伤的患者。

伤情评估完成后,需进行二次处理,此时处理的目的则是尽可能进行功能修复。其中重点关注颅脑、脊柱(脊髓)、骨盆、胸腹腔脏器、四肢(尤其早期因出血使用止血带或夹闭血管的肢体,关注其远端神经、肌肉状况)。如存在颅脑损伤加重和胸腹腔脏器破裂,需优先处理;不稳定性骨盆骨折及早行外固定术;脊髓损伤患者需评估是否进行急性期处理;挤压综合征和骨筋膜室综合征需及时手术减压。

该患者在后续的伤情筛查中,发现右肩胛骨骨折,右肱骨干骨折,第 1、2 腰椎横突骨折,右股骨颈骨折,右肾挫伤,请相关科室会诊,进行择期确定性恢复治疗。

问题 11　此时的液体复苏策略和输血策略是什么?

答　在活动性出血已明确停止后,此时的容量管理和输血管理策略也需改变,临床医生需立即评估容量状态和容量反应性。因为患者活动性出血一旦停止,极易出现容量负荷过重的表现。如评估容量已充足,则应立即减慢输液速度,减少输液量;如评估容量仍未充足,则以晶体液为主进行复苏,但需随时关注容量状况,一旦充足立即减慢输液速度。

根据监测指标决定患者是否需要补充血液成分。如患者血红蛋白<70 g/L,血小板$<50\times10^9$/L,APTT、PT 显著延长,Fib<1.5 g/L,如在此水平以下,按照需要补充红细胞、血小板、新鲜冰冻血浆和纤维

蛋白原。

· 要点归纳 ·

（1）多发伤所导致的失血性休克、创伤性凝血病,处置的关键在于快、准两个字。

（2）"准"体现在明确三个阶段（入ICU即刻处置、筛查和处置最危及生命的伤情、系统伤情排查）的处理方法和顺序,避免在处理多发伤时步骤混乱,遗漏病情；"快"体现在提出每一阶段的处理时程,尽可能地为患者伤情处理节约时间,避免伤情延误。

（3）"准"还体现在要准确判断创伤性凝血病的出现,进而尽快给予止血、输血、纠正凝血功能的措施,同时避免死亡三角——酸中毒、低体温、凝血功能障碍的出现。

多发伤急性期处置流程图如图8-3所示。

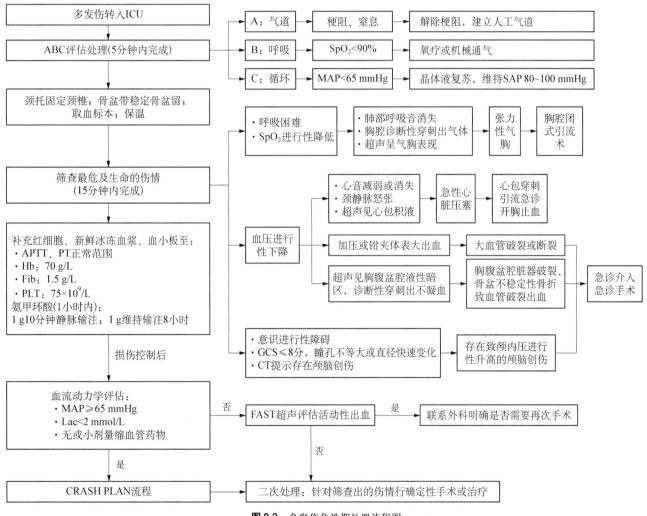

图8-3 多发伤急性期处置流程图

摘自：胡波,张丽娜,郑瑞强等.多发伤急性期诊治流程[J].中华重症医学电子杂志,2017,3(2)：122-126。

（胡 波）

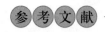

［1］中华医学会创伤学分会创伤急救与多发伤学组. 多发伤病历与诊断：专家共识意见（2013 版）［J］. 创伤外科杂志，2014,（16）：192.

［2］Rossaint R，Bouillon B，Cerny V，et al. The European guideline on management of major bleeding and coagulopathy following trauma：fourth edition［J］. Crit Care，2016,20：100.

［3］Scalea TM1，Rodriguez A，Chiu WC，et al. Focused Assessment with Sonography for Trauma（FAST）：results from an international consensus conference［J］. J Trauma，1999,46(3)：466 - 472.

［4］Shakur H，Roberts I，Bautista R，et al. Effects of tranexamic acid on death，vascular occlusive events，and blood transfusion in trauma patients with significant haemorrhage（CRASH-2）：a randomised，placebo-controlled trial［J］. Lancet. 2010,376(9734)：23 - 32.

病例 29

妊娠期高血压疾病、HELLP 综合征
悲喜交集的日子

· 病例概要 ·

· ICU 早上 ·

夜班医生开始交班:"昨日出院 1 人,转出 3 人,新入 4 人,现有 18 人。先交夜间新入患者 9 床,女,34 岁,因'停经 33 周加 3 天,恶心、乏力、水肿 1 周,头晕 1 天'入院"。

9 床患者现病史:平素月经规律,4～5/27～30 天,末次月经 2017 年 8 月 19 日。停经 55 日查尿妊娠试验阳性,孕期未定期孕检。一周前出现双下肢水肿,逐渐加重至全身,休息后无好转,伴有恶心、乏力症状。一天前自觉头晕,未予处理。今日来医院测血压 170/115 mmHg,考虑"妊娠期高血压疾病"收入院。

既往体健,无高血压病史。

入院查体:体温 36.8 ℃,脉搏 95 次/分,呼吸 22 次/分,血压 185/115 mmHg,轻度贫血貌,皮肤和巩膜轻度黄染,全身浅表淋巴结未及异常肿大,心肺正常。腹部膨隆,与妊娠月份基本相符,子宫轮廓清楚,移动性浊音阴性,腹壁压陷性水肿,双下肢水肿(3＋)。入院查血常规:红细胞 3.57×10^{12}/L, HCT 0.345%, MCV 109.1 fL, MCH 38.1 Pg,血小板 31×10^9/L,余项正常。凝血功能正常。肝功能检查:LDH 873 U/L, ALT 115 U/L, AST 137 U/L, 总胆红素 60.33 μmol/L,直接胆红素 43.7 μmol/L,间接胆红素 17.92 μmol/L。急诊生化:BUN 13.2 mmol/L, Cr 186 μmol/L。尿常规:比重 1.030,尿蛋白 3＋。

彩超:胎儿符合 30 周妊娠,双顶径 8.01 cm,股骨长 5.60 cm;羊水指数 7.60,脐动脉舒张期血流消失,胎盘 II 级。

患者因妊娠期高血压、肝肾功能不全入院,入院当日即转入 ICU。

问题 1　考虑患者初步诊断和诊断依据是什么?

答　根据患者病史、症状、体征及相关检查,考虑诊断:①$G_1P_0G^{33W+3}$;②重度子痫前期;③HELLP 综合征。

妊娠期高血压疾病是妊娠期出现一过性高血压、蛋白尿等症状,分娩后即随之消失的疾病。病理特征

为全身小血管痉挛,血管内皮细胞损伤,并由此导致全身各系统、各脏器缺血、出血、功能障碍,同时可出现凝血因子缺乏和血小板降低,甚至溶血,对母儿造成危害,甚至导致死亡。妊娠期高血压疾病可分为妊娠期高血压、子痫前期、子痫、妊娠合并慢性高血压、慢性高血压并发子痫前期(表 8-1)。

表 8-1　妊娠期高血压疾病分类

分类	临床表现
妊娠期高血压	血压≥140/90 mmHg,妊娠期首次出现,并于产后 12 周恢复正常;尿蛋白(一);产后方可确诊
子痫前期	
轻度	血压≥140/90 mmHg,孕 20 周以后出现;尿蛋白≥300 mg/24 h 或(＋);可伴上腹不适、头痛、视力模糊等
重度 　(满足任一均可)	①血压≥160/110 mmHg。②持续性头痛、视觉障碍或其他中枢神经系统异常表现。③持续性上腹疼痛,肝包膜下血肿或肝破裂。④血清 ALT 或 AST 升高。⑤肾功能受损,尿蛋白≥2.0 g/24 h 或(＋＋);少尿或血肌酐＞106 μmol/L。⑥血液系统异常,血小板＜100×10⁹/L;微血管病性溶血表现。⑦低蛋白血症伴胸水、腹水或心包积液。⑧心力衰竭。⑨肺水肿。⑩胎儿生长受限或羊水过少、宫内死胎或胎盘早剥
子痫	子痫前期孕妇抽搐不能用其他原因解释
慢性高血压并发子痫前期	高血压患者怀孕,孕 20 周前无尿蛋白,孕 20 周后尿蛋白≥300 mg/24 h;或孕 20 周前有蛋白尿,20 周后尿蛋白增加;或血压进一步升高或重度子痫前期任一表现
妊娠合并慢性高血压	既往或孕 20 周以前 BP≥140/90 mmHg,妊娠期无明显加重;或孕 20 周后首次诊断高血压并持续到产后 12 周后

　　HELLP 综合征(hemolysis elevated liver enzymes and low platelets count syndrome):妊娠高血压疾病的严重并发症,是以溶血、肝酶升高和血小板减少为特点的综合征,可严重威胁母婴安全。可发生于妊娠中、晚期及产后数日。多数患者有重度子痫前期的基本特征,少数患者可既无高血压也无明显的蛋白尿。典型的临床表现为乏力、右上腹疼痛。多数患者有全身不适、恶心、呕吐及非特异性病毒感染症状。常有出血倾向,表现为血尿、血便、黏膜及齿龈出血等。

　　实验室检查特点如下。①溶血:外周血涂片见破碎红细胞、球形红细胞;胆红素≥20.5 μmol/L;血红蛋白轻度下降;LDH＞600 U/L。②肝酶升高:ALT≥40 U/L 或 AST≥70 U/L。③血小板减少:血小板计数＜100×10⁹/L。

　　HELLP 综合征根据血小板(Martin)计数分为 3 类(表 8-2)。血小板≤50×10⁹/L 为重度减少,孕产妇严重并发症发生率 40%～60%;＞50×10⁹/L～100×10⁹/L 为中度血小板减少,严重并发症发生率达20%～40%;＞100×10⁹/L～150×10⁹/L 为轻度血小板减少,孕产妇严重并发症发生率约 20%。

表 8-2　HELLP 综合征的分类

HELLP 综合征的分类	田纳西州分类	密西西比河分类
1	血小板≤100×10⁹/L AST≥70 U/L LDH≥600 U/L	血小板≤50×10⁹/L ALT 或 AST≥70 U/L LDH≥600 U/L
2		50×10⁹/L≤血小板≤100×10⁹/L ALT 或 AST≥70 U/L LDH≥600 U/L

续表

HELLP综合征的分类	田纳西州分类	密西西比河分类
3		$100×10^9/L≤$血小板$≤150×10^9/L$ ALT 或 AST$≥40$ U/L LDH$≥600$ U/L

该患者诊断重度子痫前期的依据：①女,34岁,停经33周加3日,既往无高血压病史；②孕20周后血压持续升高,185/115 mmHg；③肾功能受损,尿蛋白(3+), Cr 186 μmol/L。

该患者诊断HELLP综合征的依据：①血管内溶血,LDH 873 U/L,总胆红素 60.33 μmol/L,直接胆红素 43.7 μmol/L,间接胆红素 17.92 μmol/L；②肝酶水平升高,ALT 115 U/L, AST 137 U/L；③血小板计数 $31×10^9$/L,减少。

问题2 子痫前期及HELLP综合征有哪些病理生理变化？ 治疗原则是什么？

答 子痫前期和HELLP综合征的病理生理变化为缺血胎盘释放抗血管生成因子至母体循环,导致内皮细胞受损并由此造成组织器官损害。因此,根据母胎情况,终止妊娠,娩出胎盘是治疗子痫前期及HELLP综合征的根本。

子痫前期的病理生理分为两个阶段。第一阶段,由于遗传、环境、免疫等多种因素导致孕早期子宫螺旋小动脉生理重铸过程障碍,子宫螺旋动脉硬化,使胎盘灌注减少,滋养细胞缺血,当其表面黏附分子表型转换障碍时可致滋养细胞浸润能力受损和浅着床。第二阶段,缺血胎盘释放抗血管生成因子至母体循环导致内皮细胞受损,发生一系列病理生理变化。正是由于胎盘病变是子痫前期发病机制的核心,因此分娩和娩出胎盘是治疗子痫前期的唯一方法。

HELLP综合征的病理生理改变的中心环节是血管内皮细胞的损伤导致继发性微血管血栓的形成。①由于血管内皮损伤,胶原组织暴露,导致纤维蛋白沉积,启动了内源性凝血机制。②血小板与暴露的胶原组织接触、黏附并被激活,活化后的血小板释放内源性二磷酸腺苷和血栓烷A2,促使血小板发生不可逆的聚集,从而使血小板计数不断下降。③受损的内皮细胞合成前列腺醇的能力下降,加之活化后的血小板释放 5-羟色胺和血栓烷A2增加,导致血管收缩痉挛。④血管狭窄和纤维蛋白的沉积使红细胞在通过血管时发生变形和破坏,造成血管内溶血。红细胞内富含LDH,在红细胞发生变形和破坏时,血中LDH升高。⑤肝脏血管痉挛,肝窦内纤维素沉积,肝窦内微血栓形成,导致肝脏血管内压力增加,肝脏细胞缺血、坏死而影响肝功能,甚至导致肝被膜下出血、肝脏内出血、肝脏破裂。

问题3 重度子痫前期合并HELLP综合征对孕、产妇有哪些影响？

答 由于血管内皮损伤及小动脉痉挛,重度子痫前期及HELLP综合征可造成组织器官缺血缺氧,而出现相应的并发症,如DIC、急性肾衰竭、肺水肿、肝包膜下出血、肝破裂、视网膜剥离、肺栓塞、脑血管意外、胎盘早剥、胎儿缺氧、早产及胎儿生长受限(FGR),甚至围生儿死亡。

问题4 该患者还需要做哪些鉴别诊断？

答 HELLP综合征需与下列疾病进行鉴别诊断,见表8-3。

表 8-3　HELLP 综合征的鉴别诊断

妊娠相关性疾病	妊娠合并良性血小板减少症	
	妊娠合并急性脂肪肝	
妊娠无关疾病	感染性和炎症性疾病	病毒性肝炎 胆管炎 胆囊炎 下尿路感染 胃炎 胃溃疡 急性胰腺炎
	血小板减少性疾病	自身免疫性血小板减少症 叶酸缺乏症 系统性红斑狼疮 抗磷脂综合征
	血栓性微血管病	血栓性血小板减少症 溶血性尿毒症

1. **妊娠急性脂肪肝**·又称产科急性假性肝萎缩。其特点为发病多在妊娠 36～40 周,起病急骤,持续性恶心、呕吐甚至呕血,1 周内黄疸产生并迅速加深,可发生 DIC 和肝肾功能衰竭。有出血倾向,血清胆红素明显增高,可达 171 mmol/L,尿胆素阴性,尿酸增高,白细胞增高达(20～30)×10^9/L,持续低血糖,B 超可见脂肪波,肝脏密度增加。

2. **系统性红斑狼疮**·临床表现为血小板减少、蛋白尿、溶血性贫血等,与 HELLP 综合征极易混淆,但实验室检查抗核抗体阳性。

3. **血栓性血小板减少性紫癜**·为自身免疫性疾病,病变可累及全身各器官,以神经系统损害最为显著。孕前有皮肤、黏膜出血病史。血小板减少,抗血小板抗体阳性。

4. **溶血性尿毒症**·溶血性尿毒症以肾脏损害最为显著,典型临床表现为三联征:急性肾衰竭,血小板减少,微血管病溶血性贫血。多发生在近妊娠足月或产后数周,出现肌酐明显增高、肾衰竭、微血管溶血性贫血、DIC。肾脏病理主要表现为:微血栓、动脉损害。终止妊娠通常病情不能缓解。

5. **妊娠期胆汁淤积综合征**·是妊娠中晚期特有的病症,以皮肤瘙痒和黄疸为主要临床表现,以血清胆汁酸显著升高为特征。该病可诱发无法解释的足月胎儿突然死亡。

问题 5　该患者如何进行初期治疗?

答 重度子痫前期合并 HELLP 综合征的患者病情可以突然恶化。初期治疗应以降压、预防子痫为基础,避免母体并发症,如脑出血、肺水肿、子痫等。评估母胎情况,适时终止妊娠。

1. 监测母胎情况

(1) 基本监测:注意头痛、眼花、胸闷、上腹部不适或疼痛及其他消化系统症状,检查血压、蛋白尿、尿量变化和血尿常规,注意胎动、胎心等的监测。

(2) 孕妇的特殊检查:包括眼底、凝血功能、血小板计数、重要器官功能(如肝功能)、血脂、血尿酸、尿蛋白定量、血电解质等检查,有条件的单位建议检查自身免疫性疾病相关指标。注意孕妇神经系统异常,如头痛、视力模糊、精神状态变化,以及恶心、呕吐、少尿、上腹部疼痛、呼吸困难等。

(3) 胎儿的特殊检查：包括胎心、超声监测胎儿生长发育、羊水量，如怀疑胎儿生长受限，有条件的单位应注意检测脐动脉和大脑中动脉血流阻力等。

2. 降压治疗 · 目的是预防心脑血管意外和胎盘早剥等严重母胎并发症。

目标血压：孕妇未并发器官功能损伤，收缩压应控制在 130～155 mmHg，舒张压应控制在 80～105 mmHg；孕妇并发器官功能损伤，则收缩压应控制在 130～139 mmHg，舒张压应控制在 80～89 mmHg。降压过程力求平稳，且血压不可低于 130/80 mmHg，否则影响子宫-胎盘血流灌注。降压幅度在 10～20 mmHg/10～20 分钟为宜。在出现严重高血压，或器官损害如急性左心室功能衰竭时，需要紧急降压到目标血压范围，降压幅度以 MAP 的 10%～25% 为宜，24～48 小时达到稳定。

常用的口服降压药物有肾上腺素能受体阻滞剂、钙离子通道阻滞剂及中枢性肾上腺素能神经阻滞剂等药物。如遇严重高血压或口服药物血压控制不理想，可使用静脉用药，常用的有：肼苯哒嗪、拉贝洛尔、钙通道阻滞剂等。孕期一般不使用利尿剂降压，以防有效循环血量减少和高凝倾向，除非出现肺水肿或脑水肿。不推荐使用阿替洛尔和哌唑嗪。妊娠中晚期禁止使用血管紧张素转换酶抑制剂（ACEI）和血管紧张素Ⅱ受体拮抗剂（ARB），以免引起死胎。

3. 解痉、预防子痫发作 · 适用于重度子痫前期、子痫发作后以及 HELLP 综合征患者。

(1) 硫酸镁：负荷剂量 2.5～5.0 g，继而 1～2 g/h 静脉滴注维持。用药时间长短根据病情需要调整，一般每日静脉滴注 6～12 小时，24 小时总量不超过 25 g；用药期间每日评估病情变化，决定是否继续用药；引产和产时可以持续使用硫酸镁，若剖宫产术中应用要注意产妇心脏功能；产后继续使用 24～48 小时。为避免长期应用对胎儿（婴儿）钙水平和骨质的影响，病情稳定者在使用 5～7 日后停用硫酸镁；在重度子痫前期期待治疗中，必要时间歇性应用。

(2) 注意事项：血清镁离子有效治疗浓度为 1.8～3.0 mmol/L，超过 3.5 mmol/L 即可出现中毒症状。注意观察有无面部潮红、心悸、恶心呕吐、镇静、呼吸抑制及心跳骤停。治疗过程中应紧密监测：①膝腱反射应存在；②呼吸应≥16 次/min；③尿量应≥25 mL/h（即≥600 mL/d）；④备有 10% 葡萄糖酸钙。镁离子中毒时停用硫酸镁并缓慢（5～10 分钟）静脉推注 10% 葡萄糖酸钙 10 mL。如孕妇同时合并肾功能不全、心肌病、重症肌无力等，或体重较轻者，则硫酸镁应慎用或减量使用。条件许可时，用药期间可监测血清镁离子浓度。

4. 镇静 · 缓解孕产妇的精神紧张、焦虑症状，改善睡眠，预防并控制子痫。

(1) 地西泮：2.5～5.0 mg 口服，2～3 次/日。

(2) 苯巴比妥：镇静时口服 30 mg，3 次/日。

(3) 冬眠合剂：包括氯丙嗪 50 mg、哌替啶 100 mg 和异丙嗪 50 mg，通常以 1/3～1/2 量肌注或静脉滴注。由于氯丙嗪可使血压急剧下降，导致肾及胎盘血流量降低，而且对孕妇及胎儿肝脏有一定损害，也可抑制胎儿呼吸，故仅应用于硫酸镁控制抽搐效果不佳者。

5. 纠正低蛋白血症 · 严重低蛋白血症伴腹水、胸水或心包积液者，应补充白蛋白。

该患者的初始治疗应注意：①监测血压，检查眼底，复查血、尿常规及血生化；②定期胎心监测；③重度子痫前期合并 HELLP 综合征，且肾功能不全者，静脉使用拉贝洛尔，使血压稳定控制在收缩压 130～139 mmHg、舒张压 80～89 mmHg。避免血压低于 130/80 mmHg，防止胎盘低灌注；④给予硫酸镁首次负荷剂量，25% MgSO₄ 20 mL，5～10 分钟缓慢静推，继之 25% MgSO₄，1～2 g/h 持续静滴，预防子痫的发生。

问题 6 除初期对症治疗外，该患者是否需要应用糖皮质激素？

答 糖皮质激素治疗可促进胎肺成熟，促进血小板生成，减少血小板在脾脏内皮系统的破坏，减少内皮细胞的活化和功能障碍,减少炎性因子释放,降低血管通透性,减少渗出和水肿,可能可以延长妊娠时间。

孕周<34周并预计在1周内分娩的子痫前期孕妇,均应接受糖皮质激素促胎肺成熟治疗。地塞米松5 mg或6 mg,肌内注射,每12小时1次,连续4次;或倍他米松12 mg,肌内注射,每日1次,连续2日。如果在较早期初次促胎肺成熟后又经过一段时间(2周左右)保守治疗,但终止孕周仍<34周,可以考虑再次给予同样剂量的促胎肺成熟治疗。

该患者孕33周加3日,胎儿生长迟滞,彩超示胎儿约30周大小。虽重度子痫前期合并HELLP综合征,但目前血压控制稳定,尚无严重器官功能障碍,可在严密监护下采取期待治疗。给予地塞米松5 mg,肌内注射,每12小时1次,连续4次,以促进胎肺成熟,48小时后终止妊娠。

问题7 除初始治疗及激素治疗外,还应注意哪些方面?

(答) 由于血管内皮细胞受损,孕妇可出现凝血功能障碍及上腹部疼痛,肝功能障碍及肝包膜出血甚至肝破裂。如有怀疑上述情况可行腹部MRI或超声检查。同时注意纠正母体凝血异常。

若血小板计数<20×10^9/L且有出血,或剖宫产前血小板计数<50×10^9/L,应申请输注血小板。

对于有器官功能损害的行器官支持治疗。

问题8 如何确定分娩时机?

(答) 应根据母体因素(如疾病严重程度、宫颈情况)及胎儿因素(如孕周、产前检查)等综合考虑。经积极治疗而母胎状况无改善或者病情持续进展者,待孕妇病情稳定后,尽早终止妊娠是唯一有效的治疗措施。

(1)病情未达重度子痫前期的孕妇可期待至孕37周以后。

(2)重度子痫前期:①孕24周以内或超过34周,重度子痫前期发生母胎严重并发症者,不考虑是否完成促胎肺成熟,均需稳定母体状况后尽早终止妊娠。严重并发症包括不可控制的重度高血压、高血压脑病和脑血管意外、子痫、肺水肿、DIC、胎盘早剥和胎死宫内。②孕24~34周,如母胎病情不稳定,经积极治疗病情仍加重,应终止妊娠;如病情稳定,可在密切监护下考虑期待治疗,给予激素促进胎肺成熟,延迟48小时终止妊娠。

(3)子痫:控制病情后尽早终止妊娠。

(4)HELLP综合征:期待疗法可能增加孕妇病死率及胎盘早剥风险,应尽早终止妊娠。孕27~34周,如病情稳定,可在三级医疗机构密切监护下考虑期待治疗,给予激素治疗促进胎肺成熟,延迟48小时终止妊娠。

问题9 终止妊娠的方式有哪些?

(答) (1)剖宫产:适用于有产科指征者,宫颈条件不成熟、短期不能经阴道分娩、引产失败、胎盘功能明显减退或已有胎儿窘迫征象者。如无产科剖宫产指征,原则上考虑阴道试产。

(2)引产:适用于病情控制后,宫颈条件成熟者。破膜、催产素引产。但如果不能短时间内阴道分娩,病情有可能加重者,可考虑放宽剖宫产手术指征。

该患者孕33周加3日,目前血压控制稳定,心、脑、肺等器官暂无严重并发症,胎心监护正常,B超示胎儿宫内生长迟滞,虽血小板31×10^9/L,但目前无出血征象,可申请输注血小板,予地塞米松5 mg q12 h,促胎肺成熟,48小时后再考虑终止妊娠。

• 入 ICU 24 小时 •

入 ICU 24 小时,患者突发呼吸困难,呼吸 30 次/分,SpO$_2$ 88%(鼻导管给氧,氧流量 3 L/min),心率 110 次/分,血压 185/115 mmHg,听诊双肺呼吸对称,双肺可闻及湿啰音。

床边及时超声示:心脏收缩功能未见明显异常,但双下肺可见 B 线。

动脉血气示:pH 7.42,PaCO$_2$ 44 mmHg,PaO$_2$ 56 mmHg。

考虑患者出现急性左心衰、肺水肿,给予限液、利尿、面罩高流量给氧,静脉给予拉贝洛尔控制血压,心力衰竭症状缓解后立即行剖宫产终止妊娠。

• 入 ICU 96 小时 •

产后 72 小时,患者黄疸加重,血小板进一步减少至 11×10^9/L。肝功能检查:LDH 120 U/L,ALT 807 U/L,AST 792 U/L,总胆红素 100.71 μmol/L,直接胆红素 63.7 μmol/L,间接胆红素 27.92 μmol/L。急诊生化:BUN 15.1 mmol/L,Cr 216 μmol/L。

问题 10　患者产后病情持续加重,无缓解迹象,应如何处理?

(答) 多数患者产后 72 小时后病情可逐渐缓解至恢复,但仍有部分患者产后病情持续不能缓解甚至加重。这些患者可能通过血浆置换获益。

有文献报道早期血浆置换可改善预后。血浆置换能够改善患者的肝肾功能,同时缩短患者在 ICU 住院的时间及异常指标恢复时间。血浆置换可能可以去除一些血浆中的成分,比如抗体、免疫复合物、内源性和外源性毒素,以及替换某些血浆蛋白和凝血因子,减少这些物质带来的危害;同时通过补充某些血浆因子,起到减少血小板的聚集和降低血液黏度的作用,并促进血管内皮的恢复,使病情得到进一步的缓解,减少各种因素对脏器的损伤。因此,HELLP 综合征病情持续到产后 72 小时以上者可用新鲜冰冻血浆进行置换疗法,改善预后。HELLP 综合征患者若出现以下情况可考虑血浆置换治疗:①少见的 HELLP 综合征或对治疗效果差(输血后,胆红素或肌酐持续升高、持续性血小板减少症或 LDH>1 000 U/L 持续超过 72 小时);②严重的 HELLP 综合征;③伴有中枢神经系统症状;④伴发 DIC;⑤伴有严重器官功能衰竭;⑥并发有心肺疾病;⑦HELLP 综合征及 TTP 无法区分时;⑧尽管给予输血治疗,但疾病状态仍持续存在(分娩时或分娩后)。

该患者术后 72 小时,血小板持续降低,间接胆红素、乳酸脱氢酶、肝酶持续升高且进行性加重,可考虑行血浆置换治疗。该患者在术后第 4 天行血浆置换,隔日 1 次,5 次血浆置换后,血小板、乳酸脱氢酶、胆红素及血肌酐逐渐恢复正常。

问题 11　除血浆置换外,患者还应注意哪些问题?

(答) 重度子痫前期孕妇产后应继续使用硫酸镁至少 24～48 小时,预防产后子痫。注意产后迟发型子痫前期及子痫(发生在产后 48 小时后的子痫前期及子痫)的发生。

通常,产后 48～72 小时,由于毛细血管渗漏减轻,组织水肿减轻,第三间隙体液回输至血管内,使左心前负荷增加。因此血压可能会在产后进一步升高,且高血压可持续达 6 周左右,子痫前期孕妇产后 3～6 日是产褥期血压高峰期,此期间仍应每天监测血压。如产后血压升高≥150/100 mmHg 应继续给予降压治疗。

此时可开始使用利尿剂,而哺乳期可继续应用产前使用的降压药物,禁用 ACEI 和 ARB 类(卡托普利、依那普利除外)降压药,不推荐使用可乐定。产后血压持续升高要注意评估和排查孕妇其他系统疾病的存在。注意监测及记录产后出血量。孕妇重要器官功能稳定后方可出院。

· 要点归纳 ·

(1) 妊娠期高血压疾病是妊娠期出现一过性高血压、蛋白尿等症状,分娩后即随之消失的疾病。病理特征为全身小血管痉挛,血管内皮细胞损伤,并由此导致全身各系统各脏器缺血、出血、功能障碍,同时可出现凝血因子缺乏和血小板降低,甚至溶血,对母儿造成危害,甚至死亡。

(2) 妊娠期高血压疾病可分为妊娠期高血压、子痫前期、子痫、妊娠合并慢性高血压、慢性高血压并发子痫前期。

(3) HELLP 综合征:妊娠高血压疾病的严重并发症,是以溶血、肝酶升高和血小板减少为特点的综合征,可严重威胁母婴安全。可发生于妊娠中、晚期及产后数日。多数患者有全身不适、恶心、呕吐及非特异性病毒感染症状。常有出血倾向,表现为血尿、血便、黏膜及齿龈出血等。

(4) 一旦确诊妊高症需及时控制血压,同时完善胎心监护等检查,必要时及时终止妊娠。

(5) 一旦确诊 HELLP 综合征,则需尽早终止妊娠,必要时可给予血浆置换治疗。

(邹晓静 尚 游)

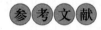

[1] 中华医学会妇产科学分会妊娠期高血压疾病学组. 妊娠期高血压疾病诊治指南(2015)[J]. 中华妇产科杂志,2015,50(10):721-728.
[2] Phipps E, Prasanna D, Brima W, et al. Preeclampsia: Updates in Pathogenesis, Definitions, and Guidelines [J]. Clin J Am Soc Nephrol, 2016, 11(6):1102-1113.
[3] Dusse LM, Alpoim PN, Silva JT, et al. Revisiting HELLP syndrome [J]. Clin Chim Acta, 2015,451(Pt B):117-120.
[4] Lambert G, Brichant JF, Hartstein G, et al. Preeclampsia: an update [J]. Acta Anaesthesiol Belg, 2014,65(4):137-149.
[5] Dennis AT. Management of pre-eclampsia: issues for anaesthetists [J]. Anaesthesia, 2012,67(9):1009-1020.
[6] Brown CM, Garovic VD. Drug Treatment of Hypertension in Pregnancy [J]. Drugs, 2014,74(3):283-296.
[7] Euser AG, Cipolla MJ. Magnesium sulfate for the treatment of eclampsia: a brief review [J]. Stroke, 2009,40(4):1169-1175.
[8] Alexander JM, Wilson KL. Hypertensive emergencies of pregnancy [J]. Obstet Gynecol Clin N Am, 2013,40(1):89-101.
[9] Lowe SA, Bowyer L, Lust K, et al. The SOMANZ guideline for the management of hypertensive disorders of pregnancy [J]. Aust N Z J Obstet Gynaecol, 2015,55(5):e1-29.
[10] Erkurt MA, Kuku I, Kaya E, et al. Therapeutic plasma exchange in hematologic disease: results from a single center in Eastern Anatolia [J]. Transfos Apher Set, 2013,48(3):335-339.
[11] Simetka O, Klat J, Gumulec J, et al. Early identification of women with HELLP syndrome who need plasma exchange after delivery [J]. Transfus Apher Sci, 2015,52(1):54-59.
[12] Vafaeimanesh J, Nazari A, Hosseinzadeh F. Plasmapheresis: Lifesaving treatment in severe cases of HELLP syndrome [J]. Caspian J Intern Med, 2014,5(4):243-247.
[13] Anthony J, Damasceno A, Ojjii D. Hypertensive disorders of pregnancy: what the physician needs to know [J]. Cardiovasc J Afr, 2016,27(2):104-110.

病例 30

羊水栓塞
突变的病情

病例概要

下午五点的手术室,一台剖宫产手术正在进行。产妇 37 岁,瘢痕子宫、胎盘前置,第二胎。主刀医生一边轻柔地将孩子交到新生儿科医生手上,一边说:"可以关腹了。"手里仍在麻利地操作。

突然,产妇发出很大的、含糊的声音,四肢抽动、眼球上翻、意识丧失,监护仪显示动脉血压即刻下降至 80/35 mmHg。

病情突变:血压测不出,心率 32 次/分,呼吸困难,血氧饱和度下降,SpO$_2$45%,皮肤发绀,阴道内可见约 600 mL 暗红色血液流出。

麻醉师立刻开始心肺复苏,同时开放气道、气管插管、机械通气。

紧急口头医嘱立即被执行:肝素 25 mg 静脉推注,地塞米松 20 mg 静脉推注,予血管活性药物去甲肾上腺素提升血压。建立中心静脉输液通路,加快输液速度。通知血库备血:红细胞、血浆、血小板、冷沉淀。通知 ICU 备床。联系多学科会诊。留取血标本紧急送检血常规、凝血、血气分析。上腔静脉血液送检涂片查找胎毛和胎儿组织。

问题 1 考虑患者初步诊断和诊断依据是什么?

根据患者病史、临床表现,考虑诊断羊水栓塞。

羊水栓塞定义为:分娩、胎儿出生或破膜 6 小时内出现的急性心力衰竭、呼吸衰竭,排除其他可识别的原因,在初发事件中幸存下来的产妇伴发急性凝血病。

羊水栓塞的诊断主要基于典型的临床表现和体征:血压骤降出现循环衰竭、呼吸困难、DIC、抽搐或昏迷,严重时会出现循环、呼吸停止,其中典型表现为低血压、低血氧、DIC;临床表现有显著的个体差异(羊水栓塞还可能出现的症状和体征:突发呼吸困难或发绀、突发心动过速、低血压、突发兴奋、焦虑或精神状态的改变、突发抽搐、广泛出血、突发血氧饱和度下降、插管患者呼气末二氧化碳测不出、心电图显示 ST 段改变及右心劳损、胎儿窘迫)。

该患者在分娩过程中出现典型的低血压、低血氧、抽搐、昏迷临床表现,符合羊水栓塞的临床诊断。

· 5 分钟后 ·

患者呼唤可睁眼,血压 110/80 mmHg,心率 140 次/分,SpO$_2$ 98%(呼吸机辅助呼吸,FiO$_2$ 50%)。

血气分析结果:pH 7.25,PaO$_2$ 80 mmHg(经口气管插管,呼吸机辅助呼吸,FiO$_2$ 50%,PEEP 8 cmH$_2$O),PaCO$_2$ 34.4 mmHg,Lac 4.6 mmol/L(正常值 0~2.0 mmol/L)。

血常规:血红蛋白 68 g/L(术前 112 g/L),血小板计数 58×10^9/L;凝血检查结果显示:D-二聚体>20.00 mg/L(正常值 0~0.55 mg/L),PT 70 秒,INR 3.35、APTT 大于 180 秒,Fib 0.55 g/L。

手术切口广泛持续渗血,手术视野变得模糊起来。子宫收缩乏力,止血变得非常困难。

问题 2 患者出现急性循环、呼吸衰竭,需要采取的救治措施是什么?

答 羊水栓塞的紧急抢救强调多学科合作、"黄金一小时"、尽早有效地进行心肺复苏。

重症医学科、呼吸科、心内科的医生成立了多学科协作治疗组,会诊意见很快达成:该患者诊断羊水栓塞成立,排除其他诊断,目前已经发生 DIC。

治疗方案:稳定生命指征,保护重要器官功能。患者目前呈低凝状态,高凝消耗了大量的凝血因子,考虑 DIC,手术创面失血也丢失了凝血因子,目前治疗原则是积极补充凝血因子。产科再次和家属沟通,如果止血困难,有可能需要切除子宫。

问题 3 发生羊水栓塞的病理生理机制是什么? 对治疗方案有何指导?

答 羊水栓塞的病理生理基础是胎儿组织进入母体,特别是在肺循环。但是,羊水进入母体血液循环并不是偶然事件。母体与胎儿之间存在生理性屏障,在正常情况下,也会由于某些原因导致生理性屏障发生破坏,从而造成屏障功能降低,羊水和胎儿组织会进入母体血液循环,在母体血液循环中可以发现来源于胎儿的组织,如鳞状上皮细胞和滋养细胞等。在分娩过程中,子宫下端或宫颈会有破损,胎儿成分可能通过破损组织进入母体血液循环。剖宫产手术过程中母体血液和胎儿组织有更大的接触、混合的可能。为什么绝大部分的产妇不会因此有不良反应,而在羊水栓塞的患者中,肺循环中的胎儿组织会导致死亡,原因依然未知。

羊水栓塞的发病过程类似过敏反应和脓毒症过度炎症反应。有血清学和组织学证据表明羊水栓塞的发病机制可能是补体介导的。羊水和胎儿组织可能在羊水栓塞的产妇诱发大量炎性介质介导的快速瀑布样炎症反应(类似于"炎性风暴"),引起肺血管痉挛,肺动脉压快速升高(一般在起病 15~30 分钟内发生,是引发死亡的主要原因之一),继发右心衰竭、左心衰竭,导致肺水肿,引起通气和氧合功能障碍,发生呼吸衰竭,出现低氧血症;同时羊水中的促凝物质产生强烈的促凝活性,引起血小板活化聚集,导致全身高凝状态,消耗大量凝血因子,出现 DIC,引起出血(图 8-4)。

根据发病机制,羊水栓塞分为三种亚型:①机械梗阻性亚型,产妇肺血管实际发生了栓塞;②过敏性亚型,过敏反应伴有特殊不良反应和产后大出血;③DIC 亚型,产后大出血。

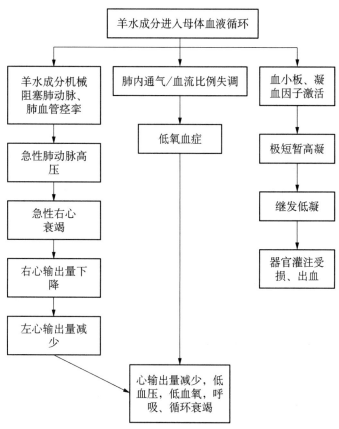

图 8-4　羊水栓塞发生机制示意图

问题 4　发生羊水栓塞的危险因素有哪些？

答 （1）与产妇相关的危险因素：妊娠年龄＞35 岁、经产妇、先兆子痫或子痫、少数民族。

（2）胎盘或子宫的相关因素：胎盘早剥、前置胎盘、羊水过多。

（3）分娩过程：医学引产、器械助产分娩、剖宫产。

问题 5　该患者还需要做哪些鉴别诊断？

答 羊水栓塞的鉴别诊断见表 8-4。

表 8-4　需与羊水栓塞鉴别的疾病

分类	鉴别诊断	辅助检查
妊娠相关	子痫惊厥	
	产科出血	
	围生期心肌病	心脏超声
		心脏 MR
		心肌蛋白测定
	子宫破裂	
麻醉相关	高位脊髓麻醉	感觉水平测试(冷喷涂)
	局部麻醉毒性	

续表

分类	鉴别诊断	辅助检查
其他	肺栓塞	CTA 心脏超声
	空气栓塞	心脏超声
	过敏	肥大细胞胰蛋白酶 补体水平(C3/C4)
	感染性休克	血培养
	心肌梗死	肌钙蛋白(I/T)
	心律失常	
	输血反应	
	中毒	
	代谢原因	甲状腺功能测定 皮质激素水平

问题 6 该患者病情变化和治疗措施是什么?

答 羊水栓塞早期救治成功后,80％以上的患者会发生迟发性凝血功能异常,导致出血和止血困难。该患者还需要评估右心功能、中枢神经系统功能、肾功能、呼吸系统功能等。

• 1 小时后 •

患者从手术室转移到 ICU。

术中:补充红细胞 6 U、血浆 1 200 mL、液体 2 100 mL(晶体液 1 500 mL、胶体液 600 mL)、冷沉淀 80 U、纤维蛋白原 2.0 g、血小板 1 个治疗量,失血约 1 500 mL、尿量 580 mL。

入 ICU 查体:全麻镇静状态,气管插管,呼吸机辅助呼吸。血压 105/70 mmHg(去甲肾上腺素 700 μg/min),心率 130 次/分,SpO$_2$ 96％(FiO$_2$ 70％, PEEP 10 cmH$_2$O)。球结膜水肿,全身皮肤凹陷性水肿,穿刺部位皮肤见瘀斑、渗血,腹部手术切口处见血性渗出。

问题 7 患者目前病情评估情况如何? 下一步应采取哪些处理措施?

答 患者目前病情:休克,凝血功能低凝状态未纠正,急性应激导致毛细血管渗漏综合征;尿量少,可能存在急性肾功能损伤。超声监测显示仍存在有效循环血容量不足。

处理措施:纠正休克,补充血容量;补充凝血因子,纠正低凝状态;行 CRRT 治疗,保护肾功能、减轻组织水肿;肺保护性通气策略;脑保护治疗;密切监测凝血、血常规变化,关注有无外科出血;完善相关检查。

• 入 ICU 8 小时 •

患者呼唤可睁眼,心率 110 次/分,去甲肾上腺素 48 μg/min,尿量 30 mL/h,已经行 CRRT 治疗 7 小时,脱水量 3 600 mL,负平衡 800 mL,Lac 从入科 3.5 mmol/L 降至 1.0 mmol/L。四肢末梢皮肤温暖。

凝血功能基本恢复正常,血常规显示血红蛋白稳定在 90 g/L 左右,排除活动性出血。

· 入 ICU 36 小时 ·

患者神情转清,停用升压药物,血压正常,呼吸机已经调整为脱机模式准备脱机。凝血功能正常,血常规显示血红蛋白下降至 62 g/L。

问题 8 患者血红蛋白降低: 哪里失血了?

答 床旁超声显示盆腔无明显积液,显示手术切口处腹壁血肿,大小 8 cm×10 cm。考虑 DIC 低凝期手术切口缝合部位渗血所致。目前凝血功能正常,给予加压包扎,可考虑超声引导穿刺引流。

· 入 ICU 48 小时 ·

患者脱机拔除气管插管。3 日后转回产科病房。

· 要点归纳 ·

(1) 产妇在产后几小时内发生低血压、低氧、DIC,考虑羊水栓塞之诊断。
(2) 不建议根据实验室检查结果确诊或排除羊水栓塞,目前羊水栓塞属于临床诊断。
(3) 羊水栓塞救治强调提高警惕、尽早发现、快速处理,早期心肺复苏、建立人工气道,纠正低血压、低氧。
(4) 多学科合作,包括妇产科、麻醉科、呼吸科、ICU 等。
(5) 后期积极输血、补充凝血因子,纠正 DIC 低凝造成的出血。

羊水栓塞诊疗流程如图 8-5 所示。

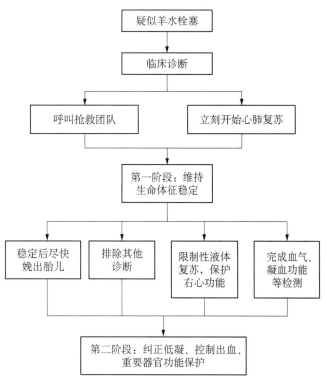

图 8-5 羊水栓塞诊疗流程

(孟 玫)

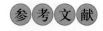 参 考 文 献

[1] Benson MD. A hypothesis regarding complement activation and amniotic fluid embolism [J]. Med Hypotheses, 2007,68: 1019 - 1025.

[2] McDonnell N, Knight M, Peek MJ, et al. Amniotic fluid embolism: an Australian-New Zealand population-based study [J]. BMC Pregnancy Childbirth, 2015,15: 352.

[3] Mu Y, McDonnell N, Li Z, et al. Amniotic fluid embolism as a cause of maternal mortality in China between 1996 and 2013: a population-based retrospective study [J]. BMC Pregnancy and Childbirth, 2016,16: 316.

[4] Hasegawa J, Sekizawa A, Tanaka H, et al. Current status of pregnancy-related maternal mortality in Japan: a report from the maternal death exploratory committee in Japan [J]. BMJ Open, 2016,6(3): e010304.

[5] Ito F, Akasaka J, Koike N, et al. Incidence, diagnosis and pathophysiology of amniotic fluid embolism [J]. J Obstet Gynaecol, 2014, May 27: 1 - 5.

[6] Farti P, Foldes-Papp Z, Zaami S, et al. Amniotic fluid embolism: What level of scientific evidence can be drawn? A systematic review [J]. Curr Pharm Biotechnol, 2014,14: 1157 - 1162.

[7] Kramer MS, Rouleau J, Baskett TF, et al. Amniotic-fluid embolism and medical induction of labor: a retrospective, population-based cohort study [J]. Lancet, 2006,368: 1444 - 1448.

[8] Benson MD. Current concepts of immunology and diagnosis in amniotic fluid embolism [J]. Clin Dev Immunol, 2012,94: 65 - 76.

[9] Neligan PJ, Laffey JG. Clinical review: Special populations-critical illness and pregnancy [J]. Critical Care, 2011,15: 227 - 229.

病例 31

热射病
夏天户外运动要警惕的凶手

· 病例概要 ·

某年 7 月中旬,17:30 左右(当日天气预报该地区最高温度 37.5 ℃),一位年轻的男子已经在公园跑了 45 分钟,此时每一米对他来讲都很漫长。他面色苍白,大汗淋漓,呼吸急促,就在即将达到自己目标时,他突然眼前一黑,倒了下去,不省人事。

好心的路人赶忙拨打了"120",30 分钟后,这个年轻人被送到了急诊室。

"男性,年龄不详,估测身高 175 cm,体重 70 kg。跑步时突发意识丧失,伴有抽搐约 30 分钟,路人发现拨打急救电话,其他信息不详。转运途中腋温 41.5 ℃,心率 155 次/分,血压 96/52 mmHg,呼吸 28 次/分,鼻导管吸氧 5 L/min 时,SpO_2 94%,有过 2 次腹泻,给予静脉输液,生理盐水共计 750 mL,未行其他处理。"120 急救医生有条不紊地向接诊医生交代病情。在这个过程中,患者又出现了 2 次抽搐,1 次呕吐。"快,先给予地西泮 10 mg,肌内注射。"急诊医生一边紧急处理,一边尝试联系家属。

问题 1 患者的诊断是什么?

㊇ 该患者病史有以下特点:①环境温度高,夏天 17:30,当日天气预报该地区最高温度 37.5 ℃;②长时间、高强度户外运动,长跑 45 分钟;③大量脱水,大汗淋漓;④发病时有明显神经系统症状,昏迷、抽搐;⑤年轻男性。

根据上述特点,可以初步诊断患者为劳力型热射病(exertional heat stroke,EHS)。

问题 2 什么是热射病?

㊇ 热射病(heat stroke,HS)是一种热相关疾病,通常是由长时间暴露在高温环境下,机体体温调节机制失代偿,导致机体温度异常升高(核心体温在 40 ℃以上),同时合并脏器功能损伤[如神经功能改变和(或)肝肾功能损伤]的综合征。

热射病可分为经典型热射病(classic heat stroke,CHS)和劳力型热射病(EHS)。CHS 由暴露于高温环境造成,多发生于幼小、年长、有潜在疾病的患者。EHS 是由于在高温高湿环境中高强度体力运动而导致机体核心温度迅速升高,超过 40 ℃,伴有意识障碍、横纹肌溶解、DIC、急性肝损害、急性肾损害等多器官多系统损伤。

问题 3　热射病有哪些表现?

(答) 热射病典型的临床表现为高热、无汗、昏迷。发病原因不同,临床表现也有所不同。

EHS 见于健康年轻人(如参加训练的官兵),在高温高湿环境下进行高强度训练或从事重体力劳动一段时间后出现多器官功能障碍综合征(MODS)表现,具体表现见表 8-5。

表 8-5　EHS 临床表现

系统	临 床 表 现
神经系统	躁动、谵妄、昏迷,重者可见角弓反张、去大脑强直、小脑功能障碍
凝血功能	全身皮肤淤斑,广泛出血,如结膜出血、血便、咯血、血尿、颅内出血
肝功能	重度肝损害是 EHS 的特征之一。AST、ALT、LDH 在发病后迅速升高,第 3～4 天达峰值,之后逐渐下降,而胆红素的升高相对滞后,通常在热射病发病后 24～72 小时升高
肾功能	多与横纹肌溶解有关。表现为少尿、无尿,尿色深,为浓茶色或酱油色尿
呼吸功能	急性呼吸窘迫综合征(ARDS)
胃肠功能	腹痛、腹泻、水样便、消化道出血较常见
循环功能	休克,心律失常
横纹肌溶解	肌肉酸痛、僵硬、肌无力、酱油尿,后期可出现肌肿胀、骨筋膜室综合征

CHS 多见于年老、体弱和有慢性疾病的患者,一般为逐渐起病。前驱症状不易发现,1～2 日后症状加重,出现神志模糊、谵妄、昏迷等,或有大小便失禁。严重者体温可达 40～42 ℃,伴有心力衰竭、肾功能衰竭等表现。

问题 4　热射病如何诊断?

(答) 热射病的诊断应满足以下几方面:①严重中枢神经系统功能障碍的表现(如昏迷、抽搐、精神错乱);②核心温度高于 40 ℃;③皮肤温度升高和(或)持续出汗;④肝转氨酶明显升高;⑤血小板明显下降,并很快出现 DIC;⑥肌无力、肌痛、茶色尿,CK 大于 5 倍正常值。

热射病主要特点是热打击,机体体温调节机制失常,之后会出现横纹肌溶解,多器官功能不全。要想确诊患者的症状是不是热射病,还需要更多的证据。

• 1 小时后 •

1 小时后,医生和家属取得了联系,得知患者 24 岁,运动爱好者,既往体健,通过查体和化验检查,获得了以下信息。

体温 40.5 ℃,心率 135 次/分,血压 97/55 mmHg,呼吸 30 次/分,面罩吸氧 10 L/min,SpO₂ 93%,昏迷状态,双肺听诊呼吸音粗,两下肺可闻及少许湿啰音,心律齐,各瓣膜区未闻及病理性杂音。少尿(30～40 mL/h,酱油色),腹泻(淡黄色水样便),四肢肌张力增高,间断抽搐,皮肤湿冷。

化验结果: CK 432 330 U/L, Mb 269 630 ng/mL, AST 12 328 U/L, ALT 6 093 U/L, TB 137 μmol/L, Scr 146 μmol/L,白细胞 14.9×10⁹/L,血小板 46×10⁹/L, Fib 1.35 g/L, INR 7.91, PTA 12.0%。

根据上述这些结果,该患者可以确诊为热射病。急诊科医生给予患者气管插管、降温、补液等治疗后转入重症医学科继续治疗。

问题 5 热射病和中暑有何区别?

答 中暑的定义是一种发生在高温和高湿环境下的疾病,即人体在高温和热辐射的长时间作用下,体温调节出现障碍,水电解质丢失过多,机体热平衡功能紊乱而发生的一种热致急症。中暑根据病情轻重可分为先兆中暑、轻度中暑、重度中暑;重度中暑中又分为热痉挛、热衰竭和热射病(具体临床表现及区别见表8-6)。由此可见,热射病是最严重的一类中暑。

表8-6 中暑的分类

| 项目 | 中 暑 | | | | |
| | 先兆中暑 | 轻度中暑 | 重度中暑 | | |
			热痉挛	热衰竭	热射病
临床表现	头痛、头晕、口渴、多汗、四肢无力发酸、注意力不集中、动作不协调	除先兆中暑症状外,出现四肢湿冷、面色苍白、血压下降、脉搏增快	除轻度中暑症状外,短暂、间歇发作的肌肉痉挛	除热痉挛症状外,出现体位性眩晕和晕厥	除热衰竭症状外,出现意识障碍,多脏器功能衰竭表现
体温	正常/略有升高	>38℃	>39℃	>39℃	>40℃

现阶段中暑的分类过于烦琐并且容易混淆。公众对中暑的认识多停留在先兆中暑和轻度中暑阶段,也就是病情较轻的阶段,如果在此阶段及时干预可避免病情继续进展。然而对重度中暑认知度欠缺,往往认为后者只是比中暑略重,但事实上,此类疾病是一种致命性热致急症,如果诊治不当预后极差。因此笔者建议重度中暑的三个阶段独立命名,突出其恶性急症本质,提高公众尤其是医务人员对其的重视程度。

问题 6 劳力型热射病和经典型热射病有何区别?

答 从上文的定义可以看出,CHS和EHS都是由热暴露导致的机体温度异常升高。两者区别在于CHS患病人群多是幼儿或老年人,这类人群都具有抵抗力低下、脏器储备能力较差、体温调定中枢功能不健全等特点。当此类人群处于热暴露时,体温调节中枢不能对外界环境及时做出反馈,机体不能有效启动降温保护机制,从而导致一系列脏器功能异常。EHS患病人群以青壮年为主,这类人群的脏器储备能力强,体温调节中枢功能健全,在高温环境下,机体能有效启动体温调节机制以适应外界环境。因此此类人群的发病,往往是多因素共同作用的结果,如长时间身处高温高湿环境(高热环境)、剧烈运动、[如长跑、户外军事训练等(机体产热增加)]、大汗(降温机制启动)、脱水(降温机制失代偿)等。

CHS患者在热暴露时由于代偿机制不健全,往往很快就有相应症状出现,症状相对较轻,及时治疗后预后较好;EHS患者在热暴露时机体有一个调节过程,因此症状发生时间较长,但症状往往更重,病情凶险,需尽快启动救治流程,否则死亡率极高(表8-7)。

表8-7 CHS和EHS的临床区别

项目	EHS	CHS
既往病史	健康	易感因素、慢性病史
人群年龄	青年	老年,儿童

续表

项目	EHS	CHS
发病诱因	热暴露,运动、体力劳动	热暴露
发病初期出汗情况	大汗	无汗
并发症及化验结果	低血糖	血糖正常
	DIC	轻度凝血异常
	横纹肌溶解	轻度 CK 升高
	急性肾损伤	尿量减少
	乳酸显著升高	乳酸轻度升高
	低钙血症	血钙正常

· 入 ICU 当时 ·

患者被转移到 ICU，ICU 接诊医生迅速完成查体,完善检查,获得了如下信息。

体温 39.5 ℃,心率 135 次/分,血压 97/55 mmHg(去甲肾上腺素 50 μg/min),气管插管(FiO$_2$ 60%, PEEP 10 cmH$_2$O),呼吸 25 次/分,SpO$_2$ 96%。昏迷状态,瞳孔 3 mm,对光反射灵敏,GCS 5 分;双肺听诊呼吸音粗,两下肺闻及湿啰音,心律齐,各瓣膜区未闻及病理性杂音。少尿(10 mL/h,酱油色),腹泻(淡黄色水样便),四肢肌张力增高,间断抽搐,皮肤湿冷,腹股沟处可见皮下瘀斑。

化验结果: CK 432 330 U/L,肌红蛋白(Mb) 269 630 ng/mL, AST 12 328 U/L, ALT 6 093 U/L, TB 137 μmol/L, Scr146 μmol/L,白细胞 14.9×10^9/L,血小板 46×10^9/L, Fib 1.35 g/L, INR 7.91, PTA 12.0%。

血气结果: pH 7.23, PaCO$_2$ 48 mmHg, PaO$_2$ 72 mmHg, Lac 10 mmol/L。

入科时胸片如图 8-6 所示。

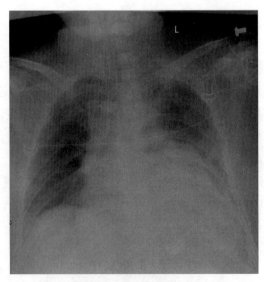

图 8-6 入 ICU 时胸片

看到上述检查结果,接诊医生想道:患者目前诊断为劳力型热射病,但病情进展迅速,发病几小时就进展到多器官功能障碍(ARDS、AKI、AHF、DIC、休克),要尽快降低温度,稳定脏器功能,避免器官功能进一步恶化。想到这,ICU 医生马上通知床旁护士:"马上给予患者冰毯降温、脑保护,准备血滤机,患者要行 CRRT 治疗。"同时对一线医生说道:"先给予患者镇痛镇静,避免患者再次出现抽搐发作;调整呼吸机参数,PEEP 改为 12 cmH$_2$O;下胃管,持续胃肠减压;和输血科联系,准备新鲜冰冻血浆 800 mL,红细胞 4 U,血小板 1 个治疗量,患者的凝血功能会进一步恶化,要提前做好准备;建立深静脉通道,进行液体复苏。"

问题 7　为什么 EHS 进展如此迅速,很快就表现出 MODS?

(答) 要回答这个问题,首先要了解 EHS 的病理生理特点。

当机体处于热打击时,肌肉和机体核心温度升高,交感系统兴奋性增加,心率增快,心输出量增加(20～25 L/min)。同时,皮下毛细血管网开放,内脏血管收缩,皮肤血流急剧增加(8 L/min),血流从中心向外周重新分布,皮肤温度升高,出汗增多,并且出汗量与核心温度升高程度呈现正相关性。出汗有利于机体降低核心温度,是机体自我调节的方式,但这种调节是以牺牲有效循环血量和降低内脏器官灌注(尤其是肠道和肾)为代价的。当机体核心温度高于 39 ℃时,体温调节机制达到极限。因此,早期迅速降低核心温度、纠正有效循环血量、改善组织灌注是阻止热射病进展的核心原则。

如果病情继续进展就进入体温调节的失代偿阶段,此时会表现以下几个特点:①循环衰竭,在热射病早期阶段机体通过出汗降低温度,当汗液分泌达到极限(1～2 L/h),有效循环血量却得不到有效补充时,心输出量开始下降。心输出量降低可以直接导致重要脏器缺血缺氧及功能障碍。另外,循环血量降低,皮肤汗液排出减少,机体降温能力下降,核心温度升高。持续高热状态会损伤全身毛细血管内皮,血管通透性增加,液体由血管内向组织间隙漏出,造成有效循环血量进一步减少。高热还直接损伤心肌细胞,造成心肌收缩力减弱,兴奋性增高,最终导致循环衰竭。②内脏器官损伤,由于血流重新分布,导致肠系膜血流及其他内脏器官灌注急剧减少,无氧代谢增加,出现酸中毒。肠黏膜缺血坏死,黏膜屏障作用消失,肠通透性增加,导致大量内毒素释放入血,通过门静脉作用于肝脏。肝细胞一方面在高热状态下发生变性坏死,另一方面大量内毒素入肝加速了肝细胞坏死,其最终结果是肝脏功能损伤,全身内毒素水平进一步增加,感染加重,炎症反应全面激活,大量炎症因子释放入血。炎症因子作用于神经系统,造成血脑屏障功能消失,循环塌陷导致脑灌注压降低,进一步引起脑神经细胞损伤。热打击、全身炎症反应失控等因素共同作用下,肺脏上皮细胞和血管内皮坏死脱落,肺泡内渗出增多,急性肺损伤出现。③凝血功能损伤,热打击造成毛细血管内皮细胞损伤,全身凝血系统激活,微血栓广泛形成,凝血底物消耗殆尽,全身广泛出血。

由此可见,热射病进入失代偿阶段时,就是多系统、多器官共同损伤的过程,在这个过程中,高热、全身炎症反应、感染、血管损伤、内环境紊乱等多重因素相互作用,互为因果,最终进展为 MODS。此时治疗更为困难,不仅要尽快祛除高热这个始动因素,打断相关因素之间的恶性循环,还要尽快对已损伤的脏器进行支持,避免其走向衰竭。

问题 8　EHS 治疗原则是什么?

(答) EHS 病情凶险,一经诊断应尽早收入 ICU 治疗。早期治疗重点是尽快将核心温度降至正常水平。降温时间与患者预后密切相关。如果降温延迟,死亡率明显增加。降温目标:核心体温在 10～40 分钟内迅速降至 39 ℃以下,2 小时降至 38.5 ℃以下。

合并多器官功能不全时,应给予全面脏器支持治疗,液体复苏、纠正休克状态、维持内环境稳定、改善凝血功能障碍是早期治疗重点。凝血功能的维持需要根据患者的实际情况而定,原则上遵循边补充凝血底物边适当抗凝的策略,想办法打断 DIC 的恶性循环,在此过程中应密切关注实验室检测结果的变化趋势,尽可能减少有创操作。同时,心、脑、肝、肾等脏器支持替代治疗也不容忽视。由于机体生理屏障功能破坏,感染风险极高,应加强抗感染治疗(具体措施见表8-8)。

表8-8　热射病具体治疗措施

系统	具体措施
降低核心温度	采用物理降温,如冰水浴;50%乙醇擦浴;4℃生理盐水(200~500 mL)胃灌洗或(和)直肠灌肠;药物降温可应用冬眠合剂,若以上降温效果不佳,应及时采用CRRT和血管内降温设备
神经系统	镇痛镇静是脑保护的重要手段,一方面可以改善抽搐症状,降低机体产热和组织耗氧量,另一方面可以降低颅内压,降低脑出血风险,应尽早启动。冰帽/冰袋脑保护,脱水、降颅压,神经营养药物应用也有助于神经系统保护
凝血功能	DIC是早期死亡的独立风险因素,应给予高度关注。治疗措施包括新鲜冰冻血浆10~15 mL/kg、冷沉淀5~10 U/次、纤维蛋白原、凝血酶原复合物等,血小板<$50×10^9$/L即可输注1个治疗量的机采血小板。目标为将PT、APTT、纤维蛋白原恢复至正常或接近正常水平。可使用低分子肝素抗凝,每日总量100~200 U/kg,每隔12小时皮下注射
消化系统	保肝药物治疗,如胆红素急剧升高可考虑血浆置换。如患者血流动力学及内环境稳定且无消化道出血和麻痹性肠梗阻,应尽早给予肠内营养
肾功能	CRRT在热射病救治中的应用指征可以放宽,因为其目的是降温、清除炎性介质、稳定内环境,因此可以不用考虑尿量变化,具备以下情况之一即可启动:①物理降温无效,体温持续高于40℃超过2小时;②血钾>6.5 mmol/L;③CK>5 000 U/L或12小时上升速度超过1倍;④少尿、无尿,或容量超负荷;⑤肌酐每日递增值大于44.2 μmol/L;⑥难以纠正的电解质和酸碱平衡紊乱;⑦合并多脏器损伤或出现MODS CRRT停用指征:①生命体征和病情稳定;②CK<1 000 U/L;③水、电解质和酸碱平衡紊乱得以纠正;④尿量>1 500 mL/d或肾功能恢复正常。如其他器官均恢复正常,仅肾功能不能恢复的患者,可考虑行血液透析或腹膜透析维持治疗
呼吸系统	尽早气管插管呼吸机辅助呼吸,不仅有利于维持氧合,也有助于防止呕吐物误吸
循环系统	尽早液体复苏,复苏速度及液体选择可参考脓毒症液体复苏原则;碱化尿液(尿pH>6.5)有助于降低肌红蛋白、肌酸激酶对肾功能的影响

· 入 ICU 后 12 小时 ·

　　患者仍安静地躺在病床上,气管插管的内壁上能看到随呼吸规律出现的细小蒸汽,床旁监护仪上显示着规律跳动的线条。呼吸机在规律地送气,屏幕下方参数:FiO_2 60%,PEEP 12 cmH_2O,RR 15次/分,PS 12 cmH_2O。患者的胸廓随着呼吸机的节律规律起伏。病床旁边的血滤机持续工作。ICU医生再次来到患者床旁查看患者,此时患者生命体征已相对平稳,体温(肛温)已降至38℃,双肺呼吸音较前好转,但患者皮下出血点逐渐增多,胃管中也能看到血性引流液。

　　化验:CK 456 360 U/L,Mb 318 540 ng/mL,AST 18 380 U/L,ALT 5 980 U/L,TB 184 μmol/L,Scr 167 μmol/L,白细胞$18×10^9$/L,血小板$30×10^9$/L,Fib 0.9 g/L,INR 8.1,PTA 15.0%,D-二聚体>20 000 μg/L,Glu 3.4 mmol/L,尿肌红蛋白2 640 μg/L。

　　血气结果:pH 7.36,$PaCO_2$ 36 mmHg,PaO_2 88 mmHg,Lac 6.2 mmol/L。

　　虽然呼吸、循环紊乱已得到改善,循环逐渐稳定,但患者仍处于昏迷状态,肝肾功能仍未纠正(胆红素持续较高水平,少尿),凝血功能还在恶化,此时应该想办法尽快纠正凝血功能障碍。如果不尽快改善器官功能,患者的预后会很差。

问题 9 热射病早期 DIC 治疗方案是什么?

（答） 热射病早期凝血功能异常的治疗主要包括"补凝"和"抗凝"两个方面。

"补凝"：是指补充凝血因子，如前文所述的血浆、纤维蛋白原、冷沉淀、血小板等，尽可能将 PT、APTT、Fib 恢复至正常或接近正常水平。血液制品在输注过程中尽量集中快速输入，输入过慢往往达不到治疗目的，输入同时或之后给予足量抗凝治疗。

"抗凝"：主要是在充分补充凝血底物的基础上给予充分抗凝，同时监测凝血功能变化。

我们的经验是，治疗早期每 4 小时监测凝血功能，除了传统血小板、凝血四项检测之外，还可以检测纤维蛋白原单体、FDP 的变化趋势。血栓弹力图可以全面直观地反映凝血状态，但其检查时间较长，有条件的医院可以尝试动态观察凝血变化，指导抗凝治疗。

该患者入院后先给予 800 mL 血浆，然后给予低分子肝素 1 200 U，12 小时后再给予血浆 800 mL、血小板 1 个治疗量，然后再给予低分子肝素 1 200 U。

问题 10 热射病预后与哪些因素有关?

影响患者预后的因素主要包括：①高热持续时间；②降温速度；③出现昏迷及昏迷持续时间；④DIC；⑤酸中毒；⑥器官损伤个数，如 AKI、AHF、CK 持续 >10 000 U/L、肝酶持续 >3 000 U/L 等，兼具上述 2 个或 2 个以上因素者病死率明显增加。

· 入 ICU 72 小时后 ·

经过 3 日的奋战，此时患者已经逐渐清醒，体温已恢复正常，呼吸机支持的力度已经较前下调，心率和血压都在正常范围，腹部平坦，无压痛，肠鸣音 8 次/分，尿量仍未恢复，四肢肌力仍有些差，肌肉仍有压痛。

此时患者的化验指标显示 CK 6 210 U/L，Mb 2 460 ng/mL，AST 675 IU/L，ALT 370 IU/L，TB 284 μmol/L，Scr 97 μmol/L，白细胞 15×10^9/L，血小板 35×10^9/L，Fib 2.9 g/L，INR 1.8，PTA 45.0%，D-二聚体 14 000 μg/L，Glu 7.4 mmol/L。

血气结果：pH 7.39，$PaCO_2$ 38 mmHg，PaO_2 98 mmHg，Lac 1.2 mmol/L。

患者呼吸循环功能逐渐稳定，无腹泻、呕吐表现，各项指标均有所改善，凝血功能改善，抗凝剂量逐渐增加。患者可以启动胃肠营养了，同时要注意观察患者耐受情况。

该患者平稳地度过了急性期，最终在院治疗 2 个月，康复出院。出院时体温 36.5 ℃，心率 76 次/分，血压 135/75 mmHg，呼吸 16 次/分，SpO_2 97%。意识清楚，心肺功能正常，尿量正常，四肢肌力 5 级。

· 要点归纳 ·

（1）热射病是一种热相关疾病，可分为经典型和劳力型热射病，后者病情更凶险，死亡率更高，必须尽早诊断，及时救治。

（2）热射病一旦确诊，必须转入 ICU 救治，救治关键在于尽早降温，尽早纠正凝血功能和全面脏器支持。

（3）热射病器官功能不全长时间得不到纠正往往提示预后不良。

热射病诊疗流程如图 8-7 所示。

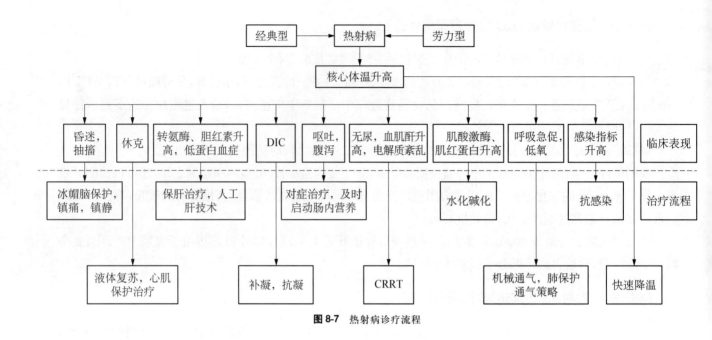

图 8-7　热射病诊疗流程

（王　黎　周飞虎）

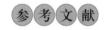

［1］ Epstein Y, Roberts WO. The pathophsiology of heat stroke: an integrative view of the final common pathway [J]. Scand J Med Sci Sports, 2011, 21: 742 – 748.

［2］ 全军重症医学专业委员会. 热射病规范化诊断与治疗专家共识(草案)[J]. 解放军医学杂志, 2015, 40(1): 1 – 7.

［3］ Garber JB, Saile K, Rademacher N, et al. Pneumothorax in a dog caused by necrotizing pneumonia secondary to heatstroke [J]. J Vet Emerg Crit Care (San Antonio), 2015, 25(6): 759 – 764.

［4］ Kawasaki T, Okamoto K, Kawasaki C, et al. Thrombomodulin improved liver injury, coagulopathy, and mortality in an experimental heatstroke model in mice [J]. Anesth Analg, 2014, 118(5): 956 – 963.

［5］ Yeh CH, Chen ZC, Hsu CC, et al. Protection in rats with heatstroke: Hyperbaric oxygen vs activated protein C therapy [J]. European Journal of Pharmacology, 2010, 635(1 – 3): 103 – 108.

［6］ Roberts GT, Ghebeh H, Chishti MA, et al. Microvascular injury, thrombosis, inflammation, and apoptosis in the pathogenesis of heatstroke: a study in baboon model [J]. Arterioscler Thromb Vasc Biol, 2008, 28(6): 1130 – 1136.

［7］ Geng Y, Ma Q, Liu YN, et al. Heatstroke induces liver injury via IL-1β and HMGB1-induced pyroptosis [J]. J Hepatol, 2015, 63(3): 622 – 633.

［8］ Tong H, Tang Y, Chen Y, et al. HMGB1 activity inhibition alleviating liver injury in heatstroke [J]. J Trauma Acute Care Surg, 2013, 74(3): 801 – 807.

［9］ Wang YH, Liu TT, Kung WM, et al. Expression of aquaporins in intestine after heat stroke [J]. Int J Clin Exp Pathol, 2015, 8(8): 8742 – 8753.

［10］ Zhou F, Song Q, Peng Z, et al. Effects of continuous venous-venous hemofiltration on heat stroke patients: a retrospective study [J]. J Trauma, 2011, 71(6): 1562 – 1568.

病例 32

呼吸心搏骤停
时间就是生命，全民普及心肺复苏术

· 病例概要 ·

夏日的海滨热闹非凡，男女老幼都在炎炎夏日的周末来到美丽的海滨降温解暑。突然，靠近沙滩的海面一阵喧嚣："有人溺水了！"说话间，两个壮年男子将一名男性老者拖到沙滩上，人们立即围了过来，老人双眼紧闭，面色苍白。有人跪在沙滩上将头靠近溺水老者的胸部，已经感觉不到老人胸廓的起伏，再摸颈部血管也没有了搏动。人们大喊："谁是医生，他已经呼吸心跳停止了！"没有人应答！有人拨打了"120"急救电话，有人跑去找海滩救护人员，5 分钟过去后，海滩救护人员赶来，立即对老人实施心肺复苏术：使老人平卧在较平整坚硬的沙滩上，一位救护员位于老人头部顶端，将其仰头抬下颌并给予面罩吸氧，连接简易呼吸器给予辅助呼吸；另一位救护员位于老人身体一侧，双手于胸骨下端按压；第三位救护人员立即连接心电图仪行心电图检查，心电图提示心电呈一条直线。继续胸外按压及辅助呼吸，5 分钟后溺水者心电监护提示室颤，立即应用自动体外除颤器（automated external defibrillator，AED）给予电击除颤，1 次电除颤以后老人自主心律恢复，心率128 次/分，仍无自主呼吸。继续面罩加压给氧。观察其意识不清，双侧瞳孔散大，直径约 5 mm，对光反射消失。

问题 1   患者的诊断是什么？ 病因有哪些？ 机制又是什么？

答 诊断比较明确，即：溺水，呼吸心搏骤停。发病原因为原发性。主要机制是患者溺水后，由于水被吸入肺内（湿淹溺 90％）或喉痉挛（干淹溺 10％）导致窒息，肺脏不能正常通气和换气，进而造成心、脑、肾等重要脏器均缺氧，心肌缺氧坏死、酸性代谢产物堆积等导致心搏骤停。

呼吸、心搏骤停是指机体在各种病理状态下出现呼吸停止或心脏不能正常收缩、射血，从而导致各个组织器官严重缺血缺氧和代谢障碍的状况。世界卫生组织（WHO）定义：发病或者受伤后 24 小时心脏停搏即为心搏骤停。《内科学》第九版（葛均波、徐永继、王辰主编，人民卫生出版社）定义：任何心脏病患者或者非心脏病患者，在未能估计到的时间内，心搏突然停止，即应视为心搏骤停。

临床上导致呼吸、心搏骤停的原因归纳如下。

（1）突然的意外事件：如触电、溺水、自缢、严重创伤、烧伤。

（2）急性中毒：常见的有天然气、石油液化气、一氧化碳、有机磷农药、药物和部分重金属中毒等。

（3）心血管疾病：如急性心肌梗死、心绞痛、恶性心律失常、各种心肌病等。

（4）严重代谢紊乱：如酸中毒、高钾血症、低钾血症、严重脱水等。

（5）严重感染和休克：如败血症、过敏性休克、失血性休克等。

（6）自主神经反射异常、卒中、麻醉意外等。

心脏停搏原因可归纳为"6H5T"（表 8-9）。

表 8-9　心脏停搏的原因(6H5T)

6 个"H"	
Hypovolemia	低血容量
Hypoxia	低氧血症
Hydrogenion(acidosis)	酸中毒
Hyper-/hypokalemia	高钾/低钾血症
Hypoglycemia	低血糖
Hypothemrmia	低体温
5 个"T"	
Toxin	中毒
Tamponade(cardiac)	心脏压塞
Tension pneumothorax	张力性气胸
Thrombosis of the coronary/pulmonary vasculature	冠状动脉或肺动脉栓塞
Trauma	创伤

问题 2　在救护人员到来之前，如何判断是否呼吸心搏骤停，该如何处理?

答　及时发现、及时进行心肺复苏是改善患者预后的重要一环。

判断呼吸心搏骤停的方法如下：①心音消失；②脉搏摸不到、血压测不出；③意识突然丧失，或者伴有短暂抽搐；④呼吸断续，呈叹息样，后即停止；⑤瞳孔散大，面色苍白、青紫。

心肺复苏要越早越好，越快越好，各项操作必须规范有效方可改善预后。各脏器对无氧、缺血的耐受能力不同，最为敏感的是大脑（4～6 分钟），此后依次小脑（10～15 分钟）、延髓（20～25 分钟）、心肌小管细胞（30 分钟）、肝细胞（1～2 小时）、肺组织（大于 2 小时）。

问题 3　基础心肺复苏如何进行?

答　早在 1960 年前后，Safar 将心肺复苏程序归纳为三阶段，目前仍得到普遍认可。三阶段即基础生命支持（basic life support，BLS）、高级生命支持（advanced life support，ALS）和延续生命支持（prolonged life support，PLS）。BLS 的方法是徒手心肺复苏＋除颤（图 8-8）。

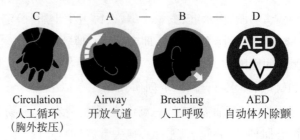

C	—	A	—	B	—	D
Circulation 人工循环（胸外按压）		Airway 开放气道		Breathing 人工呼吸		AED 自动体外除颤

图 8-8　心肺复苏程序

1. C：Compress，循环，胸外按压(图 8-9)

(1) 按压部位：胸骨下端中间(双乳头连线中点)。

(2) 按压手法：施救者用一只手的掌根置于按压点，另一手掌重叠于其上，手指交叉并翘起；双肘关节与胸骨垂直，利用上身的重力迅速下压被施救者胸壁。

(3) 按压频率及深度：100～120 次/分，深度 5～6 cm。

(4) 按压和放松频率基本相当，放松时手掌轻放在胸壁上，保证胸壁充分回弹。

(5) 按压/通气比：30 次胸外按压，2 次人工呼吸。

(6) 保证胸外按压的有效性和连续性，2 分钟换人按压。

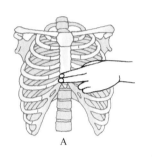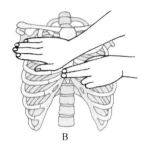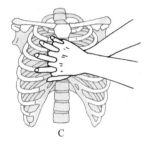

A   B   C

图 8-9 胸外按压：快速确定正确的按压部位

2. A：Airway，开放气道·①仰头抬颌法。②托颌法。充分气道开放，并清理异常分泌物，保持气道通常。

3. B：Breathing，呼吸·①口对口或者口对鼻通气。②气囊-面罩人工通气(简易呼吸器)。

4. D：Defibrilation，除颤、体外电击除颤(图 8-10)

(1) 除颤时机：早期体表电除颤是心脏停搏后存活的关键。首次电击时间每推迟 1 分钟，死亡率增加 7%～10%。

(2) 除颤器类型：手动除颤器和自动体表除颤器(AED)。

(3) 电除颤的适应证：室颤、无脉搏的室速。

(4) 电除颤的位置：手动电除颤电极分别放置于胸骨右缘第 2 肋间及左侧腋中线第 5 肋间；自动体表除颤器两个电极分别放置于左侧心前区及背部左肩胛下角处。

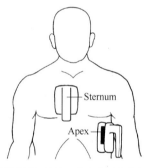

图 8-10 AED：电极位置的选择

(5) 电击能量：双相除颤仪起始 120～200 J，单相除颤仪 360 J。

(6) 电击次数：采用单次电击，电击完毕后立即继续 CPR，完成 5 个 CPR 后停止 10 秒观察自主心律及脉搏是否恢复；如果仍为室颤心律，可再次电击除颤。

通过溺水者呼吸停止及颈部动脉搏动消失，可以判断溺水者呼吸心搏骤停，需要在黄金 4 分钟内进行心肺复苏即 CPR。遗憾的是围观游客中无一人会心肺复苏术，在海滩救护队赶来后(溺水者被判定呼吸心跳停止 6 分钟，也许停止的时间不止 6 分钟)才开始心肺复苏即 BLS。

·20 分钟后救护车上·

20 分钟后，120 救护车赶到，将患者抬到救护车上后，急救医生继续对溺水者进行抢救：行经气管插管，吸出较多黄褐色液体，接呼吸机辅助呼吸；留置静脉针开放静脉通路；连接心电监护仪持续监测生命体征。

35 分钟后，心电监护提示室颤，血压 56/23 mmHg，口唇发绀，立即给予电除颤，双相 200 J，继续胸外按压,肾上腺素 1 mg 静推,室颤未复律再次行电除颤,能量选择双相 200 J。

50 分钟后,患者恢复窦性心律,心率 112 次/分,自主呼吸仍未恢复,继续气管插管接呼吸机辅助呼吸。血压低,为 67/35 mmHg,给予多巴胺持续静脉泵入,维持血压在 90/60 mmHg 以上。

患者一直处于深昏迷状态,双侧瞳孔等大,直径 5 mm,对光反射消失。

问题 4　经过 BLS 以后,患者已转运至救护车或者就近医疗机构,生命体征仍不稳定,该如何进一步抢救?

答　患者目前已进入 ALS 程序。

1. A：Airway,建立人工气道·经口或经鼻气管插管。

2. B：Breathing,人工正压通气·气管插管接呼吸机或呼吸囊进行辅助或者控制正压通气,频率保持在 10～12 次/分。

3. C：Circulation,持续人工循环·建立复苏用药途径,有三种：静脉途径、骨髓腔途径和气管途径。静脉途径中,由于建立中心静脉途径需要终止 CPR,所以外周静脉途径为首选。心肺复苏期间的静脉输液,一般不建议大量补液,如果心脏停搏与血容量明显减少有关,则需尽快补液。

4. D：Drug,复苏药物的应用

(1) 肾上腺素：为心肺复苏首选药物,每 3～5 分钟肾上腺素 0.01 mg/kg 静脉推注。

(2) 血管加压素：不常规应用,在 1 mg 肾上腺素不能恢复自主循环时可考虑应用。

(3) 胺碘酮：用于 CPR、电除颤和缩血管药物均无效的室颤、无脉搏室速,首剂 300 mg,随后追加 150 mg。

(4) 利多卡因：仅用于没有胺碘酮时,首剂 100 mg,若室颤、无脉搏室速持续存在,则每 5～10 分钟追加 0.5～0.75 mg/kg,第 1 小时总剂量不能超过 3 mg/kg。

(5) 硫酸镁：顽固性室颤时应用镁剂有益。静脉注射硫酸镁首剂 2 g,1～2 分钟注射完毕,10～15 分钟后可以酌情重复。

(6) 阿托品：目前不建议常规使用。

(7) 钙剂：仅在特殊情况下使用,如低钙血症、高钾血症、钙离子通道阻滞剂中毒。

(8) 碳酸氢钠：呼吸、心搏骤停后会出现混合型酸中毒,既有呼吸因素又有代谢因素,恢复酸碱平衡最有效的办法是及时有效地进行胸外按压及人工通气。但是,在自主循环恢复后,如果血气分析 pH<7.1,可以考虑应用碳酸氢钠。此外,在原有严重代谢性酸中毒、存在危及生命的高钾血症以及三环类抗抑郁药物中毒时,要积极应用碳酸氢钠。

复苏后 1 小时 ICU

患者经医院绿色通道直接入住该院 ICU。

入院查体：周身无明显外伤,深昏迷,双侧瞳孔等大等圆,直径约 5 mm,对光反射消失;体温 37.8 ℃,脉搏 128 次/分,血压在应用血管活性药物的情况下 102/50 mmHg;无自主呼吸,经口气管插管接呼吸机辅助呼吸,F 16 次/分,FiO_2 60%,SpO_2 92%。双肺听诊呼吸音粗,可闻及中等量湿啰音;心率 128 次/分,律齐,心音弱,各瓣膜区未闻及病理性杂音;四肢皮肤湿冷。

实验室检查：血气分析示 pH 7.21,PaO_2 76 mmHg,$PaCO_2$ 35 mmHg,PaO_2/FiO_2 193.3 mmHg,Lac 7.2 mmol/L,BE −9.2 mmol/L,HCO_3^- 17.8 mmol/L;降钙素原(PCT) 0.6 ng/mL;血常规示白细胞计数 12×10⁹/L,中性粒细胞百分比 75%,其余均在正常范围;血生化示总蛋白及白蛋白略低于正常,碱性磷酸酶、乳

酸脱氢酶及谷丙转氨酶、谷草转氨酶均明显增高,尿素氮、肌酐亦增高;钾离子增高,其他电解质在正常范围。

影像学检查:胸部CT提示双肺大面积斑片影,以双下肺为著。头颅CT示轻度脑水肿,无明显脑梗死及脑出血征象。心脏彩超示心腔无扩大,射血分数正常,主动脉无增宽,肺动脉压不高。

入ICU后立即给予:①头戴冰帽,亚低温治疗,降低脑氧耗,根据脑水肿情况及颅内压情况指导脱水治疗,减轻脑水肿。②经口气管插管接呼吸机辅助呼吸,保证动脉血氧分压在80 mmHg以上、脉搏血氧饱和度在95%以上。③留置胃管,胃肠减压,观察有无应激性溃疡出血,保证后期营养支持。④应用血管活性药物,维持血压在正常范围。⑤患者有吸入性肺炎,及时应用抗生素并加强气道管理,控制感染。⑥控制血糖,避免低血糖发生。

入ICU后18小时,患者面部、胸部及四肢肌肉抽搐,心电监护仪提示心率178次/分,血压167/88 mmHg,呼吸28次/分。查看患者仍深昏迷,双侧瞳孔散大,直径仍为5 mm。立即给予地西泮10 mg肌内注射,丙戊酸钠15 mg/kg负荷量静推,然后予丙戊酸钠1 mg/(kg·h)持续静脉泵入,约半分钟后患者停止抽搐。继续亚低温及脱水治疗,积极预防及治疗肺部感染,继续其他对症治疗。

问题5　该患者在初步诊断的基础上,补充诊断是什么?

(答) 患者诊断为溺水,呼吸心搏骤停,心肺复苏术后,缺血缺氧性脑病,继发性癫痫,肺部感染,急性呼吸衰竭,休克,水电酸碱平衡失衡。

PLS(脑复苏的问题)是指自主循环恢复后,在ICU等场所实施的进一步综合治疗措施,主要内容是以复苏或脑保护为中心的全身支持疗法,也包括进一步维持循环和呼吸功能。此时患者处于停搏后处理即脑复苏及脏器支持与保护阶段。

1. A:Assistance·多器官功能支持。①自主循环恢复后的循环支持:大多数需要应用缩血管药物。②自主循环恢复后的呼吸支持(机械通气):自主循环恢复后,缺氧和高碳酸血症均可能致再次心脏停搏和继发脑损害,故需要保障氧供和正常$PaCO_2$。③自主循环恢复后血糖的控制:可参考重症患者血糖控制水平,一般8~10 mmol/L。④如存在急性肾损伤(AKI)可考虑行床旁血液净化治疗。⑤营养支持治疗。

2. B:Brain·脑保护与目标温度管理。心肺复苏后的高热均需要治疗,应积极控制体温在正常范围;可以尝试亚低温治疗至少24小时,可改善神经系统预后,提高生存率。控制抽搐/肌阵挛,可应用地西泮、异丙酚和苯妥英钠、苯巴比妥类药物。

3. C:Care·ICU重症监护。

4. D:Diagnosis·确诊并去除病因。

问题6　如何评估患者目前的癫痫?

(答) 患者目前处于癫痫持续状态。所谓癫痫持续状态(SE)或称癫痫状态,是癫痫连续发作之间意识未完全恢复又频繁再发,或发作持续30分钟以上不自行停止。长时间癫痫发作,若不及时治疗,可因高热、循环衰竭或神经元兴奋毒性损伤导致不可逆的脑损伤,致残率和病死率都很高。临床以强直-阵挛持续状态最常见。

缺血、缺氧、出血、颅脑损伤均可以是引起癫痫状态的原因,癫痫患者突然撤药也可导致。

1. 临床表现·包括以下几种持续状态:①全面强直-阵挛发作(GTCS);②强直性发作;③阵挛性发作;④肌阵挛发作;⑤失神发作;⑥部分性发作等。

2. 检查·①实验室检查,血常规有助于排查感染或者血液系统疾病导致的症状性持续状态;血液生化检查可排查低血糖、糖尿病酮症酸中毒、低血钠以及慢性肝肾功能不全。②脑电图可显示尖波、棘波、尖-慢波、棘-慢波等癫痫波形。③必要时可行头颅CT及MRI检查排除脑梗死、脑出血。

3. 鉴别诊断

（1）部分癫痫状态需要与 TIA 鉴别。TIA 可出现发作性半身麻木无力，伴有意识障碍，多见于老年人，常伴有高血压、脑动脉硬化等卒中危险因素。

（2）癫痫状态需要与癔症和器质性脑病等鉴别，病史和 EEG 是重要的鉴别依据。

4. 治疗·积极控制癫痫，常用药物如下。

（1）苯二氮䓬类：目前常用咪达唑仑稀释后静脉泵入镇静。

（2）苯妥英钠：能迅速通过血脑屏障，在脑中迅速达到有效浓度，无呼吸抑制和降低觉醒水平的副作用，对 GTCS 持续状态效果尤佳。剂量开始时 100 mg，每日 2 次；1～3 周增加至 300 mg/d，用药需个体化。

（3）丙戊酸钠：迅速控制某些癫痫持续状态，初始 10～15 mg/(kg·d)，根据临床表现以及血药浓度调整剂量。

（4）苯巴比妥：主要用于癫痫控制后维持用药；每次 60 mg，每日 3 次。

（5）卡马西平：用于癫痫部分发作、继发性全身强直-阵挛发作；治疗从小剂量开始，100～200 mg，每日 2 次，逐渐增加剂量直至病情稳定，最高剂量每日不超过 8～10 片。

5. 对症处理·①防治脑水肿。②控制感染。③进行相关检查，包括血常规、血生化、EEG 等。④降温，纠正酸碱平衡紊乱，保证营养。⑤预防及控制感染。

癫痫持续状态的病死率占癫痫患者的 13%～20%，所以对于缺血缺氧性脑病的患者要尽量避免癫痫的发生，尤其要注意避免癫痫持续状态的发生。

• 入 ICU 1 个月 •

患者从发病到进入 ICU 积极抢救治疗已 1 个月，入 ICU 即恢复窦性心律，一周后自主呼吸恢复，2 周后瞳孔渐渐缩小至直径 2.5 mm、对光反射灵敏，2 周时行气管切开术、定期吸痰，2～3 周患者睫毛反射、角膜反射、咳嗽反射及生理反射逐步恢复，但意识内容仍不清，无法与周围交流，且间断有癫痫发作。

问题 7 如何评价目前脑功能状态？

答 根据格拉斯哥-匹兹堡脑功能表现分级（CPC），脑复苏的转归划分为 5 级。

（1）脑功能完好：意识清醒，有工作和生活能力，或仅有轻微偏瘫癫痫发作。

（2）中度脑功能残障：清醒，可完成特定环境中部分工作，可存在偏瘫和癫痫发作语言障碍等。

（3）严重脑功能残障：清醒，但有脑功能损害，日常依赖他人帮助，可以表现在行动和语言智力等方面。

（4）昏迷及植物状态：无知觉，与周围环境无交流。

（5）死亡：包括脑死亡和传统意义上的死亡。

问题 8 目前诊断应补充什么？ 下一步治疗该如何进行？

答 患者诊断需补充：心肺复苏术后，缺血缺氧性脑病，植物状态。

所谓植物状态是指具有睡眠-觉醒周期、丧失自我和环境意识，但是保留部分或全部下丘脑-脑干自主功能的一种临床状态。可以是脑损害的暂时表现也可以是脑损害永久的不可逆的结局。

诊断标准如下：①没有自我和环境意识的任何表现，不能与他人交流；②对视觉、听觉、触觉和伤害性刺激，不能发生自觉的、持续的、可重复的反应；③没有能语言理解或表达的证据；④具有睡眠-觉醒周期；⑤下丘脑-脑干功能保留充分，足以保障在给予医疗和护理的条件下生存。⑥大小便失禁。⑦存在不同程度的脑神经反射(瞳孔对光反射、头-眼反射、角膜反射、前庭-眼反射和呕吐反射)和脊髓反射。

治疗上仍以气管切开、气道护理、营养支持、康复等为主,定期行高压氧舱治疗。但是患者预后差,主要是由于心肺复苏延迟引起大脑缺氧时间较长,导致大脑皮质不可逆损伤,进而形成植物状态(或称为醒状昏迷)。可见,如何尽早进行心肺脑复苏十分关键。所以,基础生命支持时,如果能在现场第一时间即黄金 4 分钟内进行心肺复苏,则致残率和死亡率将大大降低。

问题 9 患者在抢救过程中如何避免并发症? 何时终止心肺复苏?

(答) 心肺复苏并发症包括:肋骨胸骨骨折,血气胸,头部过伸导致椎-基底动脉供血不足进而致脑干缺血,气道不通或吹气过多可致胃胀气、胃内容物反流而致误吸。如出现血气胸可留置闭式胸腔引流;可留置鼻胃管进行胃肠减压;CPR 时需首先鉴别是否有颈椎损伤,气道开通时注意手法的选择。

心肺复苏有效的体征如下。

(1) 观察颈动脉搏动,有效时每次按压后就可触到一次搏动。若停止按压后搏动停止,表明应继续进行按压;如停止按压后搏动继续存在,说明患者自主心搏已恢复,可以停止胸外心脏按压。

(2) 若无自主呼吸,人工呼吸应继续进行;自主呼吸很微弱时仍应坚持人工呼吸。

(3) 复苏有效时,可见患者有眼球活动,口唇、甲床转红,甚至脚可动;瞳孔可由大变小,并有对光反射。

(4) 当有下列情况可考虑终止复苏。①心肺复苏持续 30 分钟以上,仍无心搏及自主呼吸,现场又无进一步救治和送治的条件,可考虑终止复苏。②脑死亡,如深度昏迷、瞳孔固定、角膜反射消失、将患者头向两侧转动而眼球处于原来位置不移动等,此时如无进一步救治和送治的条件,现场可考虑停止复苏。③当现场危险威胁到抢救人员安全(如雪崩、山洪暴发)以及医学专业人员认为患者死亡、无救治指征时。

问题 10 什么是脑死亡?

(答) 脑死亡是指全脑(包括脑干)功能不可逆丧失的状态,诊断条件如下。

(1) 先决条件:昏迷原因明确、排除各种原因的可逆性昏迷。

(2) 临床判定:深昏迷、脑干反射全部消失,无自主呼吸。

(3) 确认试验:脑电图呈静息电位、经多普勒超声无脑血流灌注、体感诱发电位 P36 以上波形消失,其中至少一项阳性。

(4) 观察时间:首次判定后 12 小时复查无变化,方可判定。

要点归纳

(1) 生存链是指提高呼吸、心搏骤停院外抢救成功率的几个关键步骤,也是历次心肺复苏指南修订时均重申的。生存链目前表述为 5 个步骤:①立即识别心脏停搏并启动急救系统;②尽早进行 CPR;③着重于胸外按压;④快速电击除颤;⑤有效的高级生命支持和综合的心脏停搏后治疗。其基本思想是强调争分夺秒的抢救生命。美国心脏协会心血管急救成人生存链如图 8-11 所示。

(2) CPR 成功后,在给予器官支持的同时治疗原发病亦非常关键。①失血性需补充血容量,感染性需积极抗感染,电解质紊乱者需积极纠正电解质。②心肌梗死或肺梗死引起的呼吸、心搏骤停,在心肺复苏成功后需积极进行原发病治疗,如行 PTCA 或者溶栓。其中溶栓比较有争议,因担心心肺复苏导致损伤,如果全身应用溶栓药物可能导致出血发生。但是近来研究发现尽早溶栓可以提高患者生存率。呼吸、心搏骤停心肺复苏流程如图 8-12 所示。

院外心脏骤停

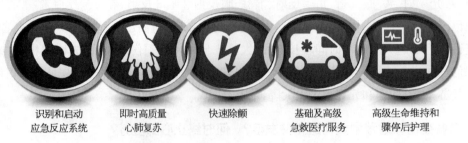

| 识别和启动应急反应系统 | 即时高质量心肺复苏 | 快速除颤 | 基础及高级急救医疗服务 | 高级生命维持和骤停后护理 |

| 非专业施救者 | EMS急救团队 | 急诊室 | 导管室 | 重症监护室 |

图 8-11 美国心脏协会心血管急救成人生存链

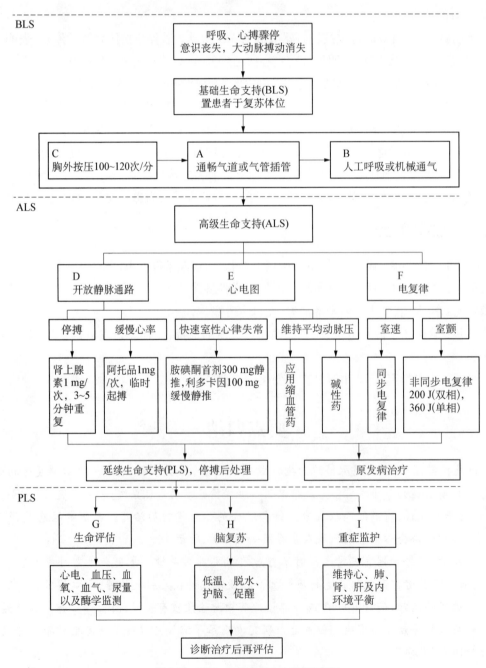

图 8-12 呼吸、心搏骤停心肺复苏流程图

（郭 焱）

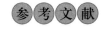

［1］刘大为. 实用重症医学［M］. 北京：人民卫生出版社,2009.
［2］刘大为,邱海波,严静. 中国重症医学专科资质培训教材［M］. 北京：人民卫生出版社,2013.
［3］何松彬,冯小鹏. 亚低温对心肺复苏术后缺血缺氧性脑病的影响［J］. 中国实用神经疾病杂志,2013,16(11)：45－47.
［4］申浩,常亮,管军,等. 昏迷患者非惊厥性癫痫持续状态的临床特点［J］. 临床神经病学杂志,2013,26(3)：228－230.

常用术语缩略词

---------------------------------- A ----------------------------------

A/C	辅助/控制通气
ACEI	血管紧张素转换酶抑制剂
ACST	急性重症型胆管炎
ACS	急性冠脉综合征
ACT	全血活化凝血时间
AECOPD	慢性梗阻性肺疾病急性加重
AED	自动体外除颤器
AKD	急性肾脏病
AMI	急性心肌梗死
AOPP	有机磷农药中毒
ARDS	急性呼吸窘迫综合征
ALS	高级生命支持
AECOPD	慢性阻塞性肺疾病急性加重
AGI	急性胃肠功能损伤
AKI	急性肾损伤
Alb	白蛋白
ALS	高级生命支持
ALT	谷丙转氨酶
AMI	急性心肌梗死
AOPP	急性有机磷农药中毒
AOSC	急性梗阻性化脓性胆管炎
APTT	活化部分凝血活酶时间
ARB	血管紧张素Ⅱ受体拮抗剂

ARDS 急性呼吸窘迫综合征

AST 谷草转氨酶

AVB 房室传导阻滞

—————————— B ——————————

BE 碱剩余

BIPAP 双水平正压通气

BLS 基础生命支持

BNP 脑钠肽

BSI 支气管扩张症严重度指数

BUN 血尿素氮

—————————— C ——————————

CABG 冠状动脉旁路移植术

CA-IAI 社区获得性腹腔内感染

CAP 社区获得性肺炎

CCU 冠心病监护治疗病房

CHS 经典型热射病

CI 心指数

CK 肌酸激酶

CKD 慢性肾脏病

CK-MB 肌酸激酶同工酶

CO 心输出量

COPD 慢性梗阻性肺疾病

CPAP 持续气道内正压（通气）

CPP 脑灌注压

CPR 心肺复苏

CRP 超敏 C 反应蛋白

CRRT 连续性肾脏替代治疗

CS 心源性休克

CTA CT 动脉血管成像

cTnI 心肌肌钙蛋白 I

CVP 中心静脉压

CVS 脑血管痉挛

CVVH 连续性静脉-静脉血液滤过

CVVHD 连续性静脉-静脉血液透析

CVVHDF 连续性静脉-静脉血液透析滤过

—————————— D ——————————

DB 结合胆红素

DCI 迟发性脑缺血
DEN 延迟肠内营养
DIC 弥散性血管内凝血
DNS 迟发性脑病
DO_2 氧输送
DPH 动态肺过度充气
DVT 深静脉血栓

— E —

ECMO 体外膜肺氧合
EEN 早期肠内营养
EEO 呼气末屏气试验
EHS 劳力型热射病
EMB 心内膜心肌活检
ENBD 经内镜鼻胆管引流术
EPAP 呼气相气道正压

— F —

FDP 纤维蛋白降解产物
FEV_1 第一秒用力呼气量
FGR 胎儿生长受限
Fib 纤维蛋白原
FRC 功能残气量
FVC 用力肺活量

— G —

GEDV 全心舒张末期容积
GFR 肾小球滤过率
Glu 葡萄糖
GM-CSF 粒细胞-巨噬细胞集落刺激因子
GP 血小板糖蛋白
GRV 胃残留量
GTCS 全面强直-阵挛发作
GV 胃底静脉曲张

— H —

HA-IAI 医疗机构相关性腹腔内感染
HAP 医院获得性肺炎
Hb 血红蛋白

HbCO	碳氧血红蛋白
HbO₂	氧合血红蛋白
HD	血液透析
HF	血液滤过
HP	血液灌流
HS	热射病

I

IABP	主动脉内球囊反搏
IAI	腹腔内感染
IAP	腹内压
IBP	有创动脉压
ICP	颅内压增高
IL	白细胞介素
IMS	中间综合征
INR	国际标准化比值
IPAP	吸气相气道压力
IPPV	有创正压通气
ITBV	胸腔内血容量
IVC	下腔静脉

L

Lac	乳酸
LDH	乳酸脱氢酶
LVEF	左室射血分数

M

MAP	平均动脉压
Mb	肌红蛋白
MCA	大脑中动脉
MODS	多器官功能不全综合征
MRA	磁共振血管成像
MRI	磁共振成像
MRPA	磁共振肺动脉造影

N

NAVA	神经调节辅助通气
NIV	无创机械通气
NSTE-ACS	非 ST 段抬高型急性冠脉综合征

| NSTEMI | 非 ST 段抬高型心肌梗死 |
| NT-proBNP | N 末端 B 型脑钠肽前体 |

O

OP	有机磷药物
OND	视神经直径
ONSD	视神经鞘直径

P

$P_{(A-a)}O_2$	肺泡 - 动脉血氧梯度
$PaCO_2$	动脉血二氧化碳分压
Palv	肺泡压
PaO_2/FiO_2	氧合指数
PaO_2	动脉血氧分压
PAP	肺动脉压
Patm	大气压
Paw	气道压
PAWP	肺动脉楔压
PCI	经皮冠状动脉介入治疗
PCT	降钙素原
PCV	压力控制通气
PD	腹膜透析
PE	肺栓塞
PEEP	呼气末气道正压
PEEPi	内源性呼气末正压
PESI	肺栓塞严重程度指数
PiCCO	脉搏指示持续心输出量监测
PI	搏动指数
PLRT	被动抬腿试验
PLS	长期生命支持
PLT	血小板
Ppl	胸膜腔内压
Pplat	气道平台压
PPV	脉搏压变异度
PS	压力支持
PSV	压力支持通气
PT	凝血酶原时间
PTA	凝血酶原活动度
PTE	深静脉血栓形成

PTCD　　经皮肝穿刺胆管引流

R

RAS　　肾素-血管紧张素系统
REC　　功能残气量
RRT　　肾脏替代治疗
RSE　　难治性癫痫持续状态
RTA　　肾小管酸中毒
rt-PA　　阿替普酶

S

SAE　　脓毒症相关性脑病
SAH　　蛛网膜下腔出血
SAP　　急性重症胰腺炎
SBT　　自主呼吸试验
SCr　　血清肌酐
SCT　　自主循环试验
SCUF　　缓慢持续超滤
$ScvO_2$　　中心静脉血氧饱和度
SE　　癫痫持续状态
SI　　控制性肺膨胀
SIMV　　同步间歇指令通气
SIRS　　全身炎症反应综合征
sPESI　　简化版肺栓塞严重程度指数
SpO_2　　脉搏血氧饱和度
SRSE　　超难治性癫痫持续状态
STE-ACS　　ST 段抬高型急性冠脉综合征
STEMI　　ST 段抬高型心肌梗死
SV　　每搏输出量
SVC　　上腔静脉
SvO_2　　混合静脉血氧饱和度
SVR　　体循环阻力
SVRI　　外周血管阻力指数
SVV　　每搏输出量变异度

T

TB　　总胆红素
TBI　　创伤性颅脑损伤
TC　　总胆固醇

TCD	经颅多普勒
TCCD	经颅彩色多普勒
TEE	经食管超声
TEG	血栓弹力图
TG	三酰甘油
TIA	短暂性脑缺血发作
TT	凝血酶时间
TTE	经胸超声

U

UA	不稳定性心绞痛
UK	尿激酶
UTI	泌尿系感染

V

VAP	呼吸机相关性肺炎
VA-ECMO	静脉-动脉 ECMO
VAV-ECMO	静脉-动脉-静脉 ECMO
VO$_2$	氧消耗
Vt	潮气量
VTE	静脉血栓栓塞症
VV-ECMO	静脉-静脉 ECMO

W

WBC	白细胞计数